Das war 87

STERN JAHRBUCH

das war 87

Herausgeber:	Heiner Bremer, Michael Jürgs, Klaus Liedtke
Programmleitung STERN-Buch:	Dr. Manfred Leier
Projektleitung und Textredaktion:	Hans-Joachim Maass
Bildredaktion:	Cornelia Bartsch
Gestaltung:	Dietmar Meyer, Rainer Sennewald
Produktion:	Bernd Bartmann, Druckzentrale G + J
Satz:	Karl Neef GmbH & Co., Wittingen
Druck:	Brillant-Offset, Hamburg

1. Auflage 1988
ISBN: 3-570-00692-1

Zu diesem Buch

Was für ein Jahr! Da war das unbegreifliche, leider doch so wahre Ereignis, das die Politik in ihren Grundmauern erschütterte und ihr jede Glaubwürdigkeit nahm: der größte und peinlichste Politkrimi der deutschen Nachkriegsgeschichte, die Kieler „Waterkantgate"-Affäre um einen bis dahin namenlosen Medienreferenten und einen gestandenen Ministerpräsidenten. Entsetzen, Fassungslosigkeit und Politik-Verdrossenheit – das waren die Reaktionen der Bürger, als sie für bare Münze nehmen mußten, was niemand am Anfang so recht glauben wollte. Der Kieler CDU-Ministerpräsident Dr. Uwe Barschel hatte aus Machtbesessenheit und krankhaftem Ehrgeiz nicht davor zurückgeschreckt, die eigene Herrschaft mit kriminellen Methoden über eine Landtagswahl hinweg abzusichern. Er hatte die Fäden einer perfiden Verleumdungskampagne gegen den Oppositionsführer Björn Engholm (SPD) gezogen. Rainer Pfeiffer war sein willfähriges Werkzeug. Geopfert wurden dabei der politische Anstand und das Ansehen jener, die uns regieren – und zwar nicht nur in Kiel.

Aber da war auch jenes denkwürdige Ereignis, das uns wieder hoffen läßt; hoffen auf andauernden Frieden durch Abrüstung. Im Dezember unterschrieben die Führer der Weltmächte USA und Sowjetunion, Ronald Reagan und Michail Gorbatschow zum erstenmal ein Abkommen, wonach die Atomwaffen nicht nur begrenzt, sondern verschrottet werden müssen. Der Vertrag über die Abschaffung der Mittelstreckenraketen ist ein erster Erfolg im Bemühen um echte Abrüstung. Und die Chancen stehen nach dem Gipfeltreffen von Washington nicht schlecht, daß auch bei den Interkontinentalraketen bald Vereinbarungen unterschriftsreif sind, die das Prädikat „Abrüstung" verdienen.

Ist es gewagt, diese beiden Vorgänge hervorzuheben? Haben sie das Jahr 1987 beherrscht? Ich glaube, die Antwort kann nur ja lauten. Denn bei diesen zwei Ereignissen wird besonders deutlich, wie sehr das Erschrecken über menschliches Fehlverhalten und das Hoffen auf menschliche Einsicht den Ablauf eines Jahres und unsere Einstellung dazu prägen. Das nimmt den übrigen Geschehnissen nichts von ihrem Gewicht, der Bundestagswahl nicht, dem Rücktritt Willy Brandts als SPD-Chef nicht und natürlich auch nicht dem tolldreisten Flug des Matthias Rust nach Moskau und seiner spektakulären Landung auf dem Roten Platz.

Daß Menschen Geschichte machen, das haben in diesem Jahr nicht nur Reagan und Gorbatschow bewiesen. Dieses Kompliment verdient auch der Hamburger Bürgermeister Klaus von Dohnanyi, der in einem mutigen Alleingang den in immer neue Gewaltaktionen ausufernden Konflikt um die besetzten Häuser in der Hafenstraße befriedete und damit ein Beispiel setzte, wie ohne Polizeieinsatz ein Problem gelöst und jugendliche Demonstranten mit dem Staat versöhnt werden können. Ebenso verdient es der junge Kieler CDU-Abgeordnete Trutz Graf Kerssenbrock, der im Untersuchungsausschuß zur Barschel/Pfeiffer-Affäre ohne Ansehen von Person und Partei insistierte und so einen wesentlichen Beitrag zur Aufklärung des Skandals leistete.

Aber das Jahr hatte auch wieder seine Katastrophen und Kriege, seine Terroranschläge und seine Toten – keine erfreulichen Ereignisse, aber doch solche, die das Jahr 1987 bestimmt haben und die deshalb erwähnt werden müssen. Wir dürfen ein abgelaufenes Jahr nun einmal nicht so nachzeichnen, wie wir es gern gehabt hätten; wir müssen dokumentieren, was war. Sehen Sie selbst.

Hamburg, im Januar 1988

Heiner Bremer

Inhalt

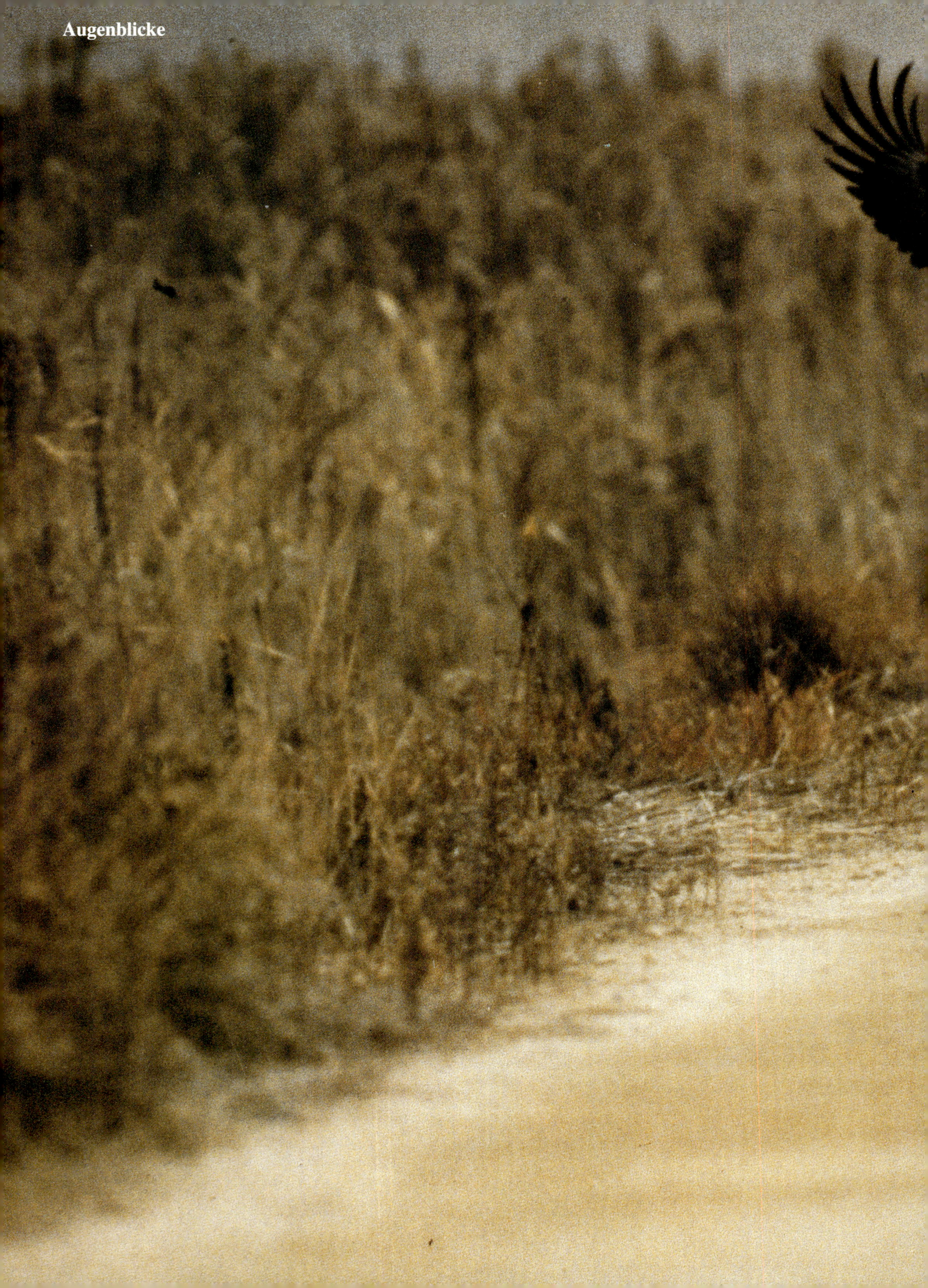

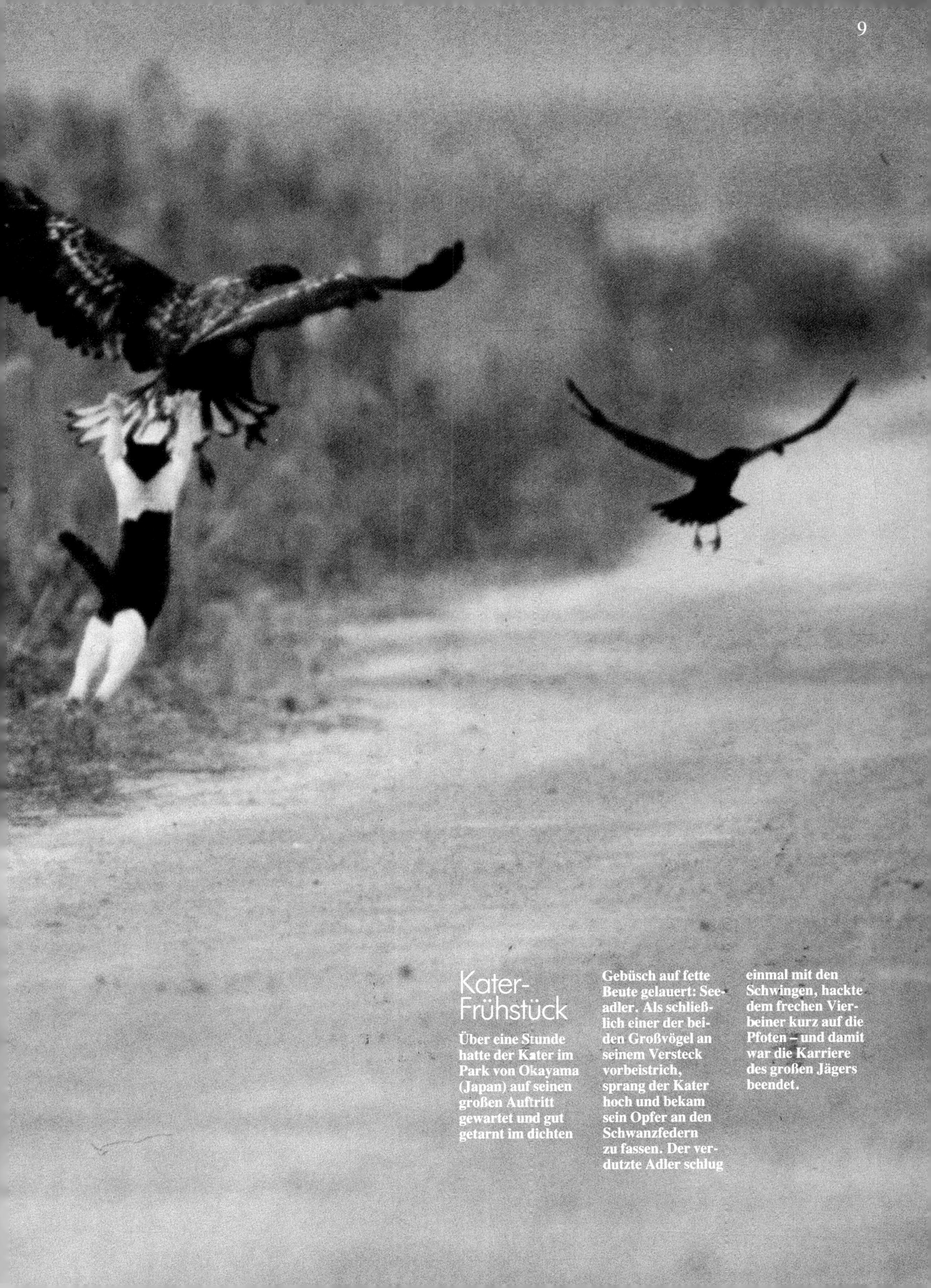

Kater-Frühstück

Über eine Stunde hatte der Kater im Park von Okayama (Japan) auf seinen großen Auftritt gewartet und gut getarnt im dichten Gebüsch auf fette Beute gelauert: Seeadler. Als schließlich einer der beiden Großvögel an seinem Versteck vorbeistrich, sprang der Kater hoch und bekam sein Opfer an den Schwanzfedern zu fassen. Der verdutzte Adler schlug einmal mit den Schwingen, hackte dem frechen Vierbeiner kurz auf die Pfoten – und damit war die Karriere des großen Jägers beendet.

Aussicht vom Dachstuhl

Hoch über einer belebten Straße im Zentrum von Paris zeigte der französische Hochseilakrobat Henry seinen riskantesten Trick. Hart an der Kante eines Hochhaus-Dachs kletterte er vorsichtig auf einen schräggestellten Stuhl, genoß das Panorama der Seine-Stadt und vertraute dabei fest auf die Qualitätsarbeit der französischen Glasindustrie.

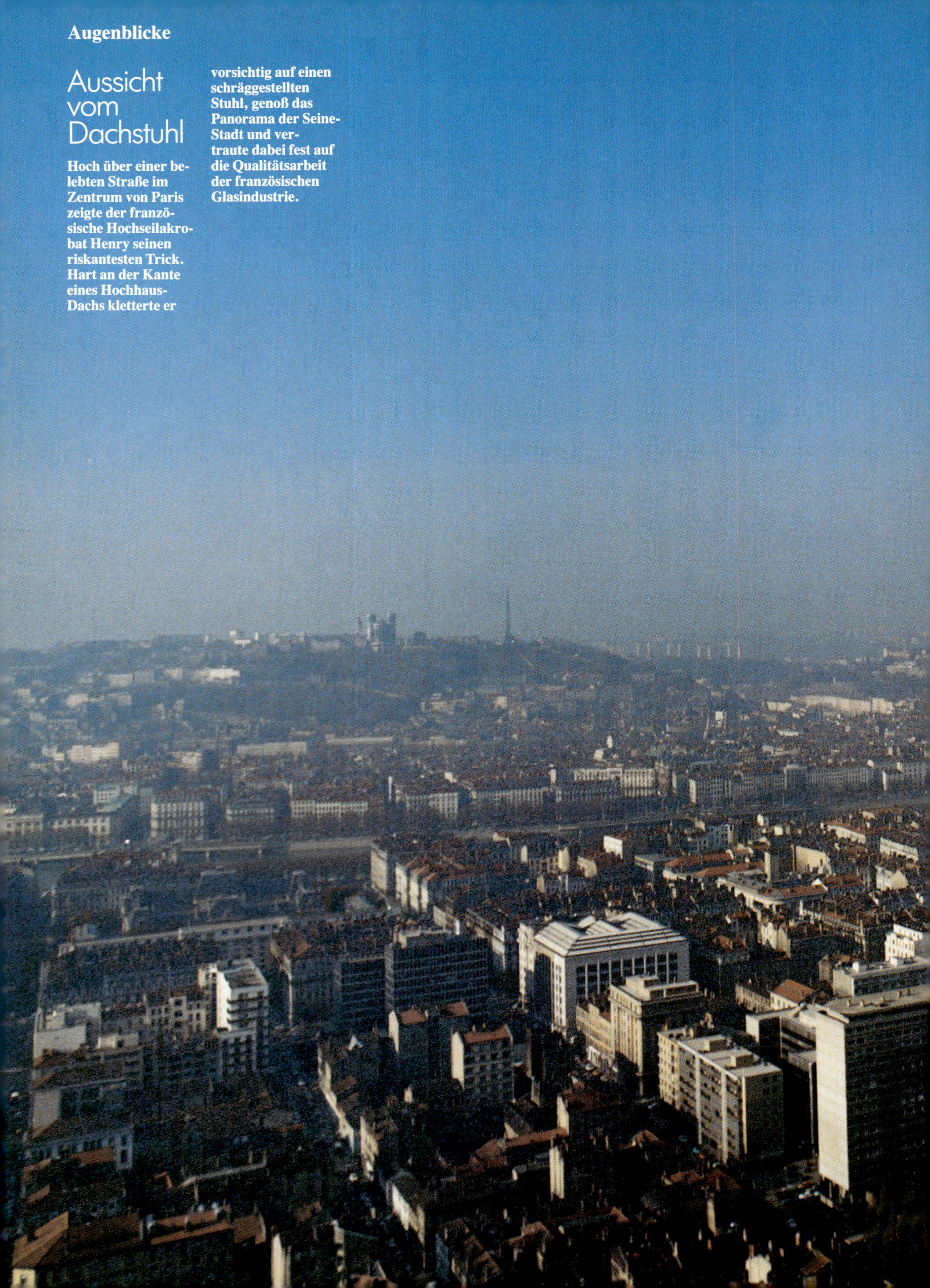

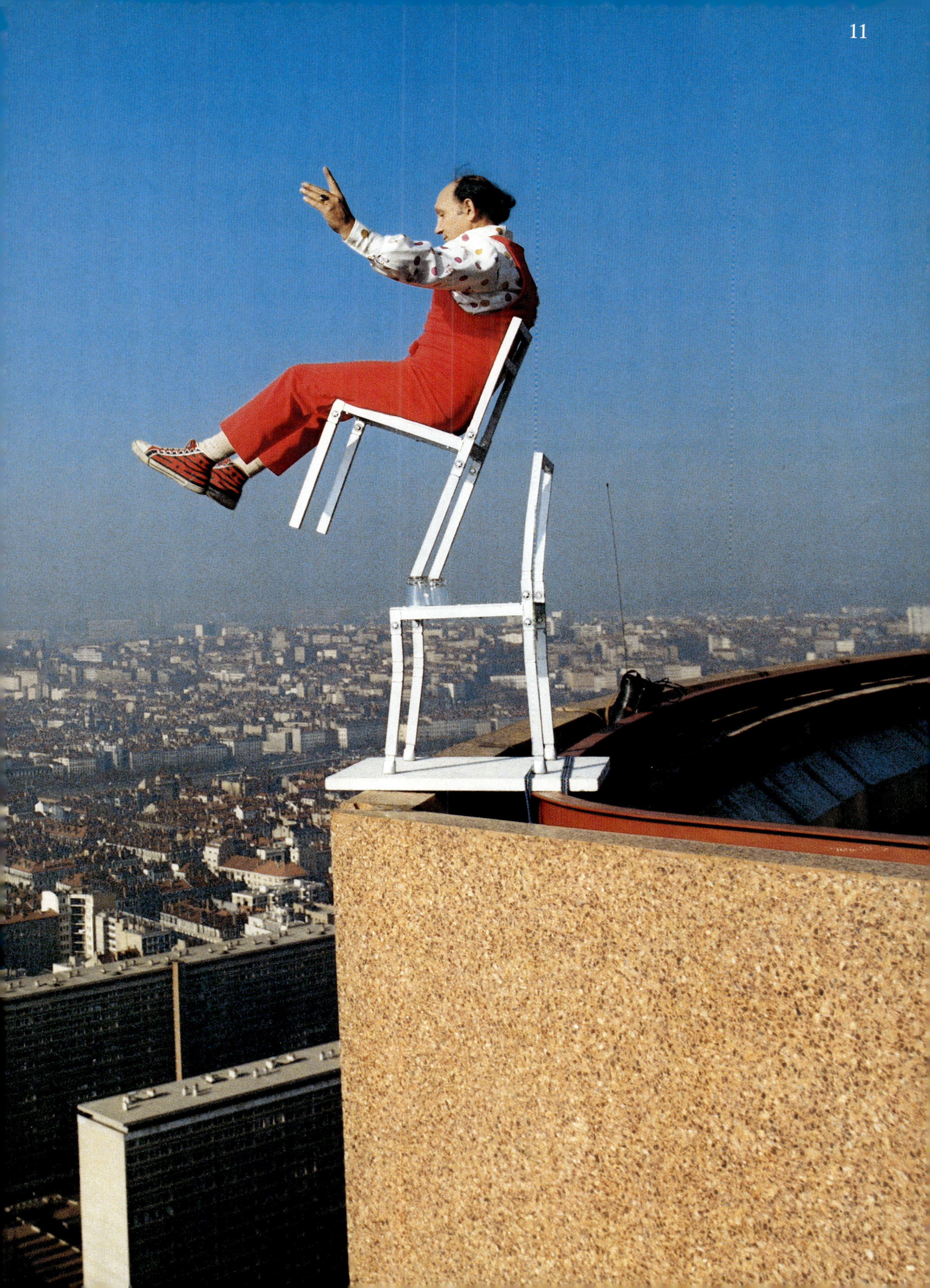

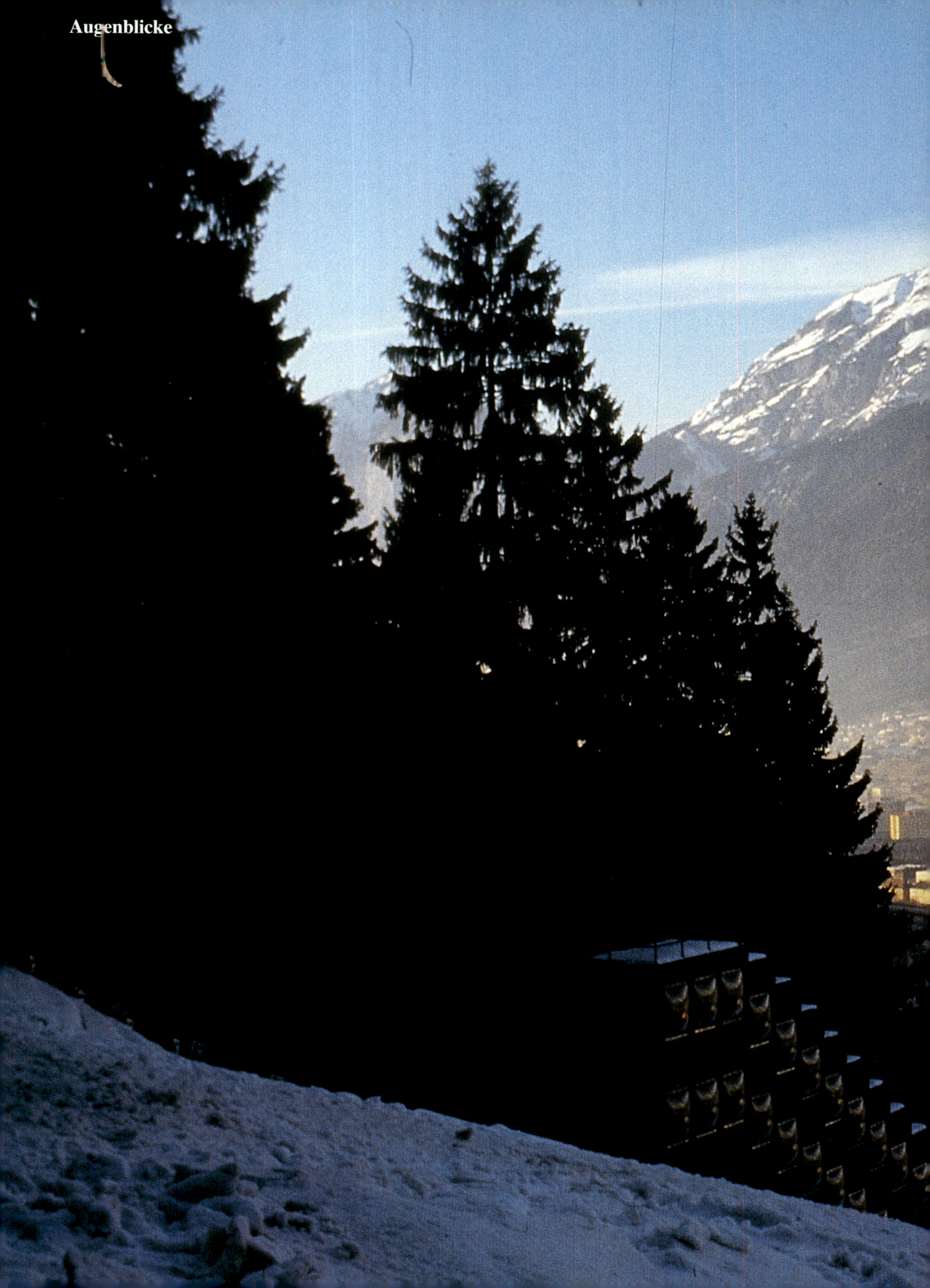

Abfahrt

Für einen Werbefilm über den 205 GTI ließ sich die von dem französischen Autobauer Peugeot angeheuerte Agentur eine besonders attraktive Szene einfallen: einen Sprung von der Innsbrucker Olympia-Schanze. Dazu setzte ein Kran das Auto auf die Rampe, und Michel Julienne, der Fahrer des Wagens, gab Gas. Auf der Strecke von 105 Metern brachte er sein Auto, das für diese Fahrt ein wenig präpariert worden war – Motor ins Heck, Stoßdämpfer raus – auf eine Geschwindigkeit von über 100 km/h. Dann hob Julienne ab, den Friedhof von Innsbruck vor Augen, und landete relativ glimpflich – was jedoch kein Filmbetrachter zu sehen bekommen wird. Denn am Ende kam dem Regisseur die Sache doch ein bißchen überdreht vor, und er schnitt die ganze Szene.

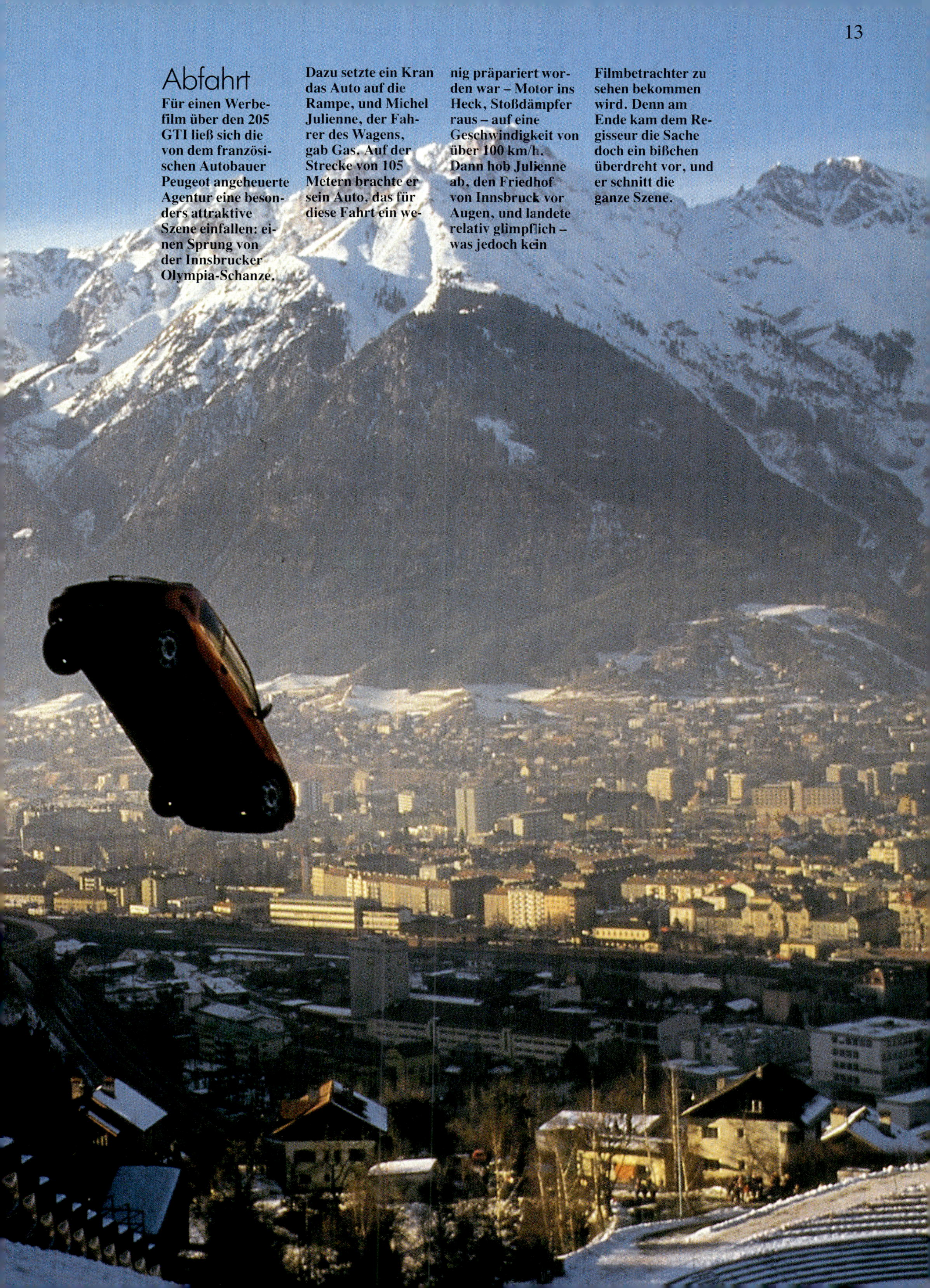

Auf die Mauer

Vor diesen modernen Kletterern ist ja nichts mehr sicher. Ohne Haken und Ösen, am liebsten mit Händen und Füßen als einzigen Hilfsmitteln, besteigen sie alles, wenn es nur hübsch hoch und möglichst steil ist. Dieser junge Mann, der gerade die über Jahrhunderte als unbezwingbar geltende Chinesische Mauer hochläuft, gehört zu einem Team aus Österreich. Die vier jungen Leute, darunter auch eine Frau, waren ins Reich der Mitte gereist, weil es dort – anders als in Europa – eine Vielzahl von Felsen, Steilwänden, Säulen und Denkmälern gibt, die ihre Erstbekrabbelung noch vor sich haben. In fünf Wochen klapperten die Tiroler vier vielversprechende Regionen ab und zogen sich an allem hoch, was so aussah, als sei es schwierig zu bewältigen.

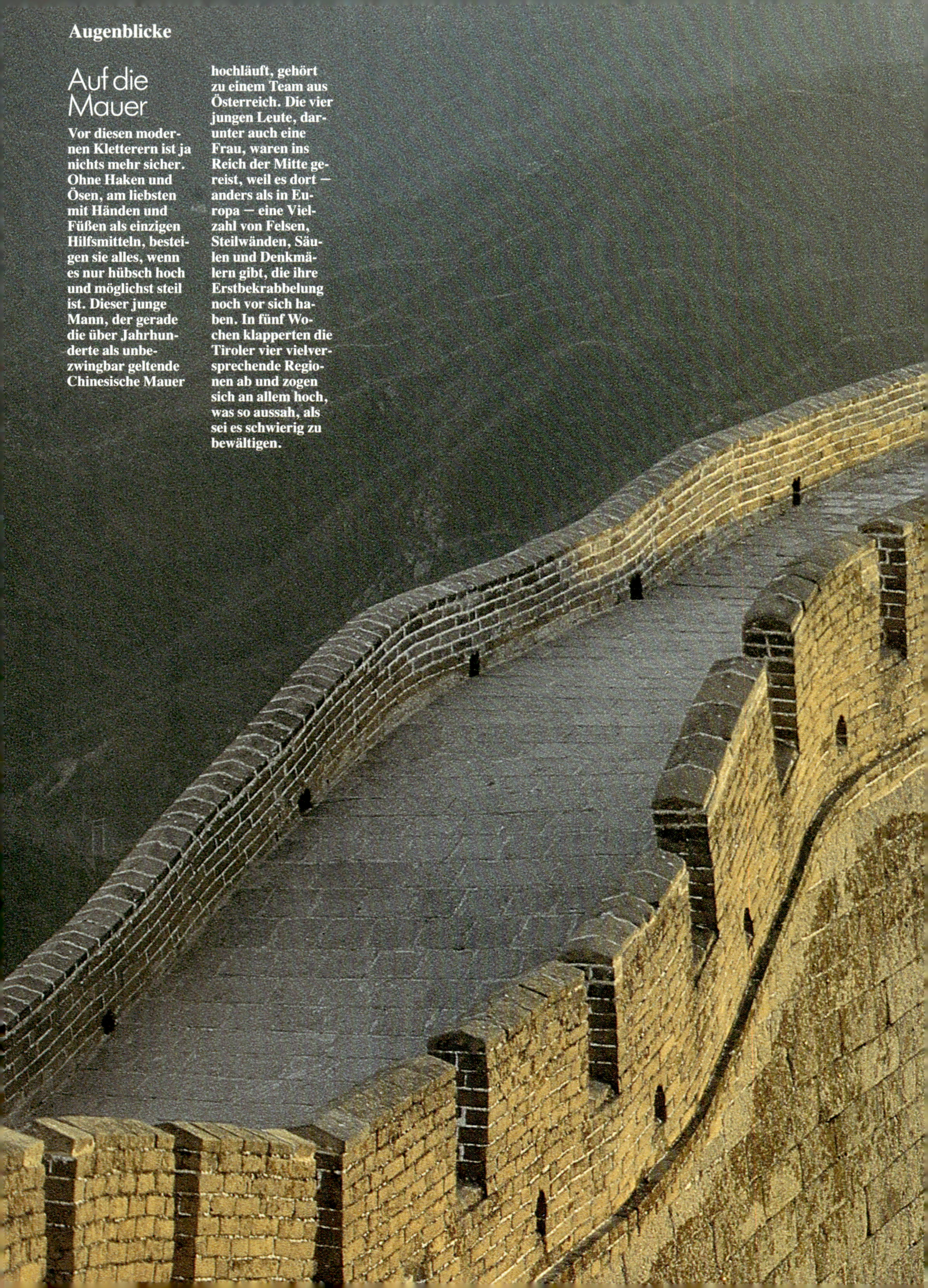

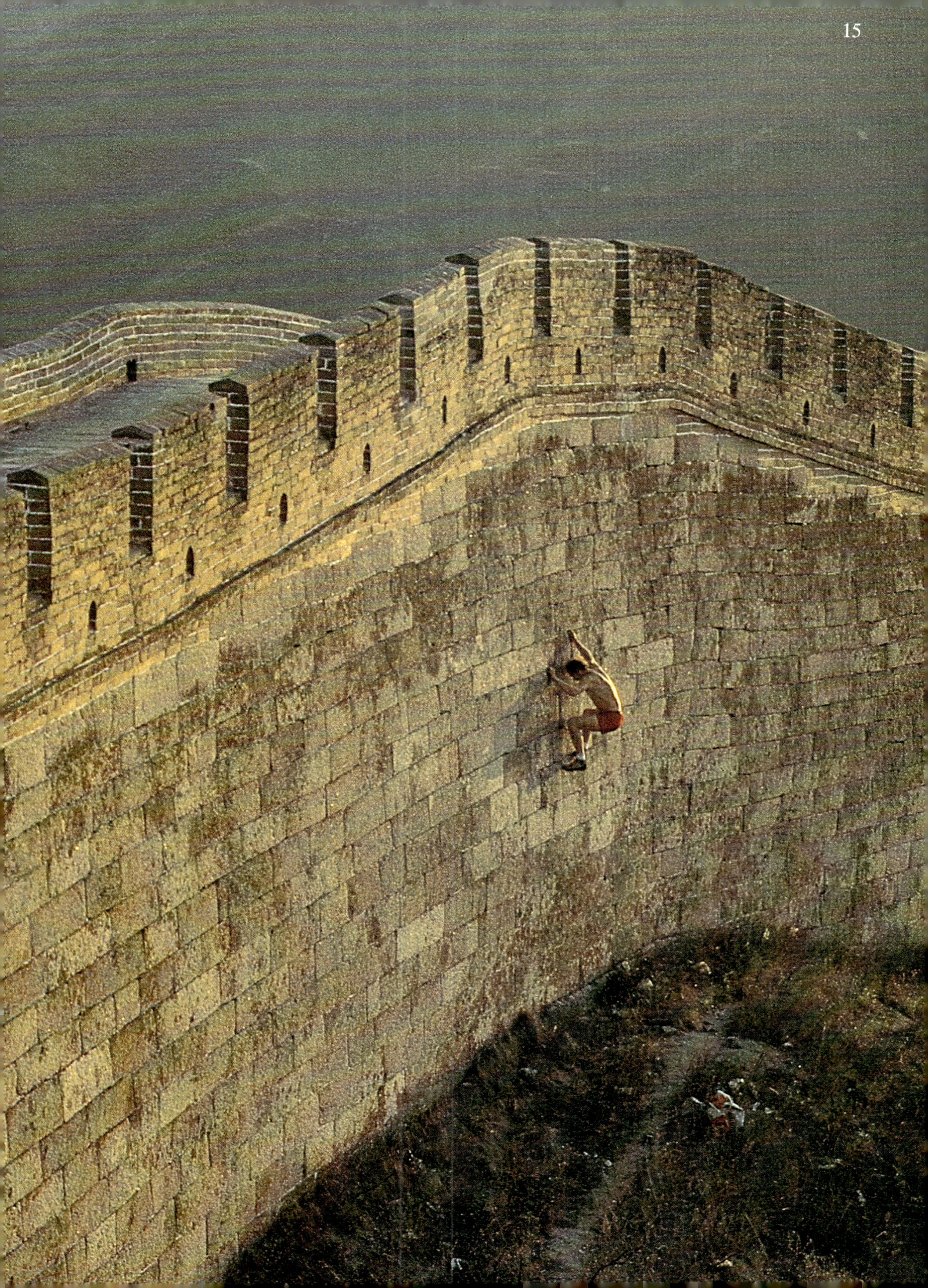

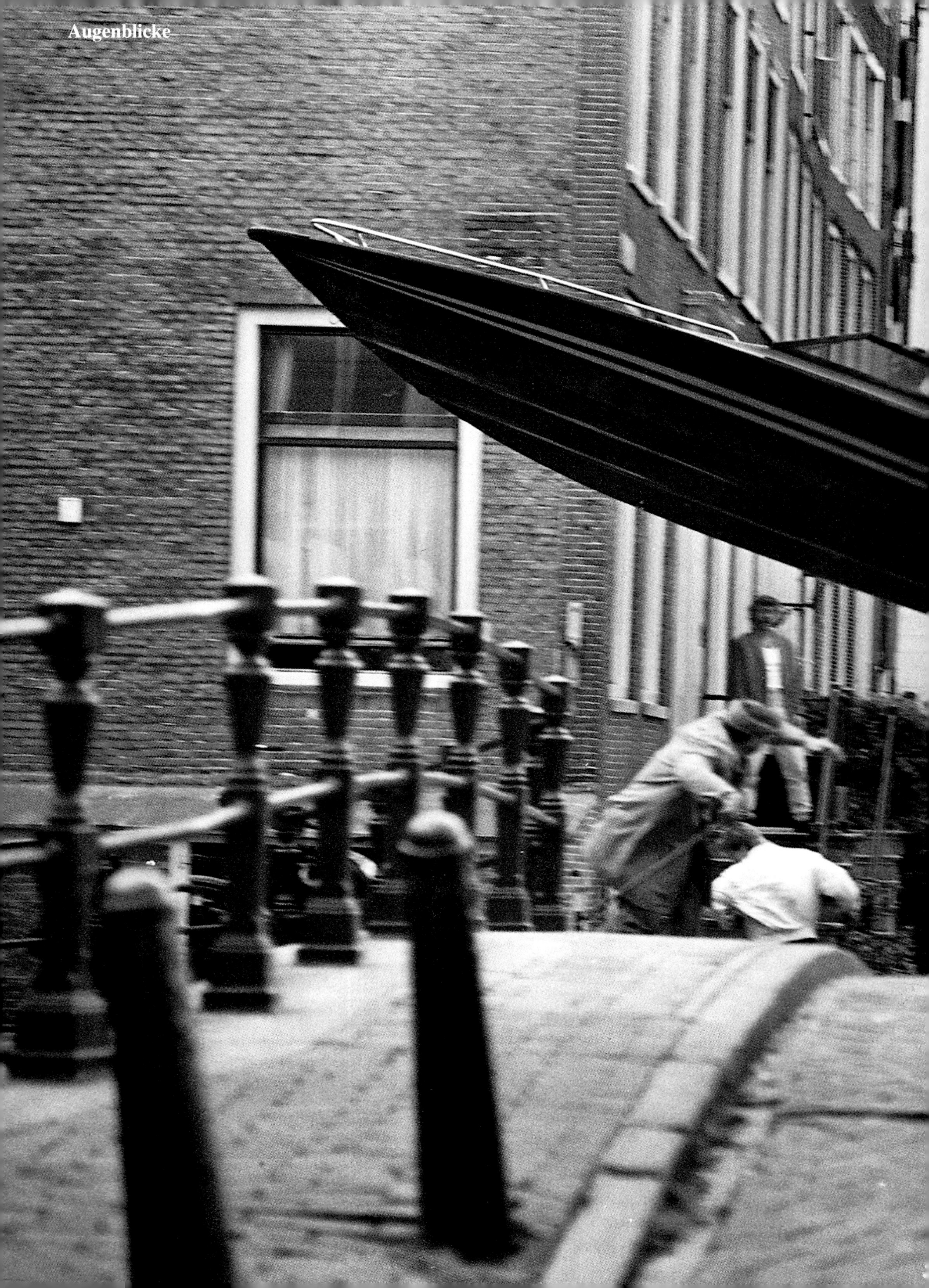

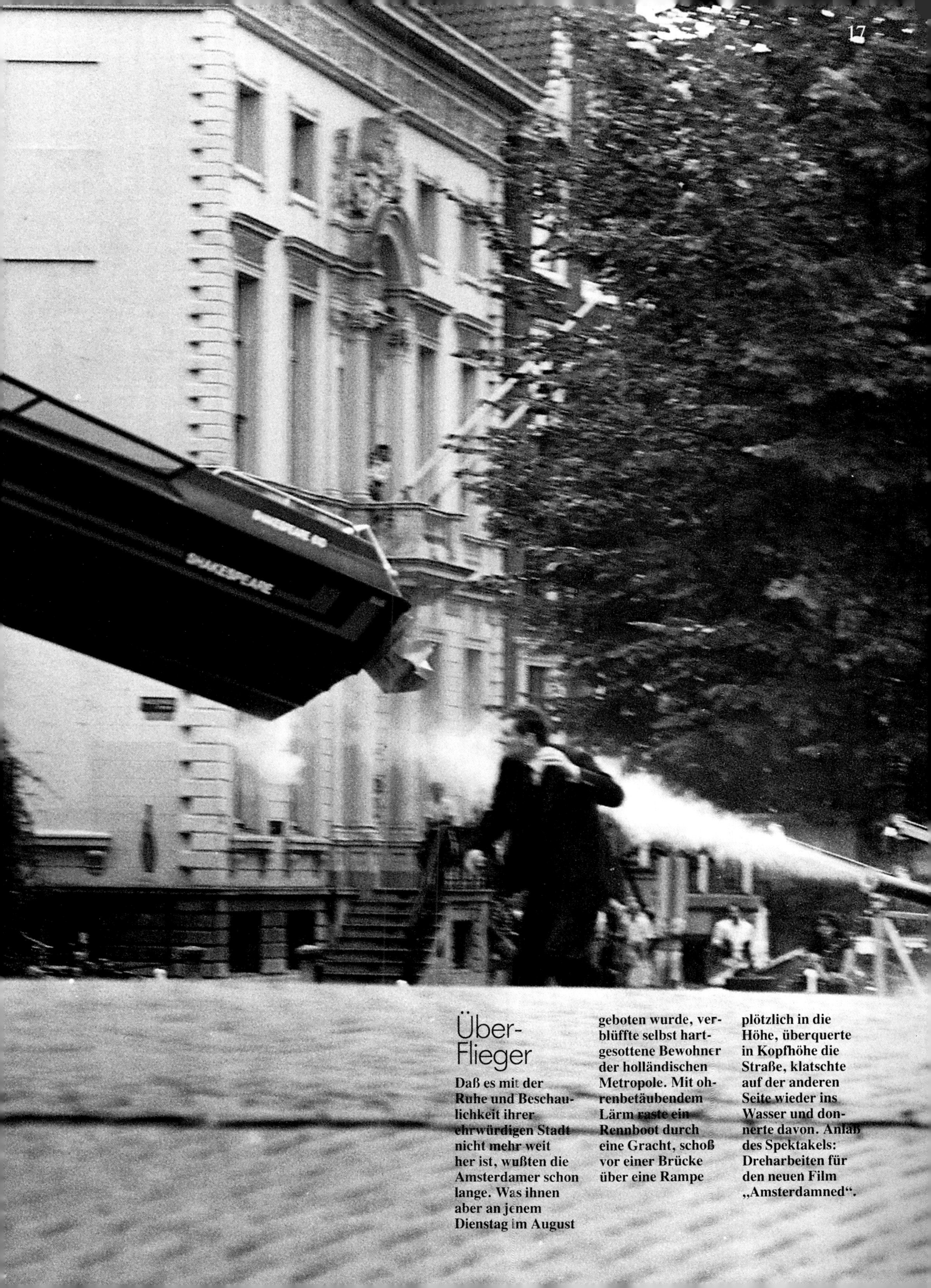

Über-Flieger

Daß es mit der Ruhe und Beschaulichkeit ihrer ehrwürdigen Stadt nicht mehr weit her ist, wußten die Amsterdamer schon lange. Was ihnen aber an jenem Dienstag im August geboten wurde, verblüffte selbst hartgesottene Bewohner der holländischen Metropole. Mit ohrenbetäubendem Lärm raste ein Rennboot durch eine Gracht, schoß vor einer Brücke über eine Rampe plötzlich in die Höhe, überquerte in Kopfhöhe die Straße, klatschte auf der anderen Seite wieder ins Wasser und donnerte davon. Anlaß des Spektakels: Dreharbeiten für den neuen Film „Amsterdamned“.

Friß und schwimm

Diese Männer haben immer nur das eine im Sinn: Wann gibt's wieder was zu essen? Denn Marathon-Schwimmer verbrauchen erheblich mehr Energie als andere Sportler. Mit Obst und Keksen ist es da nicht getan. Wenn sie nicht regelmäßig von ihrem Begleitboot aus mit flüssigem Traubenzucker versorgt würden, könnten sie nie durchhalten. Es ist nicht nur die körperliche Anstrengung, die soviel Kraft kostet, sondern vor allem der Kampf gegen die Unterkühlung bei ihren Wettbewerben, die oft über Stunden gehen. Das bekam auch der 20jährige Nürnberger Christoph Wandratsch zu spüren, der als einziger Deutscher am diesjährigen Langstreckenrennen über die 33 Kilometer lange Distanz von Capri nach Neapel teilnahm. Nach vier Stunden – der Sieger kam nach knapp sieben Stunden ins Ziel – mußte Wandratsch aufgeben: Magenkrämpfe. An der Banane soll es allerdings nicht gelegen haben.

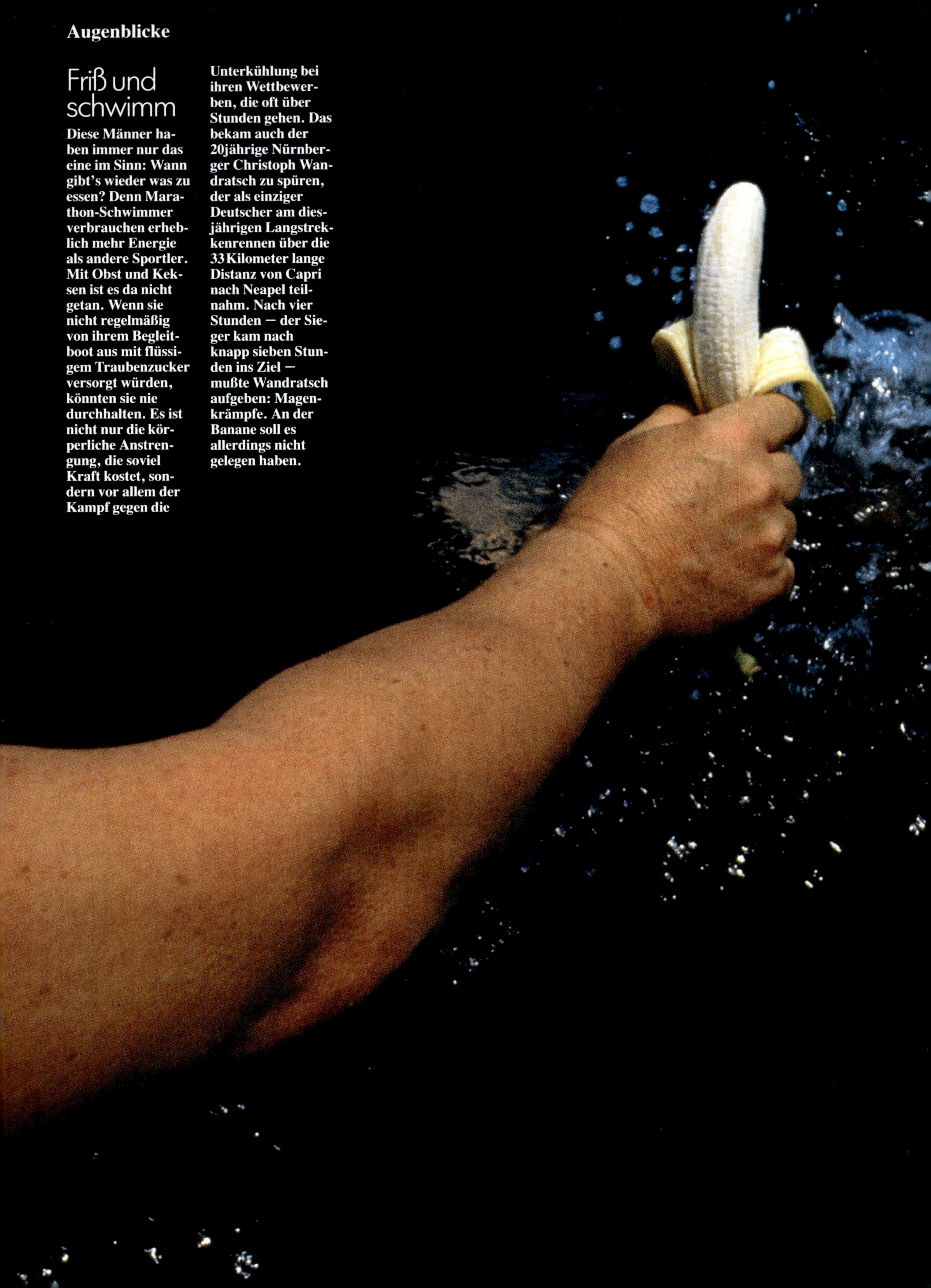

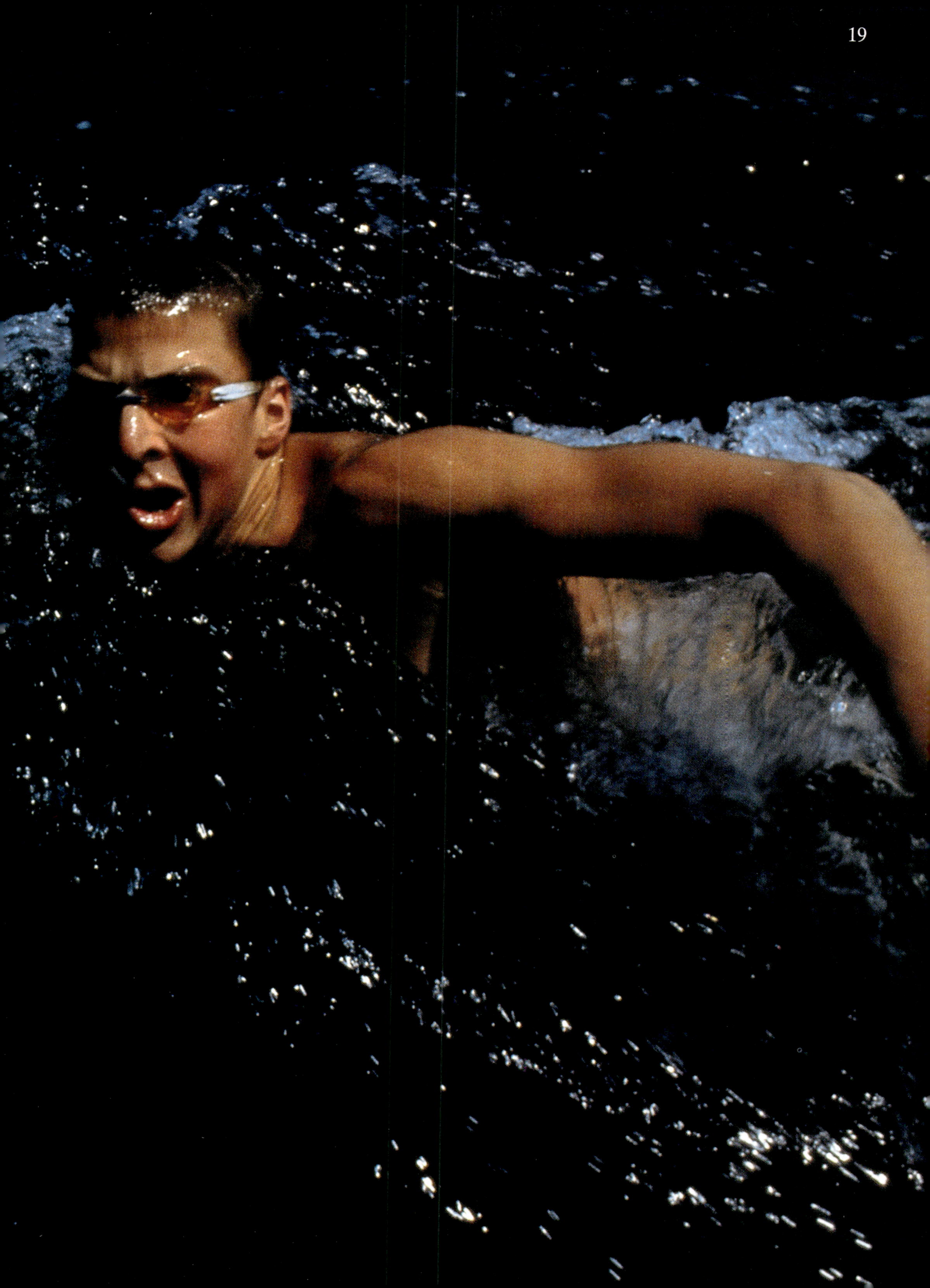

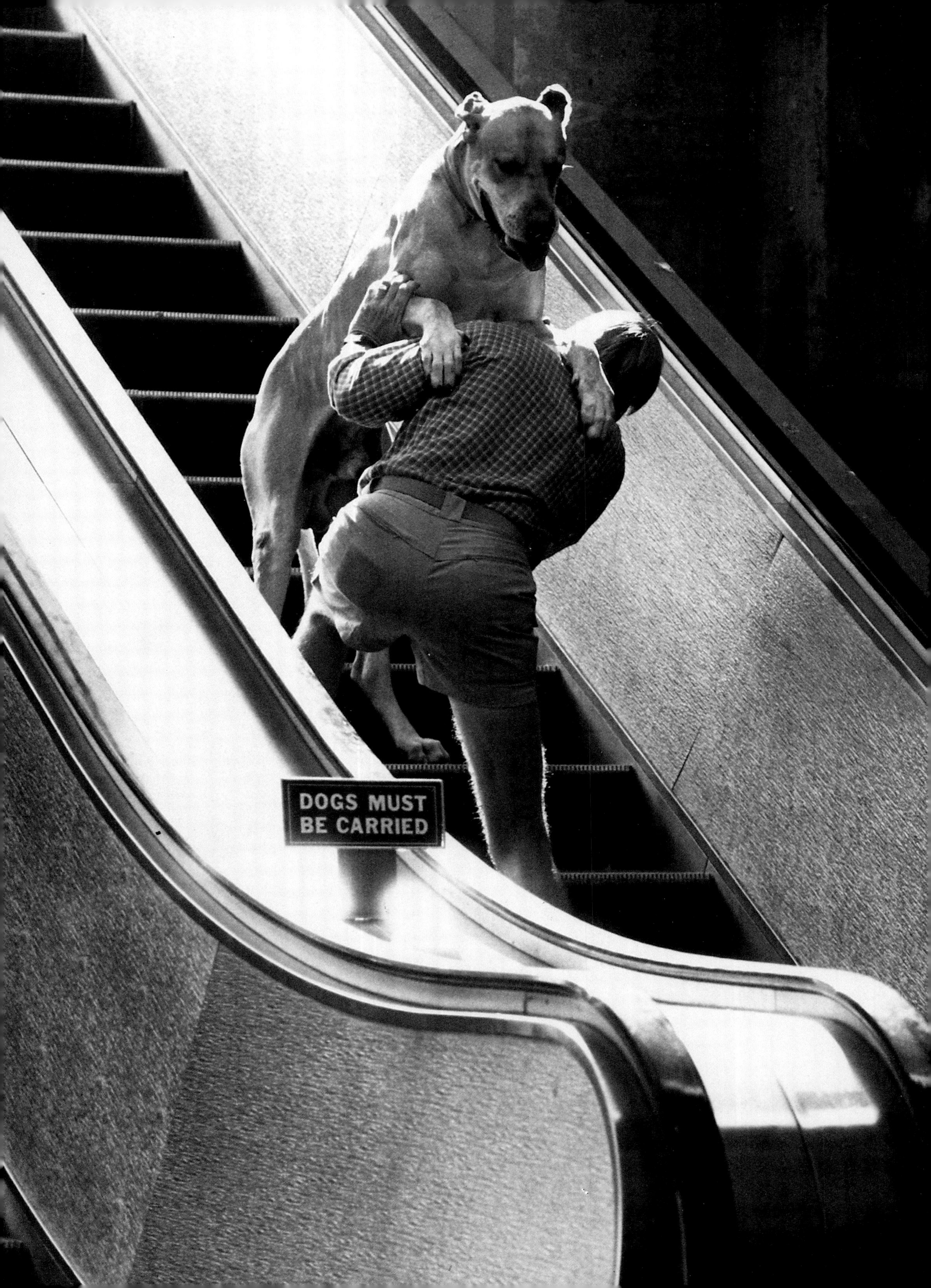
DOGS MUST
BE CARRIED

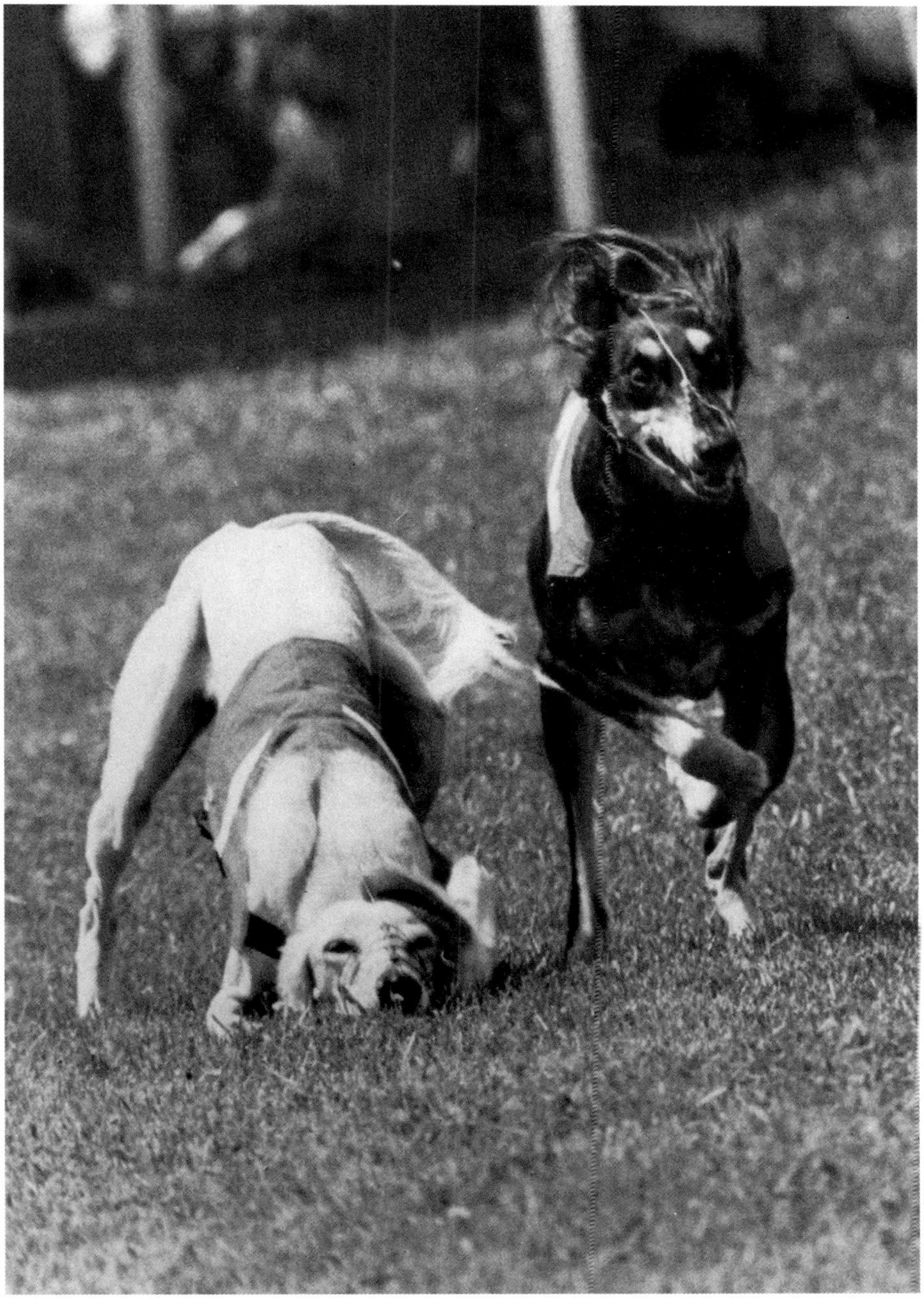

Aufsteiger

„Hunde müssen getragen werden", steht an der Rolltreppe der Redondo Beach Pier in Südkalifornien. Nicht ganz einfach, wenn der Bello eine Dogge ist und fast zehn Kilo mehr wiegt als Herrchen. Immerhin bewies der Besitzer guten Willen und zeigte sich als solider Hundehalter. Am Ende der Tour soll er was von einem dicken Hund gemurmelt haben. Eine ähnliche Äußerung ist auch dem Eigner des Vierbeiners entfahren, der bei einem Windhundrennen in Hamburg die Kurve nicht kriegte. Kurz vor dem Ziel rutschte der blöde Hund aus und fiel auf die Schnauze.

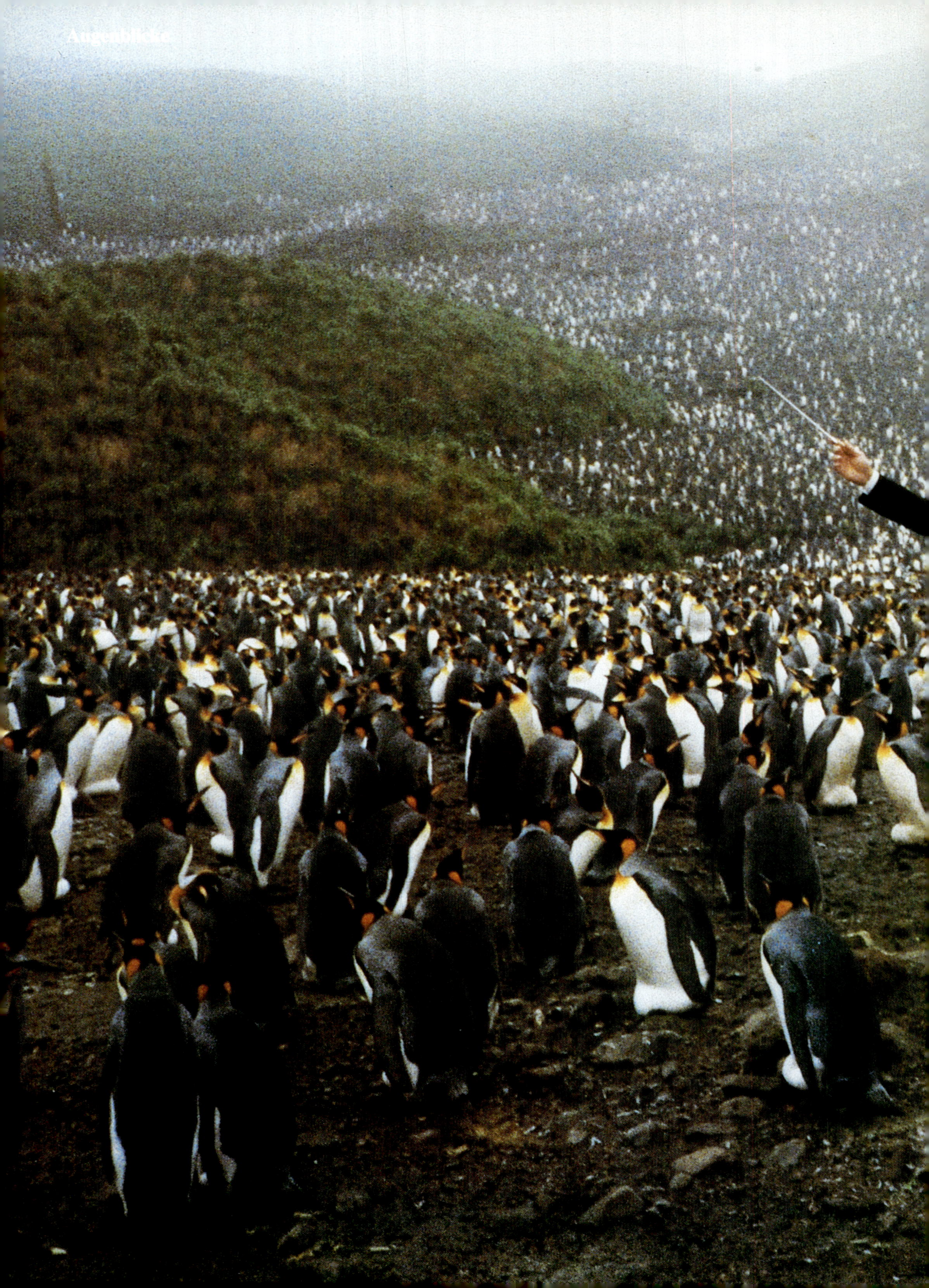

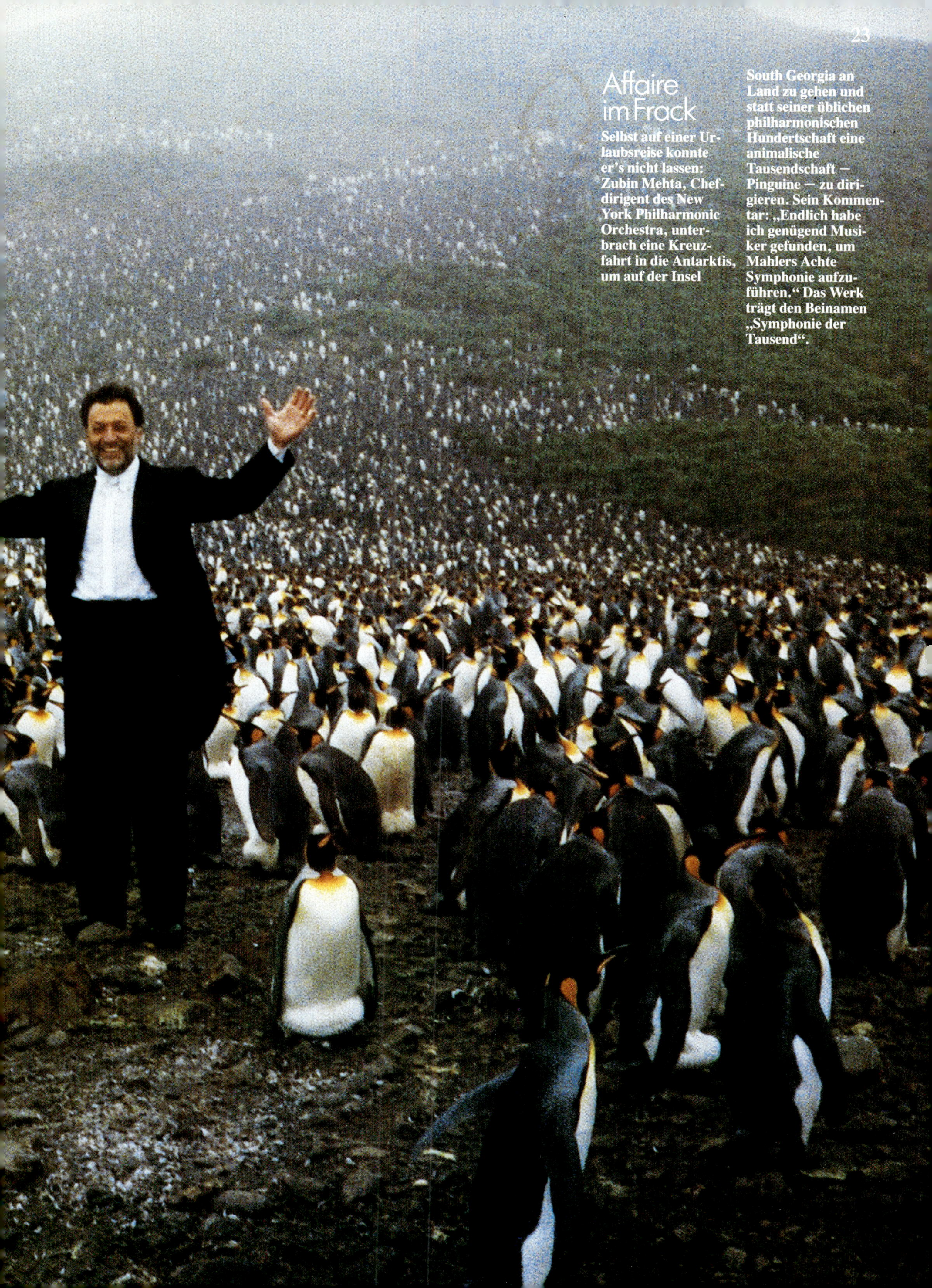

Affaire im Frack

Selbst auf einer Urlaubsreise konnte er's nicht lassen: Zubin Mehta, Chefdirigent des New York Philharmonic Orchestra, unterbrach eine Kreuzfahrt in die Antarktis, um auf der Insel South Georgia an Land zu gehen und statt seiner üblichen philharmonischen Hundertschaft eine animalische Tausendschaft – Pinguine – zu dirigieren. Sein Kommentar: „Endlich habe ich genügend Musiker gefunden, um Mahlers Achte Symphonie aufzuführen." Das Werk trägt den Beinamen „Symphonie der Tausend".

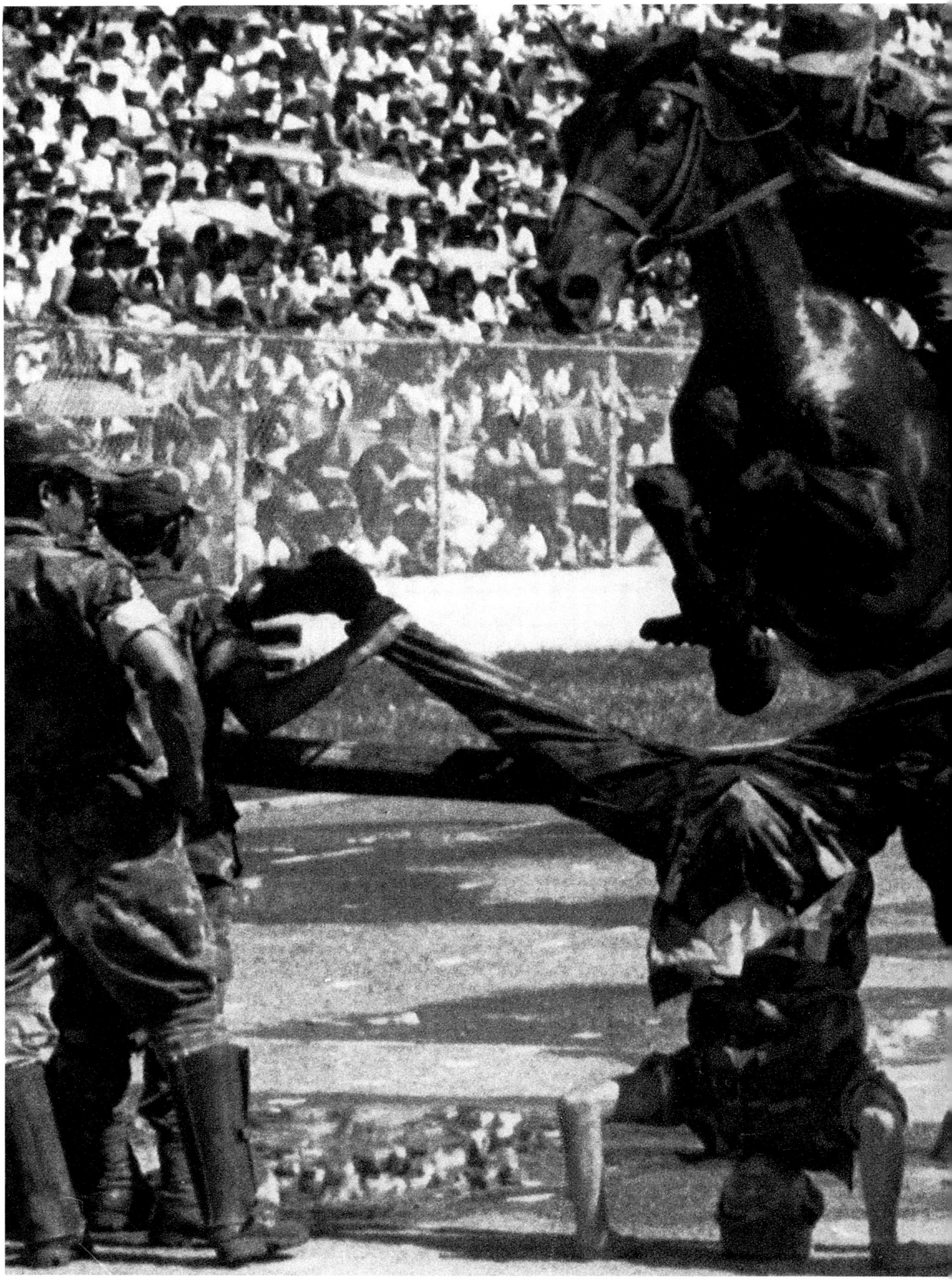

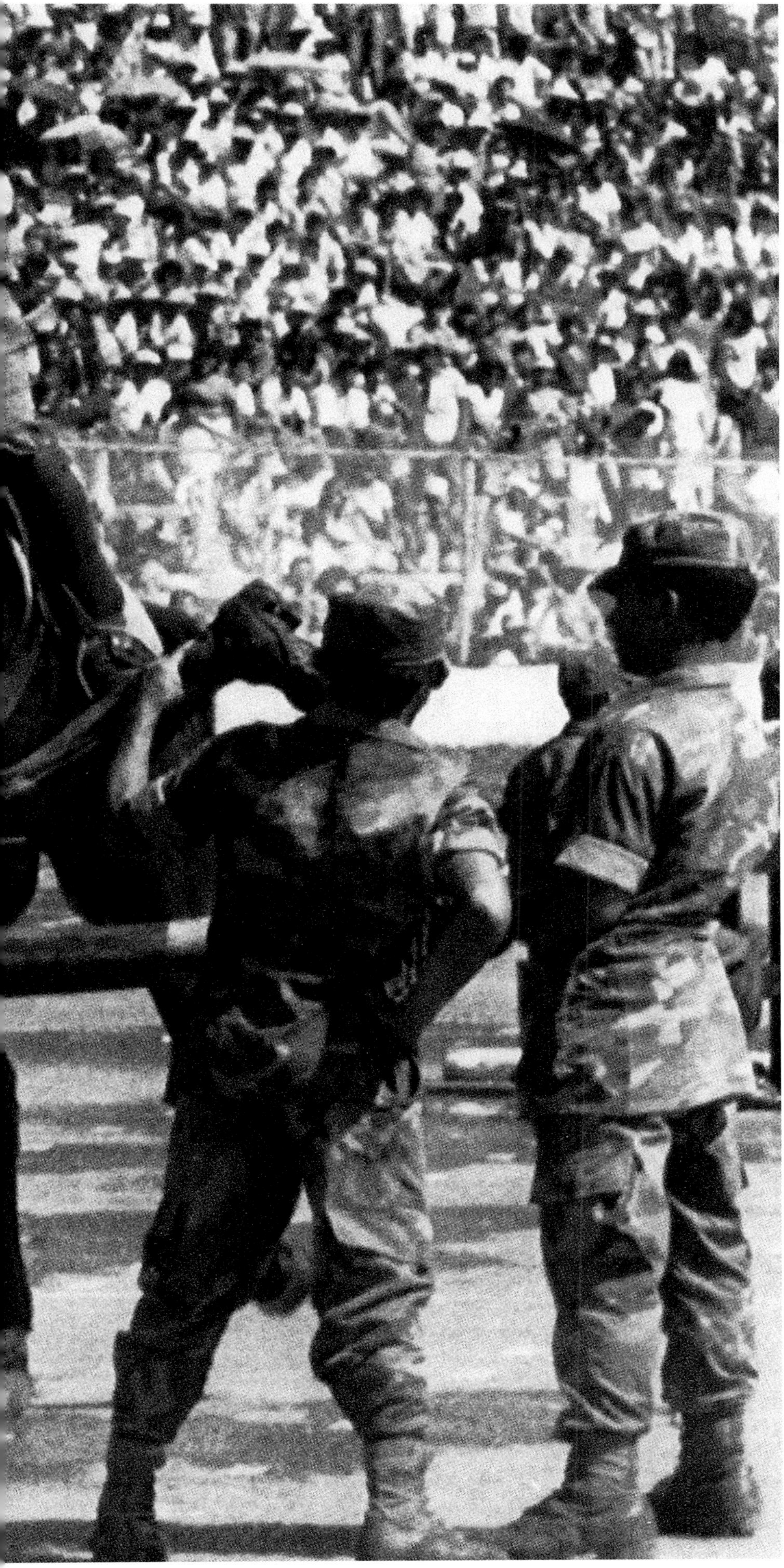

Unters Pferd gelegt

Der 15. September war ein strahlend schöner Tag in dem mittelamerikanischen Staat El Salvador. Genau das richtige Wetter für den Unabhängigkeitstag des Landes, an dem in der Hauptstadt San Salvador eine berühmte Reiterschau stattfindet, in der die Soldaten des Landes auf und unter dem Rücken ihrer Pferde die gewagtesten Kunststücke vorführen. Der 23jährige Leutnant Roberto Juarez führt hier den gespreizten Kopfstand vor, einen gefährlichen Trick. Wenn das Pferd nämlich zu tief „ansetzt“, sieht es schlecht aus für den mutigen Soldaten. Doch der sieht's gelassen: „Ich mach das seit sieben Jahren, und noch nie ist was passiert.“

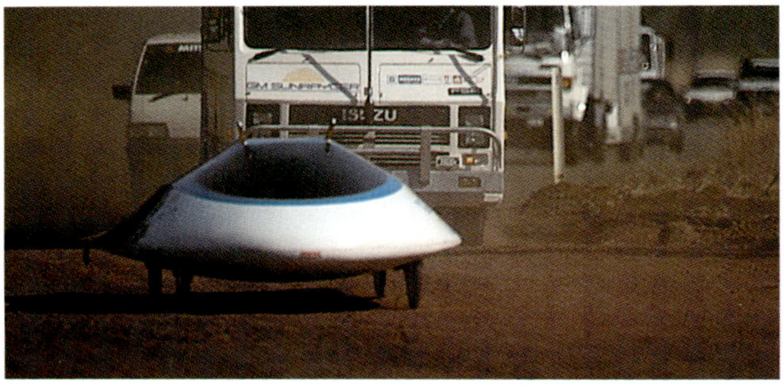

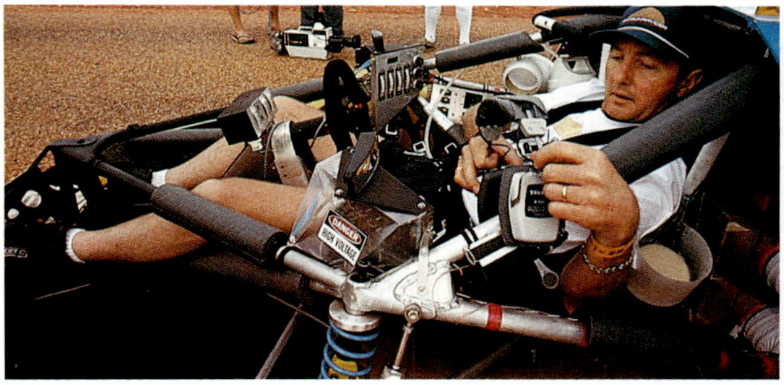

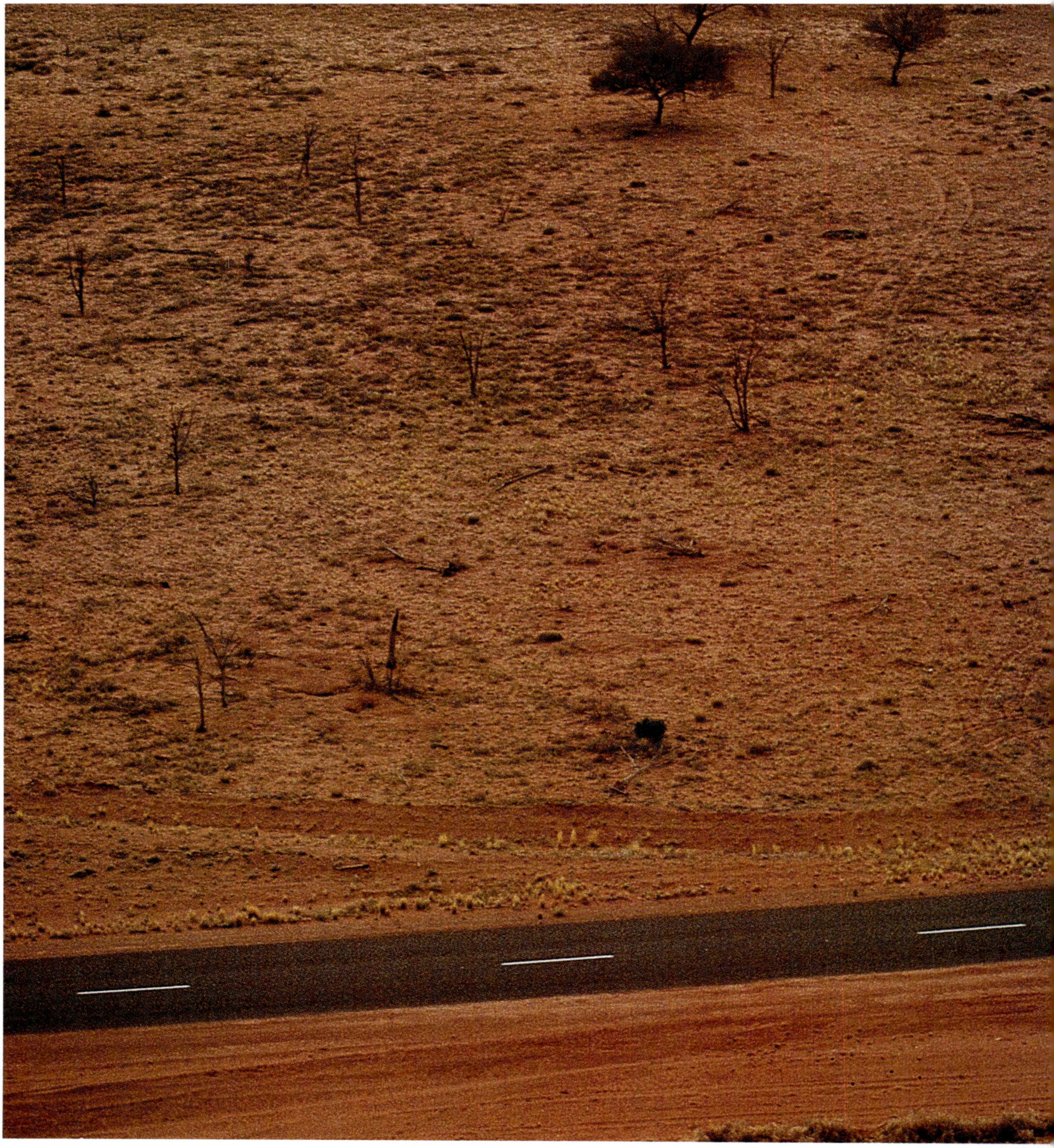

Sonne im Tank

Mit teilweise futuristischen Solarmobil-Konstruktionen stellten sich 22 Teams aus Asien, Australien, Europa und den USA am 1. November der Herausforderung des „World Solar Challenge", der bisher längsten Rallye für Fahrzeuge mit alternativen Antriebsenergien: 3200 Kilometer von Darwin nach Adelaide, ohne einen Tropfen Sprit. Nur drei schafften die Strecke innerhalb der Zehn-Tage-Frist. Überlegener Sieger mit 900 Kilometern oder zwei Tagen Vorsprung wurde der „Sunraycer" von General Motors. Die mit Millionenaufwand entwickelte „fliegende Kakerlake" durchfuhr die Truckerpiste im Busch mit Durchschnittstempo 67 in knapp 44 Stunden. Die 7200 Solarzellen auf dem Dach des Sunraycer setzen die Sonnenstrahlen mit 22 Prozent Wirkungsgrad entweder über Elektromotoren direkt in Antriebsenergie um oder laden die zwei je 50 000 Mark teuren Silber-Zink-Batterien auf, mit denen der Einsitzer knapp 200 Kilometer ohne Sonne fahren kann. Pilotiert wurde die knapp einen Meter hohe Straßenflunder aus einem segelflugzeugähnlichen klimatisierten Cockpit (im Bild oben rechts Chefkonstrukteur Howard Wilson). Die Fahrer waren von dem fast geräuschlos dahingleitenden Solarmobil begeistert. Angst hatten sie nur davor, von den großen Überland-Trucks „übersehen" zu werden.

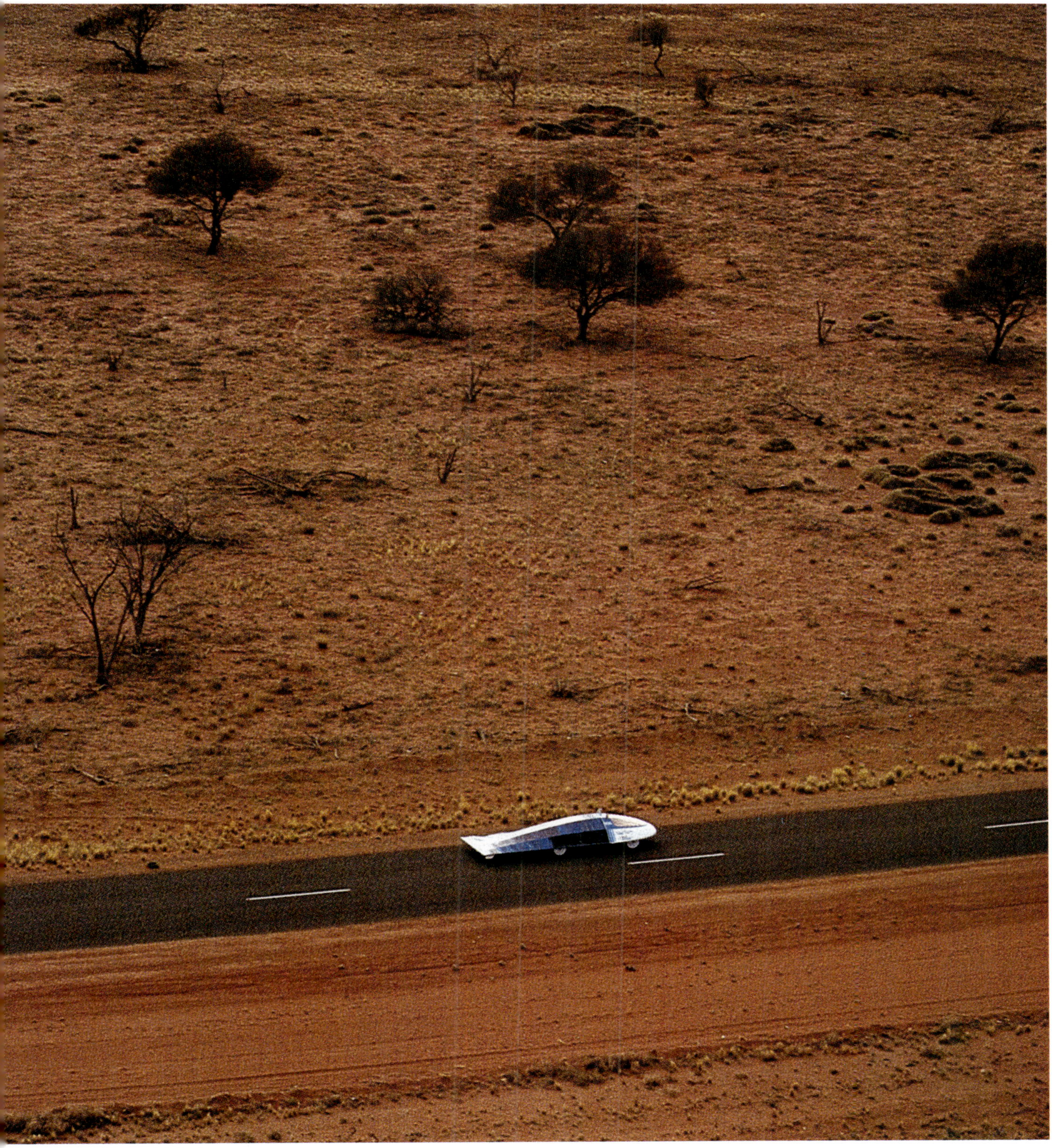

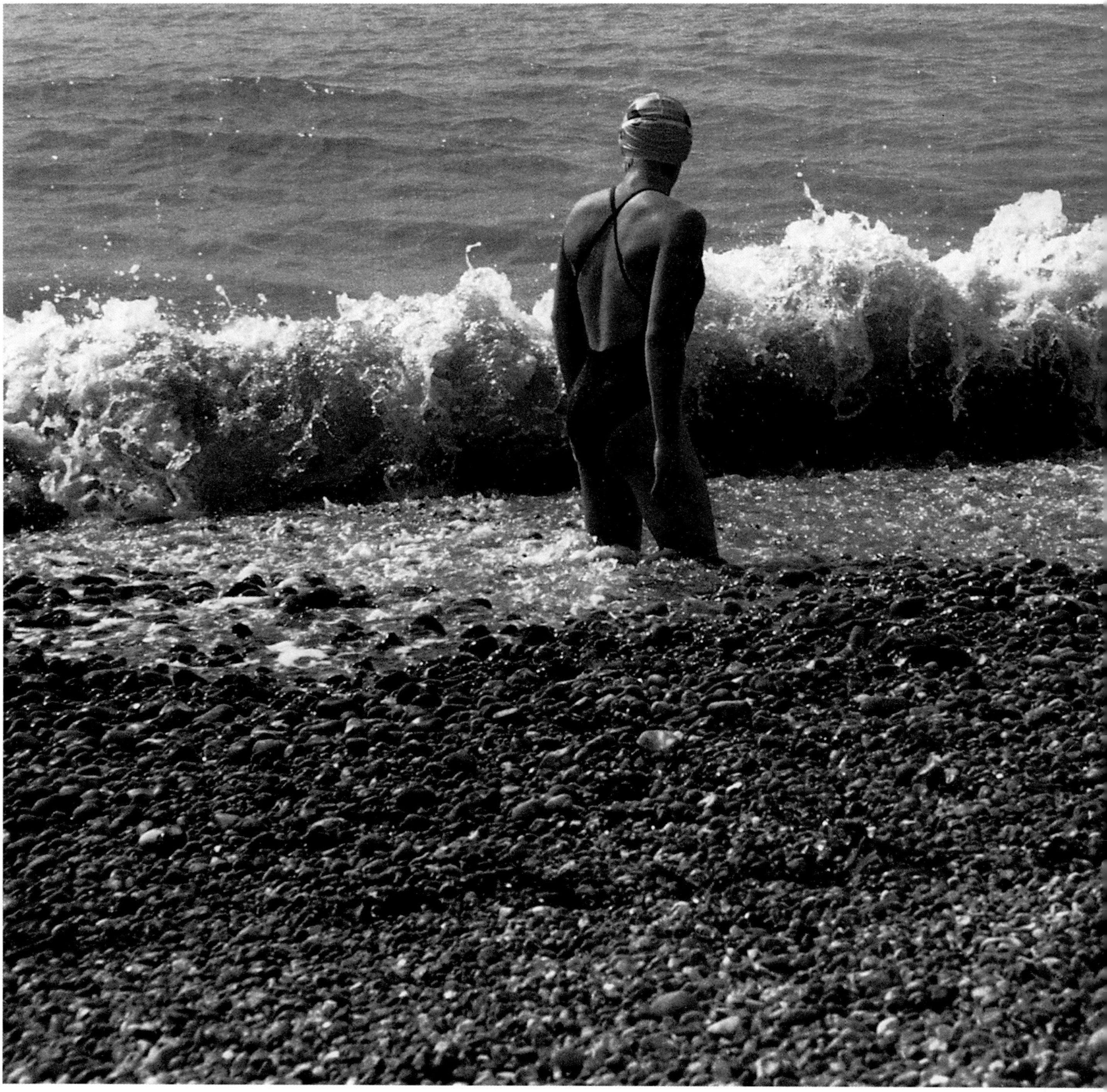

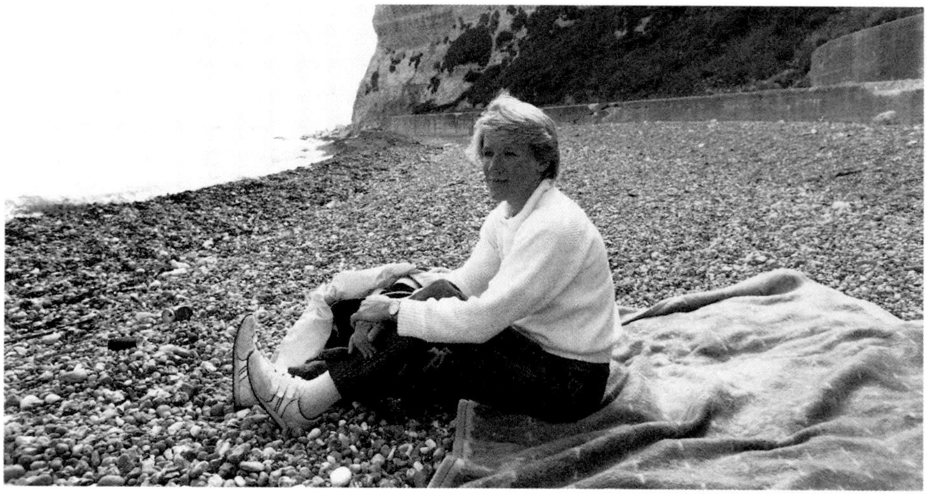

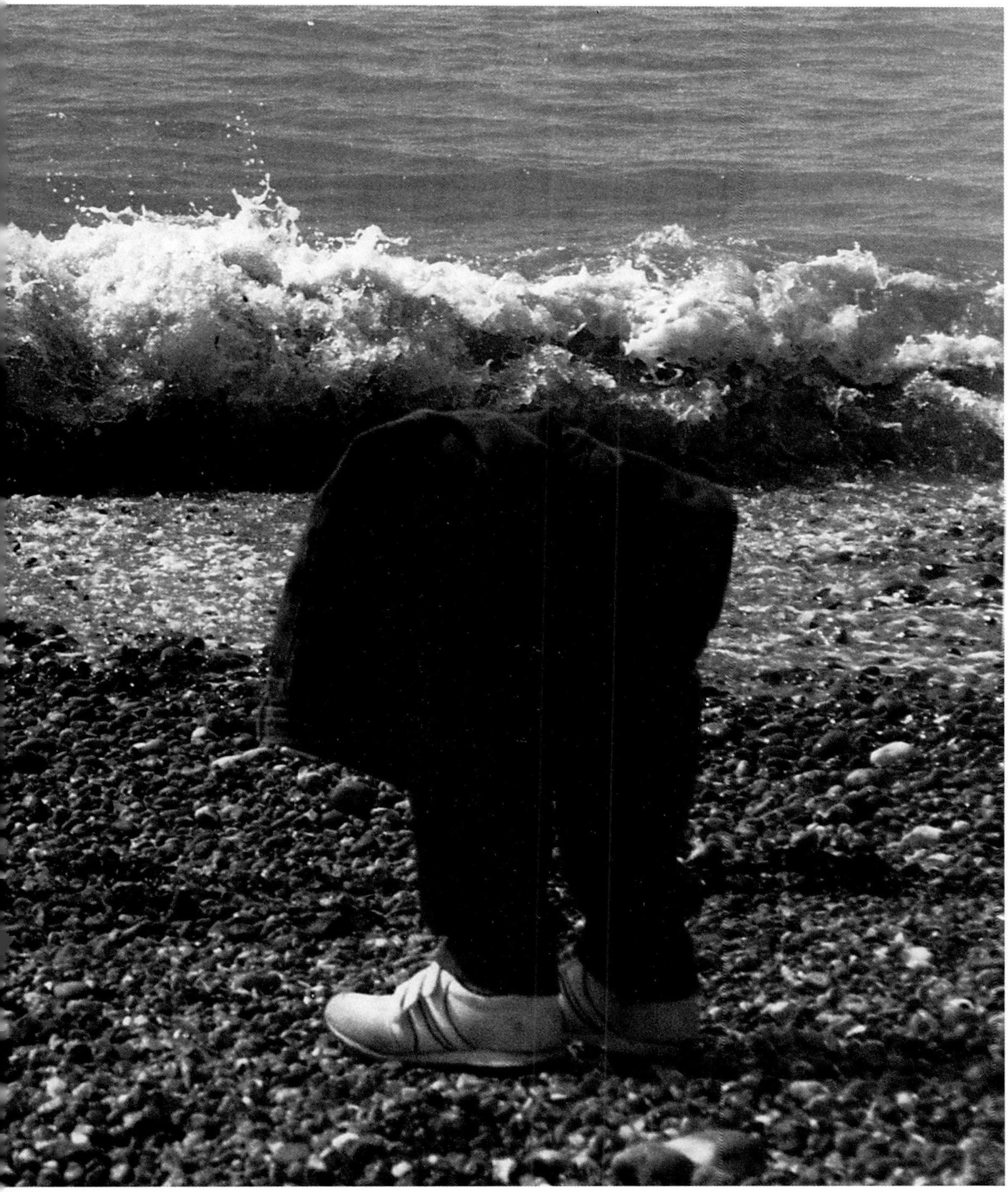

Ohne Beine durch den Kanal

Sie wollte die erste Behinderte sein, die den Ärmelkanal durchquert. Am Strand von Dover hoffte die 25jährige Lucyna Krajewska aus Dortmund tagelang auf gutes Wetter. Als die Strömung günstig war, ließ sie ihre Beinprothesen am Strand zurück und watete auf Knien in den Kanal. Scheinbar mühelos kraulte sie durch die Wellen. Nach vier Stunden dann das erste Tief. Die Schwimmerin hatte mit der heißen Schokolade, die ihr aus einem Begleitboot gereicht wurde, auch Seewasser geschluckt. Sie verlor schließlich die Besinnung. Nach sieben Stunden und fünf Minuten mußte Lucyna Krajewska den Versuch abbrechen. Ihr Kommentar kurz danach: „Ich werde wieder starten, und dann schaffe ich es.“

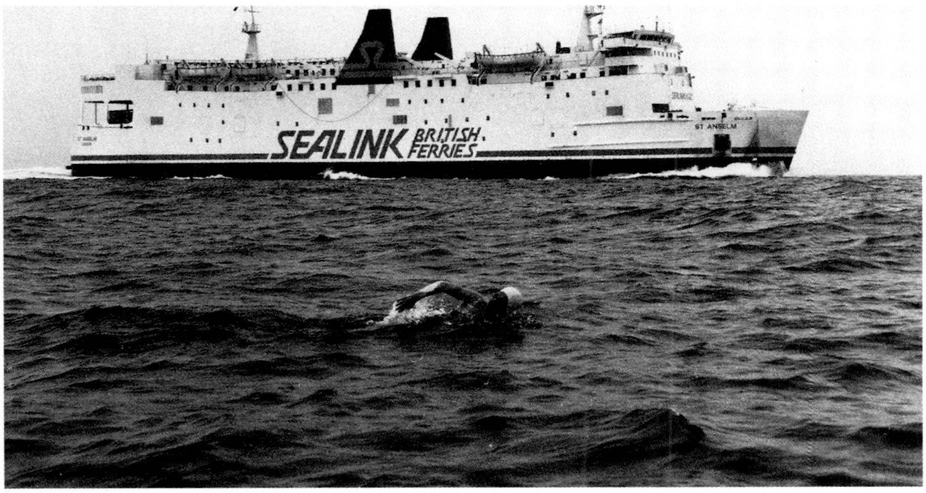

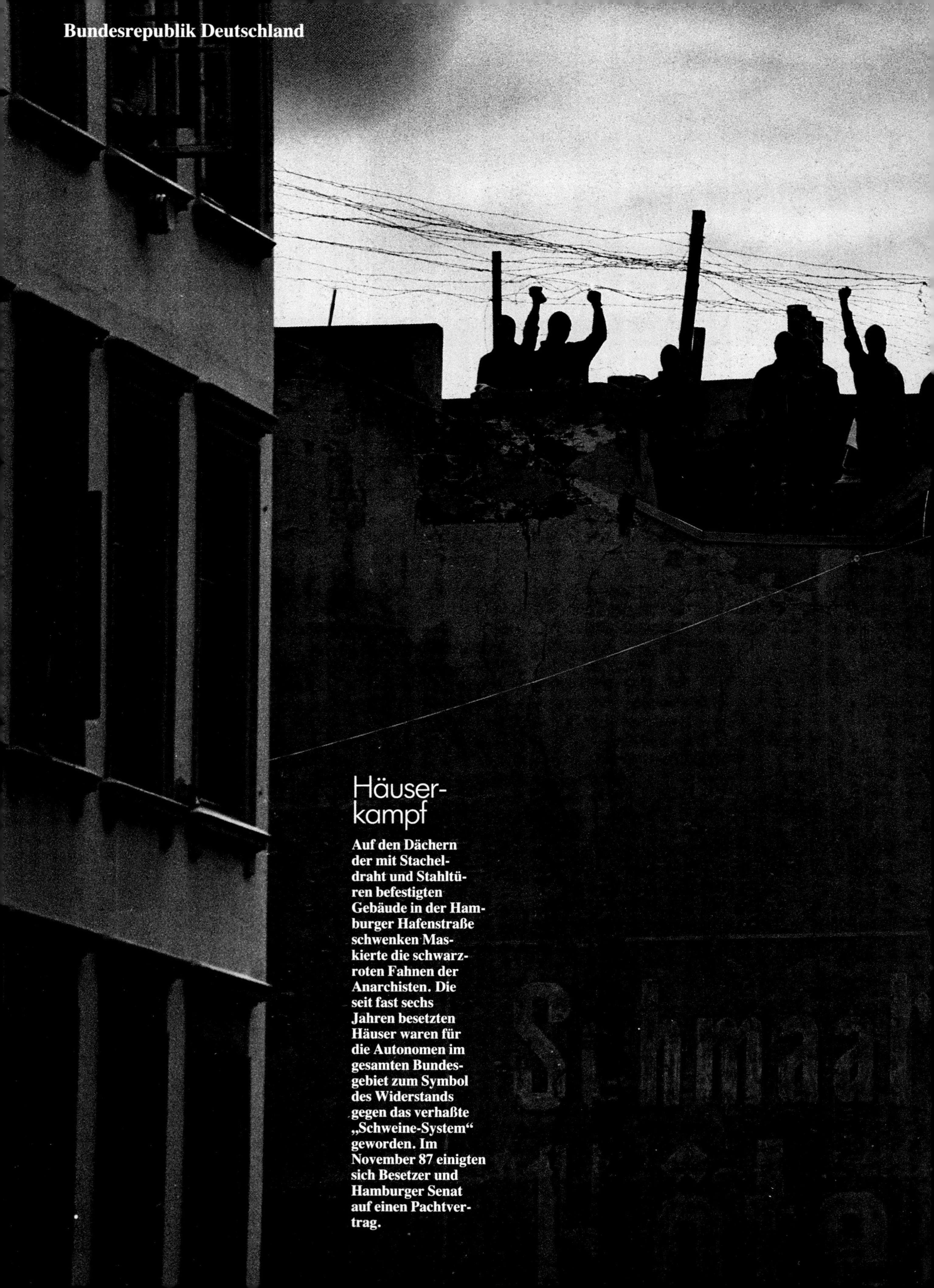

Häuserkampf

Auf den Dächern der mit Stacheldraht und Stahltüren befestigten Gebäude in der Hamburger Hafenstraße schwenken Maskierte die schwarzroten Fahnen der Anarchisten. Die seit fast sechs Jahren besetzten Häuser waren für die Autonomen im gesamten Bundesgebiet zum Symbol des Widerstands gegen das verhaßte „Schweine-System" geworden. Im November 87 einigten sich Besetzer und Hamburger Senat auf einen Pachtvertrag.

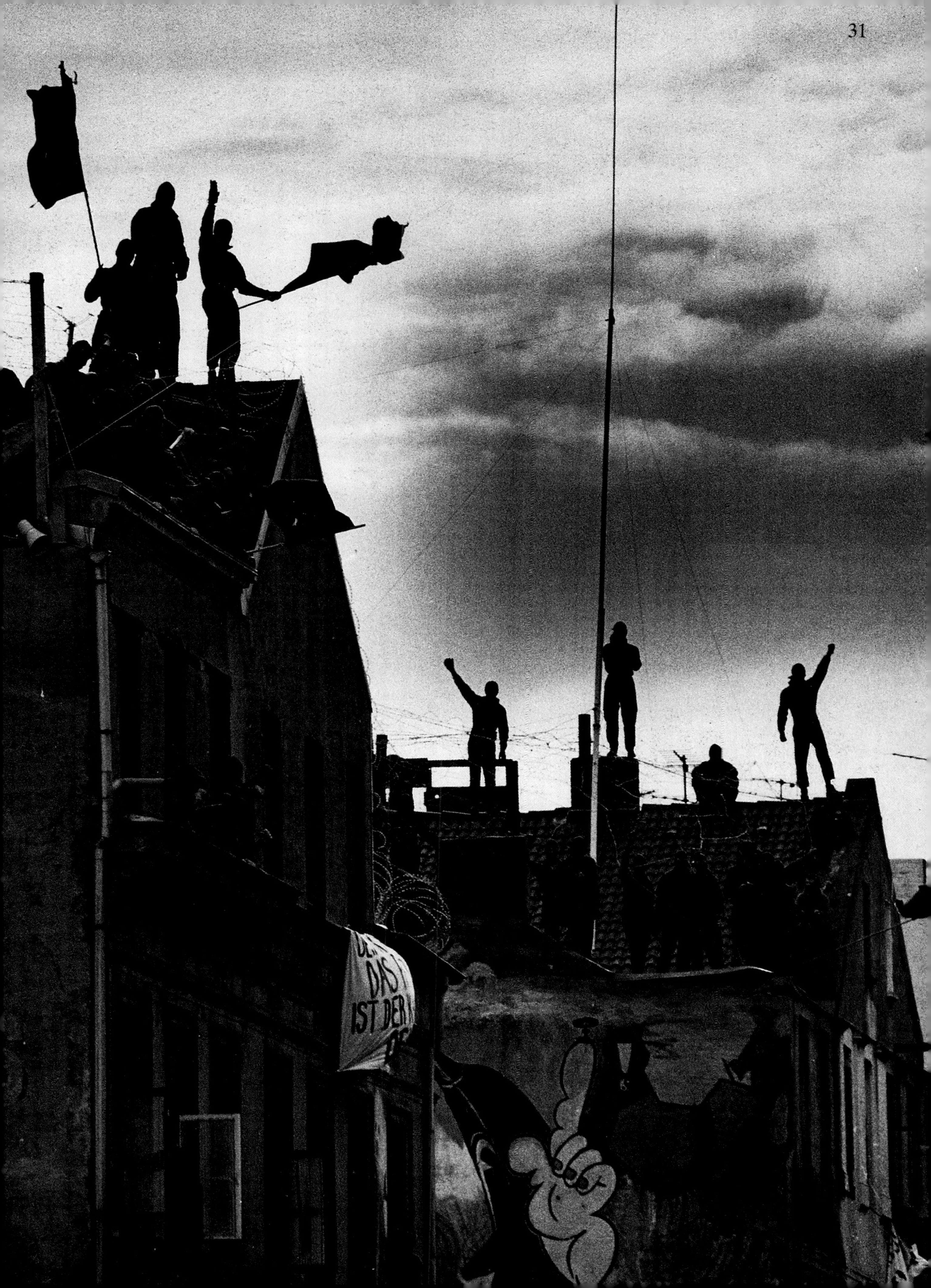
DAS
IST DER

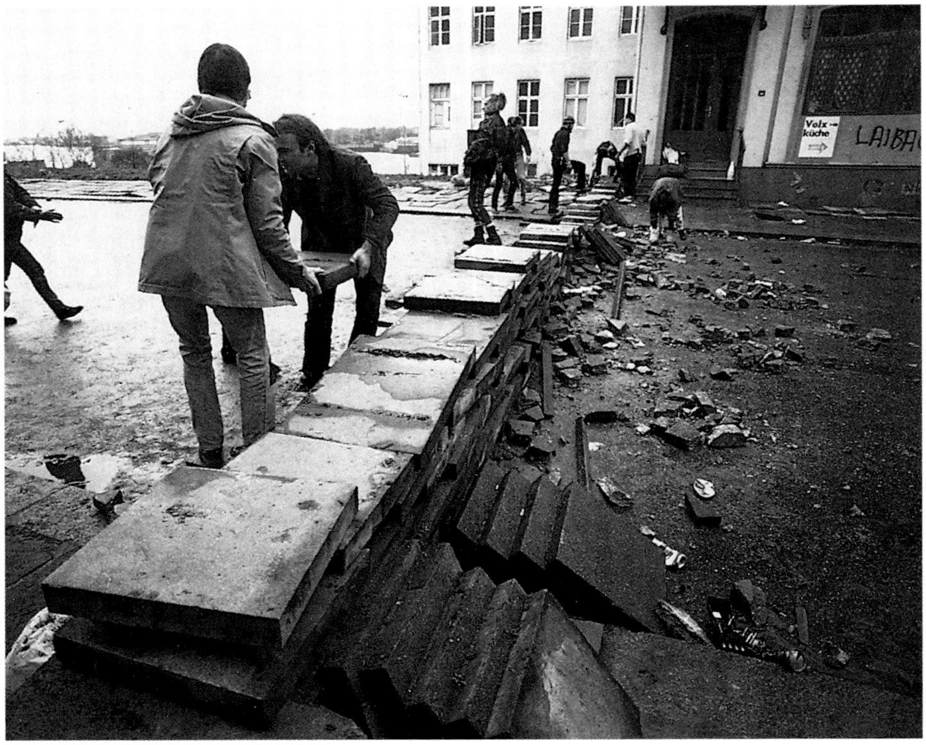

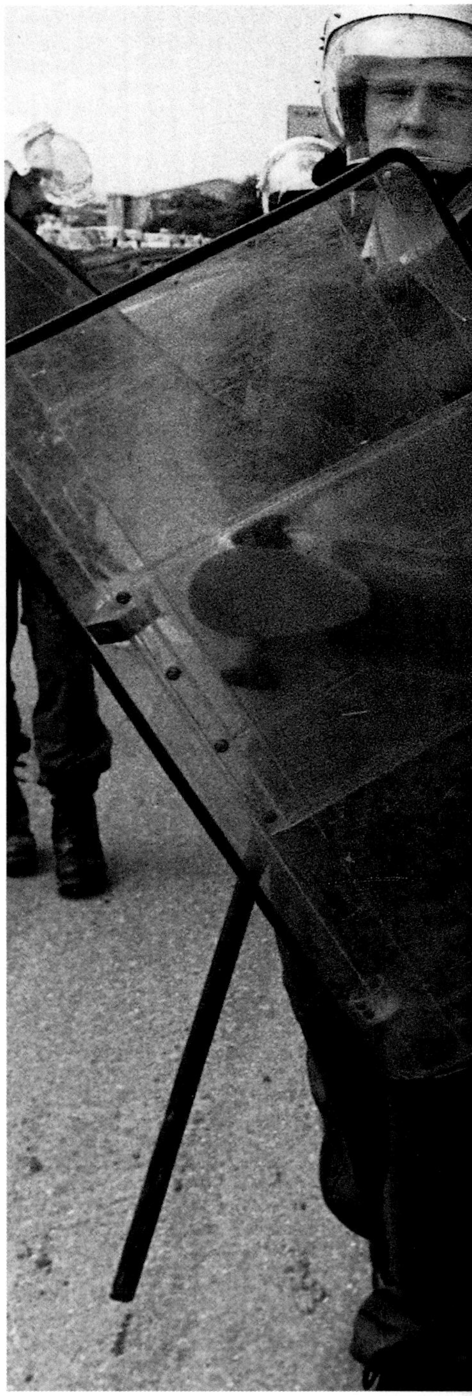

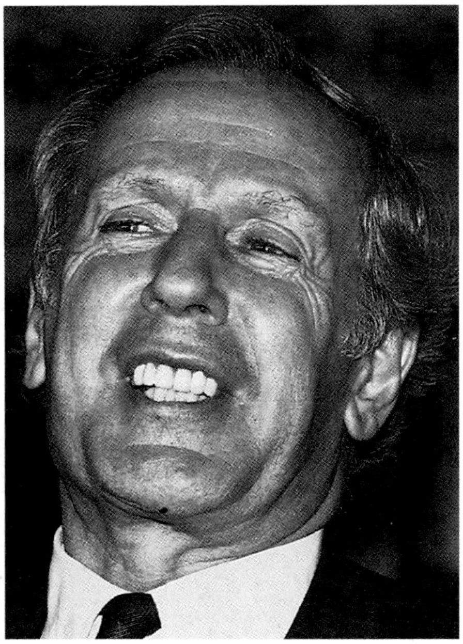

Hamburgs Bürgermeister Klaus von Dohnanyi kämpfte gegen den Widerstand in seiner Fraktion und in der CDU für eine friedliche Lösung des Hafenstraßen-Konflikts. Mit Erfolg – die befürchtete Straßenschlacht blieb aus. Statt dessen begannen die Hausbesetzer, als Vorbedingung des Pachtvertrages, Barrikaden und Befestigungen abzubauen. Dabei arbeiteten Passanten und Autonome, Hausfrauen und Vermummte Hand in Hand. Am Ende kehrte man die Rinnsteine mit Handfeger und Schaufel weg – Abrüstung als Happening.

Dohnanyis Lösung – ein Weg aus der Gewalt?

Es war ein naßkalter Novembertag. Knapp 250 Demonstranten hatten sich am Abend des 2. November im Wald am Frankfurter Flughafen versammelt. Die Startbahngegner wollten, wie jedes Jahr, gegen die sechs Jahre zurückliegende Räumung eines Hüttendorfes protestieren. Polizei und Militante hatten sich fast routinemäßig auf eine Auseinandersetzung vorbereitet. Stunden später wurden aus dieser Demonstration heraus, erstmals in der Bundesrepublik, zwei Polizisten erschossen. Am Tag darauf verhaftete die Polizei den 33jährigen Andreas Eichler als dringend tatverdächtig.

Eine neue Eskalation der Gewalt oder die Tat eines „durchgeknallten" Einzelgängers? Während unter Autonomen eine heftige Diskussion über Formen und Möglichkeiten des Widerstands begann, wurde Bundesinnenminister Zimmermann aktiv. Er forderte sogleich schärfere Gesetze und mehr Schlagkraft für die Polizei.

Zwei Wochen später schien die nächste gewaltsame Auseinandersetzung zwischen Staatsmacht und militanten Demonstranten bevorzustehen. In der Hamburger Hafenstraße standen Hausbesetzern und Sympathisanten rund 6000 Polizisten aus dem ganzen Bundesgebiet gegenüber. Die seit knapp sechs Jahren umkämpften Häuser im Stadtteil St. Pauli sollten geräumt werden. Aber während die Hardliner auf beiden Seiten für das letzte Gefecht rüsteten, verhandelte Bürgermeister Dohnanyi weiter mit den „Schmuddelkindern" vom Elbufer. Schließlich setzten sich die Kompromißbereiten durch: Binnen 48 Stunden wurden Straßenbarrikaden und Befestigungen in den Häusern abgebaut. Pflastersteine, die gegen Polizisten fliegen sollten, kamen wieder auf den Gehweg. Der Hamburger Senat unterzeichnete einen Pachtvertrag.

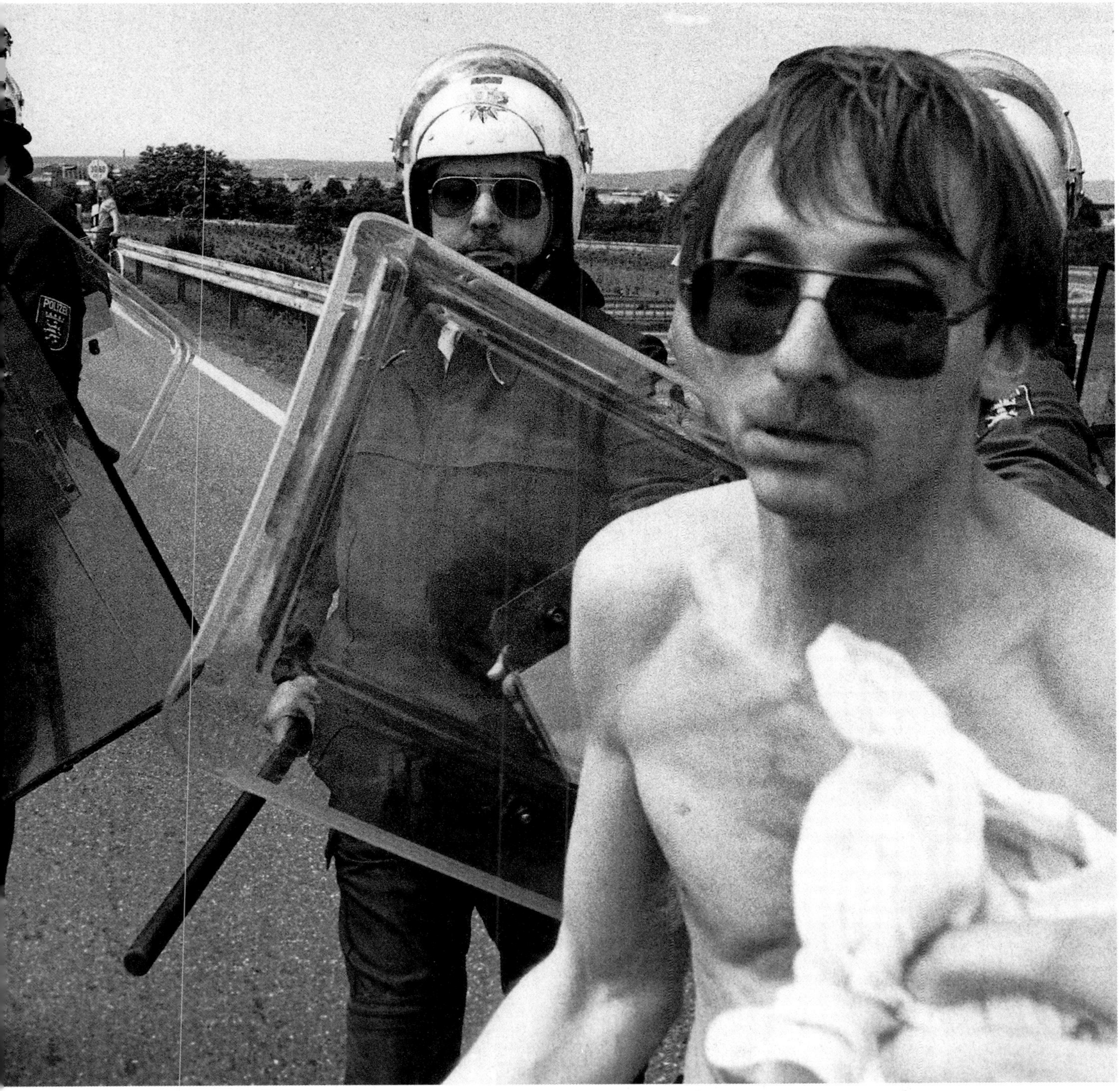

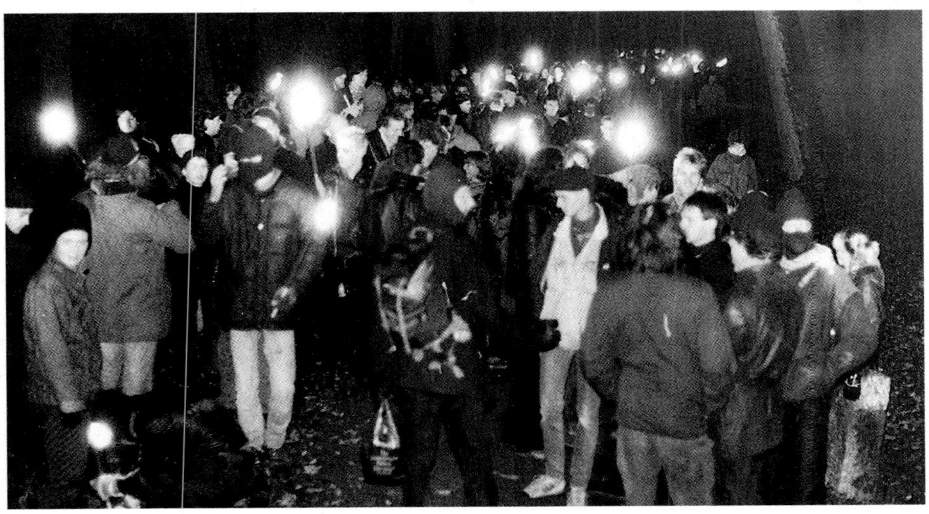

Pfingsten 1985 demonstrierte Andreas Eichler friedlich am Frankfurter Flughafen gegen eine Flugschau der US-Armee. Der 33jährige Werbedesigner wurde in den folgenden Jahren ein militanter Startbahn-Gegner. Nach den tödlichen Schüssen am 2. November 1987 wurde er als mutmaßlicher Polizistenmörder verhaftet. Knapp 250 Demonstranten hatten sich wenige Stunden vor den Morden an der Startbahn-West zu einem Fackelzug getroffen.

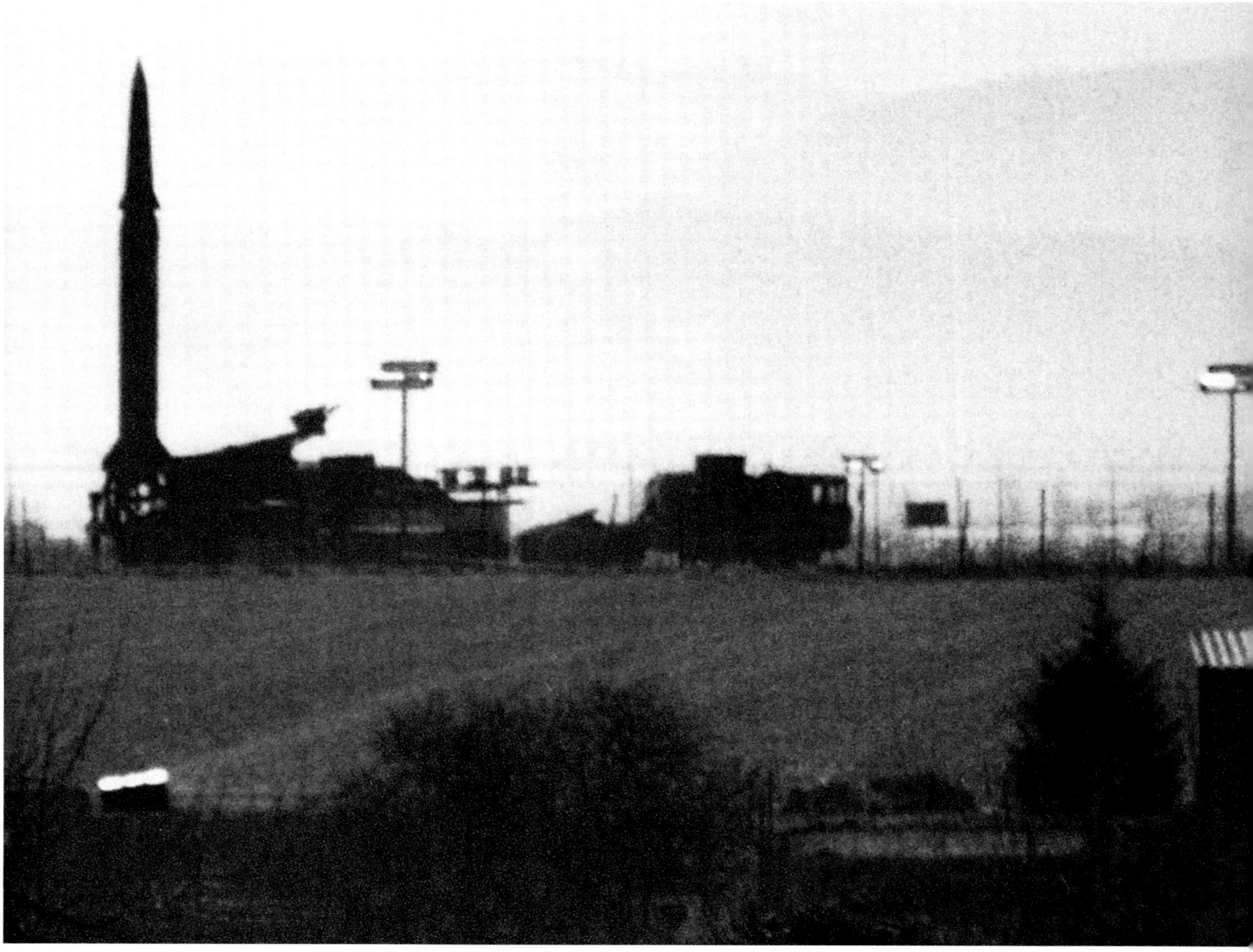

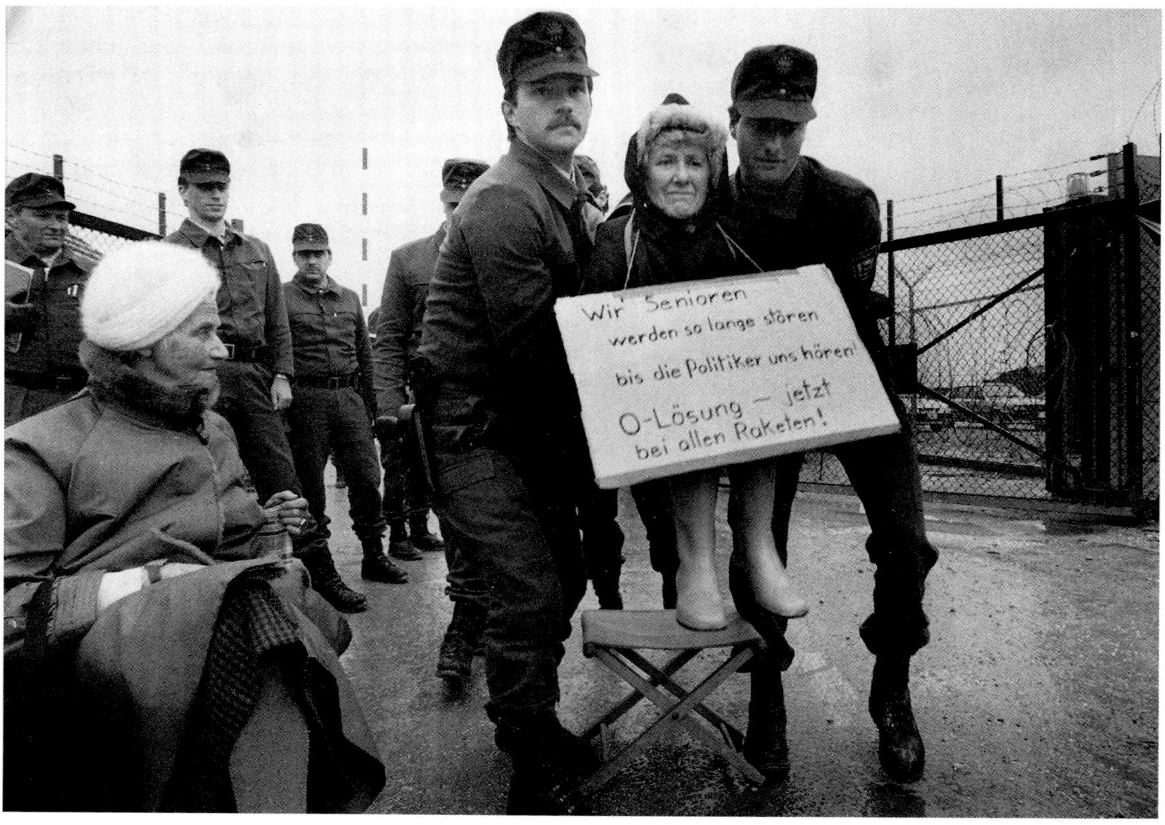
Wir Senioren
werden so lange stören
bis die Politiker uns hören!
O-Lösung – jetzt
bei allen Raketen!

Seit Beginn der Nato-Nachrüstungsdebatte Ende der 70er Jahre demonstriert die Friedensbewegung gegen die Stationierung atomarer Mittelstreckenwaffen in der Bundesrepublik. Vor allem in der schwäbischen Gemeinde Mutlangen, seit 1984 Standort der amerikanischen

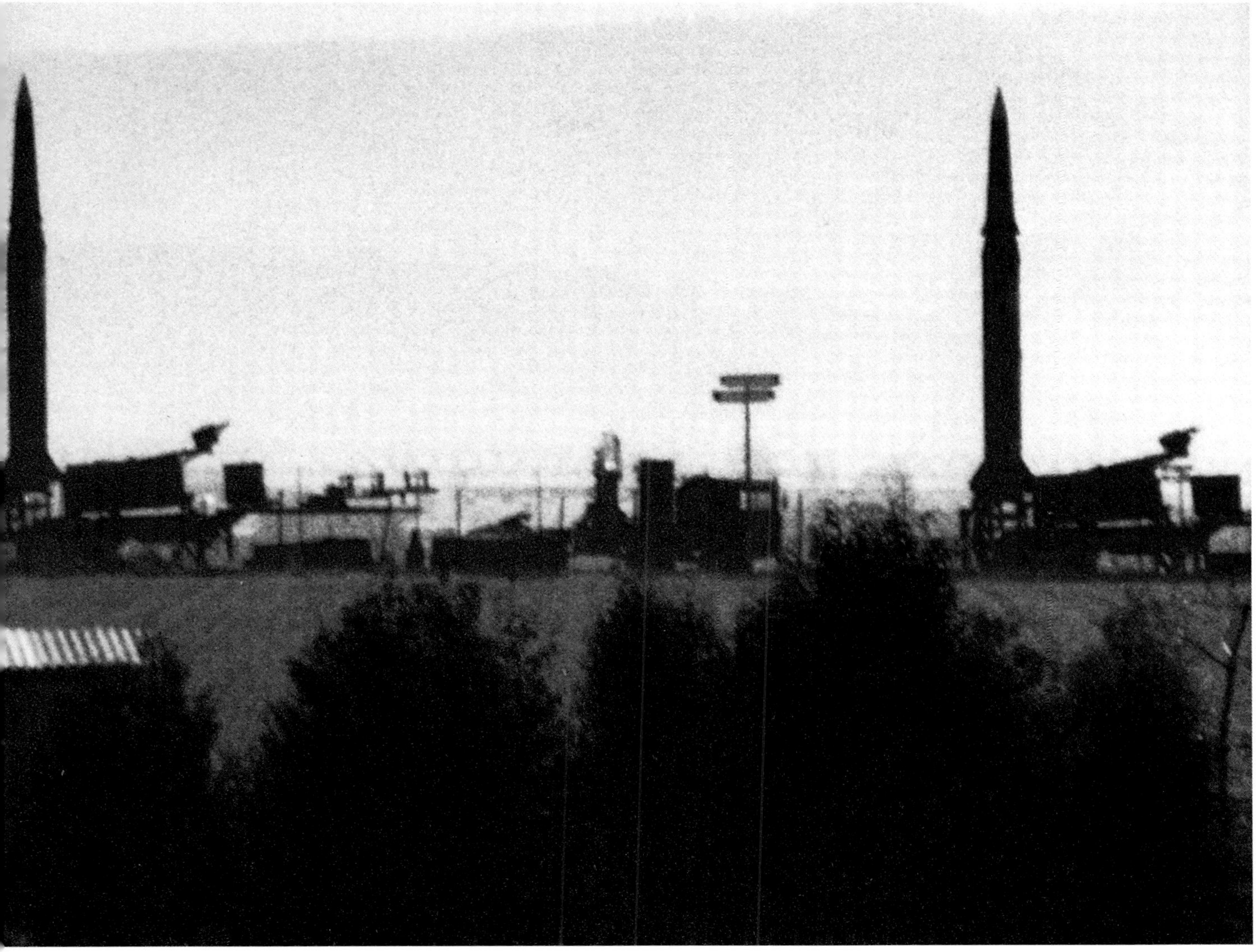

Pershing II a-Raketen, organisierte sich der Protest – und fand eine neue Form: die gewaltfreie Blockade der Zufahrtsstraßen zum Raketen-Depot. Während die Rüstungsgegner und einige Gerichte solche Aktionen aus sicherheitspolitischen und rechtlichen Gründen nicht nur für legitim, sondern auch für legal halten, fertigt das örtlich zuständige konservative Amtsgericht Schwäbisch Gmünd Nötigungs-Urteile im Fließbandverfahren: Wer die freie Fahrt fürs Militär behindere, übe Gewalt aus, handle verwerflich und damit rechtswidrig. Die Motive der Angeklagten werden nicht geprüft. Geld- und Freiheitsstrafen sind noch immer fällig, obwohl der Raketen-Abbau längst beschlossene Sache ist.

Der Frieden kommt mit kleinen Schritten

Nach jahrelangem Feilschen in Genf sind sich die Supermächte handelseinig geworden: Erstmalig in der Geschichte der Abrüstung soll eine Waffenart nicht nur abgebaut, sondern vernichtet werden. Die Vereinigten Staaten verzichten auf Marschflugkörper und Pershing-Raketen, die Sowjetunion auf einige hundert SS-20.

Doch die Motive für diesen Schritt sind nicht allein edler Natur. Die USA waren von den sowjetischen Mittelstreckenraketen ohnehin nicht bedroht, eine Gegen-Rüstung auf gleicher Ebene also nicht unbedingt vonnöten, zumal die Stationierung dieser Systeme in Europa auf erheblichen Widerstand stieß. Der UdSSR genügen Kurzstreckenwaffen für die nukleare Abschreckung auf dem Kontinent, während sie selbst aus Westeuropa nur von Mittelstreckenraketen erreicht werden kann.

Gewonnen haben demnach bei diesem strategischen Handel die Sicherheit und das friedenspolitische Renommee der beiden Weltmächte – und werden weiter wachsen, wenn sich die Supermächte, wie angekündigt, auf eine schrittweise Abrüstung der Interkontinentalwaffen einigen, deren Zielplanung nur dem jeweils anderen Territorium gilt.

Die europäischen Bündnispartner beider Blockführer bleiben darauf angewiesen, daß Gespräche über die Abschaffung der atomaren Kurzstreckensysteme folgen und die bereits 14 Jahre andauernden Wiener Verhandlungen über die Minderung der konventionellen Streitkräfte endlich abgeschlossen werden – beides allerdings steht in den Sternen, d.h. es hängt davon ab, wie schnell und wie weit sich die US-Regierung von ihren der Sowjetunion ungelegenen Sternenkriegsplänen (SDI) abbringen läßt.

Die Armenhäuser der Nation

„Wir können nicht gegen die Finanzminister Europas konkurrieren.“ Diese allzeit parate Begründung für Massenentlassungen in der deutschen Stahlbranche brachte 1987 das Revier zum Kochen, ob an Rhein und Ruhr, an der Saar oder im bayerischen Sulzbach, wo die Maxhütte pleite machte. Ganze Stahlstandorte sollen ausradiert werden, so etwa bei Thyssen in Hattingen. Aufgebrachte Arbeitnehmer machten Front gegen die Bosse, Pastoren wetterten sonntags von der Kanzel gegen diese Spielart des Kapitalismus. Als die Stahlkocher dann auch gen Bonn marschierten, waren sie endlich an der richtigen Adresse.

Denn in der Tat hat niemand in Europa so modernisiert und abgespeckt wie die deutsche Stahlindustrie. Während ringsum – in Frankreich, Belgien, Luxemburg, Großbritannien und Italien vor allem – mit Milliardensubventionen marode Stahlwerke vorm Exitus bewahrt wurden, gingen die deutschen Firmen fast leer aus. Sie rationalisierten Jahr um Jahr. Seit Anfang der 70er Jahre blieben 150 000 Arbeitsplätze auf der Strecke. Doch am Ende kam wenigstens eines dabei heraus: die modernste und leistungsfähigste Stahlindustrie Europas. Und so wähnten die Deutschen sich denn auf gutem Weg, als sie nach und nach mit ihrer Produktion wieder in die schwarzen Zahlen kamen.

Aber die Bonner Regierenden hatten im Gegensatz zur Industrie ihre Hausaufgaben nicht gemacht. Daheim predigten sie Marktwirtschaft, bei der EG in Brüssel ließen sie die anderen Länder ihren Subventionswahnsinn weiter betreiben. Die Folge waren neue Überkapazitäten in Europa. Das böse Erwachen kam 1986. Rund 80 000 Stahl-Arbeitsplätze müssen in der europäischen Stahlindustrie verschwinden, von den 190 000 deutschen noch einmal 35 000. Experten rechnen damit, daß es eher noch mehr werden.

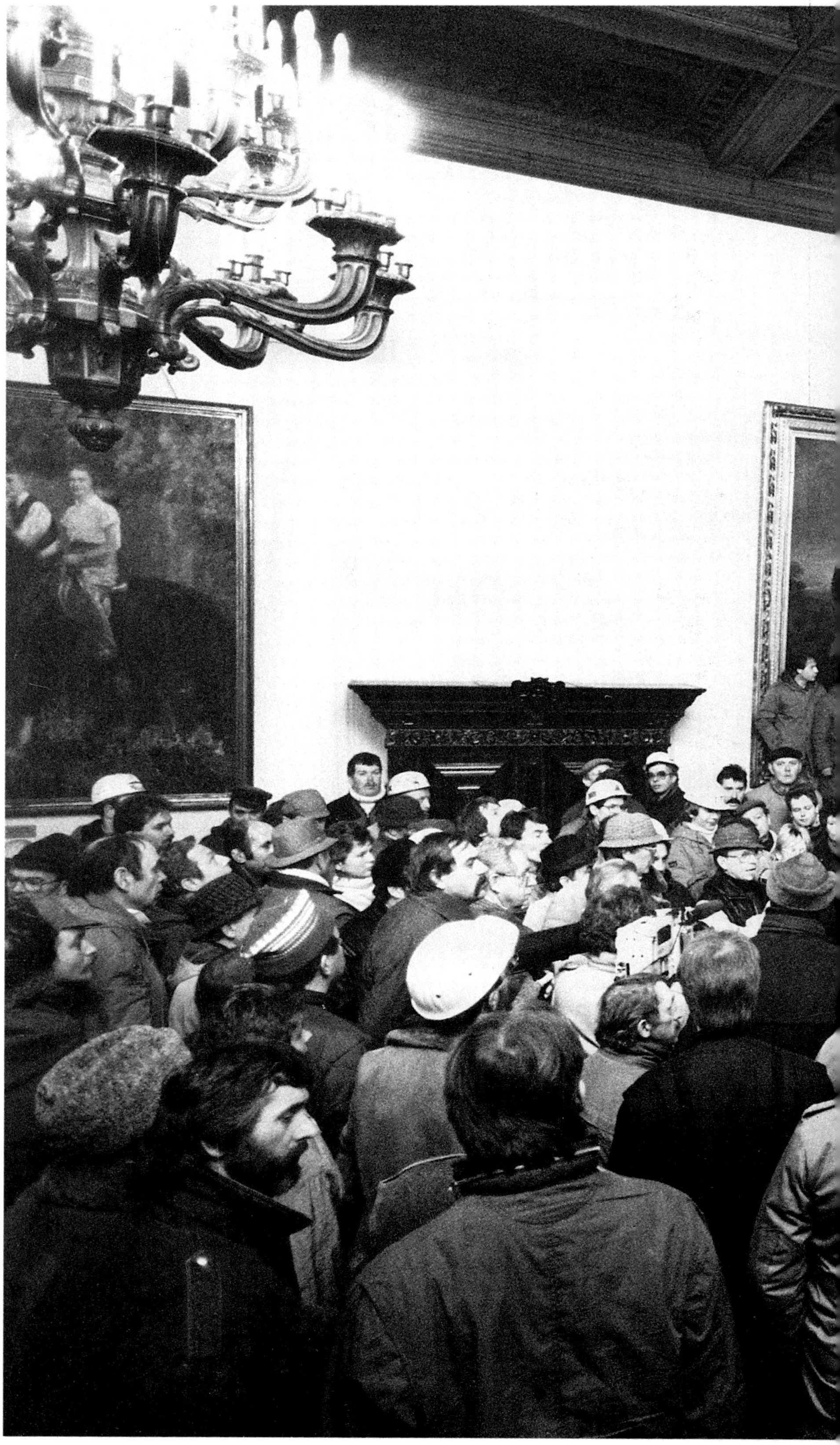

Zwar wollen die EG, der Bund und die Länder den Kahlschlag mit rund 600 Millionen Mark für die Wiederaufforstung durch Ersatzindustrien und für Sozialpläne erträglicher machen, doch was hilft's: Im Ruhrgebiet und im Saarland, wo die Arbeitslosenquoten mancherorts schon jetzt Rekordmarken von 20 Prozent und mehr erreichen, werden im großen Stil Jobs vernichtet, denn zur gleichen Zeit geht's auch mit der Kohle bergab. Obwohl hier seit 1960 rund 500 000 Arbeitsplätze gestrichen wurden, stehen weitere dramatische Zechenstillegungen an.

Neue Industrien dagegen lassen sich nicht aus dem Boden stampfen. Jetzt rächt sich, daß Politik und Wirtschaft außerhalb des schon lange kränkelnden Montanbereichs nicht beizeiten für andere Produktionen gesorgt haben. Die deutschen Revierstädte sind auf dem Weg zu den Armenhäusern der Nation.

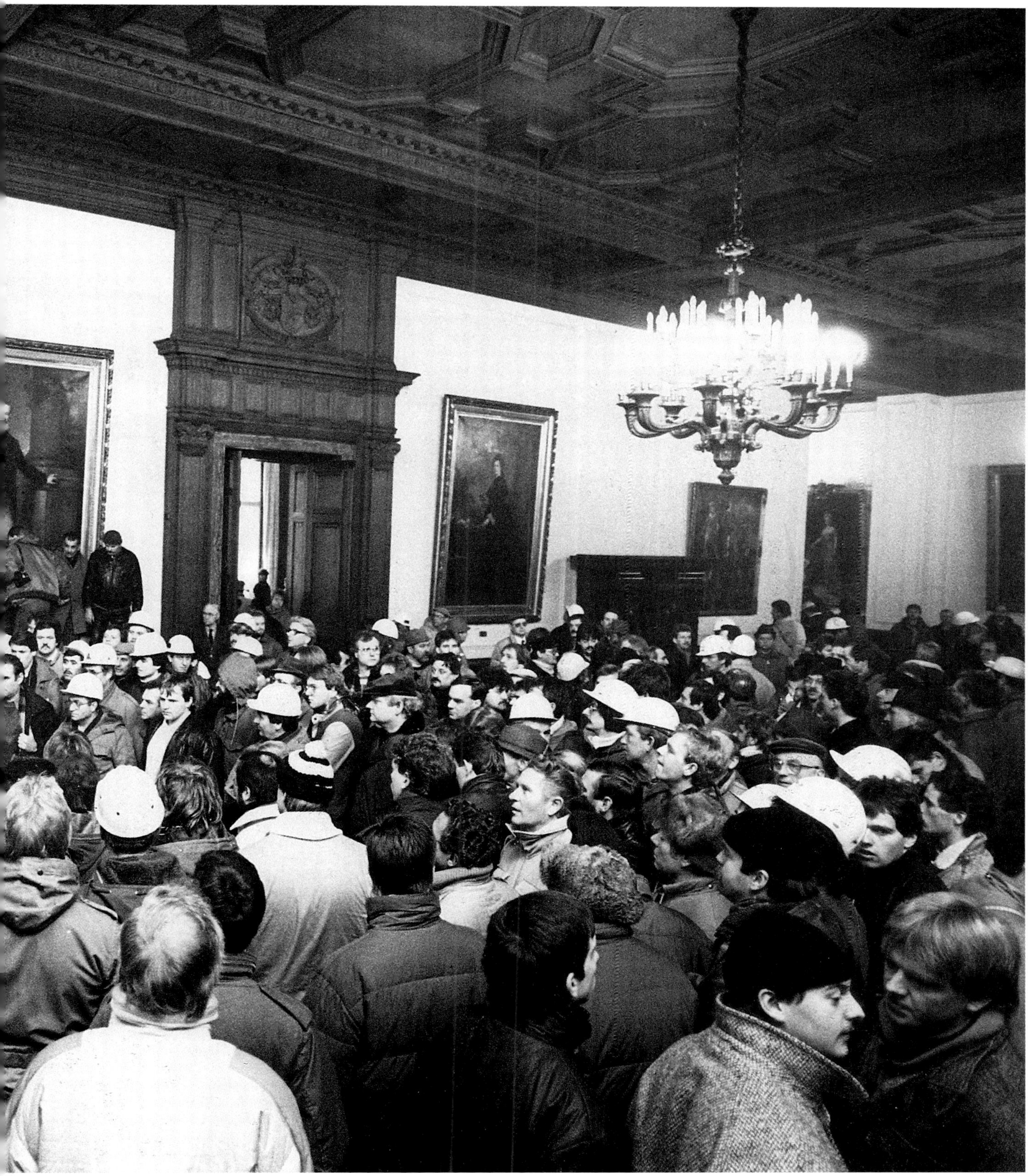

Als der Krupp-Konzern Anfang Dezember die Schließung des Hüttenwerks Rheinhausen mit seinen 6000 Arbeitsplätzen bekanntgab, geriet das Revier in Aufruhr. Mehr als 100 000 Stahlarbeiter beteiligten sich an Protestdemonstrationen. Aufgebrachte Stahlwerker blockierten Autobahnen, Brücken und Innenstädte und besetzten vorübergehend sogar die Villa Hügel in Essen (großes Foto). IG-Metall-Chef Franz Steinkühler reiste an und stärkte den Metallern den Rücken.

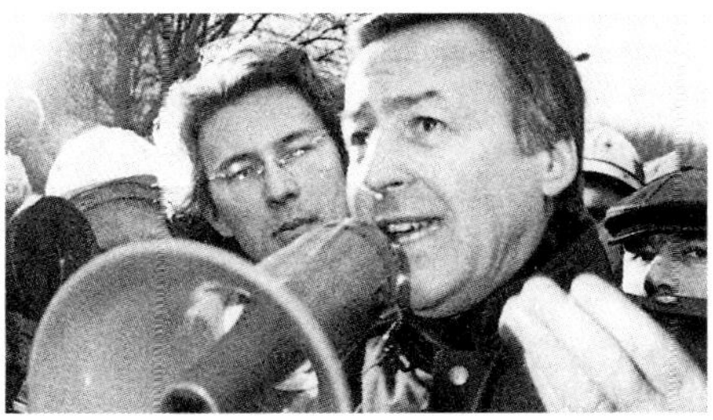

Das Unternehmen zeigte Wirkung: Mitte Dezember hieß es, es würden Möglichkeiten zur Erhaltung des Werks Rheinhausen geprüft.

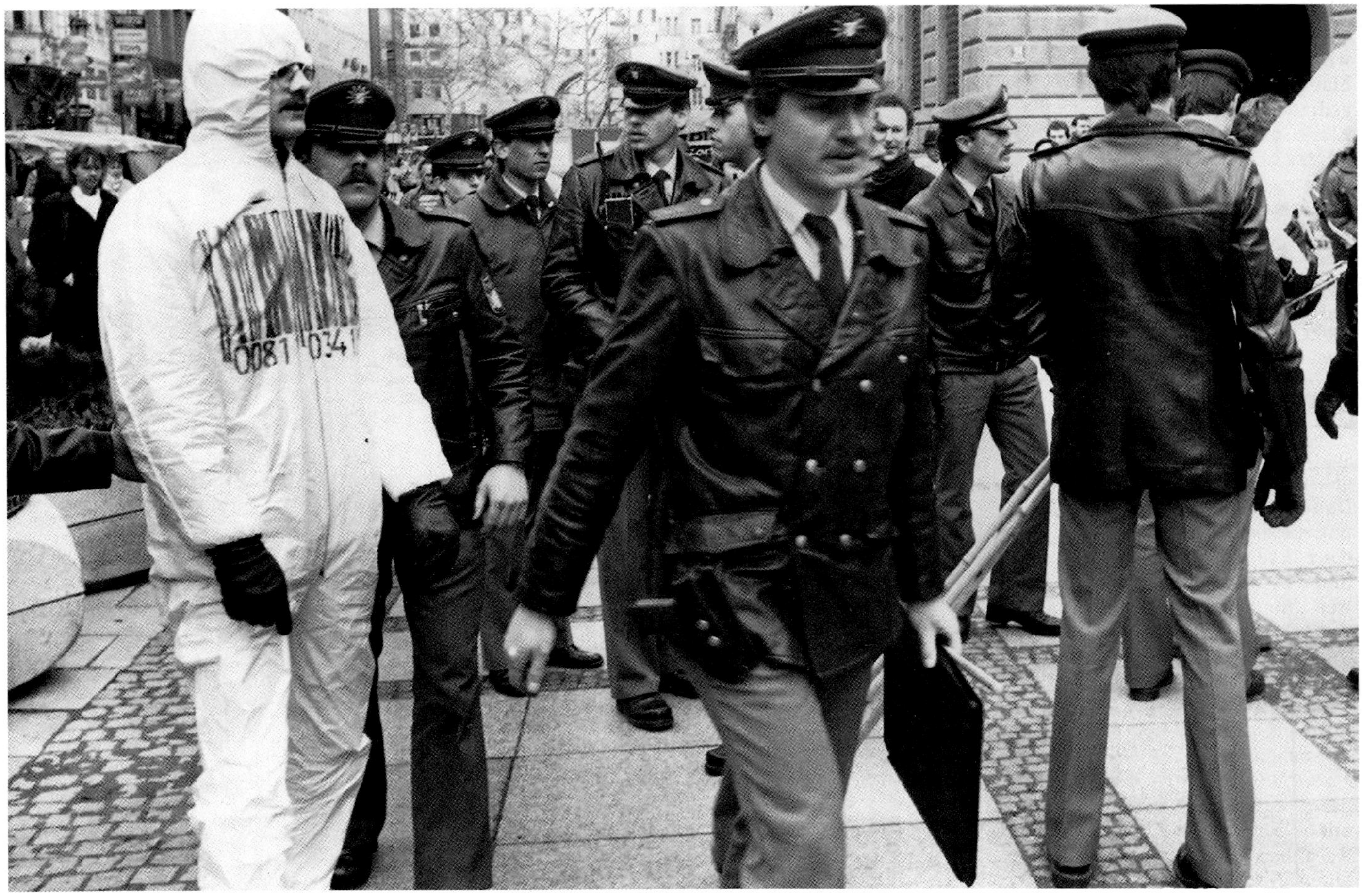
0081 0341

Der große Papierkrieg

Staatstheater auf der Straße: In München löste die Polizei eine Vorstellung von Volkszählungsgegnern auf. Während die Boykotteure für viele Politiker und Polizisten zu Staatsfeinden wurden, veräppelte ein T-shirt schon die Volkszähler.

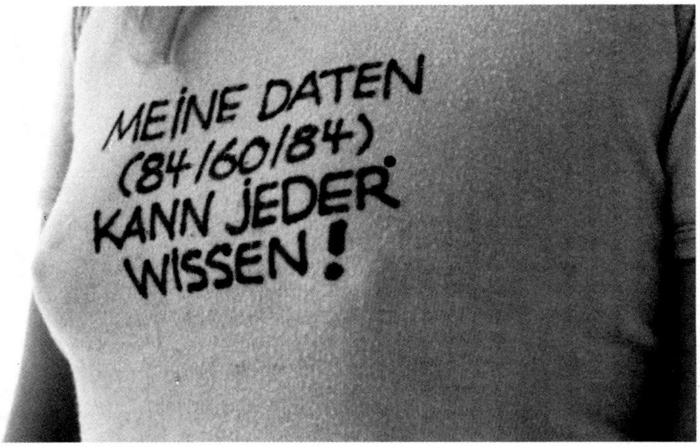
MEINE DATEN
(84/60/84)
KANN JEDER
WISSEN!

Der Aufwand war beispiellos – noch einmal wollte sich die Bundesregierung nicht blamieren. Mit Fernsehspots und Faltblättern, mit Plakaten und Inseraten wurde monatelang Stimmung für eine Staatsaktion gemacht, die vier Jahre zuvor noch an Bedenken des Bundesverfassungsgerichts gescheitert war: die „Volkszählung 1987". Nach einem Werbefeldzug für 16 Millionen Mark rückte ein Heer von 600000 Zählern aus, um jeden Bundesbürger zu erfassen. Meist wurden die Zähler freundlich empfangen, doch häufig blieben die Wohnungstüren, an denen sie klingelten, auch geschlossen: Die Gegner der „Volksaushorchung" hatten wie schon im Jahr 1983 wieder mit Flugblättern und Straßenständen mobil gemacht.

Während Politiker und Statistiker darauf beharrten, daß eine „Vollerhebung" aller Bundesbürger für staatliche Planungen unverzichtbar sei, beschworen die Zensus-Gegner die Gefahr des „gläsernen Menschen": Informatik-Fachleute warnten, daß die Daten des einzelnen im Zeitalter hochentwickelter Computer nicht sicher anonymisierbar seien, daß jeder Bürger später mit wenigen Rechneroperationen „re-identifizierbar" sei. Sozialforscher hielten die zwangsweise Erhebung so vieler Daten zudem für überflüssig, sie hätten auf alternative, freiwillige Methoden gesetzt. Die Grünen und Hunderte von Bürgerinitiativen riefen zum Boykott der Zählung auf. Sie hofften auf einen breiten Protest gegen den „Überwachungsstaat".

Die Zahl der offenen Verweigerer schmolz unter der Drohung mit Buß- und Zwangsgeldern gegen Boykotteure bald zusammen. Doch Hunderttausende von Bundesbürgern zeigten ihren Unwillen gegen die Zwangserhebung durch eine andere Art von Widerstand: Die Erhebungsstellen saßen schließlich auf Bergen von schlampig oder falsch ausgefüllten Bögen. Trotz zahlreicher Datenschutzpannen, trotz Tausender von Gerichtsverfahren wurde der Zensus durchgezogen. Doch der Wert des Milliardenunternehmens bleibt umstritten – weil das Ausmaß des „weichen Boykotts" gar nicht feststellbar ist.

Die Zählung rollt an: Im Frühjahr wurden Millionen blauweißer Bogen gedruckt, damit die Zähler ab Mai die Formulare verteilen konnten. Auf den „Haushaltsmantelbogen" und den „Personenbogen" und den „Wohnungsbogen" wurde nicht nur nach Geburtsjahr, Religion und Beruf gefragt, sondern auch nach Namen und Anschrift des Arbeitgebers, nach der Dauer einer Lehre und nach der Höhe der Miete. Der Staat wollte wissen, wer Untermieter ist und wer eine Kochnische benutzt, wer von Sozialhilfe lebt und wer arbeitslos ist. Die Statistiker versprachen, alle Namen bei der Aufbereitung der Daten mit automatischen Rechnern zu löschen. Doch bei vielen Bürgern blieb die Furcht, daß ihre Bogen schon vorher in die falschen Hände geraten oder später elektronisch „de-anonymisiert" werden könnten. Im Zuge der Zählung kam es zu zahlreichen Schlampereien und Verzögerungen. Ausgefüllte Bogen wurden in Hausfluren und auf der Straße gefunden, manche Bundesbürger hatten dagegen bis zum Jahresende noch keine Formulare.

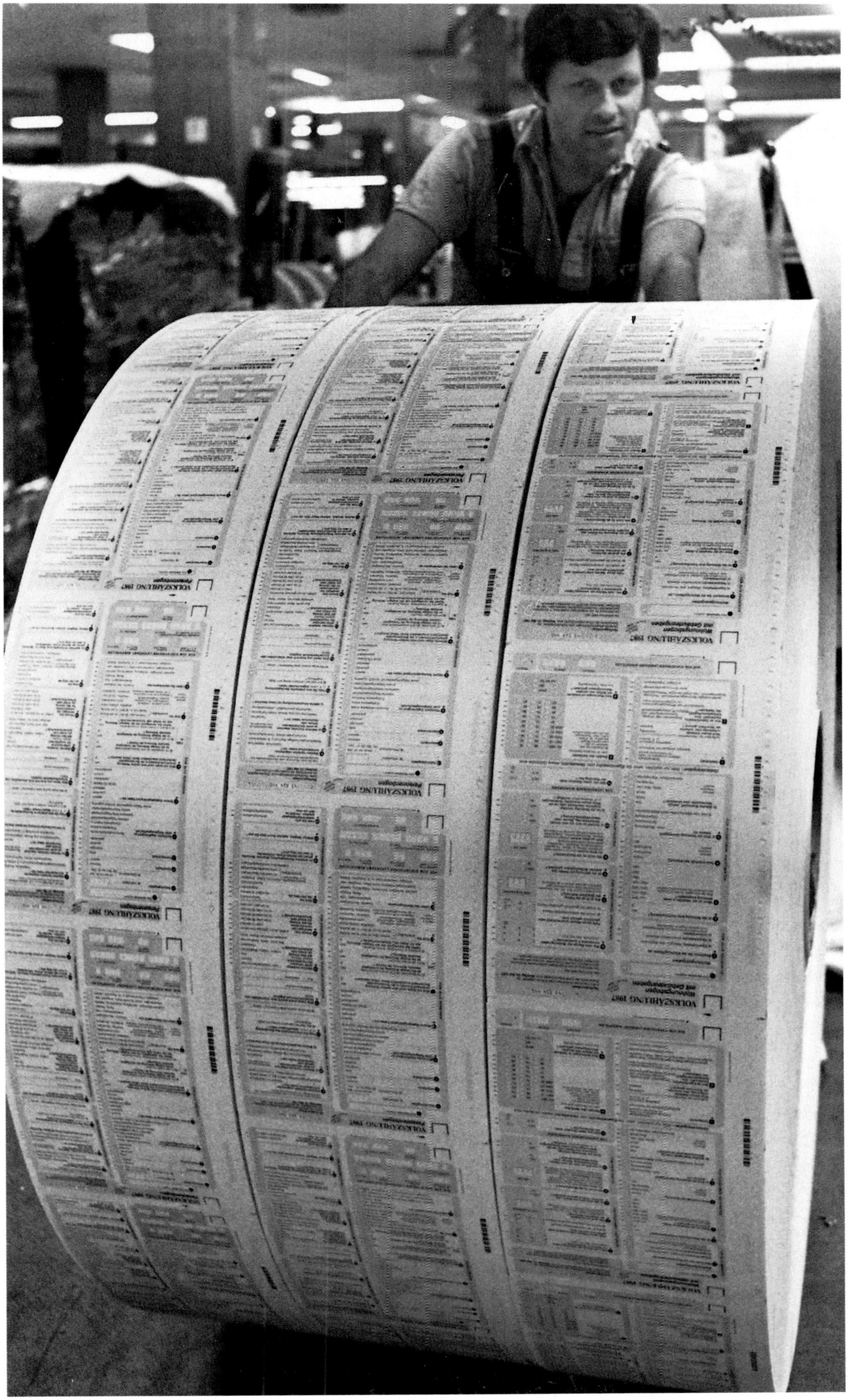

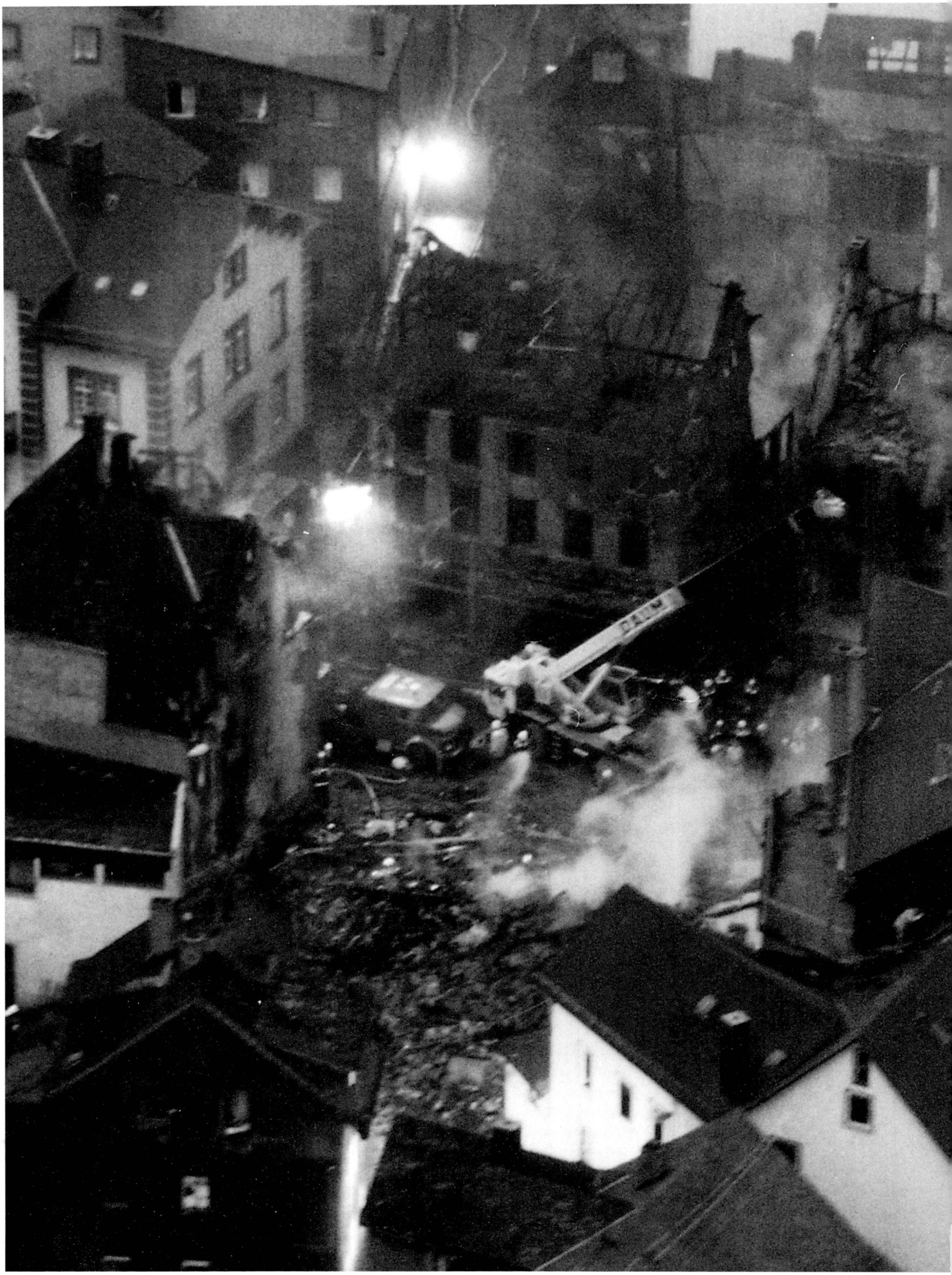

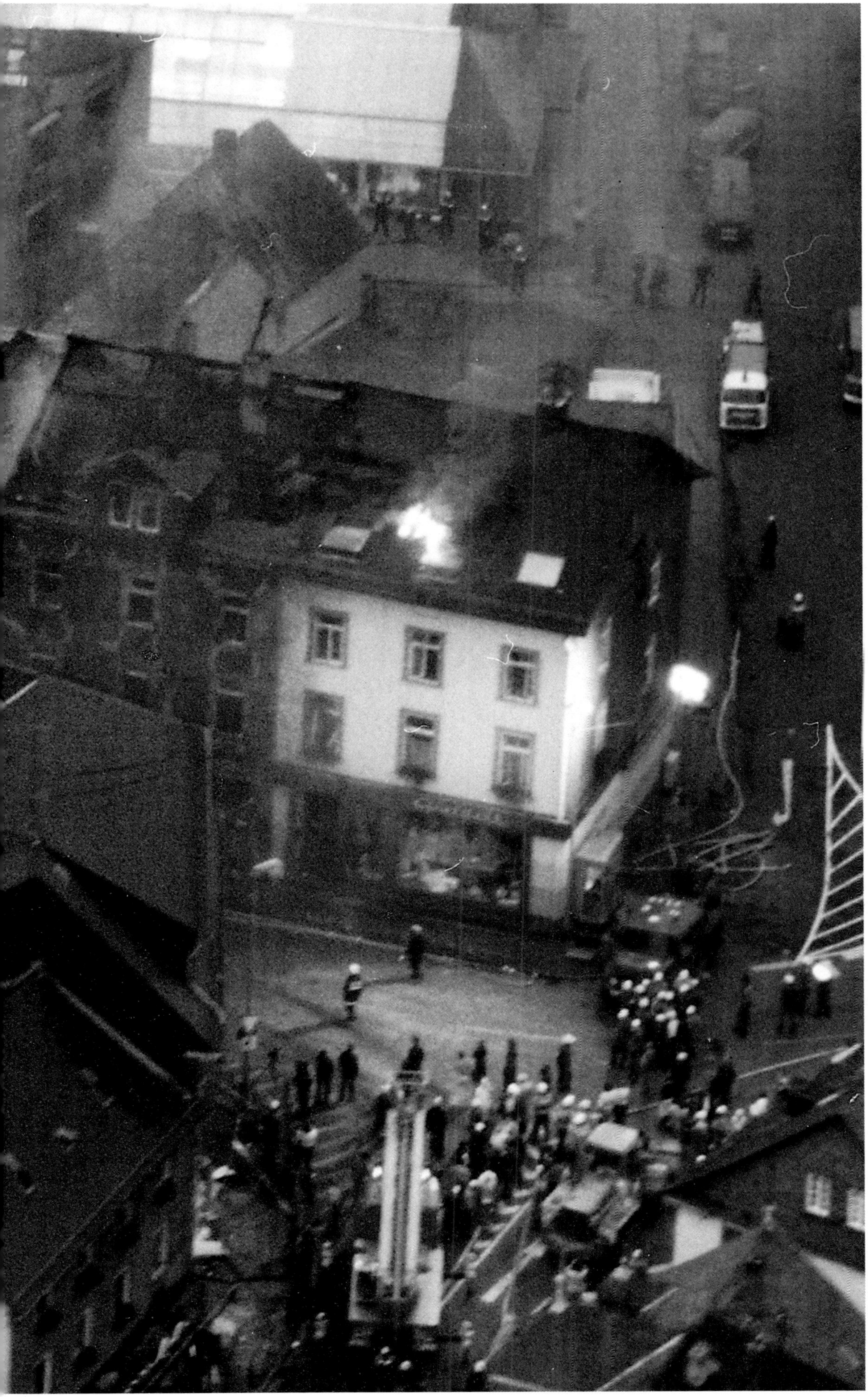

Das Inferno von Herborn

Dienstag, 7. Juli, 20 Uhr 45. In der Westerwaldstraße im hessischen Herborn sitzen die Bürger beim Abendbrot oder vor dem Fernseher. Plötzlich ein gewaltiger Knall: Ein Tanklastzug mit 36 000 Litern Benzin und Diesel ist umgestürzt und in Brand geraten. Flammen schlagen bis zu 40 Meter hoch, eine Eisdiele explodiert, Autos werden zerfetzt, das Feuer greift auch auf andere Häuser über. Sechs Menschen sterben, 33 werden zum Teil lebensgefährlich verletzt. 1300 Feuerwehrleute, Helfer, Ärzte und Polizisten sind binnen kurzem im Einsatz. Doch auch sie können nicht verhindern, daß ein ganzes Stadtviertel zum Ruinenfeld wird. Als Unfallursache ermittelt die Staatsanwaltschaft später Bremsversagen. Ermöglicht wurde die Katastrophe aber auch durch die Sturheit des hessischen Bauamts. Jahrelang hatte Herborns Bürgermeister gefordert, die Westerwaldstraße wegen eines gefährlichen Gefälles für große Lastkraftwagen zu sperren. Doch die Bürokraten lehnten den Vorschlag immer wieder ab.

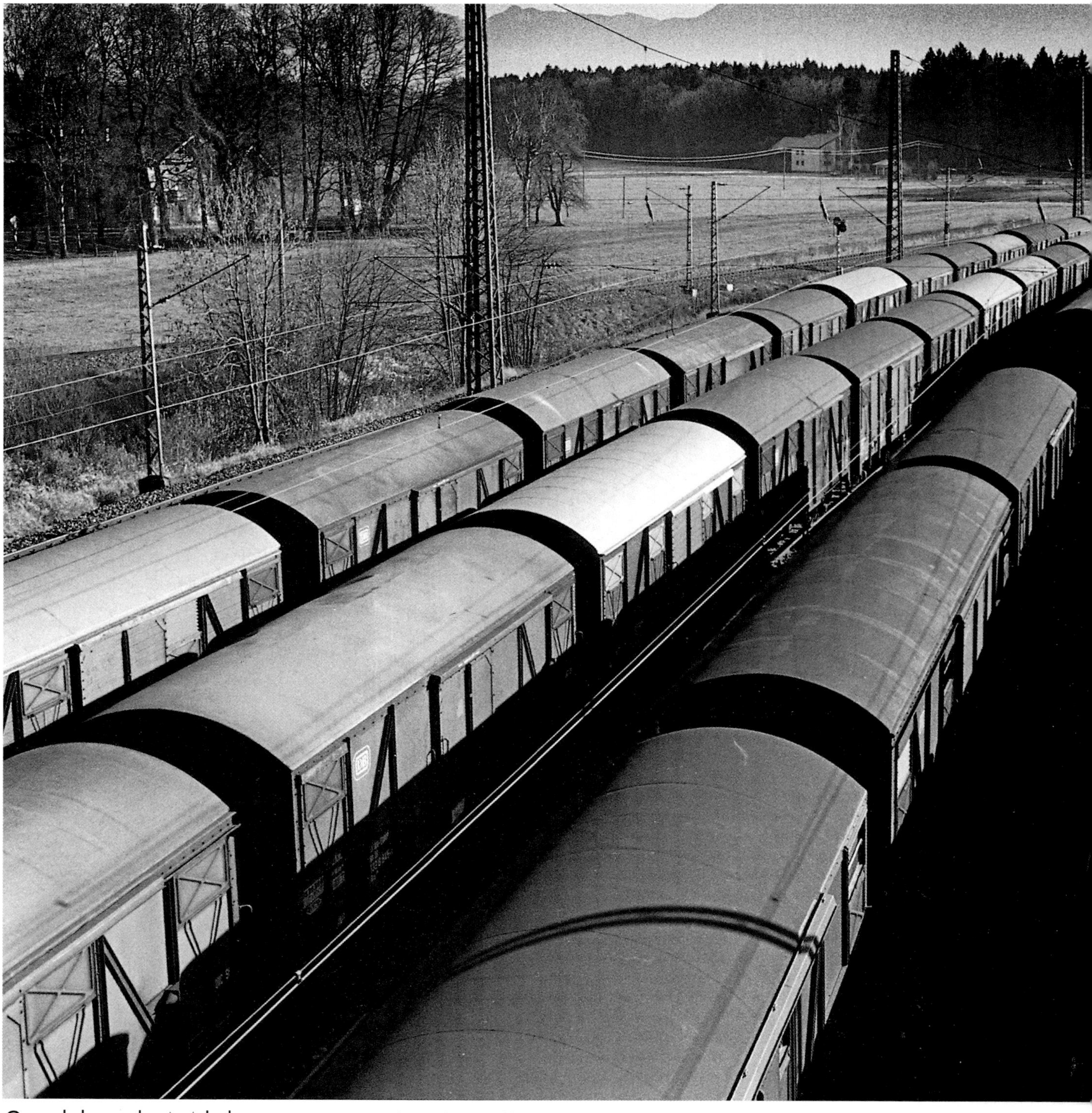

Strahlende Milch von strahlenden Kühen

Die Wolken, die im Mai 1986 aus Tschernobyl kamen, machten an keiner Staatsgrenze Halt. Radioaktiver Regen ging im Norden nieder, im Süden und im Westen und besonders viel im Freistaat Bayern. Der Regen ließ auf den fetten Weiden radioaktives Gras wachsen. Die Kühe fraßen es, und schon strahlte die Milch. Das Heu aus dem Gras strahlte, die Erde strahlte, aus der neues Gras wuchs. Die Bedrohung wurde amtlich teils verharmlost, teils verschwiegen. Sogenannte Grenzwerte der radioaktiven Belastung wurden aus den unterschiedlichsten Hüten gezaubert. Nahrungs- und Futtermittel wurden so lange gemixt, bis ihre radioaktive Belastung unter den Grenzwerten blieb.

Aber das radioaktive Cäsium 134 und 137 landete zum Teil dennoch in den Mägen der Verbraucher. Ganz besonders deutlich wurde dies, als im Januar 1987 in Bayern der Molke-Skandal losbrach. Auf Abstellgleisen in Rosenheim wurden in Güterwagen der Bundesbahn rund 5000 Tonnen verstrahlten Molkepulvers entdeckt.

Es handelte sich um eine Art Strahlungskonzentrat, das nicht einmal mehr als Viehfutter in Frage kam. Ein Versuch geheimnisvoller Mittelsmänner, das Strahlenpulver über Köln und Bremen in Entwicklungsländer zu verschieben, scheiterte. Da übernahm der damalige Umweltminister Walter Wallmann forsch den radioaktiven Molkemüll für den Bund und ließ ihn auf Truppenübungsplätzen parken, teils im niedersächsischen Meppen, teils im niederbayerischen Feldkirchen bei Straubing. Auf Wallmann folgte

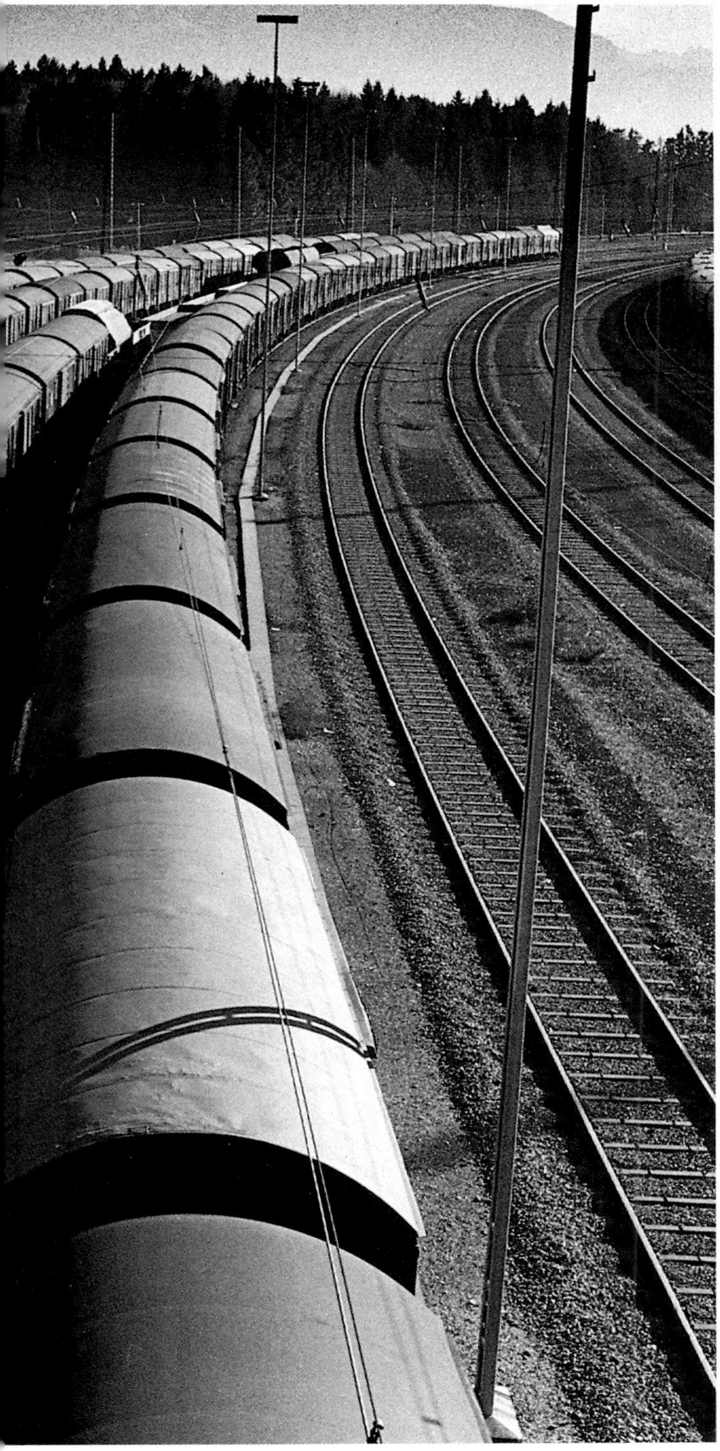

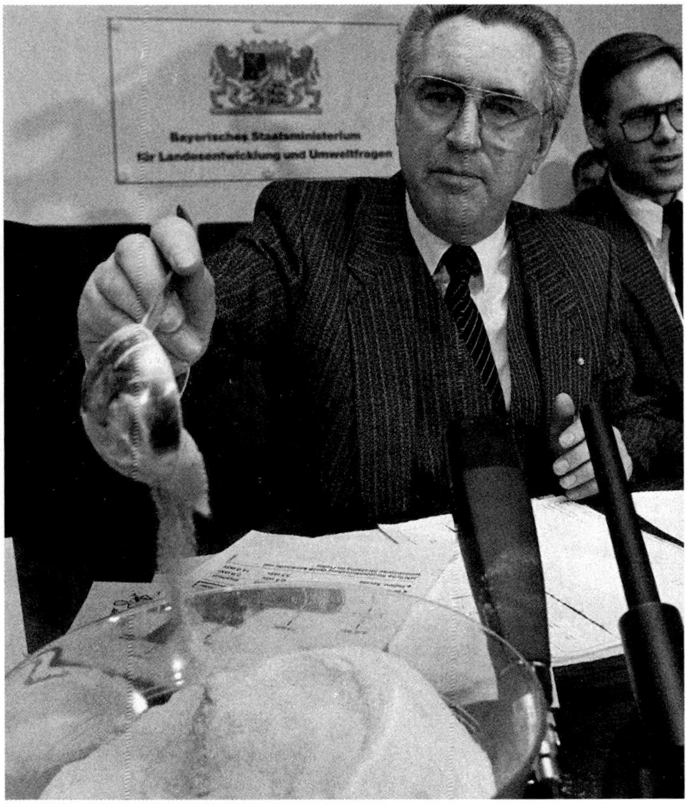

Klaus Töpfer im Amt. Der wollte das Strahlenzeug in Hungen im Hessenlande so lange waschen lassen, bis nur 100 Kilo strahlender Müll übrigblieben. Aber dagegen wandte sich Walter Wallmann, inzwischen hessischer Ministerpräsident. Als weiteren Standort für die Molkewäsche suchte sich Töpfer Lingen im Emsland aus. Erledigt war das strahlende Erbe von Tschernobyl damit keineswegs. Denn in Oberbayern wuchs 1987 ein neuer Berg von tausenden Tonnen radioaktiven Molkepulvers mit rund 8000 Becquerel pro Kilo aus Cäsium 134 und 137.

Für drei Mark pro Waggon und Tag lagerte die Bundesbahn rund 5000 Tonnen radioaktives Molkepulver in ramponierten Güterwagen auf Abstellgleisen am Rande von Rosenheim. Annähernd 8000 Becquerel aus Cäsium 134 und 137 betrug die Strahlungsaktivität pro Kilo. Der damalige hessische Umweltminister Joschka Fischer nannte es ein „illegales Zwischenlager" für radioaktiven Müll. Der bayerische Umweltminister Alfred Dick, der bei Fischer mit seiner vertraulichen Bitte um „Entsorgung" der Strahlenmolke auf einer hessischen Giftmüll-Deponie abgeblitzt war, behauptete vor der Öffentlichkeit die „Harmlosigkeit" des gelblichen Pulvers: er probierte ein Löffelchen. Das angeblich so harmlose Zeug wurde zum Gegenstand einer riesigen Verschiebeaktion. Nachdem geheimnisvolle Mittelsmänner es für den Export in Entwicklungsländer vorgesehen hatten, wurde es – begleitet von bayerischen Unbedenklichkeitsbescheinigungen – bei Nacht und Nebel nach Köln und Bremen transportiert. Die Strahlungsaktivität der Ladung betrug ungefähr 15 Milliarden Becquerel. In Köln erließ Regierungspräsident Antwerpes eine Ordnungsverfügung gegen den Zug. In Bremen untersagte das Gewerbeaufsichtsamt die Entladung. Am Ende landeten die Züge mit ihrer strahlenden Fracht auf Truppenübungsplätzen. Aber dort konnten sie auch nicht ewig bleiben, weil die Lagerfähigkeit von Molkepulver allenfalls zwei Jahre beträgt. Danach fängt es an, bestialisch zu stinken. Auf der Suche nach einem Entsorgungsverfahren verfiel das Bonner Umweltministerium auf die „Ionenaustauscher-Methode" des hannoveranischen Professors Franz Roiner. Dabei wird die Radioaktivität durch ständiges Waschen auf ungefähr 100 Becquerel pro Kilo reduziert. Lediglich ein heftig strahlender Rest von 100 Kilo muß schließlich auf einer sicheren Deponie endgelagert werden. Ungefähr zwei Jahre sind für die Wäsche der rund 5000 Tonnen veranschlagt.

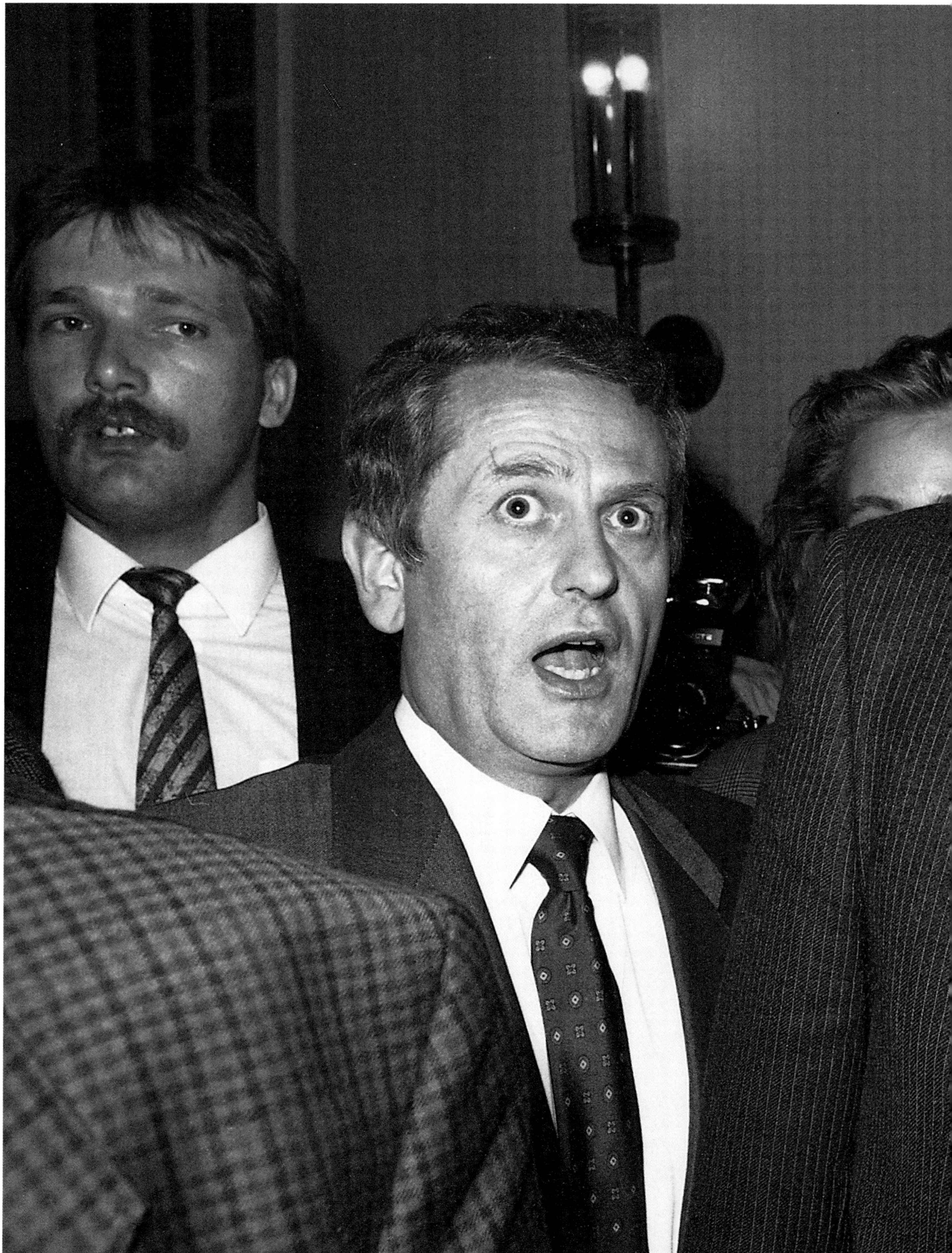

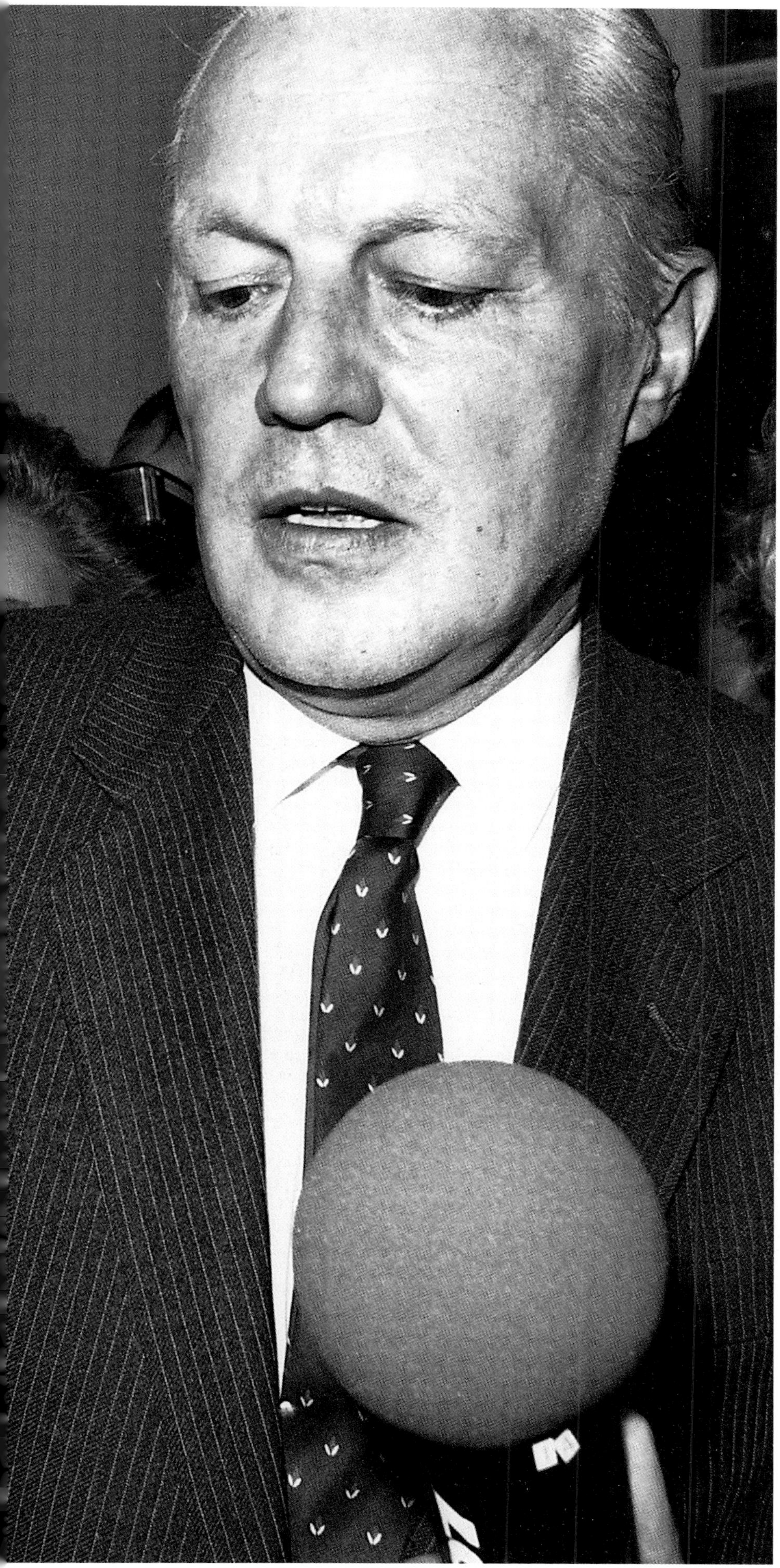

Schmutzige Tricks konnten die Macht nicht halten

Als der damalige Landeschef Gerhard Stoltenberg 1982 ins Bonner Finanzministerium wechselte, machte er Uwe Barschel zu seinem Nachfolger. Doch dem Ziehsohn waren die Schuhe seines Vorgängers ein paar Nummern zu groß. Er erreichte nie die Popularität des großen Klaren aus dem Norden. Nachdem Meinungsumfragen zeigten, daß die SPD die Macht zwischen den Deichen gewinnen könnte, wußte sich Barschel nur noch mit dem Engagement Reiner Pfeiffers und dessen schmutzigen Tricks zu helfen. Es nützte nichts: Bei den Landtagswahlen am 13. September verlor die Union über sechs Prozent, die Sozialdemokraten wurden stärkste Partei. Weil die FDP, die sich auf eine Koalition mit der Union festgelegt hatte, den Wiedereinzug in den Landtag schaffte, kam es in Kiel zum Patt zwischen Christen und Liberalen auf der einen sowie SPD und Südschleswigschem Wählerverband auf der anderen Seite. Neuwahlen sind der einzige Ausweg.

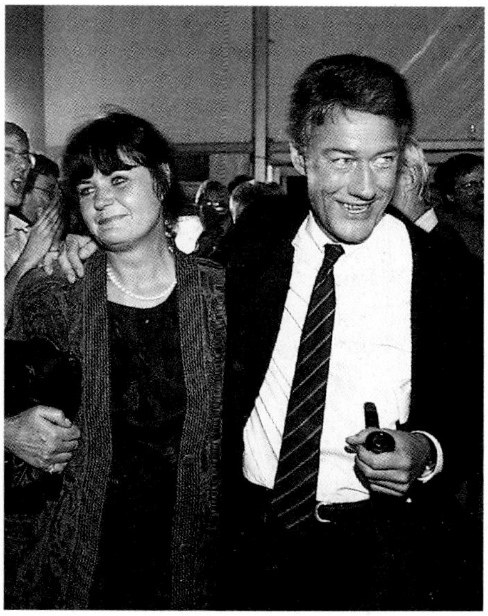

Die Eintracht vor dem Mikrophon täuscht: Der Landesvorsitzende Gerhard Stoltenberg und die CDU-Fraktion im Kieler Landtag ließen Uwe Barschel (links) fallen, als dessen Aktionen gegen den Oppositionsführer Björn Engholm (oben mit Ehefrau Barbara) bekannt wurden.

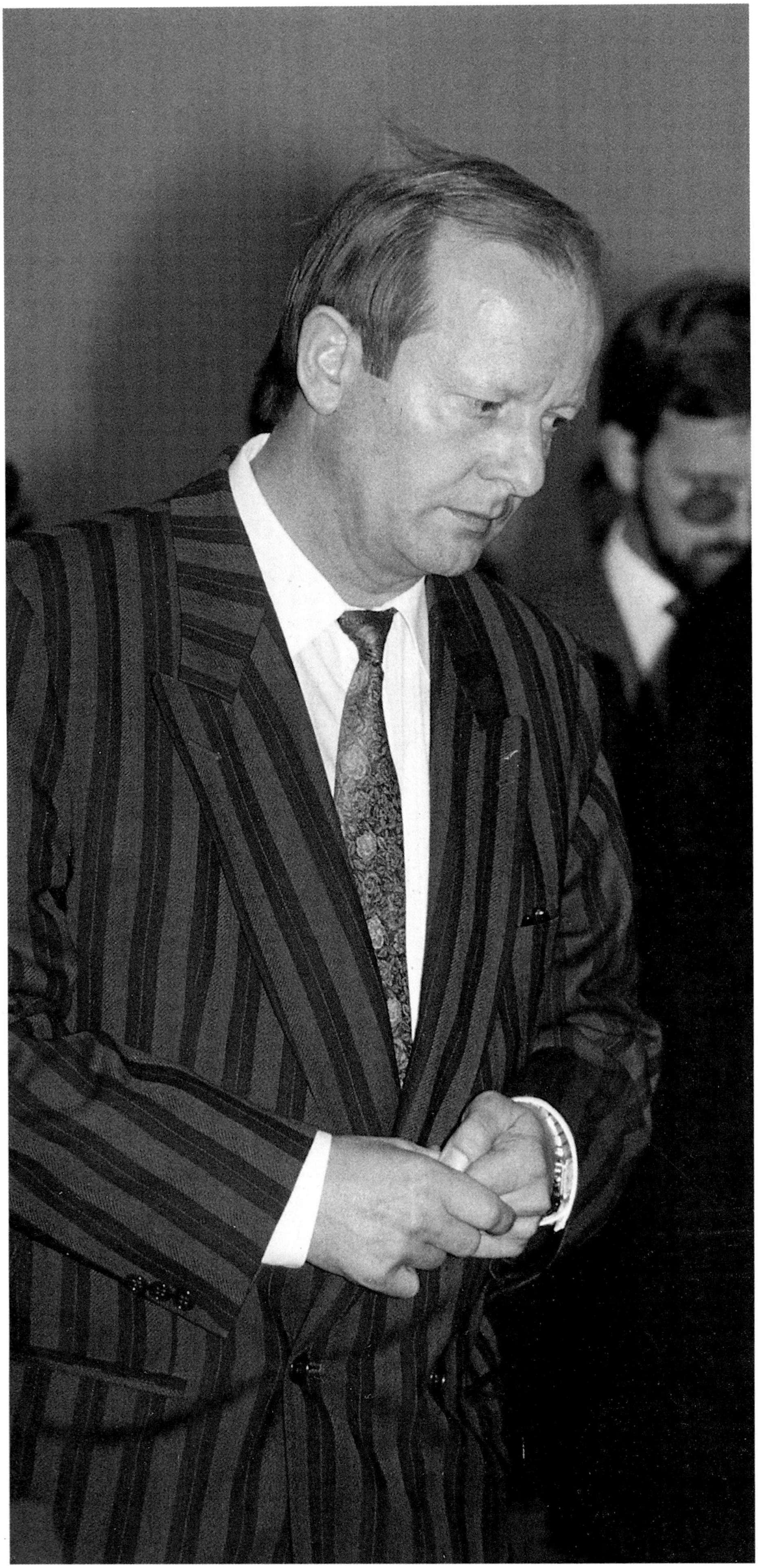

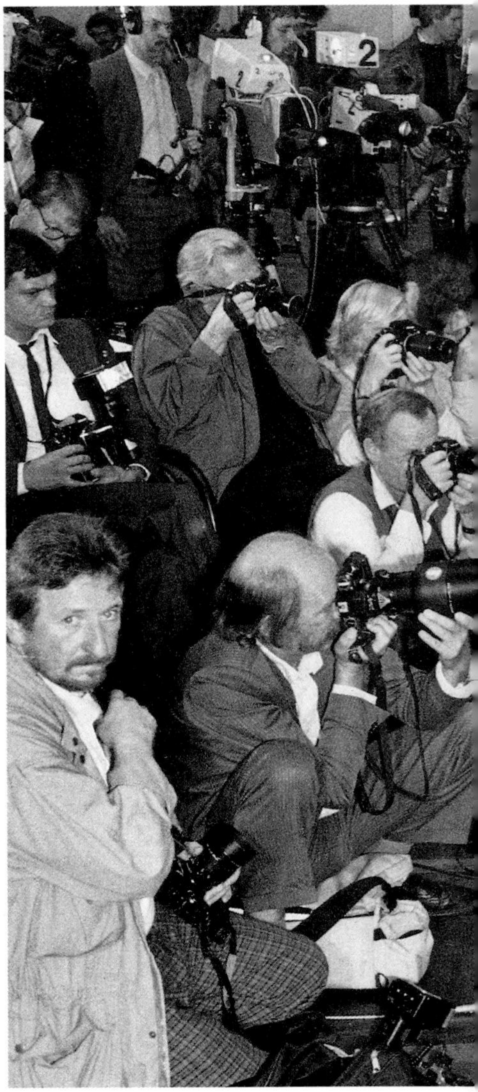

Das Ehrenwort

Als Ministerpräsident hatte Uwe Barschel einst geschworen, Schaden vom Land Schleswig-Holstein abzuwenden. Jetzt schwor er wieder: Mit acht eidesstattlichen Versicherungen, der längsten Pressekonferenz, die je ein bundesdeutscher Politiker gab, und schließlich mit seinem „Ehrenwort – ich wiederhole: Ich gebe Ihnen mein Ehrenwort" – wehrte er sich gegen die schweren Beschuldigungen, die sein einstiger Mitarbeiter Reiner Pfeiffer (links) im „Spiegel" gegen ihn erhoben hatte. Aber die Argumentation des schleswig-holsteinischen Ministerpräsidenten war nicht überzeugend. Auf der Pressekonferenz wurde er beispielsweise von Journalisten gefragt, ob er wisse, wer die Bespitze-

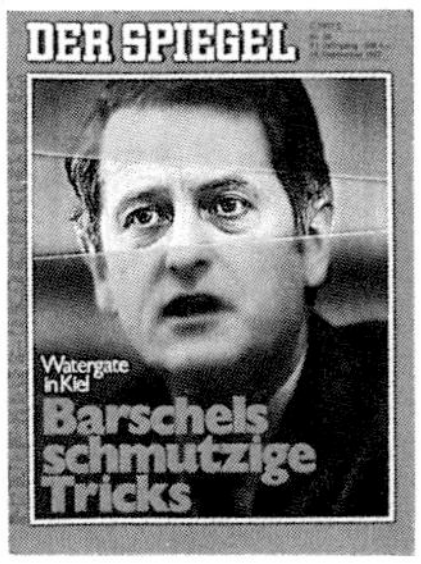

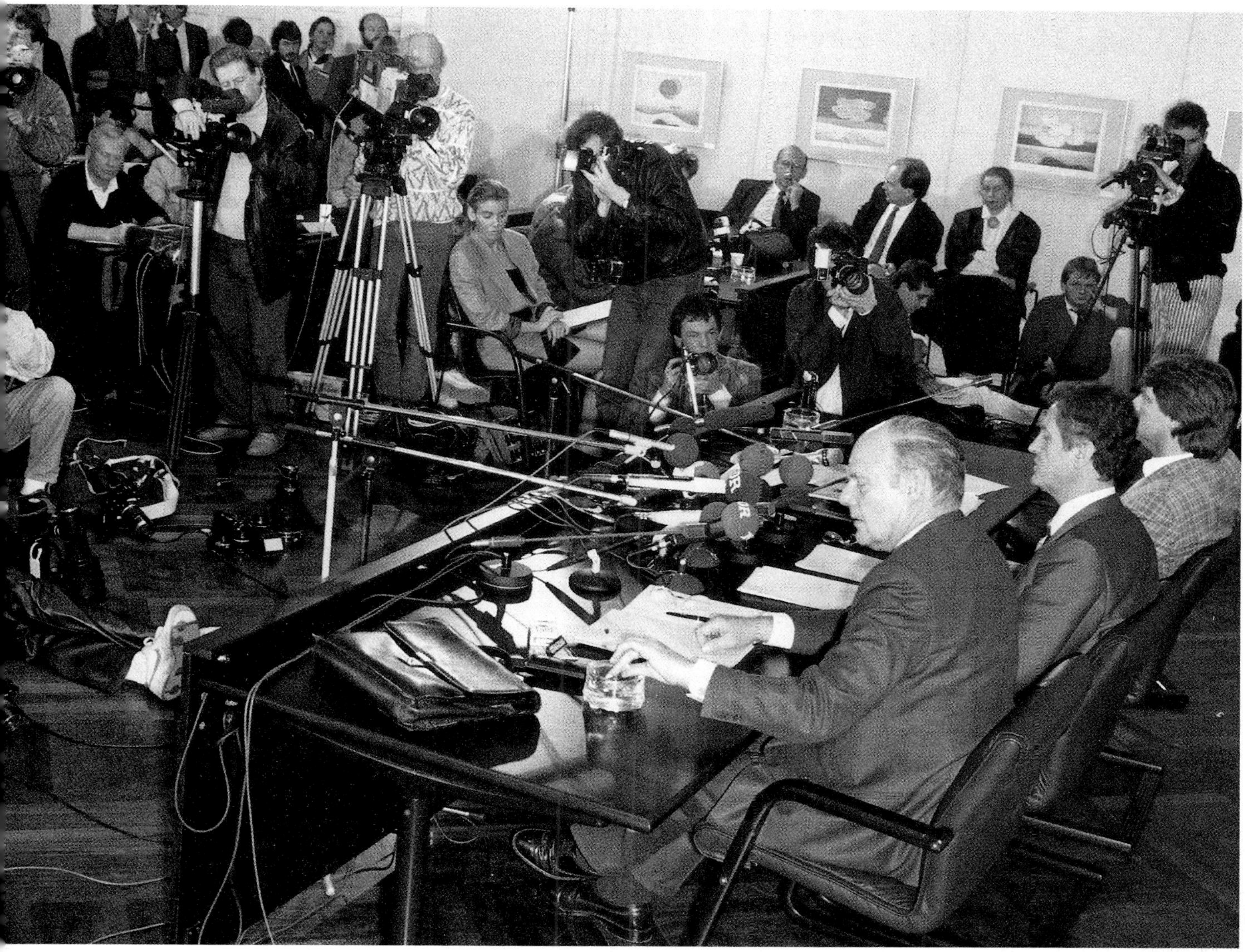

lung des SPD-Oppositionsführers Björn Engholm durch Detektive veranlaßt habe. Barschel: Er habe da eine „Vermutung“, aber die wolle er lieber für sich behalten. Gelogen waren sogar die von Barschel genannten Gründe für das Fehlen des Regierungssprechers Gerd Behnke auf der wichtigen Pressekonferenz. Der habe einen „auswärtigen Termin“, erklärte der Ministerpräsident. Später räumte er gegenüber dem stellvertretenden FDP-Vorsitzenden Wolfgang Kubicki ein, daß er seinen Sprecher einfach nicht hatte dabeihaben wollen. Bei soviel Lavierei war es kein Wunder, daß der FDP-Chef Wolf-Dieter Zumpfort auf Distanz ging. Der Liberale weigerte sich, mit Barschel über eine Kabinettsliste zu sprechen, „bis die Vorwürfe gegen Sie entkräftet sind“, und ließ sich nicht einmal mehr mit dem Verhandlungspartner fotografieren. Der zog daraufhin die Konsequenz und trat von seinem Amt zurück. Nach und nach zerbröckelten die Eckpfeiler von Barschels Ehrenwort. Der Ministerpräsident hat nach Ermittlungen des Untersuchungsausschusses nicht nur selbst gelogen, sondern sogar Untergebene zu falschen eidesstattlichen Versicherungen angestiftet. Unverständlich bleibt nach all den Verstrickungen der Union, warum Zumpfort in Treue fest zu seinen Koalitionsplänen mit der CDU steht. Unverständlich bleibt auch, warum die Christliberalen partout den amtierenden Ministerpräsidenten Henning Schwarz als neuen Spitzenkandidaten aufbauen, der bis zuletzt treu zu Barschel stand.

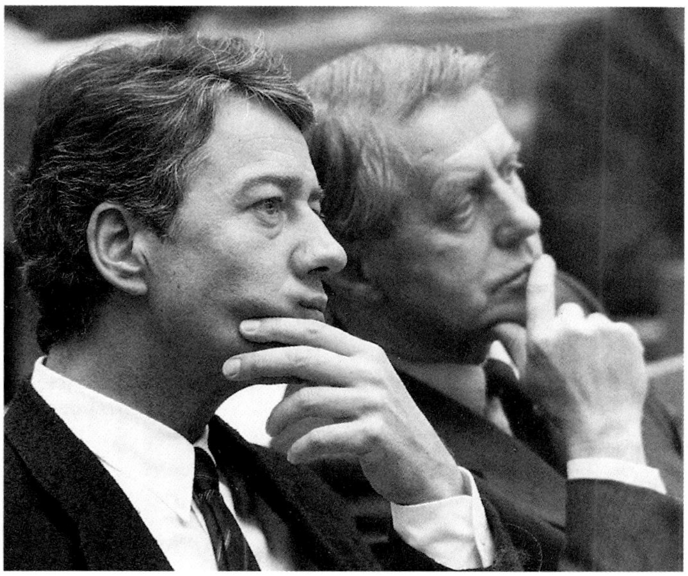

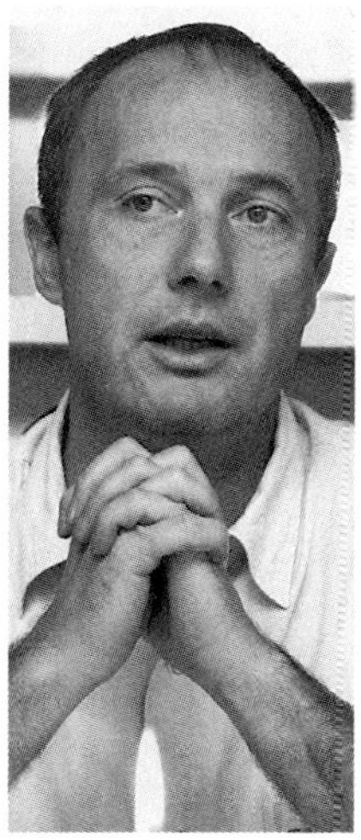

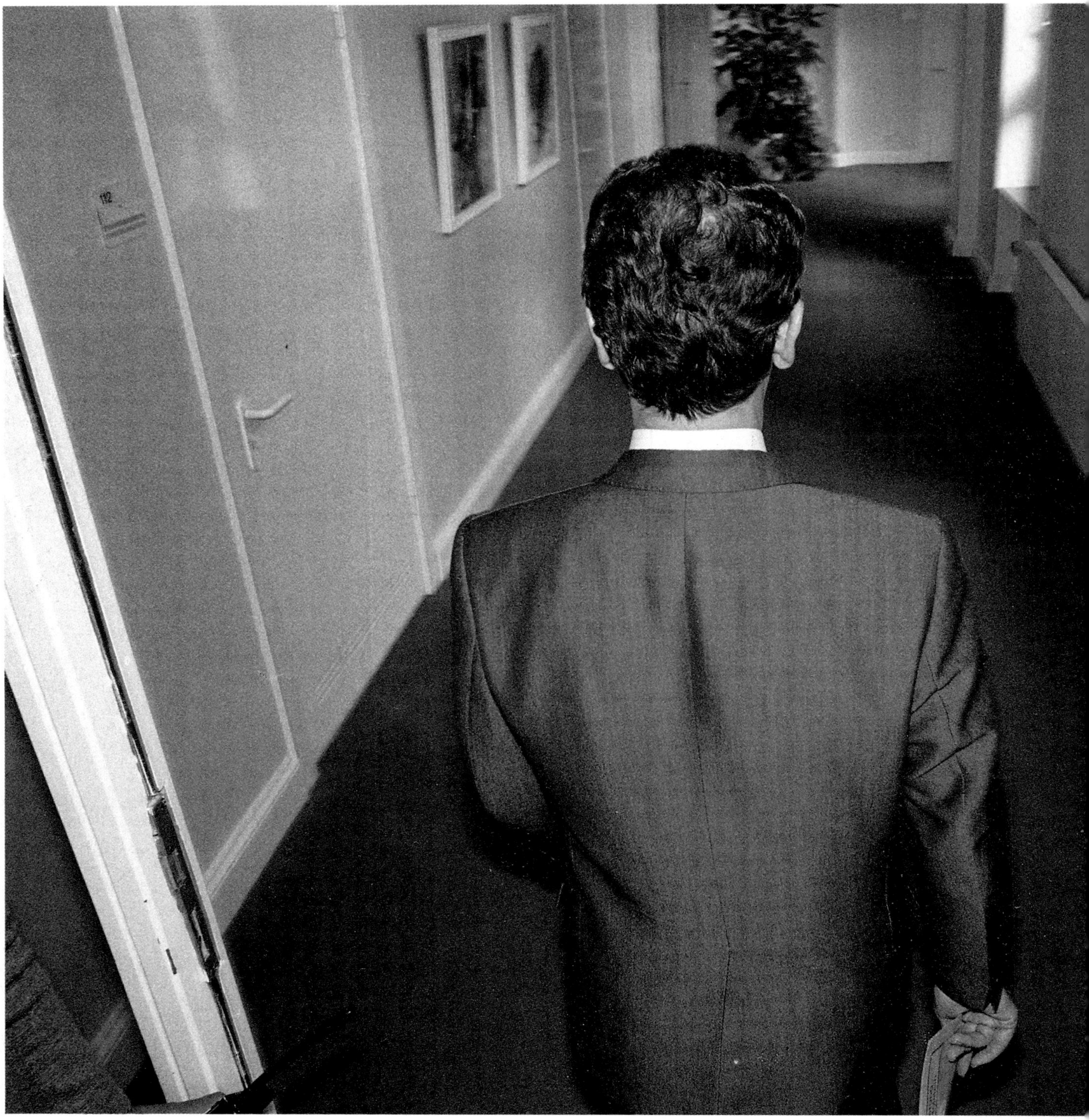

Das Ende einer Karriere

Journalisten sprachen gern von „Blitzkarriere“ und vom „Glückskind“, wenn sie den Lebensweg Uwe Barschels beschrieben. Mit 16 Jahren trat der Sohn einer Näherin, die ihre drei Kinder mit 100 Mark Unterstützung durchbringen mußte, in die Junge Union ein. Mit 23 wurde er schleswig-holsteinischer Landeschef der CDU-Nachwuchsorganisation, mit 25 stellvertretender CDU-Landesvorsitzender, mit 27 Landtagsabgeordneter, mit 29 Fraktionschef, mit 35 Minister, mit 38 Ministerpräsident – ein atemberaubender Aufstieg. „Schon als Schüler“, sagt einer, der ihn seit seiner Jugend kannte, „hatte er sich vorgenommen, Bundeskanzler zu werden.“ Seiner Karriere ordnete er alles unter.

Er war auch hart gegen sich selbst. Im August 1986 fiel er von einem Baum und brach sich vier Rippen – trotzdem leitete er anschließend eine Kabinettssitzung in Kiel. Er kletterte fünfmal aus verbeulten Autos und überlebte im Mai 1987 als einziger von vier Insassen einen Flugzeugabsturz in Lübeck.

Doch Freunde hatte er nicht. In den Stunden, in denen alles zusammenbrach, fehlten ihm Menschen, die ihn hätten beraten oder warnen können. Uwe Barschel war immer ein einsamer Mann, und so ist er auch gestorben. Mit 43 Jahren – auch das früher als die meisten anderen.

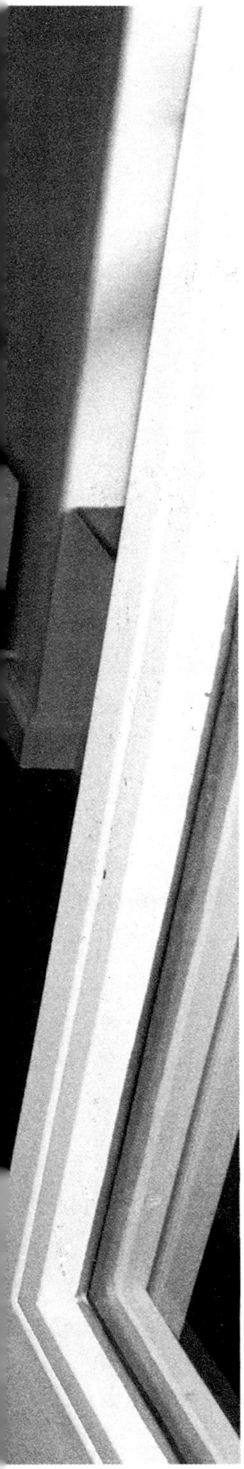

Ein Mann gibt auf. In einer nur 15 Minuten dauernden Pressekonferenz hat Uwe Barschel soeben, am 25. September, seinen Rücktritt vom Amt des schleswig-holsteinischen Ministerpräsidenten erklärt. Nun geht er allein über den ersten Stock des an der Kieler Förde gelegenen Landeshauses zu seinem Büro, um seine Papiere zu ordnen und die persönlichen Habseligkeiten einzupacken (links). Er ist gestolpert über seine löchrige Verteidigung, alleingelassen von der Fraktion, vom Landesvorsitzenden Gerhard Stoltenberg und von Parteichef Helmut Kohl. Zur gleichen Zeit sonnt sich sein Mann fürs Grobe in der Kieler Staatskanzlei, Reiner Pfeiffer, mit Freundin Jutta Schröder im portugiesischen Badeort Cassais. Der ehemalige Springer-Journalist ist der Mann, dessen Geständnisse den Kieler Skandal ins Rollen gebracht haben. Von seinem Urlaubsort aus schiebt er in diversen Interviews immer neue Einzelheiten der Affäre nach. Zu den Opfern des Kieler Sumpfs zählen auch Finanzminister Roger Asmussen und der CDU-Fraktionschef Klaus Kribben (unten). Asmussen hat mit seiner Aussage vor dem Untersuchungsausschuß, Barschel habe schon im Februar nach der anonymen Steueranzeige gegen den SPD-Spitzenkandidaten Björn Engholm gefragt, seinen ehemaligen Ministerpräsidenten schwer belastet. Der hatte nämlich auf seiner großen „Ehrenwort"-Pressekonferenz ausdrücklich versichert, er habe von der Anzeige nie etwas gewußt. Und Kribben wird vorgeworfen, den Ausschluß Barschels aus der Fraktion betrieben zu haben, ohne dem Betroffenen die Möglichkeit einer Verteidigung eingeräumt zu haben. Beide gelten seitdem an der Parteibasis als moralisch mitschuldig an dem Selbstmord von Genf. Kribben mußte bereits auf eine Kanditatur als Spitzenkandidat für die Landtagswahlen am 8. Mai verzichten; auch die Rückkehr von Asmussen in ein Unionskabinett gilt als fraglich. Die Barschel-Affäre forderte noch weitere Opfer: Mehr als ein Dutzend Politiker und Beamte verloren im Zuge der Ermittlungen ihre Posten oder wurden versetzt. Der Kieler Untersuchungsausschuß war damit der erfolgreichste Ermittlungsausschuß der deutschen Nachkriegsgeschichte.

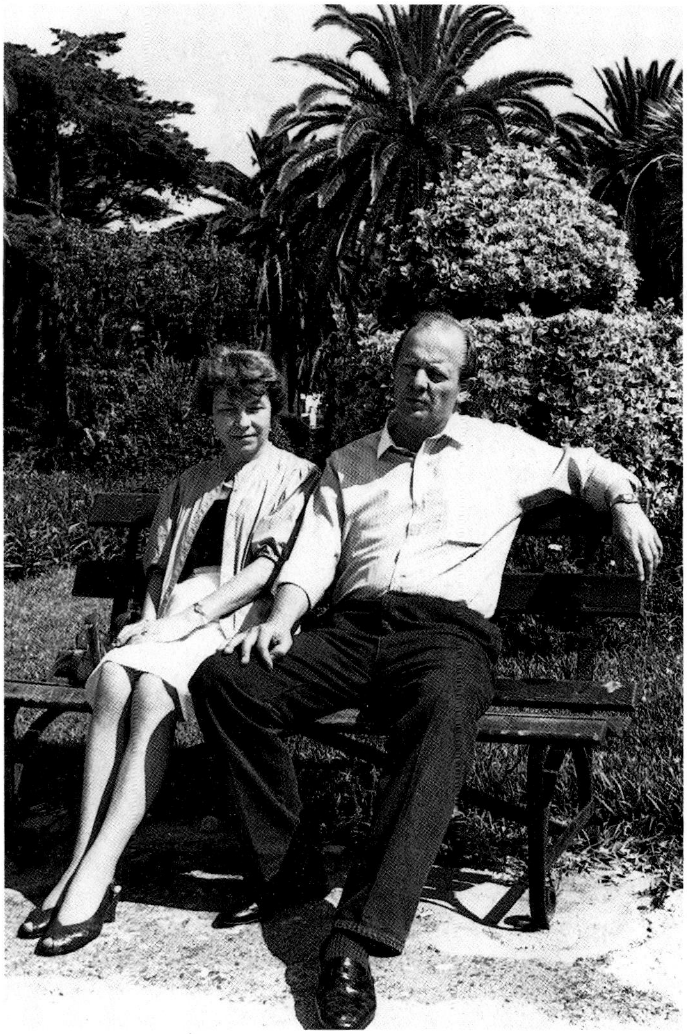

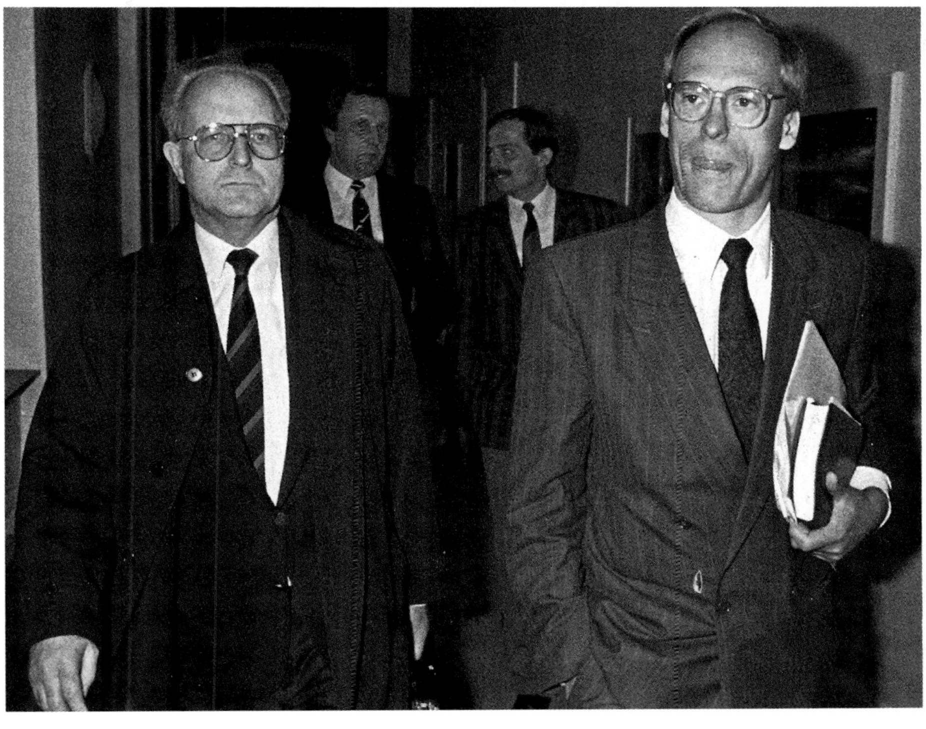

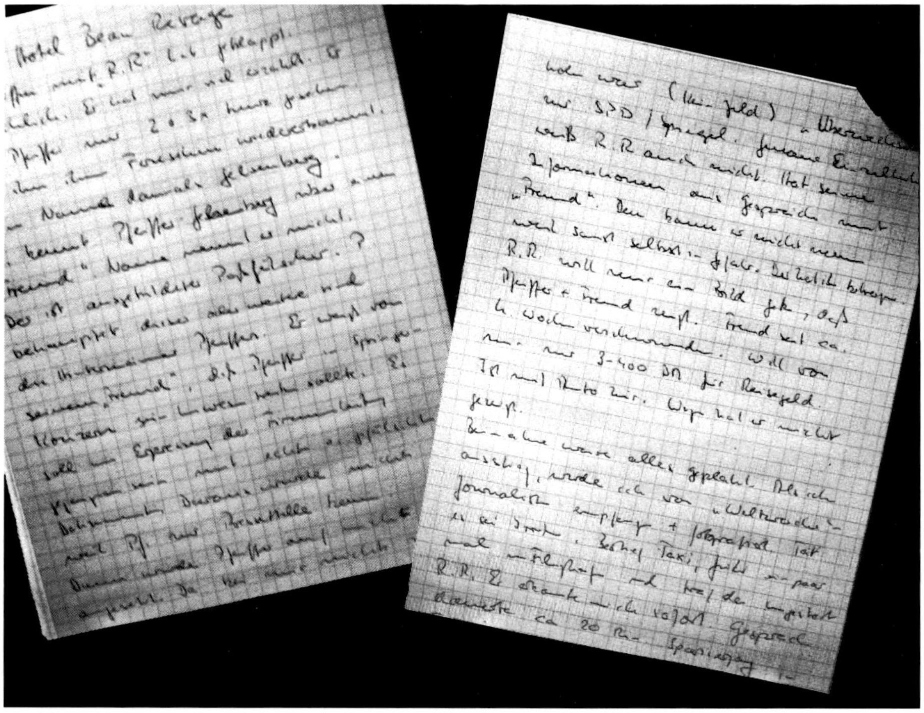

Mit handschriftlichen Notizen, die im Hotelzimmer gefunden wurden, versuchte Uwe Barschel, das Märchen vom Treffen mit dem großen Unbekannten zu untermauern und seinen Selbstmord als Mord zu kaschieren. Doch Barschels letztes Märchen wurde schnell enttarnt.

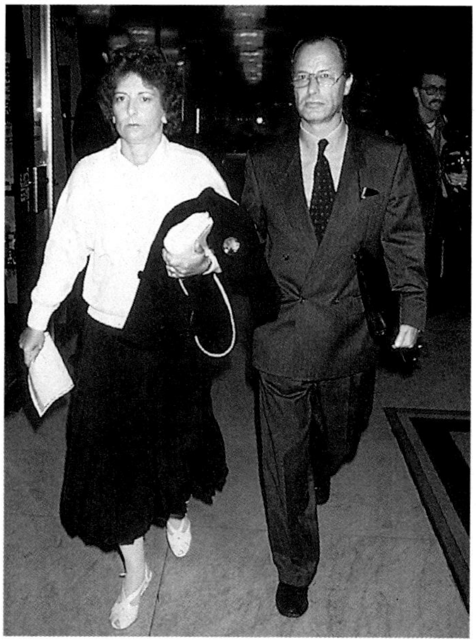

Barschel-Ehefrau Freya und sein in der Schweiz lebender Bruder Eike vertraten vehement die Theorie, der ehemalige Ministerpräsident Schleswig-Holsteins sei durch fremde Hand gestorben.

Eine Theorie, für die Barschel selbst gesorgt hatte: In handschriftlichen Notizen hatte er von einem geheimnisvollen „Informanten" berichtet.

Der Tod eines Politikers

Bekleidet mit Hemd, Krawatte und langer Hose, die Füße auf den Beckenrand gelegt, den Kopf auf die mit einem Handtuch umwickelte rechte Hand gestützt – so fanden STERN-Reporter am Mittag des 11. Oktober Uwe Barschel in der Badewanne seines Zimmers 317 im Genfer Hotel „Beau Rivage". Der einstige CDU-Ministerpräsident von Schleswig-Holstein war tot. Tagelang kochte die Gerüchteküche: Selbstmord, Herzinfarkt oder gar Mord?

Für die Mordtheorie, die vor allem von der Familie des Toten verbreitet wurde, hatte Barschel selbst gesorgt. Noch am Vorabend seines Todes hatte er mehrfach mit seiner Frau und seinem Bruder telefoniert und euphorisch angekündigt, er habe jetzt „den Schlüssel zu meinem Problem in der Hand". Dazu fanden sich im Hotelzimmer handschriftliche Notizen Barschels, die vom Treffen mit einem geheimnisvollen Informanten berichten.

Erst allmählich klärte sich die Lage. Bei der Autopsie wurden fünf verschiedene Wirkstoffe aus Schlaf- und Beruhigungsmitteln im Körper gefunden – genug, um den Tod herbeizuführen. Und der angebliche Treff mit einem Herrn „Roloff" erwies sich als von Barschel geschickt gelegte Spur, die eine Legende aufbauen sollte: Die Legende, er sei kurz davor gewesen, die Hintergründe des Kieler Sumpfs aufzuklären, und habe deshalb sterben müssen.

Tatsächlich hat Uwe Barschel keinen anderen Ausweg gesehen als den Selbstmord, nachdem in Kiel immer deutlicher geworden war, mit welch schmutzigen Tricks der Ministerpräsident und sein Helfer Reiner Pfeiffer gearbeitet hatten, um den politischen Gegner zu diskreditieren. Von Pfeiffer angeheuerte Privatdetektive auf der Spur des sozialdemokratischen Oppositionsführers Björn Engholm, eine anonyme Steueranzeige gegen den SPD-Mann, Zersetzungskampagnen gegen Grüne und die Unabhängige Wählergemeinschaft sind nur ein kleiner Ausschnitt aus dem Repertoire, mit dem das Duo – vergeblich – um den Machterhalt in Kiel kämpfte.

Als der „Spiegel" einen Tag vor der Landtagswahl am 13. September die Machenschaften enthüllte, gab Barschel sein „Ehrenwort", daß an den Vorwürfen nichts dran sei. Doch das Ehrenwort zerbröckelte in den Ermittlungen der Staatsanwaltschaft und des Untersuchungsausschusses. Barschel mußte zurücktreten und wurde sogar von der eigenen Fraktion aufgefordert, sein Landtagsmandat niederzulegen.

Der Verlust von Macht und Einfluß, der Verlust seiner Ehre – das war zuviel für den Mann, der in seinem Leben immer nur zu siegen, aber nicht zu verlieren gelernt hatte. Er hinterließ eine Frau und vier Kinder. Er hinterließ aber auch einen politischen Scherbenhaufen, wie ihn die Bundesrepublik in den fast vierzig Jahren ihres Bestehens noch nie erlebt hat.

Wie tief weitere Parteimitglieder in den Kieler Sumpf verstrickt waren, konnte auch der Kieler Untersuchungsausschuß nicht in allen Einzelheiten ermitteln. Aber er bemühte sich redlich. Seiner schonungslosen Aufklärungsarbeit ist es zu verdanken, daß in Schleswig-Holstein wenigstens ein Stückchen vom Glauben an die Demokratie wiedergewonnen werden konnte.

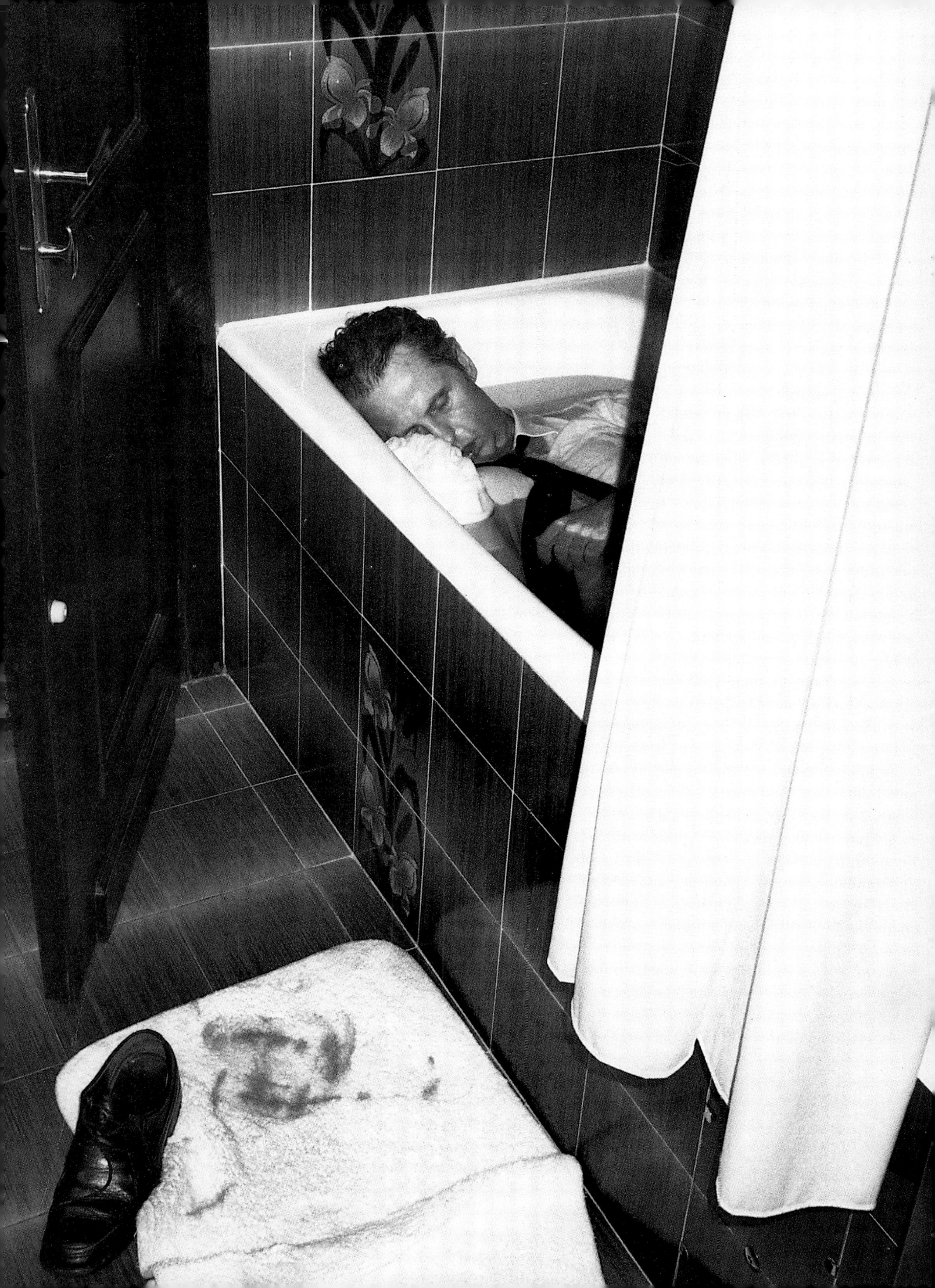

Chinesisches Inferno

Sie schlugen mit Äxten, Sicheln und manchmal auch mit bloßen Händen auf das Flammenmeer ein, als das Wasser ausgegangen war – aber selbst 20000 eilends hinzugezogene Soldaten der Volksarmee konnten die Katastrophe nicht verhindern. Die Bilanz nach 26 Tagen Feuersbrunst: Über 200 Tote, mehr als 600000 Hektar Wald zerstört. Noch verheerender als die direkten Verluste könnten die ökologischen Folgen für die Provinz Heilungkiang nahe der Grenze zur UdSSR sein. Die Wälder schützten bisher riesige landwirtschaftliche Anbauflächen vor den Stürmen aus Sibirien. Politisches Opfer des Infernos: Forstminister Yang Zhong, dem fehlende Feuerschutzmaßnahmen zur Last gelegt wurden.

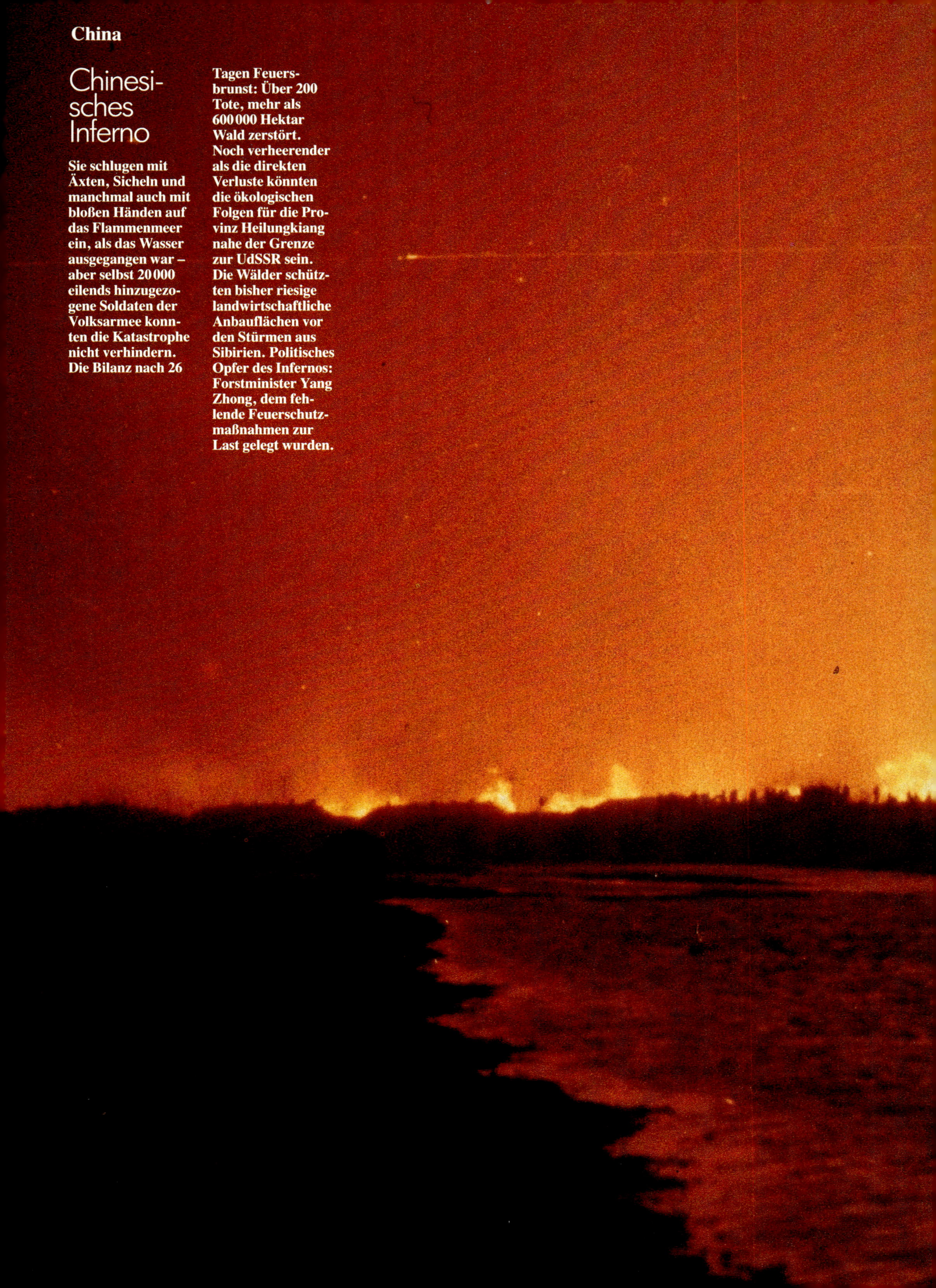

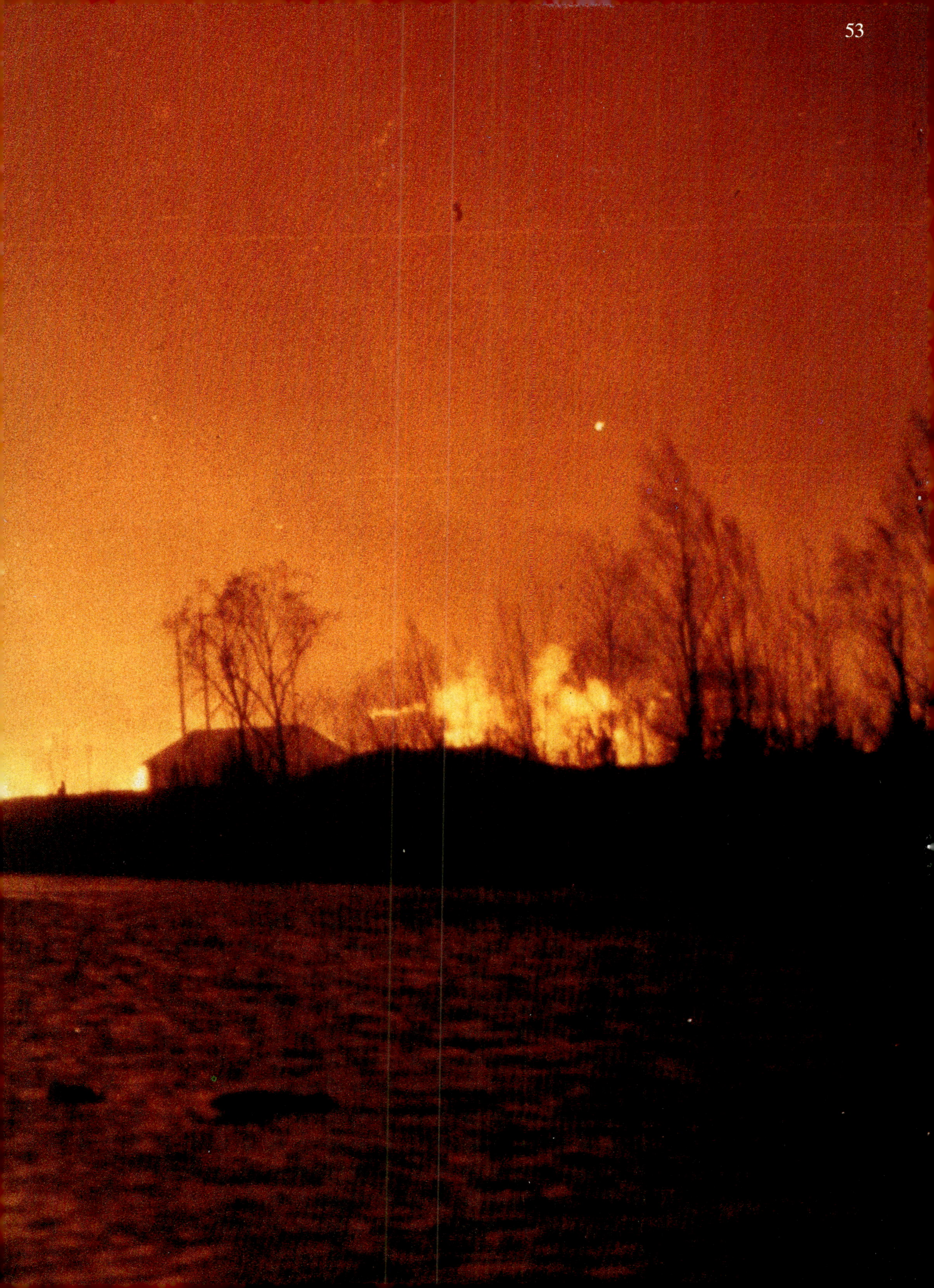

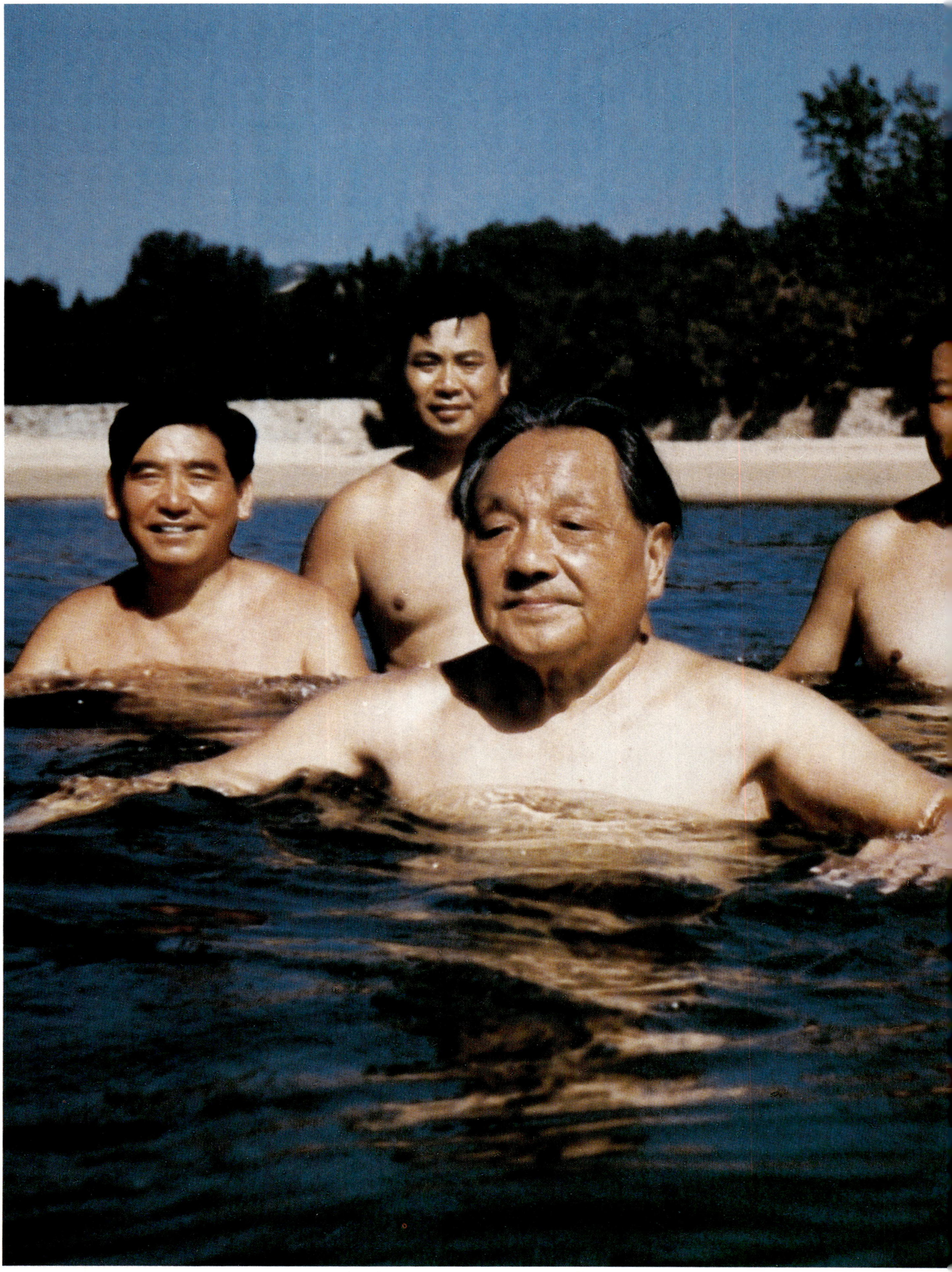

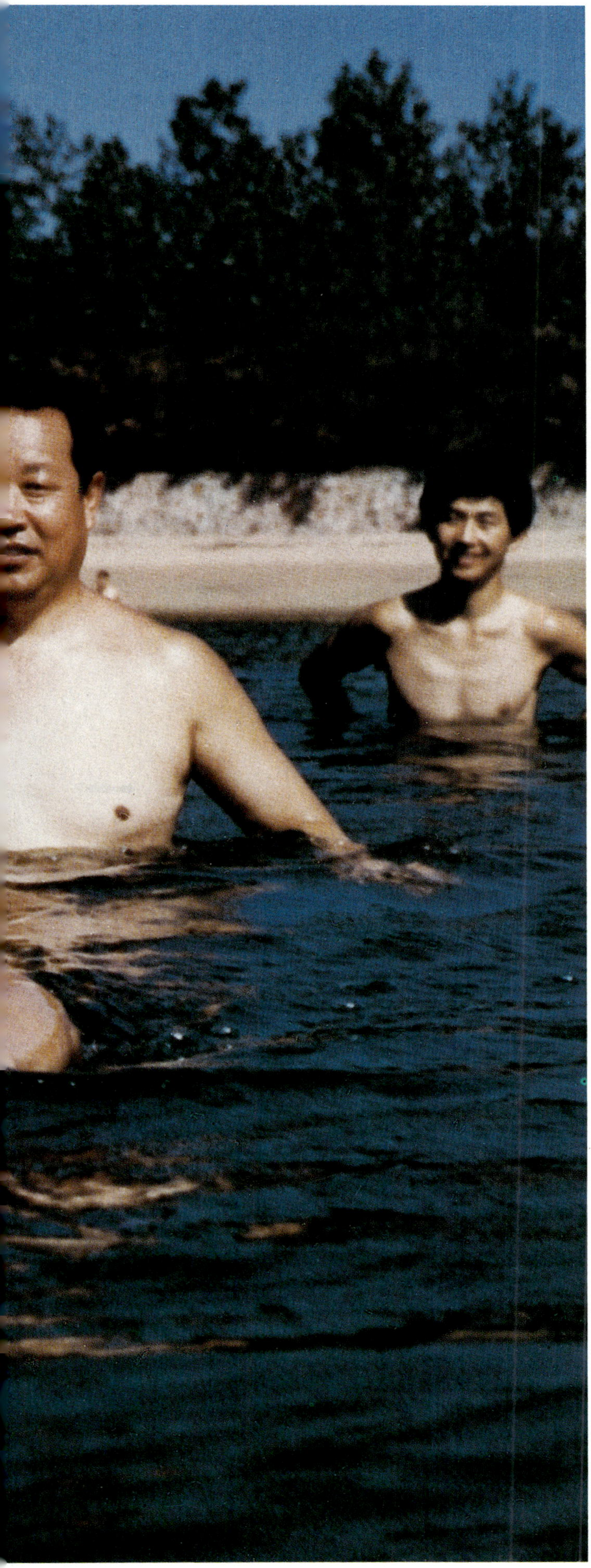

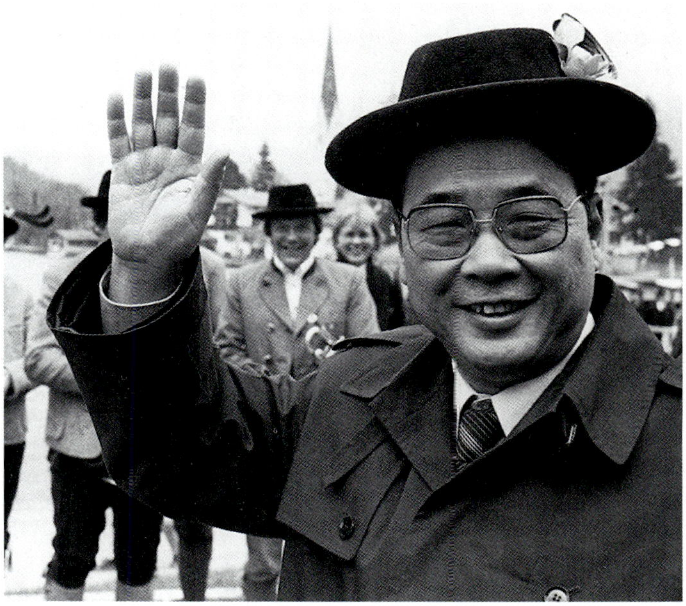

Abgang aufs halbe Altenteil

Mit seiner politischen Seilschaft hatte Teng Hsiaoping einst die höchsten Parteiämter erklommen. Auf dem 13. Parteitag Anfang November trat Chinas Parteichef dann jedoch zurück, um eben jene Seilschaft mitzureißen: Er wollte die Riege alter Herren entmachten, die seiner Lieblingsidee – Chinas Öffnung zum Westen – mit Bürokratismus, Starrsinn und Korruption im Weg standen. Das Kalkül ging auf: Teng nahm erlahmte Parteiveteranen mit in den Ruhestand. Doch er selber blieb Vorsitzender der ZK-Militärkommission und somit Oberbefehlshaber der Streitkräfte. Teng verriet seinem „alten Freund" Franz Josef Strauß: „Ich gehe nur in halbe Pensionierung." Allerdings räumte Teng seinen Platz nicht zugunsten eines westlich geprägten Demokraten. Die Studentenaufstände Anfang des Jahres waren ihm nicht weniger als anderen Funktionären ein Greuel. An die Spitze der KP wünschte sich Teng einen „jungen, tüchtigen Technokraten" – und fand ihn in Zhao Ziyang (68, Bild rechts unten), dem bisherigen Ministerpräsidenten. Auf dessen Posten rückte der Vizepremier Li Peng nach (oben bei einem Besuch in Bayern 1984). Der weltoffene Mann wirkt nach außen zwar als Sympathieträger, in der Partei jedoch ist er als Erzkommunist bekannt.

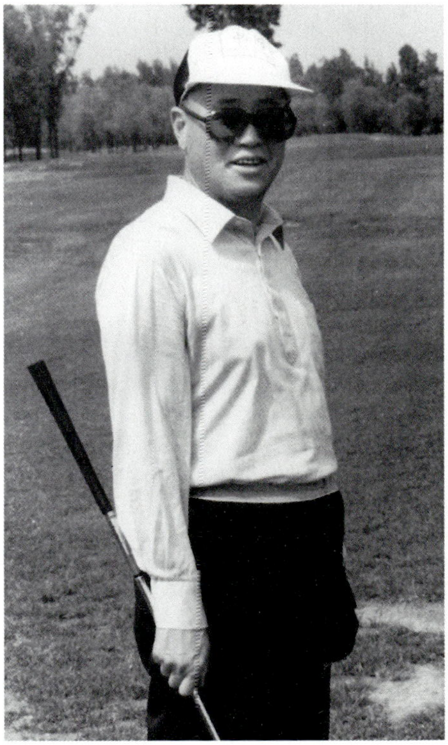

Unruhen auf dem Dach der Welt

So etwas Ungeheuerliches war im kommunistischen China jahrzehntelang nicht vorgekommen: Demonstrationen, angezündete Polizei-Jeeps, Steine gegen die Staatsgewalt. Und schließlich sogar offen der Ruf nach Freiheit: „Nieder mit der Fremdherrschaft!“ riefen Tausende aufgebrachter Tibeter in Lhasa, und dann, angeführt von buddhistischen Mönchen, immer wieder: „Wir wollen den Dalai Lama zurück!“ Selbst nachdem die mit Männern aus Peking verstärkte Polizei in die Menge schoß und ein Dutzend Menschen tötete, verstummten die Proteste nicht. Eine bittere Erkenntnis für die Parteiführung um Teng Hsiaoping: Trotz Pekinger Geldspritzen für Schulen und Fabriken hat sich das stolze und strenggläubige Volk der Tibeter auch heute – 37 Jahre nach der Eroberung Tibets durch Maos Rote Armee – nicht mit der Fremdbestimmung abgefunden. Auf dem Dach der Welt zählt nur das Wort des Gottkönigs, und der predigt aus seinem Exil gewaltlosen Widerstand.

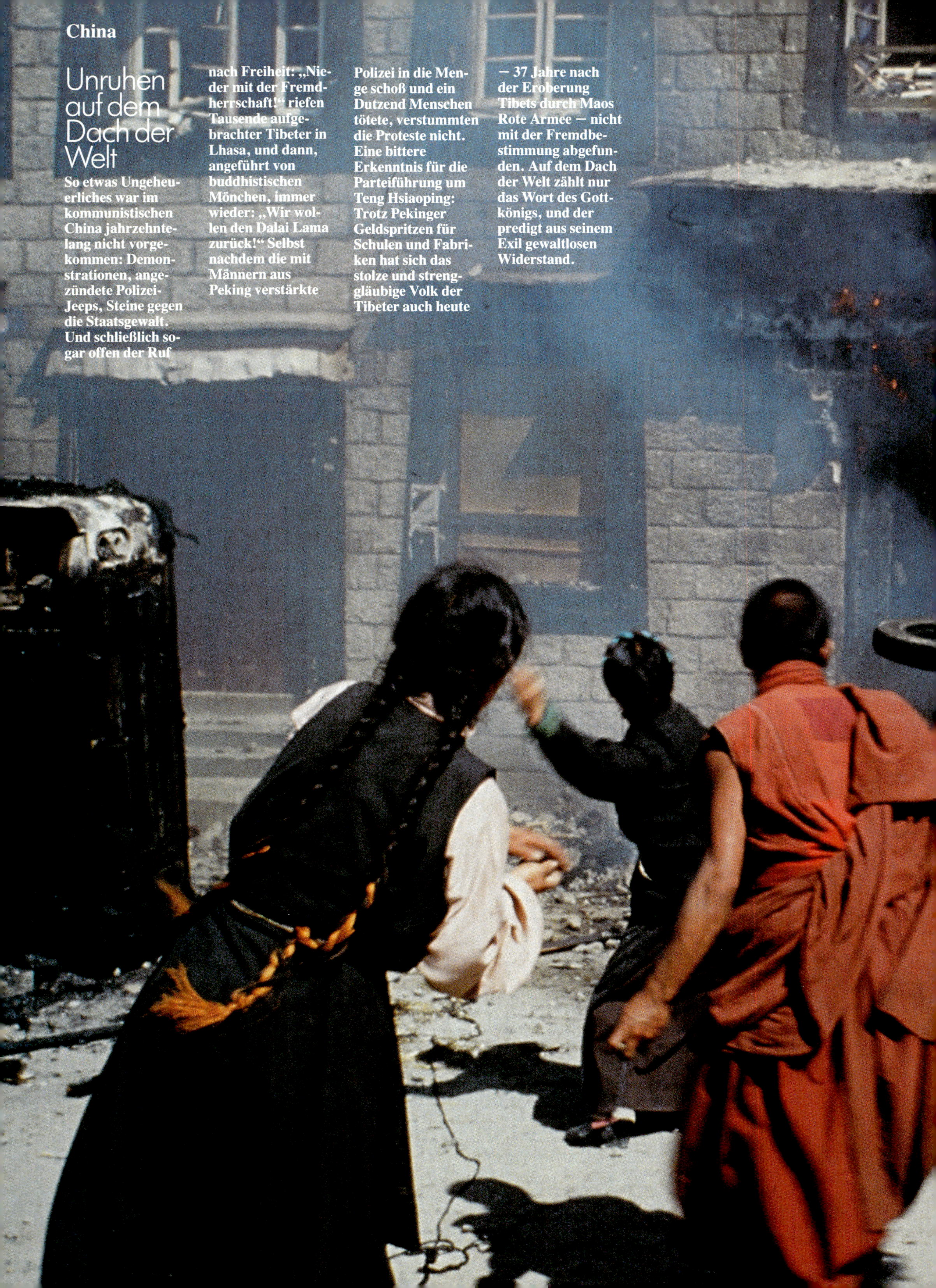

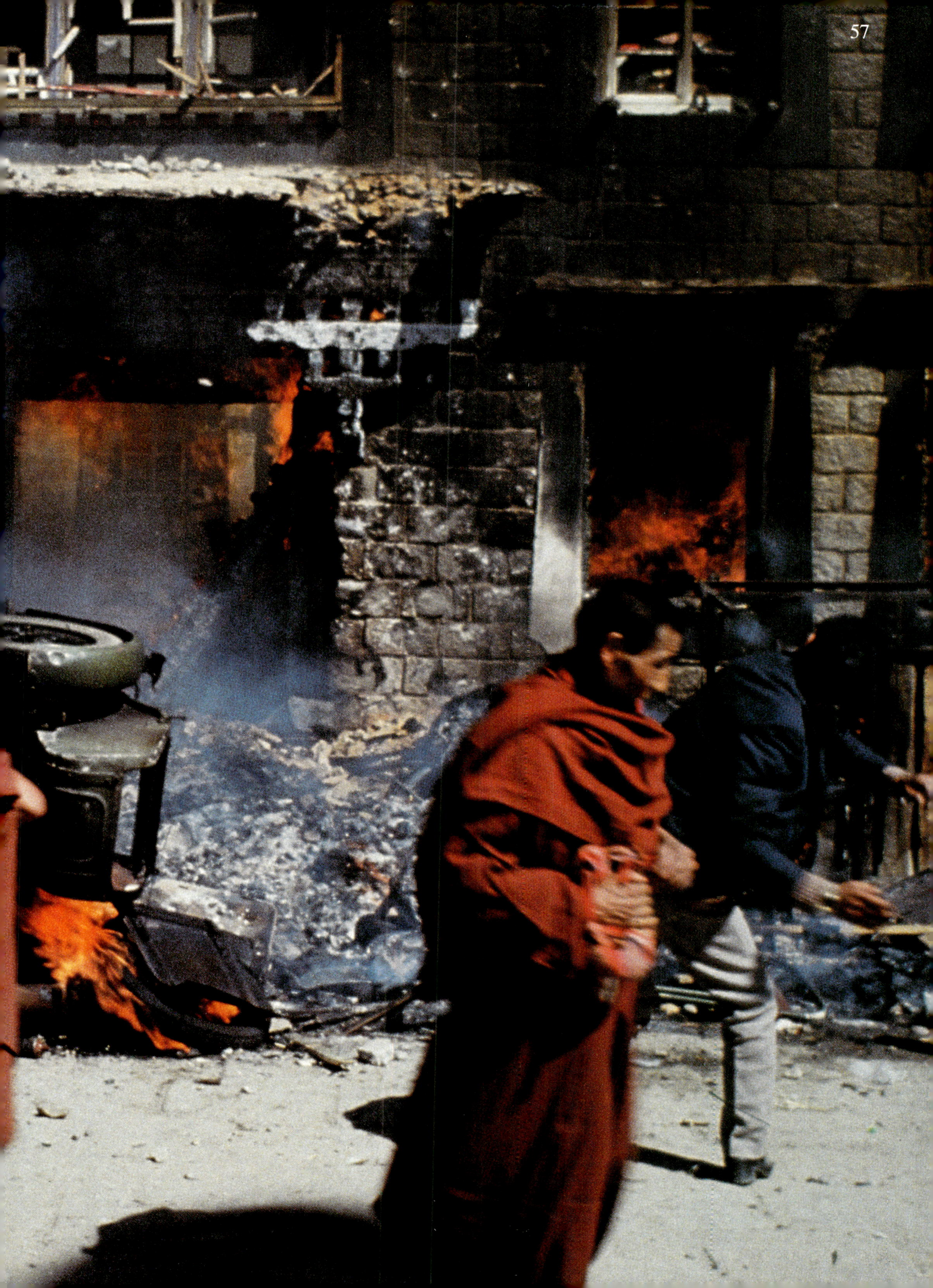

Die verbotene Jagd

Um Jagdhunde „scharf" zu machen, werden sie von rücksichtslosen Züchtern und Jägern auf lebende Hauskatzen gehetzt. Obwohl diese Tierquälerei mit schweren Strafen bedroht ist, findet sie tausendfach in deutschen Revieren heimlich statt. Um zu beweisen, daß diese üble Praxis gang und gäbe ist, nahmen STERN-Mitarbeiter Kontakt mit einem Weidmann auf, der per Inserat einen Jagdhund angeboten hatte. Als angebliche Kauf-Interessenten vereinbarten sie mit dem Verkäufer ein Treffen. Zu dem Termin brachte der Mann seinen Jagdfreund mit, einen Pfarrer, der für die Aktion eine Katze in einer Falle gefangen hatte. An einem Feldrand läßt der Geistliche dann die Katze los. Nach kurzer Verfolgung hat der Deutsch-Kurzhaar-Rüde seine Beute eingeholt und beißt zu. Die Katze wehrt sich erbittert, während der Hund sein Opfer hin- und herschleudert. Nach drei Minuten werden die Todesschreie leiser. Die Katze ist verendet, der Hund hat seine „Raubzeug-Schärfe" bewiesen.

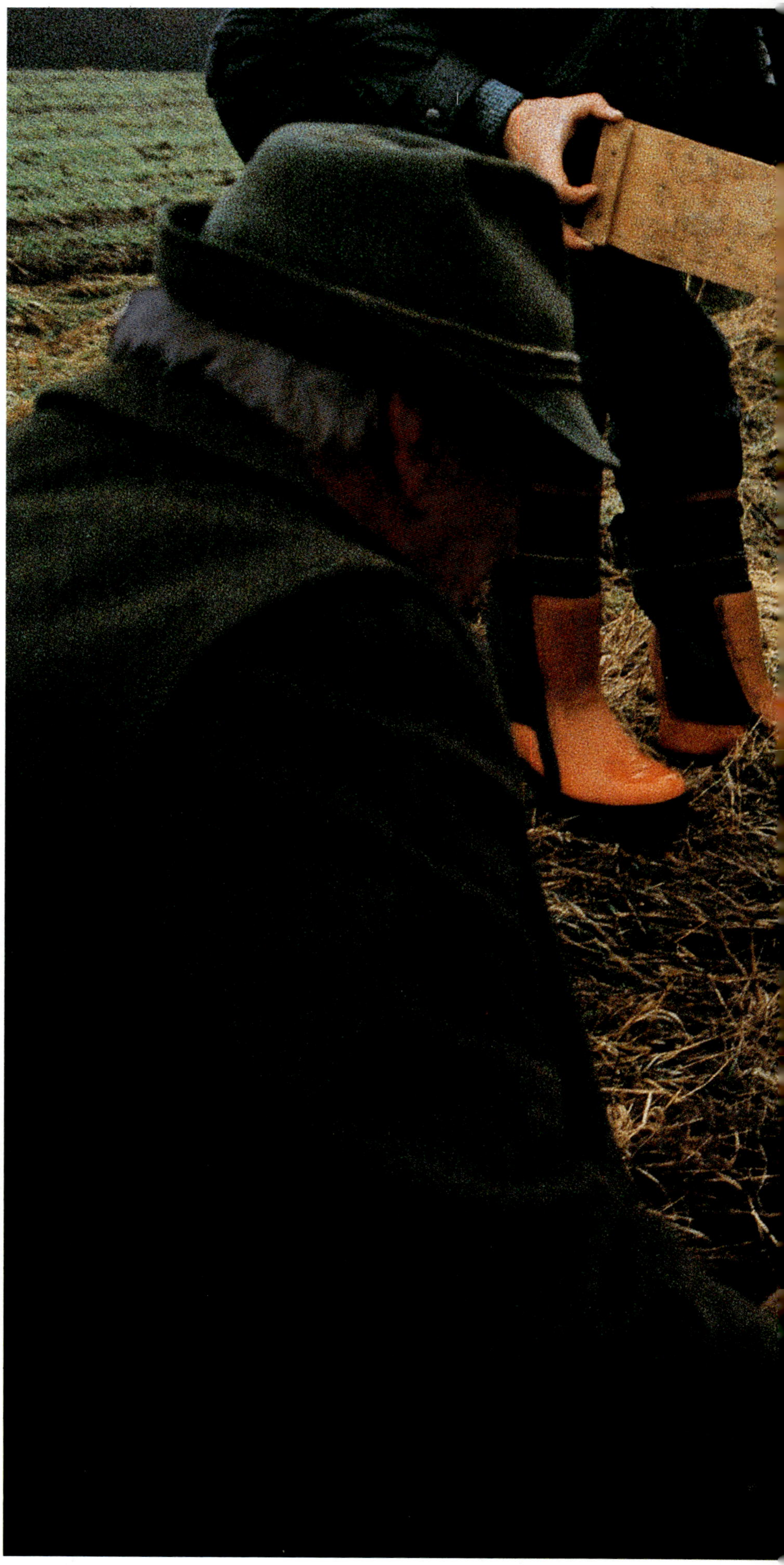

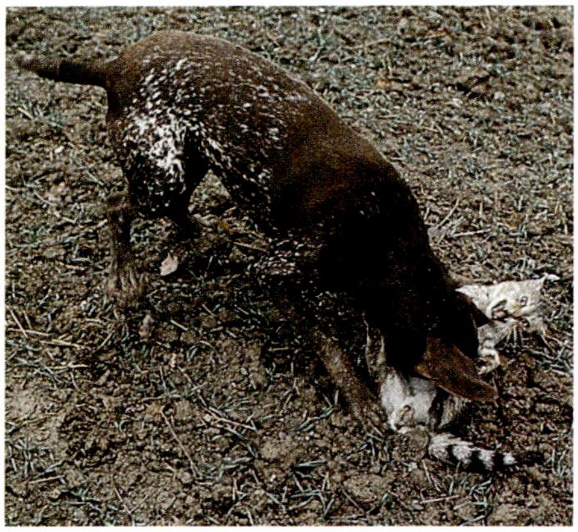

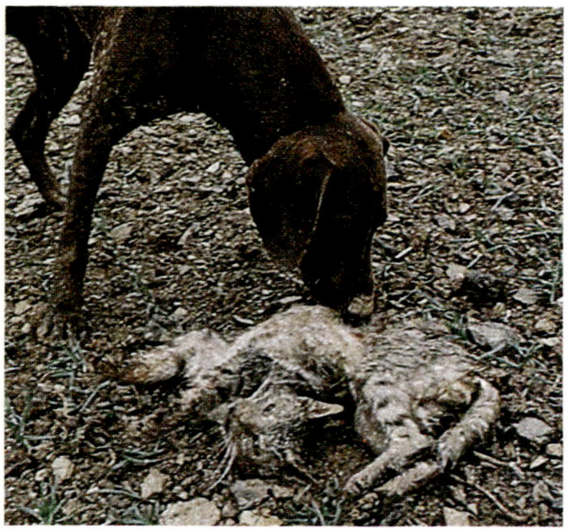

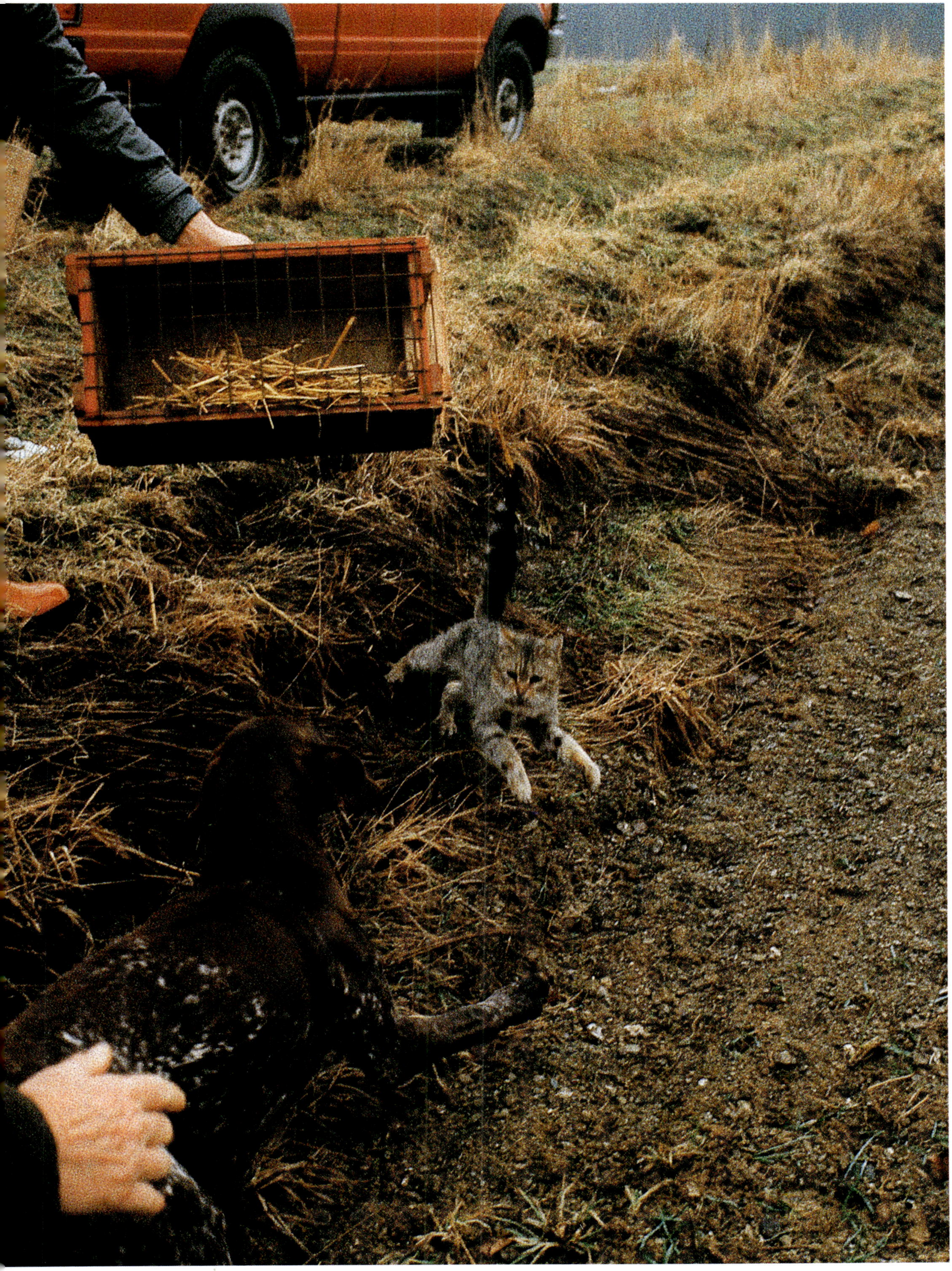

Der Handschlag

Etwas bisher Undenkbares ist geschehen: Zum erstenmal haben die Führer der beiden Weltmächte die Rüstungsschraube nicht nur angehalten, sondern sogar zurückgedreht. In einer feierlichen Zeremonie unterschrieben US-Präsident Ronald Reagan und Kreml-Chef Michail Gorbatschow bei ihrem Gipfeltreffen Anfang Dezember in Washington einen Vertrag über die Verschrottung der Mittelstreckenraketen. Die Gipfel-Übereinkunft markierte einen Wendepunkt in der Geschichte der Abrüstung und der Ost-West-Beziehungen.

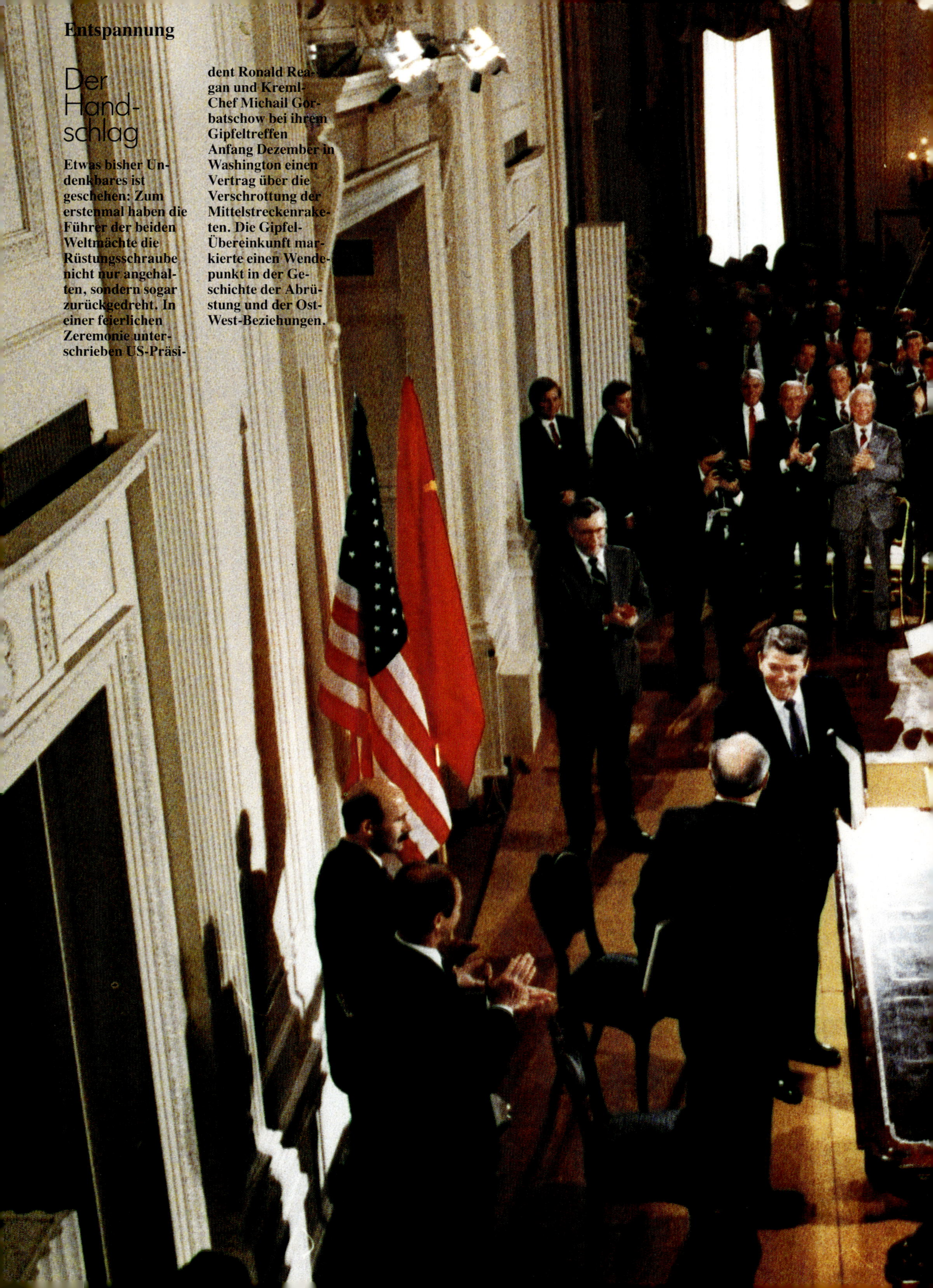

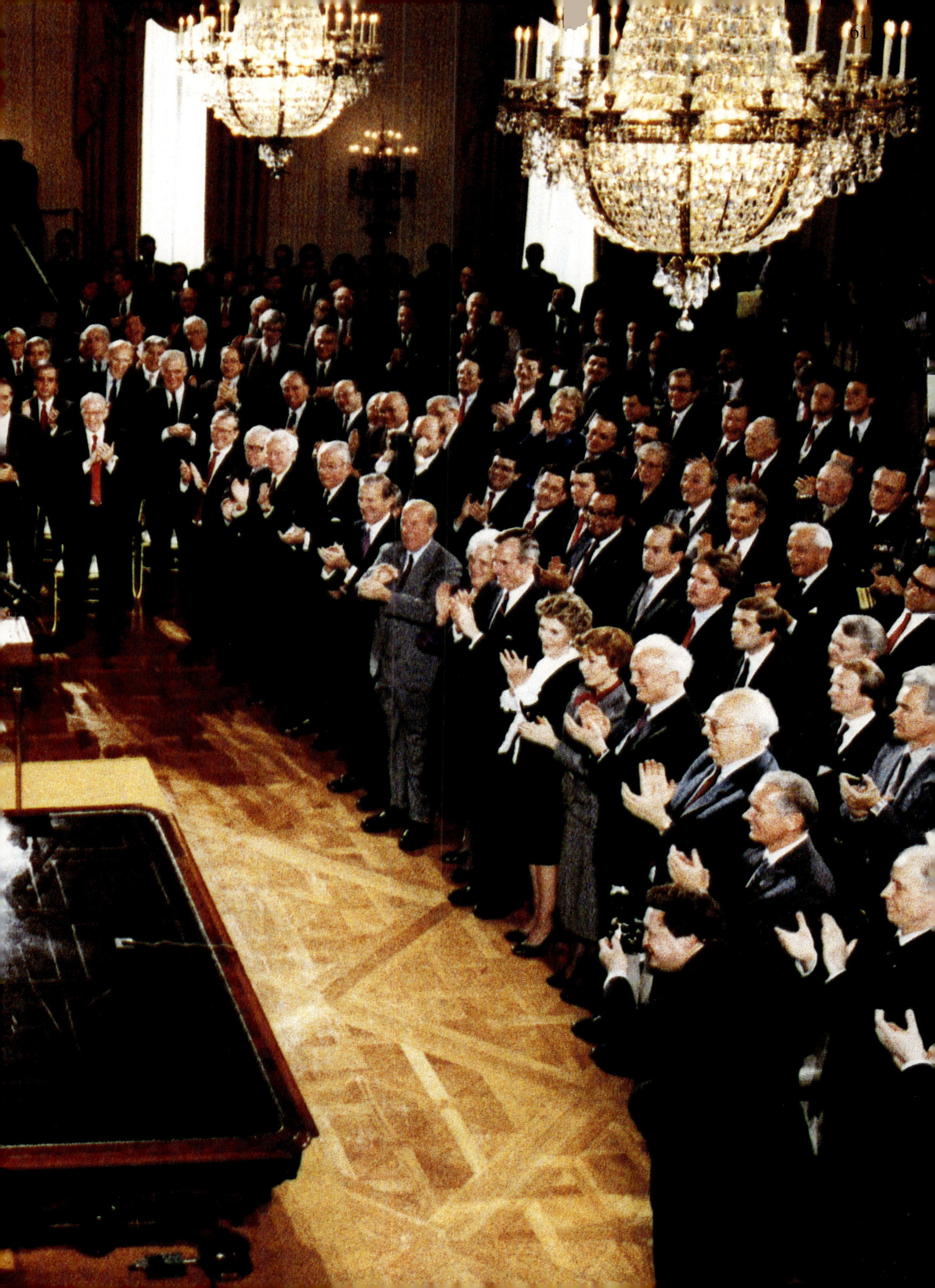

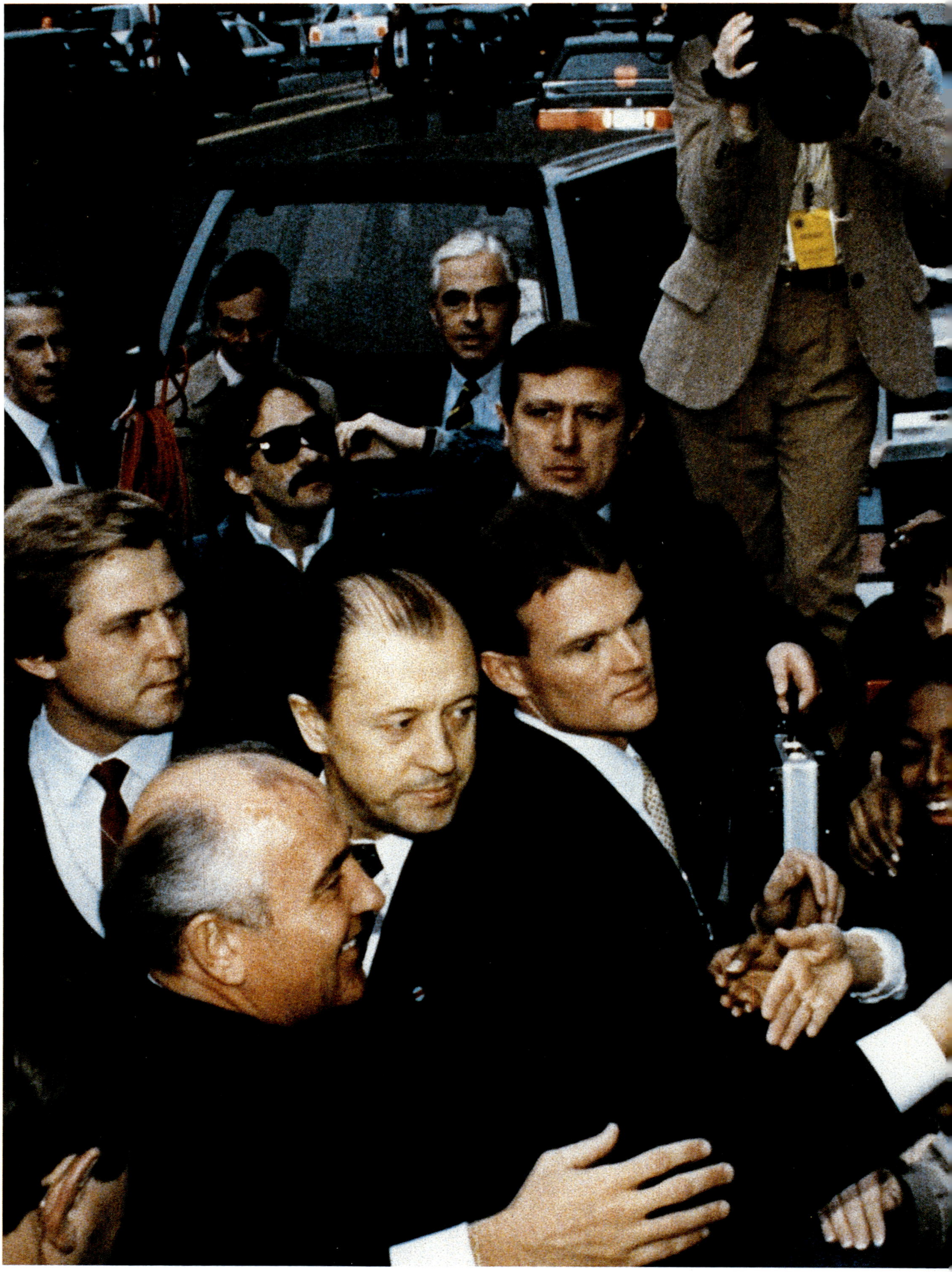

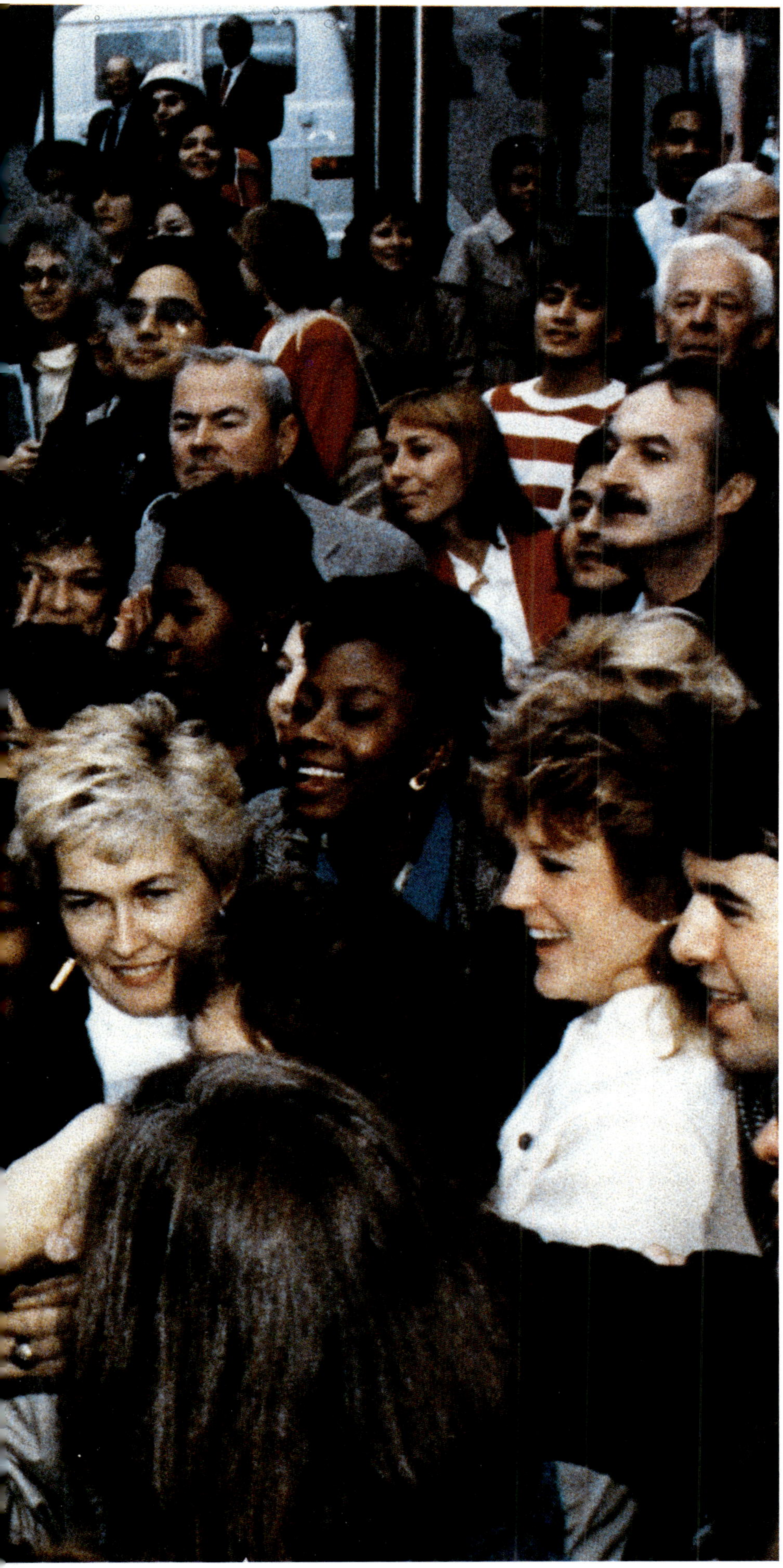

Dem Frieden einen Schritt näher

Kaum glaublich, aber wahr: Bei ihrem Treffen Anfang Dezember in Washington haben die beiden Herrscher der Weltmächte USA und Sowjetunion, Präsident Ronald Reagan und Kremlchef Michail Gorbatschow, den Frieden wieder ein bißchen sicherer gemacht: Sie unterschrieben den ersten Abrüstungsvertrag der Geschichte und erzielten damit einen beinahe revolutionären Fortschritt in den gegenseitigen Beziehungen. Denn der Vertrag über die Abschaffung der Mittelstreckenraketen hat eine ganz neue Dimension. Er bedeutet die Abkehr vom rein militärischen Denken, das beide Supermächte seit dem Ende des Zweiten Weltkrieges beherrschte. Und er beerdigt den Traum von der Weltherrschaft eines Landes, jedenfalls für absehbare Zukunft, denn beide Staaten haben ausdrücklich auf Überlegenheit verzichtet.

Das neue Schlagwort heißt „strategische Stabilität" und steht für Gleichberechtigung. Die Großmächte wollen miteinander auskommen und haben sich dabei weite Ziele gesetzt: Dem Abbau der Mittelstreckenraketen soll die Halbierung der Interkontinentalraketen, das Verbot der Atomtests, die Abschaffung der chemischen Waffen und die Verringerung der konventionellen Rüstung folgen. Ziele, die nach dem Gipfel-Klima von Washington durchaus erreichbar scheinen, auch wenn Reagan und Gorbatschow sich bei der Bewältigung von Regionalkonflikten wie etwa in Afghanistan oder bei der Durchsetzung von Menschenrechten noch nicht genähert haben. Aber niemand durfte erwarten, daß auf dem Gipfel von Washington schon alle Probleme bewältigt werden konnten. Dazu ist Geduld nötig. Ein Anfang aber ist gemacht.

Bei seiner Goodwill-Visite in Washington badete Kreml-Chef Michail Gorbatschow auch in der Menge. Auf dem Weg ins Weiße Haus ließ er spontan und zur Überraschung der Sicherheitsbeamten die Wagenkolonne anhalten, um den direkten Kontakt zu den US-Bürgern zu suchen. Der Terminplan geriet durcheinander, und Gastgeber Ronald Reagan mußte längere Zeit auf den hohen Gast aus Moskau warten.

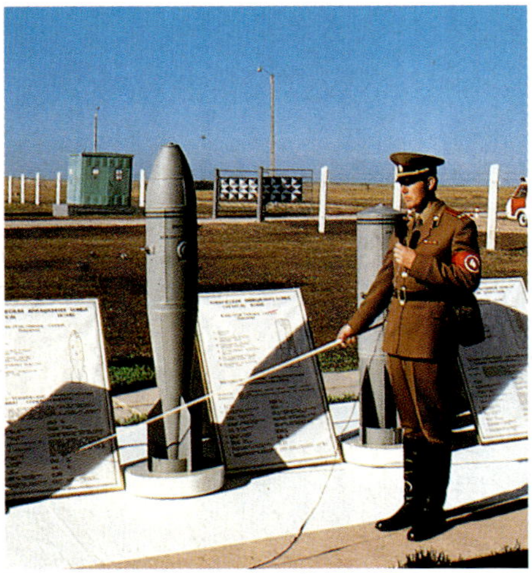

Augenzeugen im sowjetischen Arsenal des Grauens

„Glasnost" – die neue Offenheit – nun auch beim sowjetischen Militär. Im Herbst lud die Führung der Roten Armee 110 Diplomaten und Experten aus 45 Ländern, darunter auch die USA, zu einer neuartigen Besichtigungsfahrt: Im streng geheimen Chemiewaffenzentrum Schichany an der Wolga wurde ihnen das gesamte C-Waffen-Arsenal der Sowjetunion gezeigt – noch im Jahr zuvor hatte sich die Sowjetunion geweigert, auch nur die Existenz solcher Vernichtungsmittel zuzugeben. Den Gästen wurde mit der Entschärfung einer fünf Zentner schweren Nervengasbombe demonstriert, wie solche Kampfstoffe beseitigt werden können. Bereits einen Monat zuvor waren drei amerikanische Kongreßabgeordnete mit einer Expertengruppe beim Test eines seismologischen Kontrollsystem zum Nachweis von Atomexplosionen zu Besuch gewesen. Mit den Besuchen möchte die Sowjetführung für das Verbot von chemischen Kampfstoffen und von Atomtests werben.

Zehn Tonnen herkömmlichen Sprengstoffs flogen im sowjetischen Kerntestgelände in Kasachstan in die Luft, 40 Sekunden später fingen Seismographen in 240 Kilometer Entfernung die Explosionsbeben auf – den amerikanischen Gästen, darunter drei Kongreßabgeordneten, sollte so gezeigt werden, daß ein Atomteststopp nachprüfbar ist. Auch ihr Arsenal an chemischen Kampfstoffen führten die Sowjets einer internationalen Expertengruppe vor.

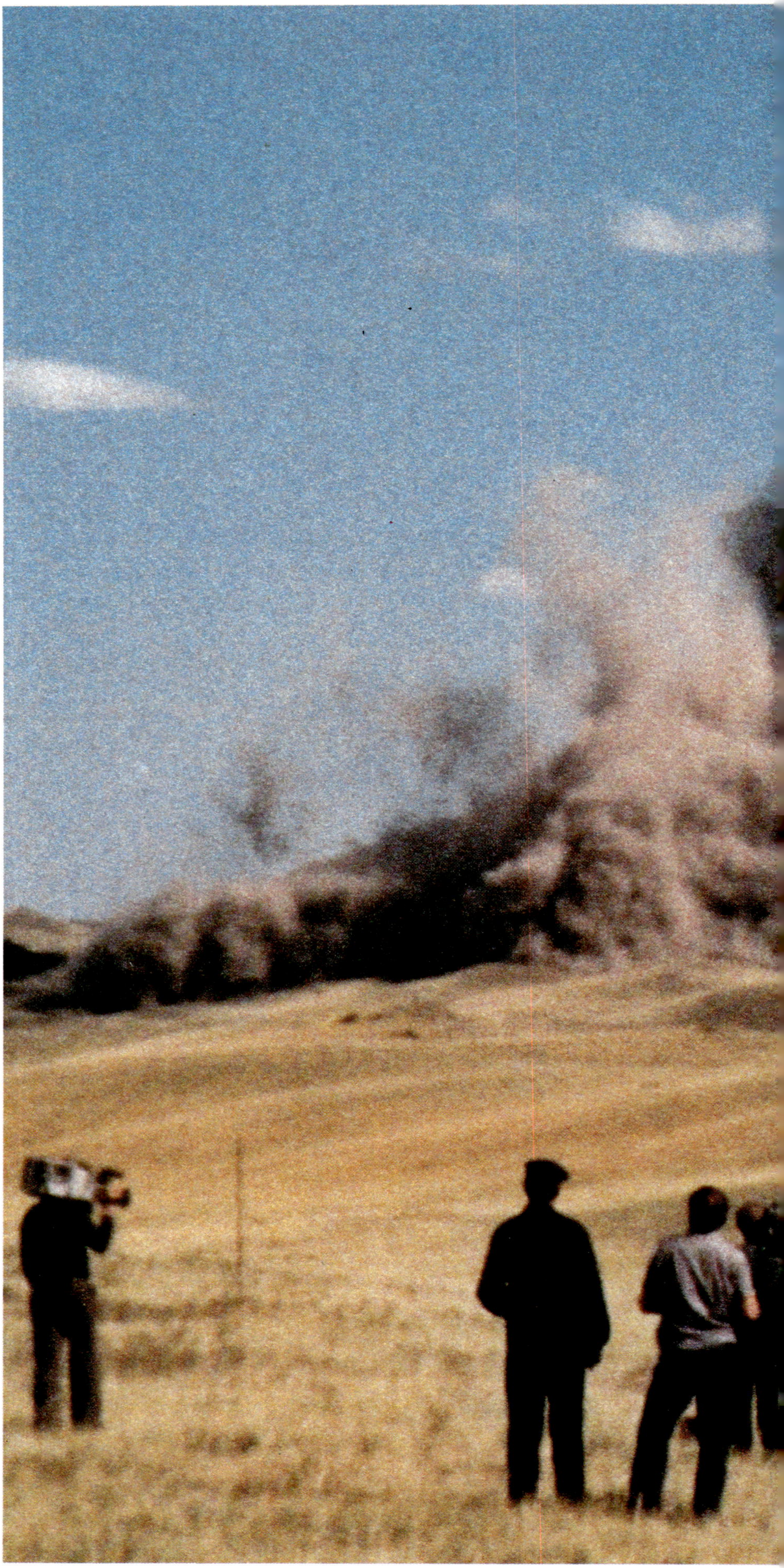

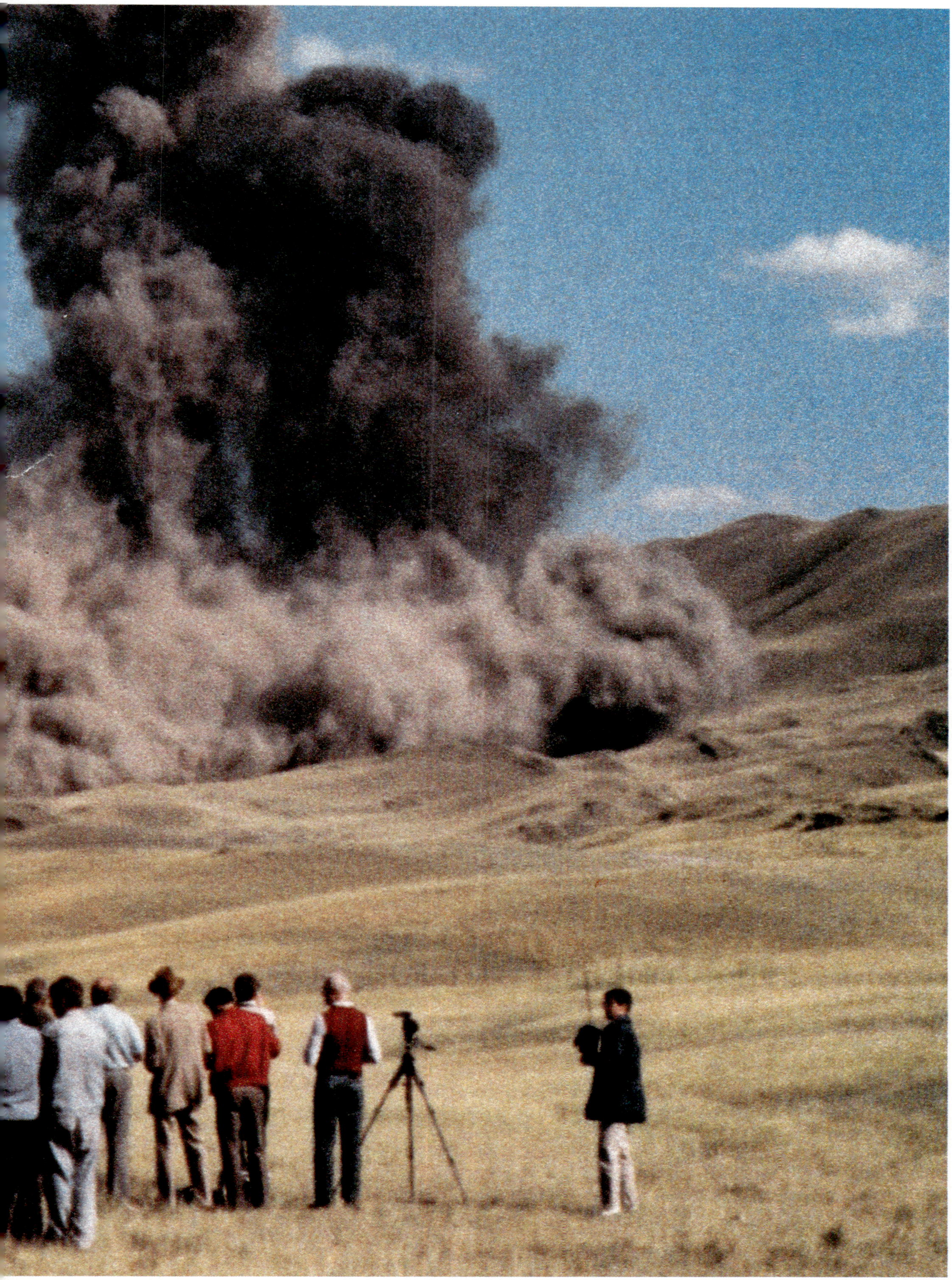

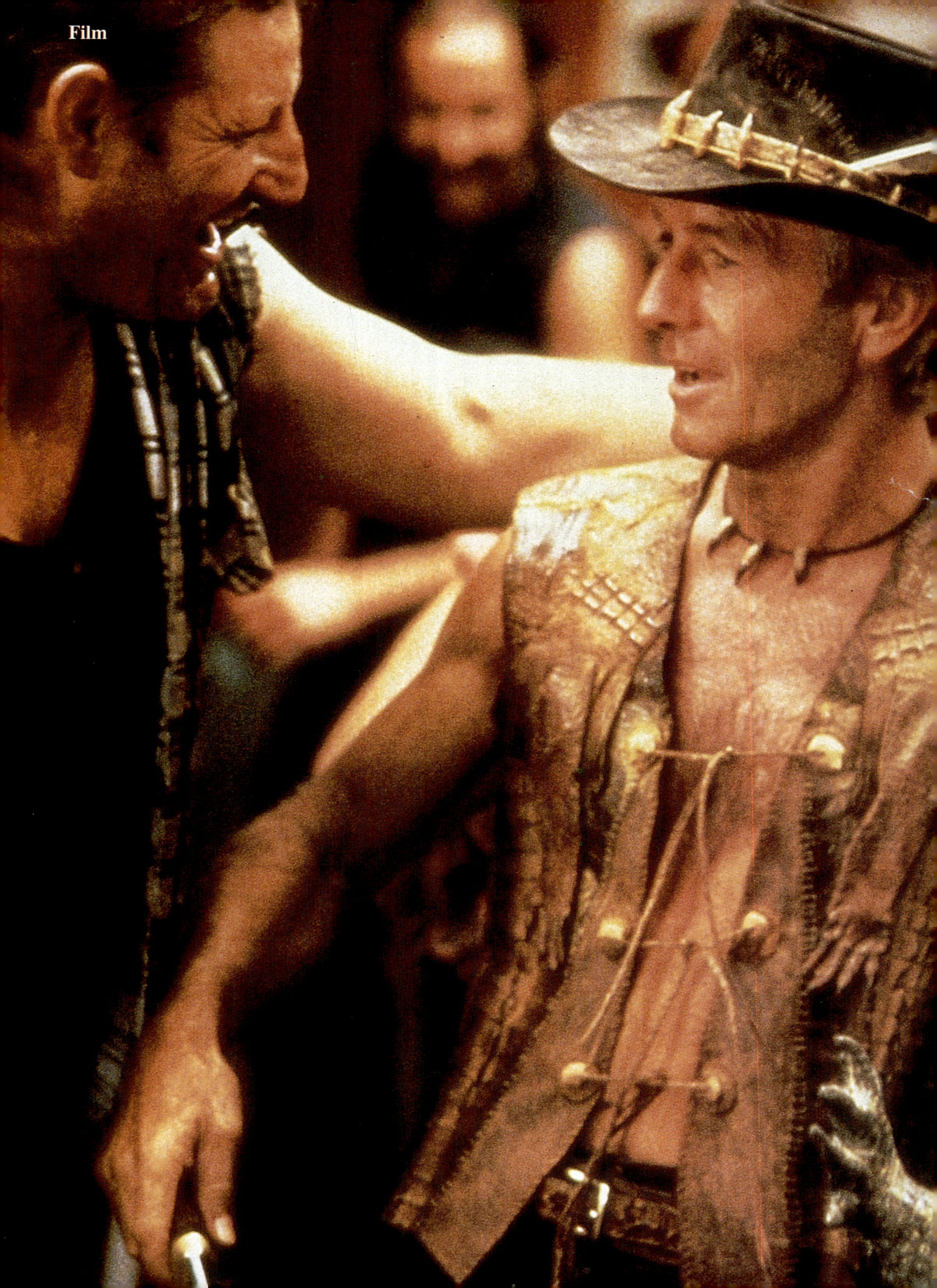

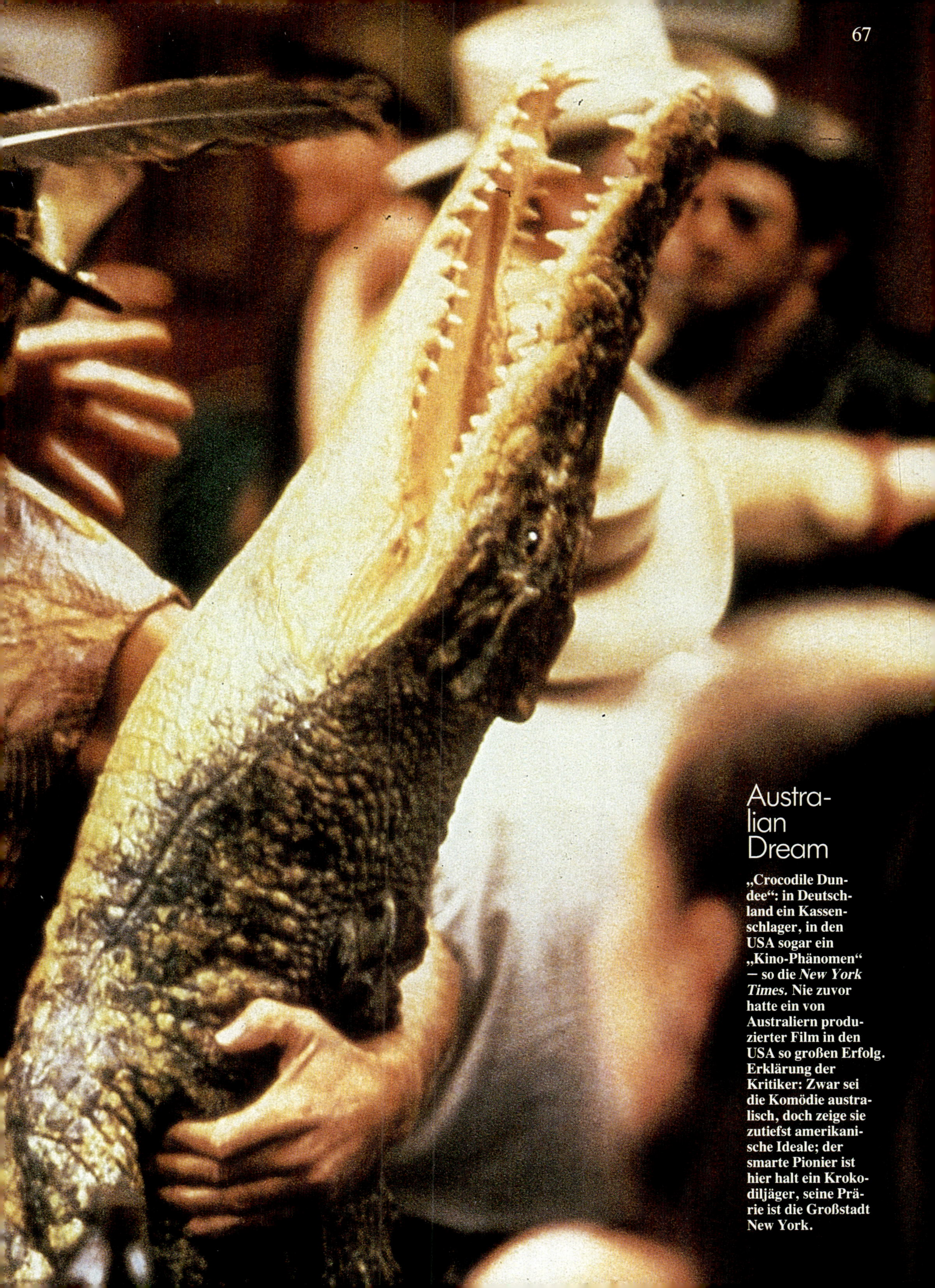

Australian Dream

„Crocodile Dundee“: in Deutschland ein Kassenschlager, in den USA sogar ein „Kino-Phänomen“ – so die *New York Times.* Nie zuvor hatte ein von Australiern produzierter Film in den USA so großen Erfolg. Erklärung der Kritiker: Zwar sei die Komödie australisch, doch zeige sie zutiefst amerikanische Ideale; der smarte Pionier ist hier halt ein Krokodiljäger, seine Prärie ist die Großstadt New York.

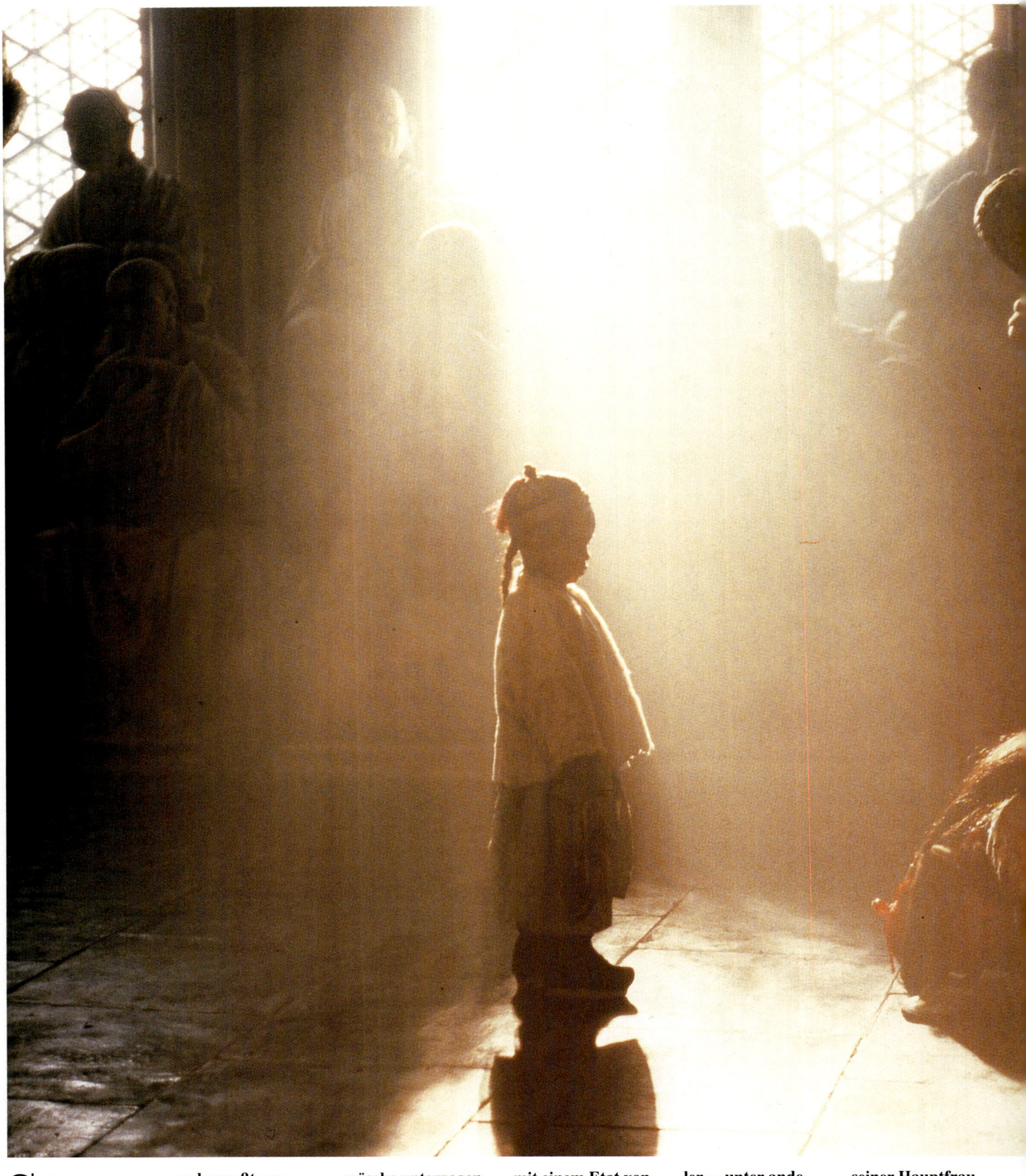

Chinas kleiner Kaiser

Mit zweieinhalb Jahren bestieg er als gottähnlicher Herrscher den Thron Chinas, mit sechs mußte er abdanken. Dann war er Lebemann und Marionette der Japaner, bis ihn die Kommunisten ins Gefängnis steckten und einer Gehirnwäsche unterzogen. 1967 starb er, nur noch ein kleines Rädchen in der Partei. Seinen Aufstieg und Fall hat der italienische Regisseur Bernardo Bertolucci in Peking verfilmt – mit einem Etat von 50 Millionen Mark und 20 000 Komparsen. Für die Hauptfigur in „Der letzte Kaiser", Pu Yi, gab es mehrere Darsteller – unter anderem Richard Vuu, der den mächtigen „Sohn des Himmels" als Knirps spielte (oben), und John Loan als 20jährigen Playboy, der zusammen mit seiner Hauptfrau (Joan Chen) das Dolce Vita im westlichen Stil genießt (Foto rechts unten). Bertolucci mußte einige Monate mit

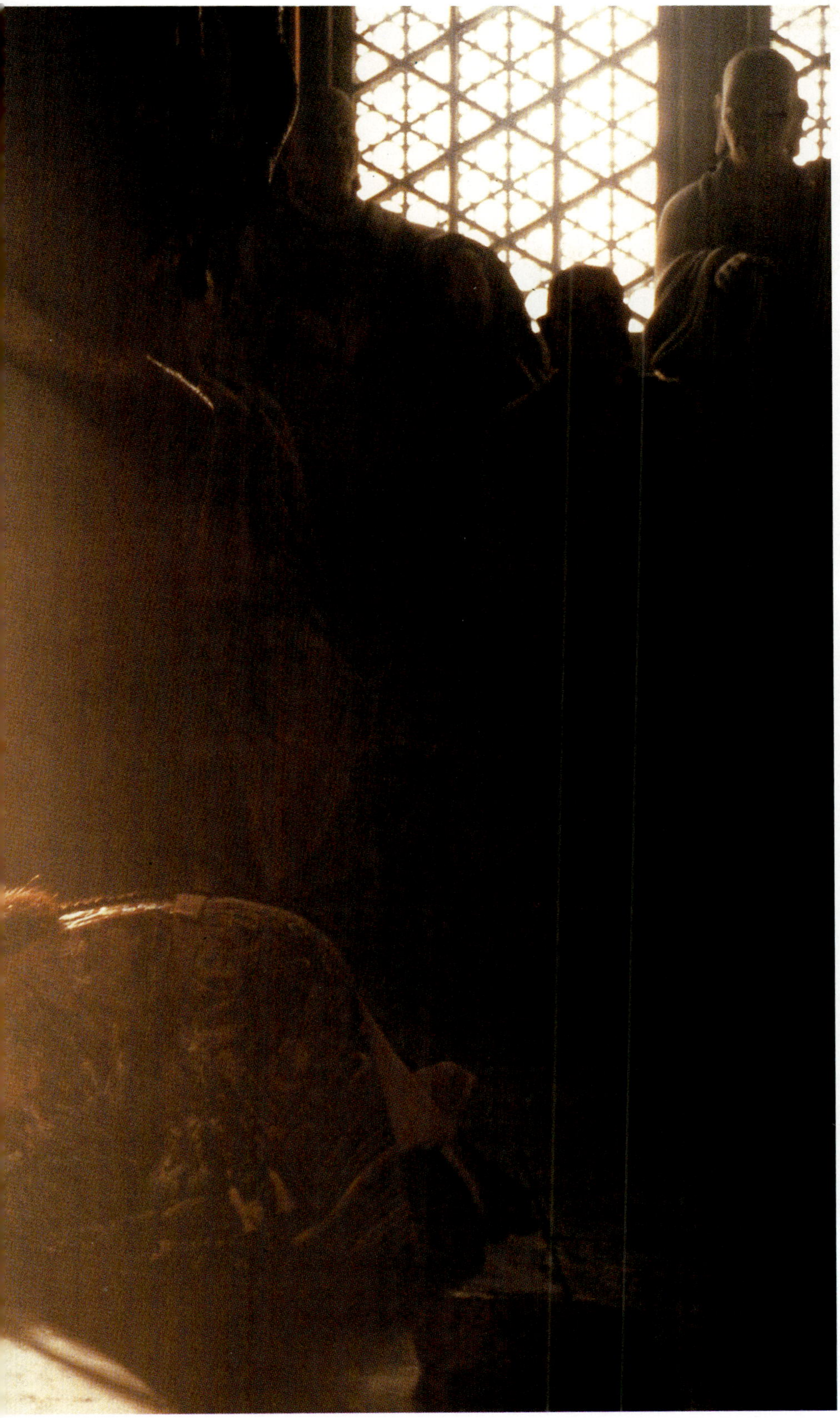

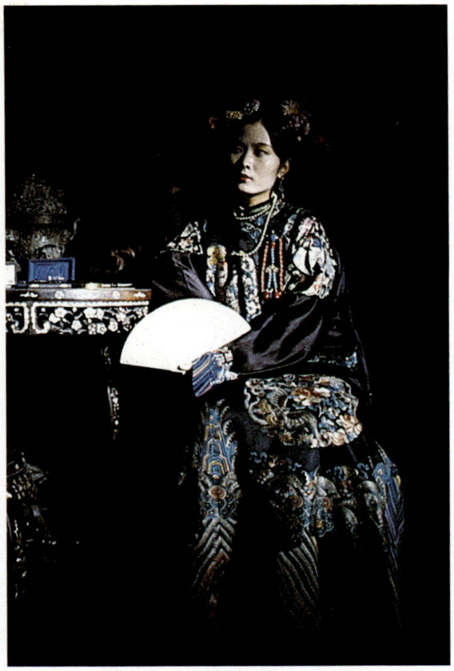

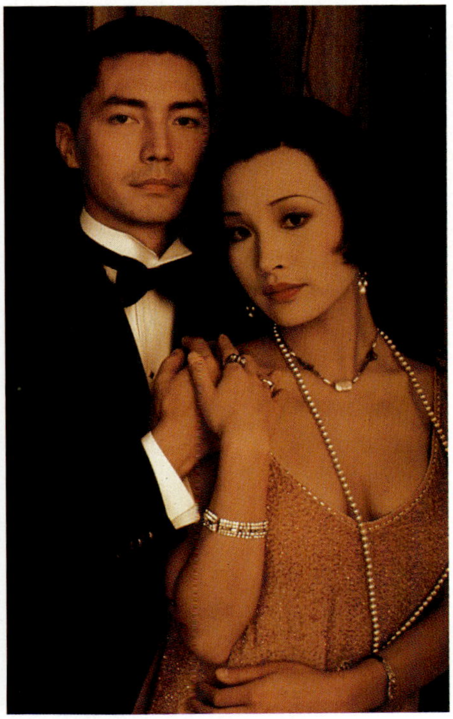

der Pekinger Führung verhandeln, bis er das prunkvolle höfische Leben des Kaisers und seiner Konkubinen am Originalschauplatz drehen durfte: in der „Verbotenen Stadt".

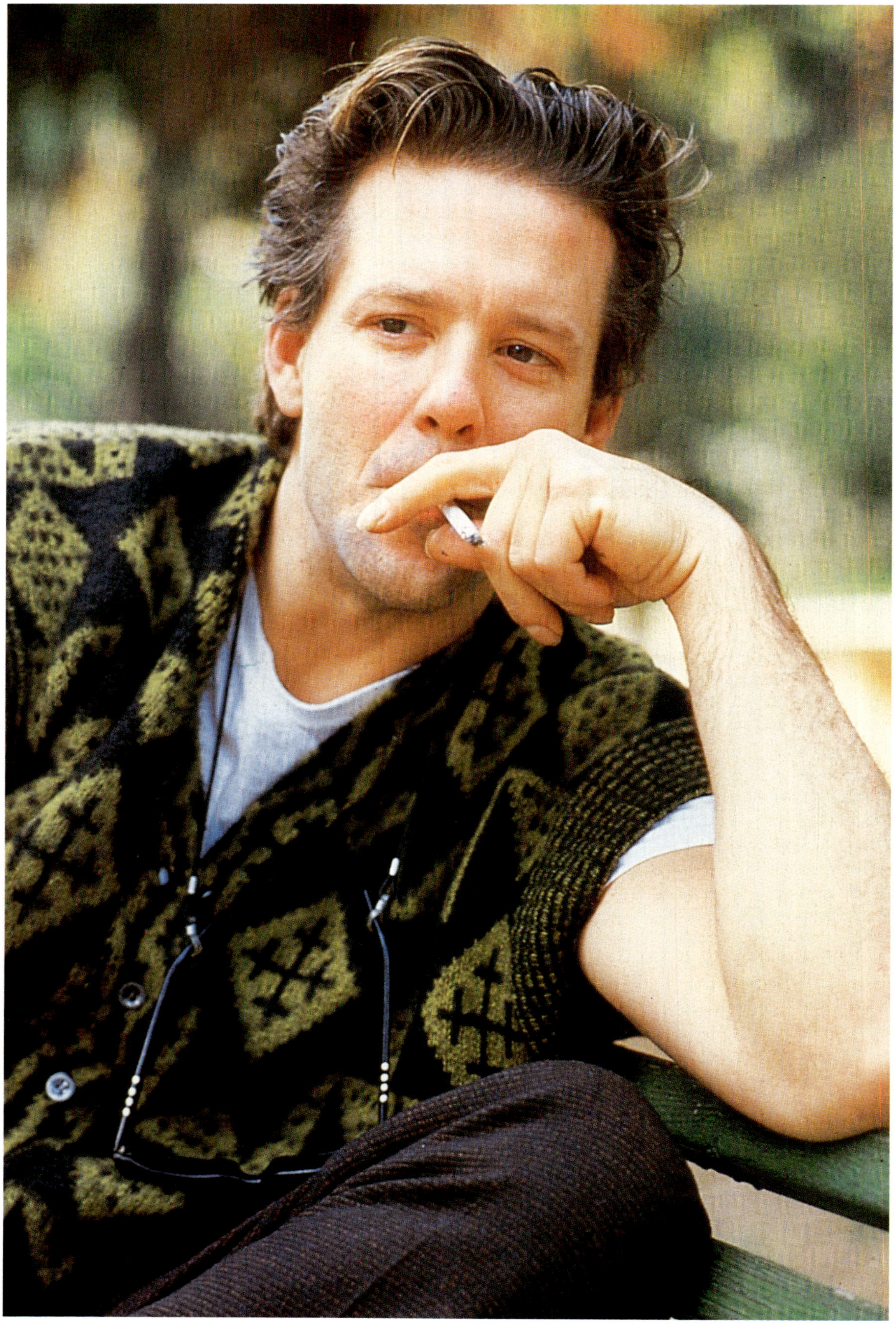

Die Schöne und der Rebell

Ihre Liebesspiele vor einem Jahr in „9½ Wochen" erinnerten viele Kritiker an die freizügigen Akte von Marlon Brando und Maria Schneider in Bertolouccis „Der letzte Tango in Paris". 1987 machten Mickey Rourke und Kim Basinger weiter Karriere, wenn auch getrennt. Rourke, der Rebell mit Herz und unwiderstehlichem Grinsen, erliegt als Detektiv Harry in „Angel Heart" dem erotischen Voodoo-Zauber von Lisa Bonet, stirbt als IRA-Todesengel in „Auf den Schwingen des Todes", als er sich in ein blindes Mädchen verliebt, säuft und prügelt sich als Dichter Charles Bukowski in „Barfly" durch Los Angeles. Kim Basinger beweist mit „Nadine" und „Blind Date", daß sie nicht nur die schönste Frau Hollywoods ist, sondern auch eine ernstzunehmende Schauspielerin und eine ausgezeichnete Komödiantin. Rouke und Basinger: zwei Stars mit Zukunft.

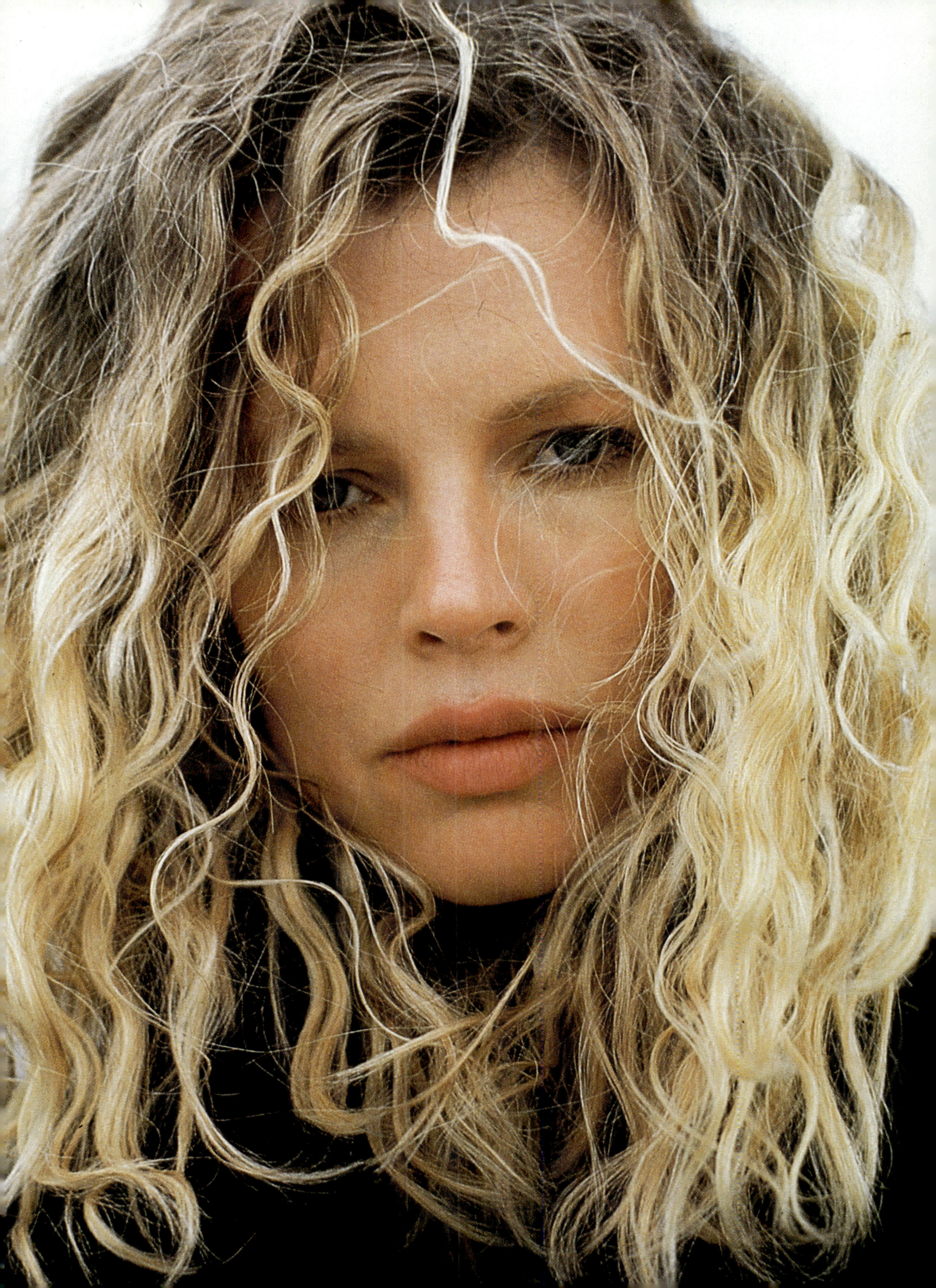

Quälende Liebe

Wir haben es schon immer gewußt: die Liebe ist ein grausames Spiel. Regisseur David Lynch aber trieb es in seinem Schocker „Blue Velvet“ bis an die Grenze des Erträglichen. Die sadomasochistische Beziehung zwischen der schönen Nachtclubsängerin Dorothy Valens (Isabella Rossellini) und dem psychopathischen Gewalttäter Frank (Dennis Hopper) reicht von unkontrollierter Gewalt bis zu süßlicher Sentimentalität. Kaum je zuvor wurde die dunkle Seite der Sexualität so deutlich gezeigt wie in „Blue Velvet“.

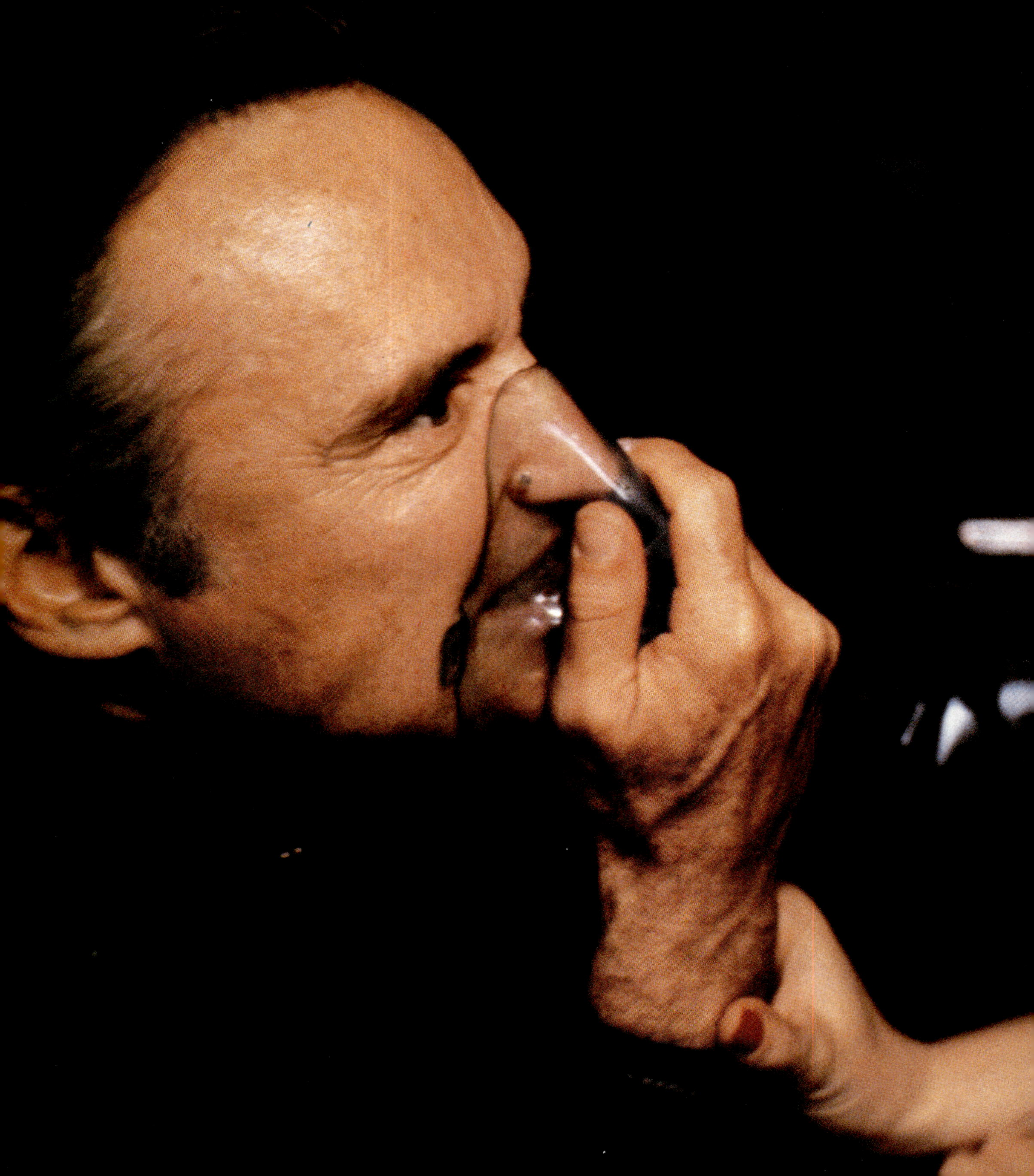

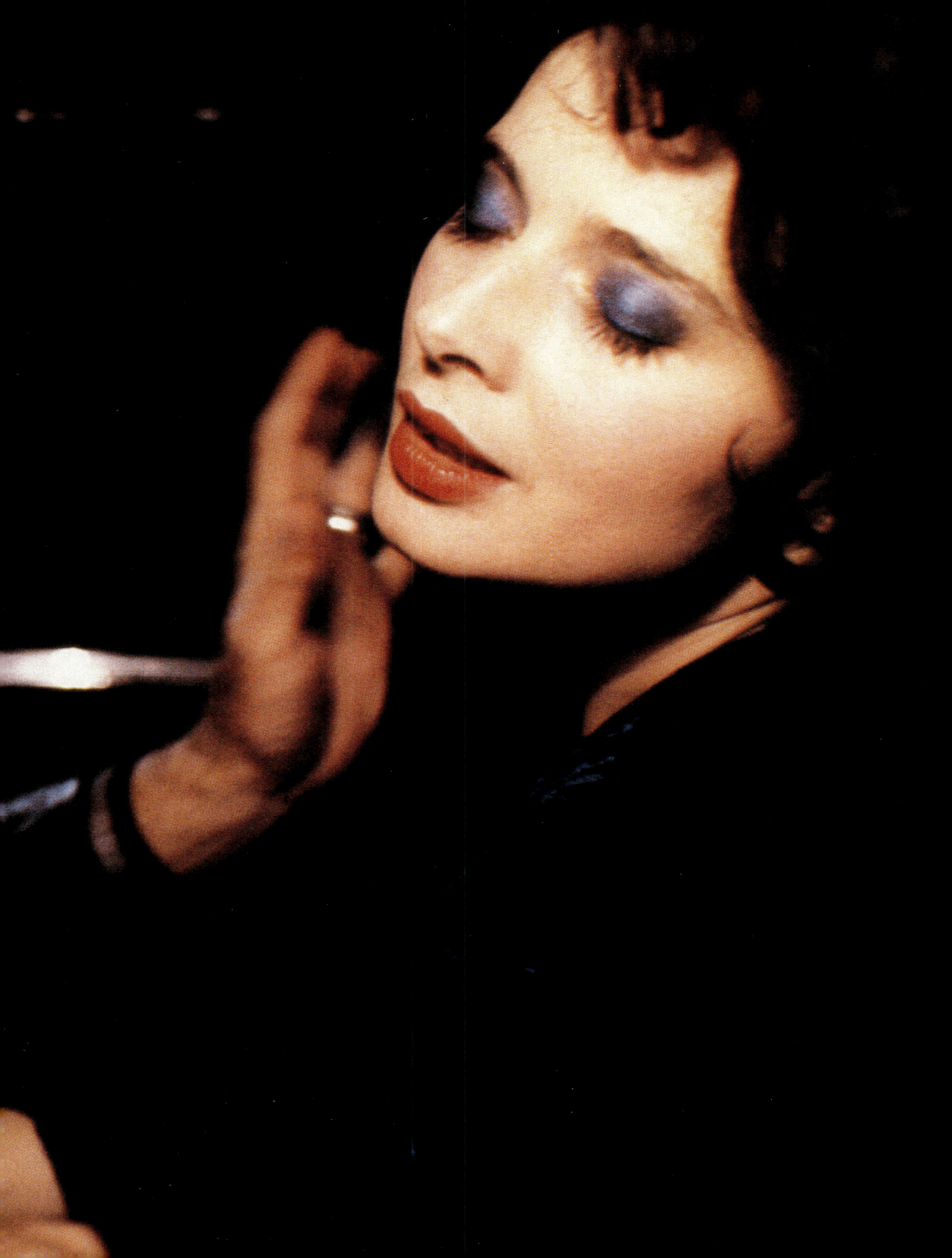

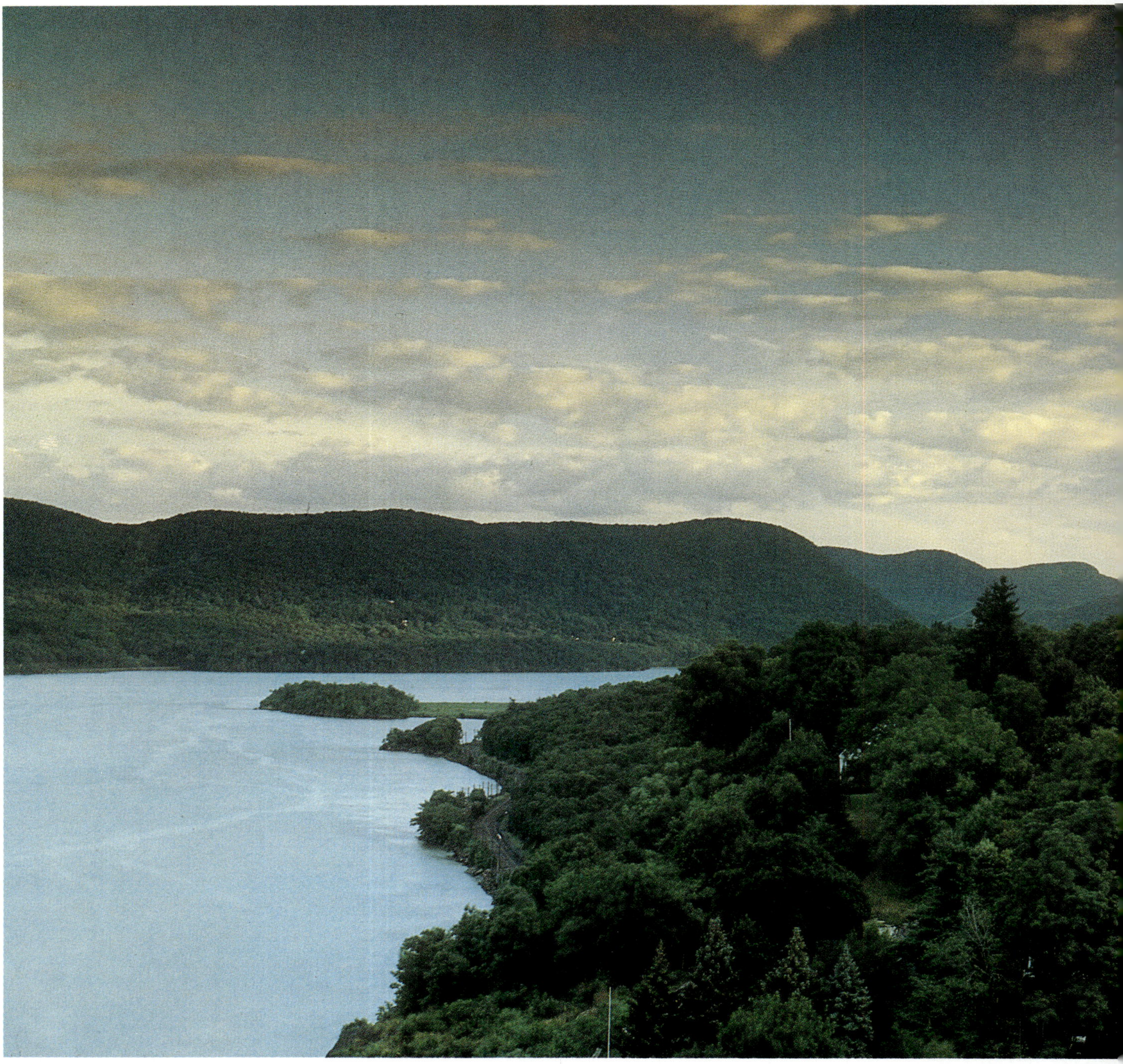

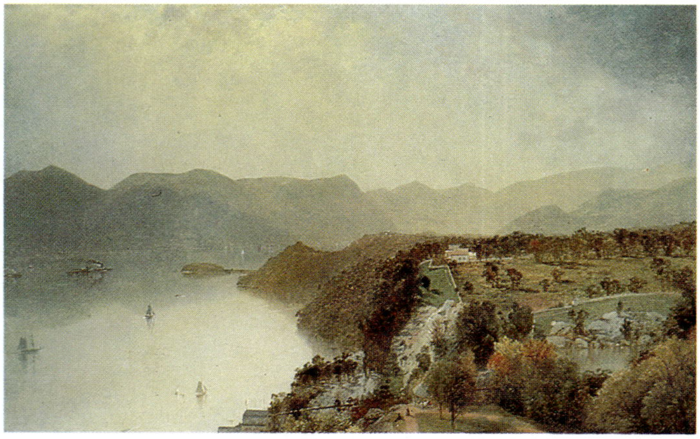

Auf der Suche nach Landschaft

Sie zogen, mit Pinsel und Palette, in die unberührte Natur, um zu verewigen, was sie „God's own country" nannten, das „Land, das Gott gehört", und das sich „Vereinigte Staaten von Amerika" nannte: jene jungen Maler aus New York, Patrioten und Naturschwärmer, die sich in der Gruppe „Hudson River School" zusammengefunden hatten. Eine große Ausstellung im „Museum of Modern Art" dokumentierte Anfang des Jahres, wie die Staaten aussahen, als sie noch

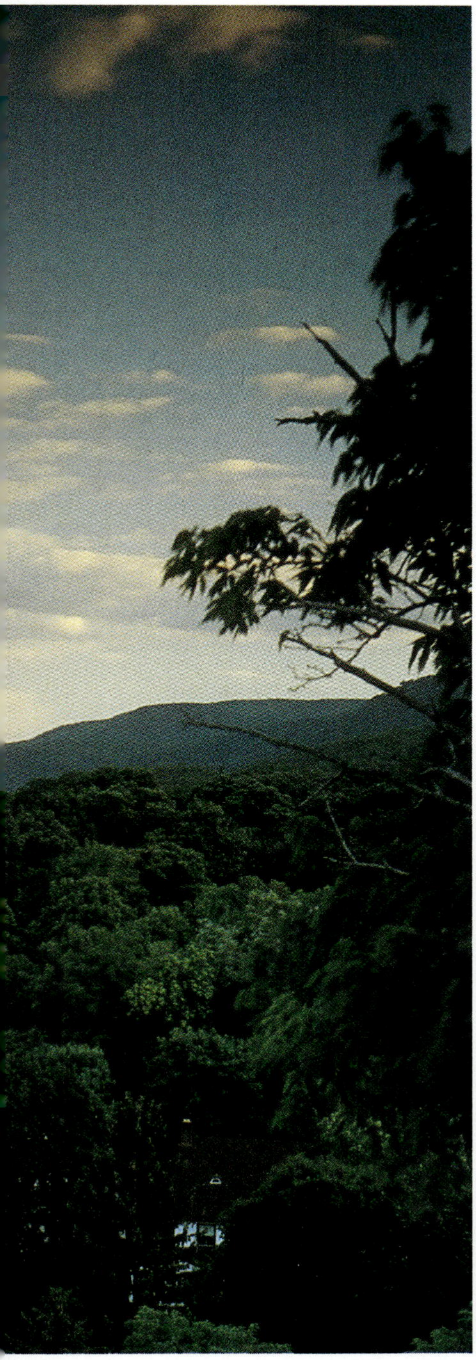

nicht von Highways und Shopping Areas zersiedelt waren: Die majestätische Biegung des Hudson River etwa, die John F. Kensett 1863 während des Bürgerkriegs auf die Leinwand brachte, oder „Die großen Bäume in Mariposa Grove, Californien“, die der deutschstämmige Albert Bierstadt verewigte. Der berühmte Landschaftsfotograf Denis Waugh zog für das LIFE-Magazin durchs Land und suchte mit der Kamera nach Motiven, die die Maler inspiriert haben könnten. Er fand tatsächlich noch unberührte Landschaften. Für manche Motive allerdings mußte er bis nach Peru reisen.

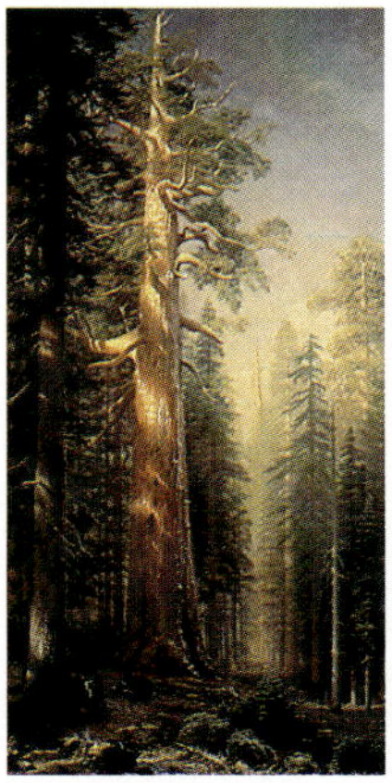

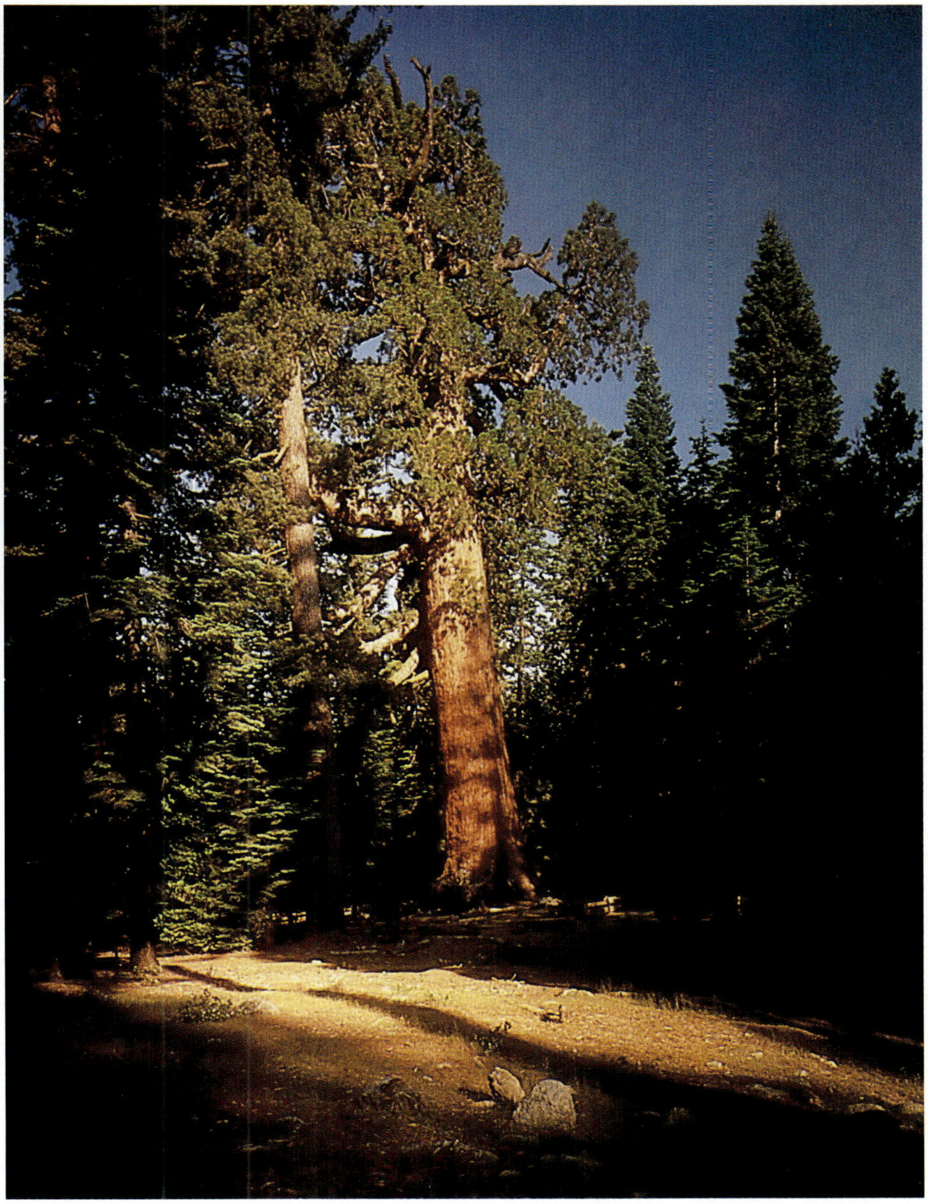

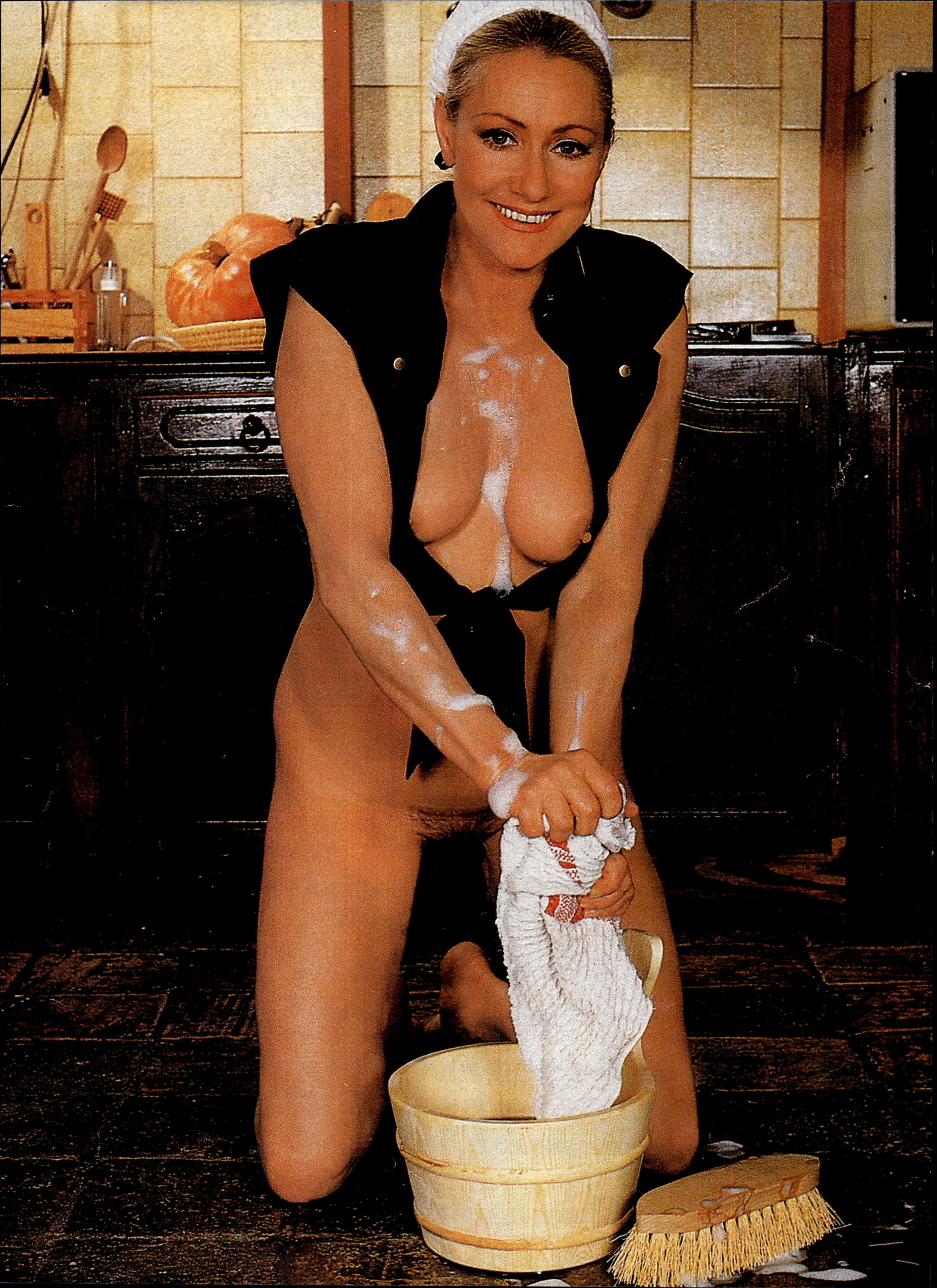

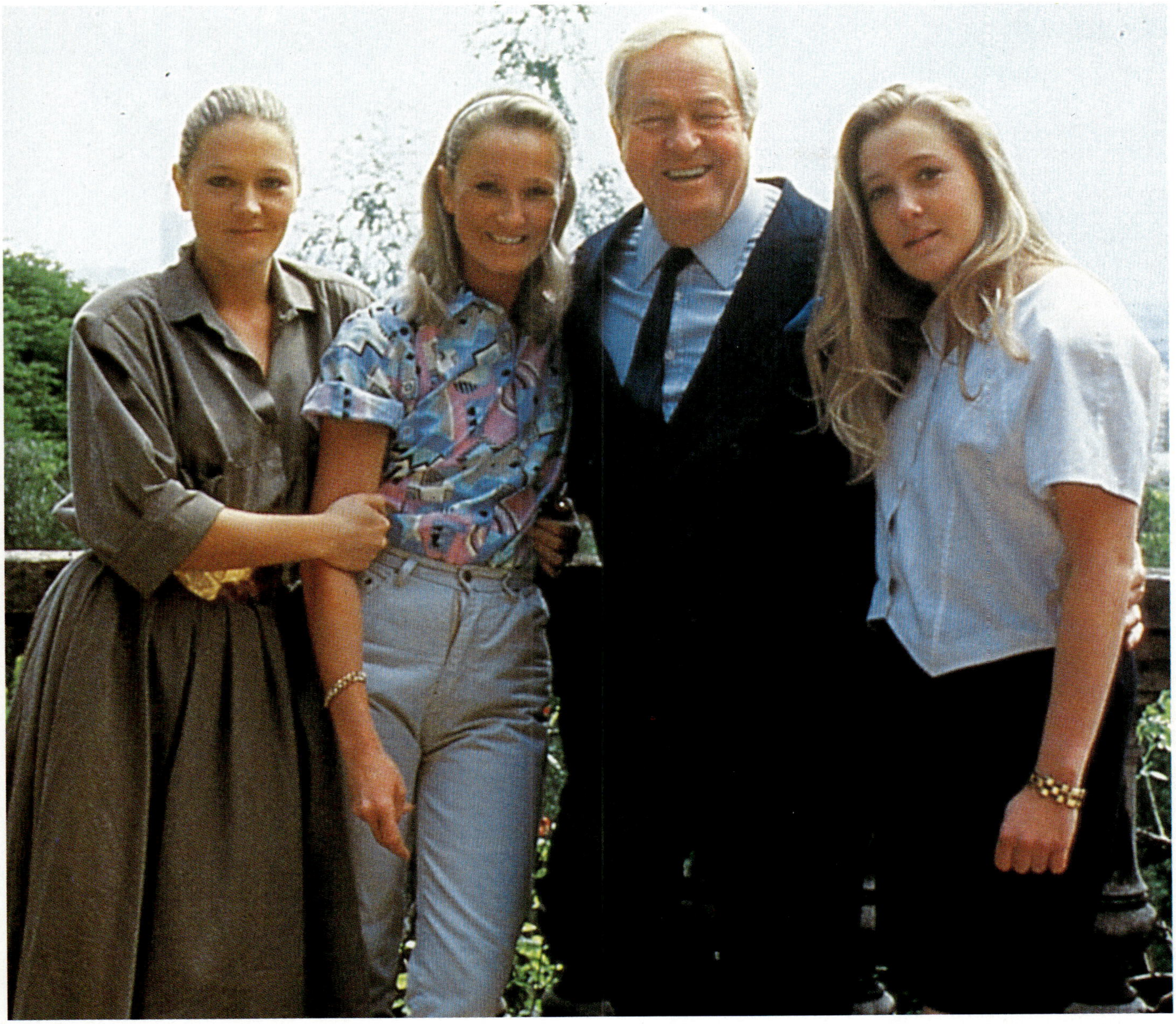

Statt seiner mit ihm in Scheidung lebenden Frau Pierrette Unterhalt zu zahlen, empfahl ihr Jean-Marie Le Pen im französischen „Playboy“: „Soll sie doch putzen gehen!“ Prompt wischte die Gattin ihrem Saubermann der Nation eins aus: Zur Gaudi der Franzosen ließ sich die 51jährige von demselben Herrenmagazin fast hüllenlos, aber mit Feudel und Schrubber ablichten. Angeblich für ein Honorar von 100 000 Mark. „Schockiert“ darüber, daß ihre Mutter nach 25 Ehejahren „als Playmate der Öffentlichkeit ihre Backen zeigte“, scharten sich die Töchter des rechtsradikalen Parteiführers, Marie-Caroline (27), Yann (23) und Marine (18), um ihren Vater.

„Kriegserklärung an die Dekadenz“

Noch zu Beginn der 80er Jahre war Jean-Marie Le Pen nahezu unbeachtet durch die französische Provinz getingelt. Inzwischen ist der Führer der rechtsradikalen „Nationalen Front“ zur Schlüsselfigur aufgestiegen, die den Ausgang der Präsidentenwahlen im kommenden Frühjahr entscheiden kann. Le Pens Kandidatur, die er als „Kriegserklärung an die Dekadenz“ ankündigte, bringt die regierenden Bürgerlichen in arge Bedrängnis. Denn nur mit den Stimmen seiner Wähler – über zehn Prozent – könnte ihr eigener Präsidentschaftsbewerber gewinnen. Bei Gaullisten und Liberalen entbrannte alsbald Streit darüber, ob sie die Parolen des populistischen Hetzers übernehmen sollten. Jeder vierte Franzose teilt laut Umfragen die Ansichten des ehemaligen Fallschirmjägers Le Pen, der gegen die Überfremdung durch arabische und afrikanische Einwanderer wettert und die Aids-Kranken in Ghettos isolieren möchte. „Ich sage ganz laut, was die Franzosen nur leise denken“, brüstet sich der 59jährige Hüne aus der Bretagne, dem das linke Auge bei einer Saalschlacht abhanden gekommen ist. Mit seiner Äußerung, die Judenvernichtung sei „nur ein Detail“ gewesen, provozierte Le Pen im September zwar einen Aufschrei der Empörung. Doch bei Meinungsumfragen danach stiegen seine Wahlchancen auf ihren höchsten Stand seit einem Jahr.

Natrium und Plutonium

Ein höllischer Stoff schießt hier an der Kameralinse vorbei: Natrium, ein weiches Metall, bei Zimmertemperatur mit einem Küchenmesser zu schneiden, doch oberhalb 98 Grad flüssig und ein ausgezeichneter Wärmeleiter. Zum Kühlen der Brennelemente wird es in manchen Atomkraftwerken denn auch sehr geschätzt. Doch mit dem gelben Metall ist nicht zu spaßen: Bei Kontakt mit Wasser oder Luft fängt es sofort Feuer. Entsprechend nervös reagierten die Franzosen, als im größten Brüter-Kraftwerk der Welt, dem „Superphénix“ in Creys-Malville, wochenlang Natrium versickerte, ohne eine Spur zu hinterlassen. Erst mit Hilfe eines Endoskops, das normalerweise in der Medizin gebräuchlich ist, konnte das winzige Leck im Lagertank für verbrauchte Brennelemente geortet werden. Die Kombination von 600 Tonnen Natrium und sechs Tonnen Plutonium macht diesen „Schnellen Brüter“ so brisant, daß der ähnlich konstruierte deutsche Versuchsreaktor Kalkar als Bau-Ruine endete. Die Franzosen dagegen glauben, das geballte Gefahrenpotential mit mehrfach gestaffelten Kühlkreisläufen unter Kontrolle halten zu können: Im ersten Kreislauf wird das Natrium zwar radioaktiv, kann aber mangels Kontakt mit Luft und Wasser nicht brennen. Im zweiten Kreislauf kommt Natrium zwar leicht mit Luft und Wasser in Kontakt, ist aber, falls es in Brand gerät, wenigstens nicht radioaktiv. Und über allem wacht eine eigene Werksfeuerwehr, die Grundregel Nummer eins verinnerlicht hat: Niemals mit Wasser löschen!

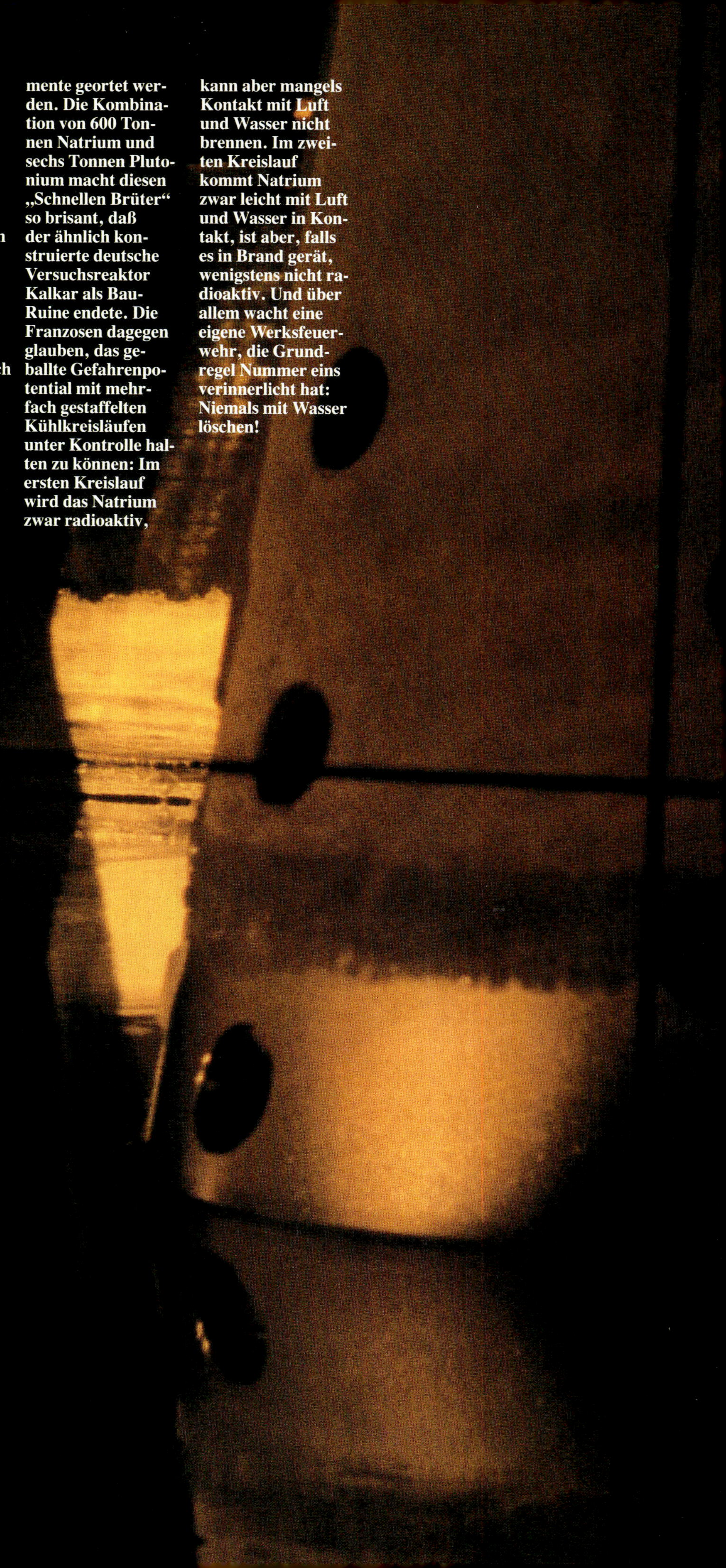

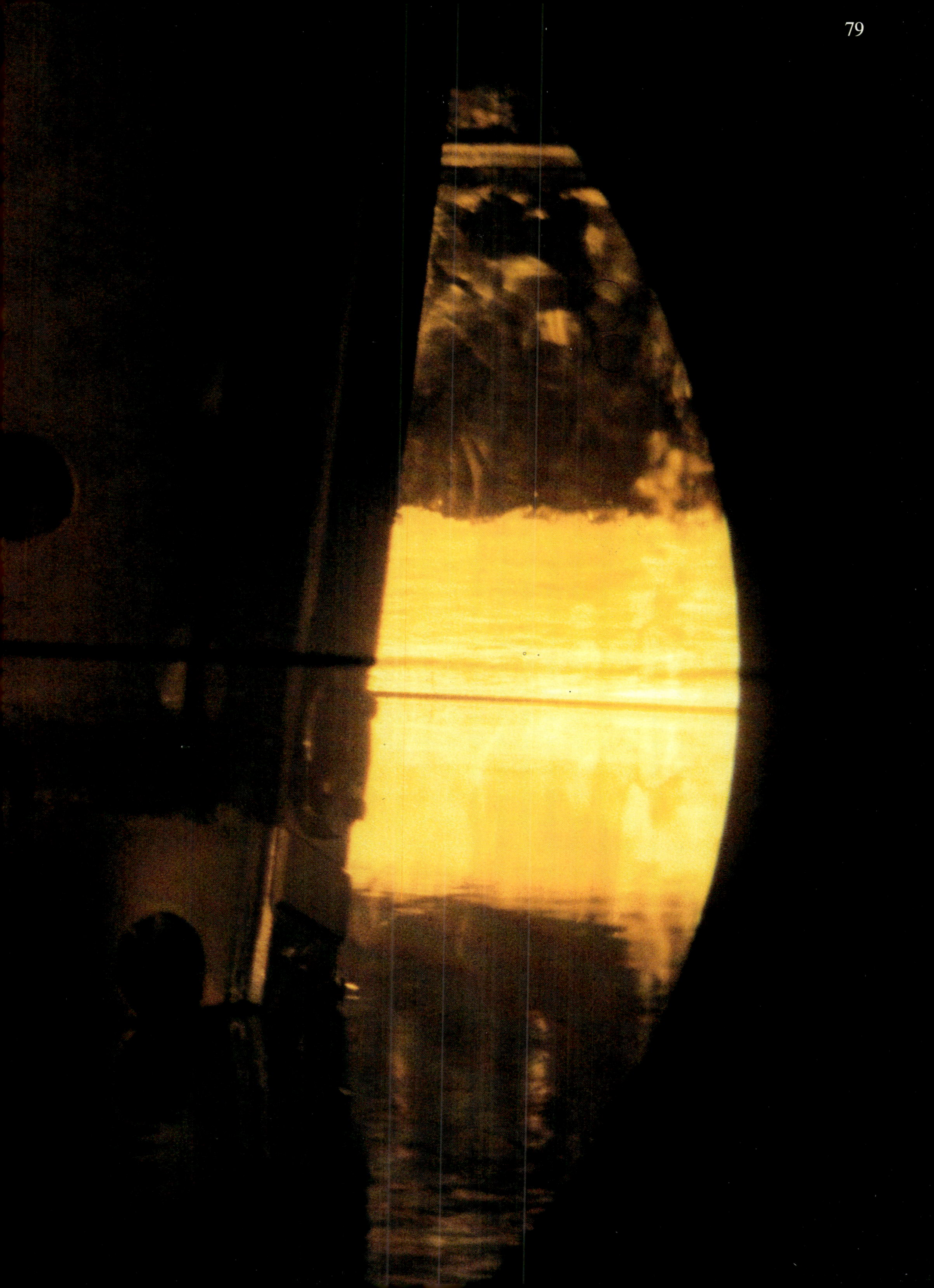

Der Mann mit den goldenen Füßen

Den „interessantesten, einfallsreichsten und elegantesten Tänzer unserer Zeit“ nannte ihn George Balanchine, und die jüngere Generation bejubelte seine einzigartige Kunst in den Fernsehretrospektiven der siebziger Jahre, als seine großen Filmerfolge aus den dreißiger Jahren wiederholt wurden.

Als die Amerikaner während der Weltwirtschaftskrise hungerten und darbten, schuf Astaire ihnen mit Tanzfilmen wie „Die lustige Scheidung“ und „Ich tanze mich in dein Herz hinein“, mit „Swing Time“ und „Shall we Dance“ eine schöne bessere Welt, in der er sich mit unnachahmlicher Eleganz an seine Partnerin Ginger Rogers herantanzte und sie schließlich eroberte – eine Welt der Luftschlösser und des schwebenden Glücks. Er sang dazu, obwohl nur mit dünner Stimme ausgestattet, Schlager von Cole Porter und George Gershwin, die bald ganz Amerika nachsummte. Seine Partnerinnen auf der Leinwand waren die ersten Damen Hollywoods: Cyd Charisse, Dolores del Rio, Eleanor Powell, Rita Hayworth und Paulette Goddard, Judy Garland und Leslie Caron.

Begonnen hatte alles mit zwei Kinderstars – Fred Austerlitz und seine Schwester Adele wurden von ihren Eltern schon als Fünfjährige zur Ballettschule geschickt und waren bald so berühmt, daß sie als „Sensations-Kindertanzpaar“ New York eroberten. Als Adele 1932 einen irischen Lord heiratete, zerbrach die Bühnengemeinschaft – und Fred mußte sich als Solist durchsetzen. Jetzt begann seine große Filmzeit, und als er in Ginger Rogers die ideale Tanzpartnerin fand, war das Traumpaar der dreißiger Jahre geboren. Nach dem Zweiten Weltkrieg folgten Filme wie „Let's Dance“, „Königliche Hochzeit“ und schließlich „Daddy Langbein“, sein wohl bekanntestes Tanz-Werk. Am 22. Juni starb Fred Astaire 88jährig in Hollywood.

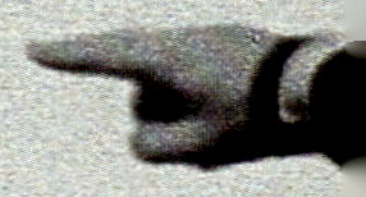

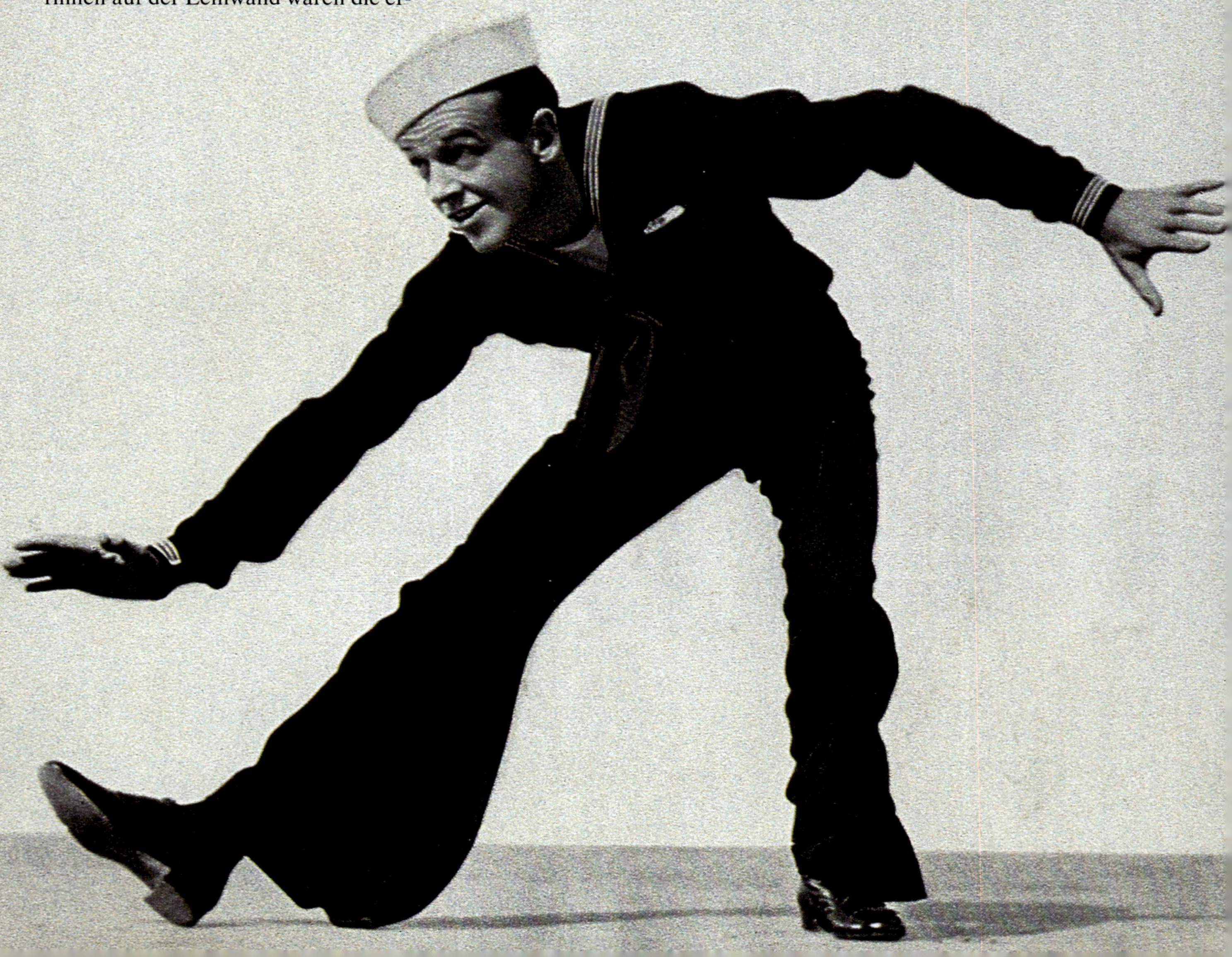

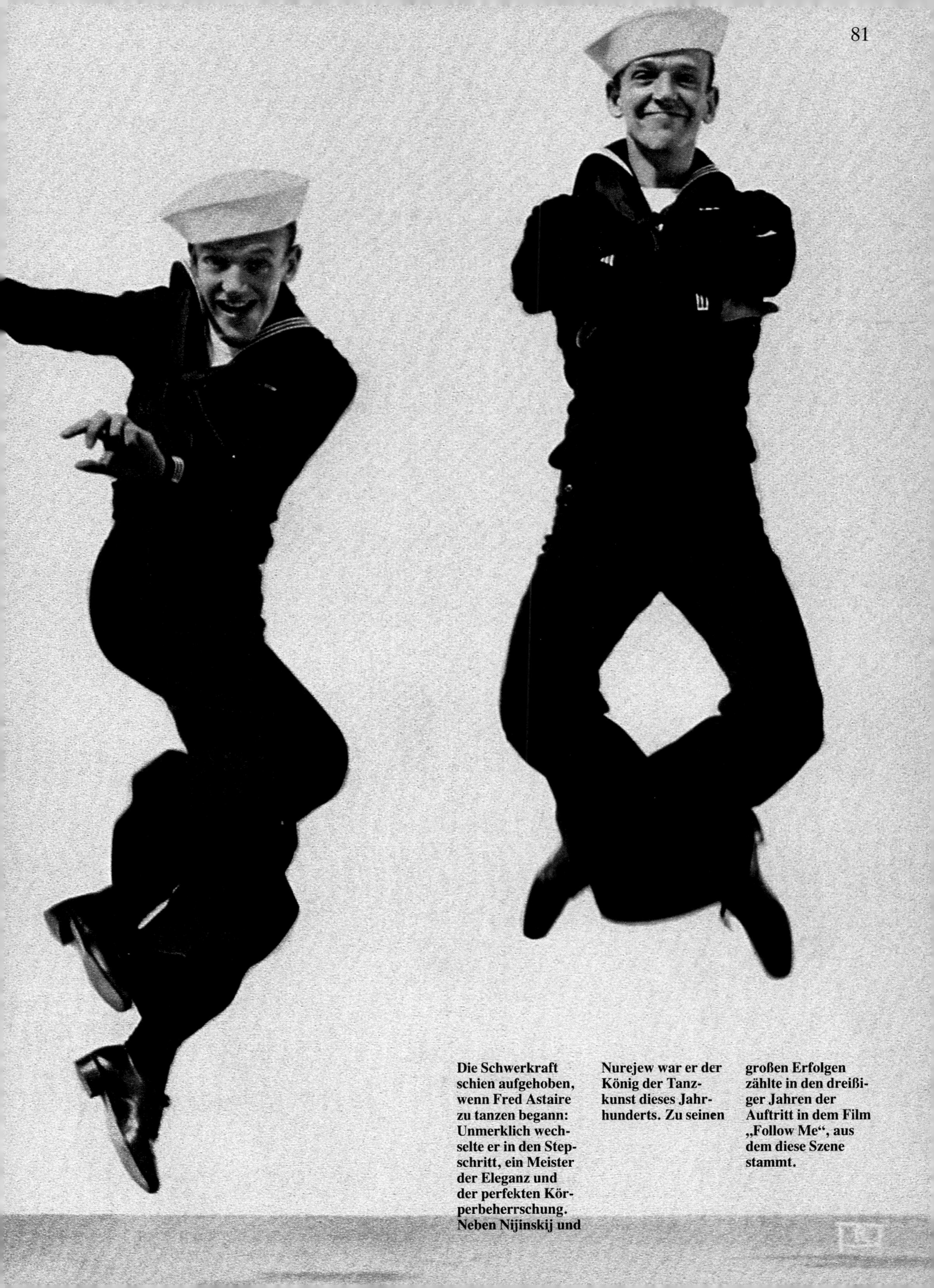

Die Schwerkraft schien aufgehoben, wenn Fred Astaire zu tanzen begann: Unmerklich wechselte er in den Stepschritt, ein Meister der Eleganz und der perfekten Körperbeherrschung. Neben Nijinskij und Nurejew war er der König der Tanzkunst dieses Jahrhunderts. Zu seinen großen Erfolgen zählte in den dreißiger Jahren der Auftritt in dem Film „Follow Me“, aus dem diese Szene stammt.

Selbstmord in Spandau

17. August 1987: Im Kriegsverbrecher-Gefängnis Berlin-Spandau stirbt im Alter von 93 Jahren Hitlers langjähriger Stellvertreter Rudolf Heß, von dem auf diesem Foto sein Sohn Wolf Rüdiger Heß Abschied nimmt. Als NSDAP-Mitglied Nr. 16 gehörte Rudolf Heß seit dem Münchner Putschversuch von 1923 zu den engsten Vertrauten Hitlers und von 1933 an zu den Hauptverantwortlichen nationalsozialistischer Verbrechen wie der Judenverfolgung und dem Angriff auf Polen, durch den der Zweite Weltkrieg ausgelöst wurde. 1941 stürzte Heß bei einem heimlichen Flug mit einem Jagdflugzeug über Schottland ab, wo er dem Herzog Douglas of Hamilton Friedensverhandlungen anbieten wollte, um der kurz vor dem Überfall auf die Sowjetunion stehenden deutschen Wehrmacht im Westen den Rücken freizuhalten. Während die Briten ihn in Haft nahmen, ließ Hitler seinen Stellvertreter für verrückt erklären. Heß selbst aber hielt dem „Führer" über dessen Tod hinaus die Treue. Als unverbesserlicher Nazi, der nichts bereuen mochte, saß er 1945 bei den Nürnberger Kriegsverbrecherprozessen neben anderen führenden Nazis auf der Anklagebank. Die Alliierten verurteilten ihn wegen der „Planung, Vorbereitung und Einleitung eines Angriffskrieges" zu lebenslanger Haft. Dort starb der Greis durch eigene Hand – bei dem Versuch, sich mit einem Elektrokabel zu strangulieren.

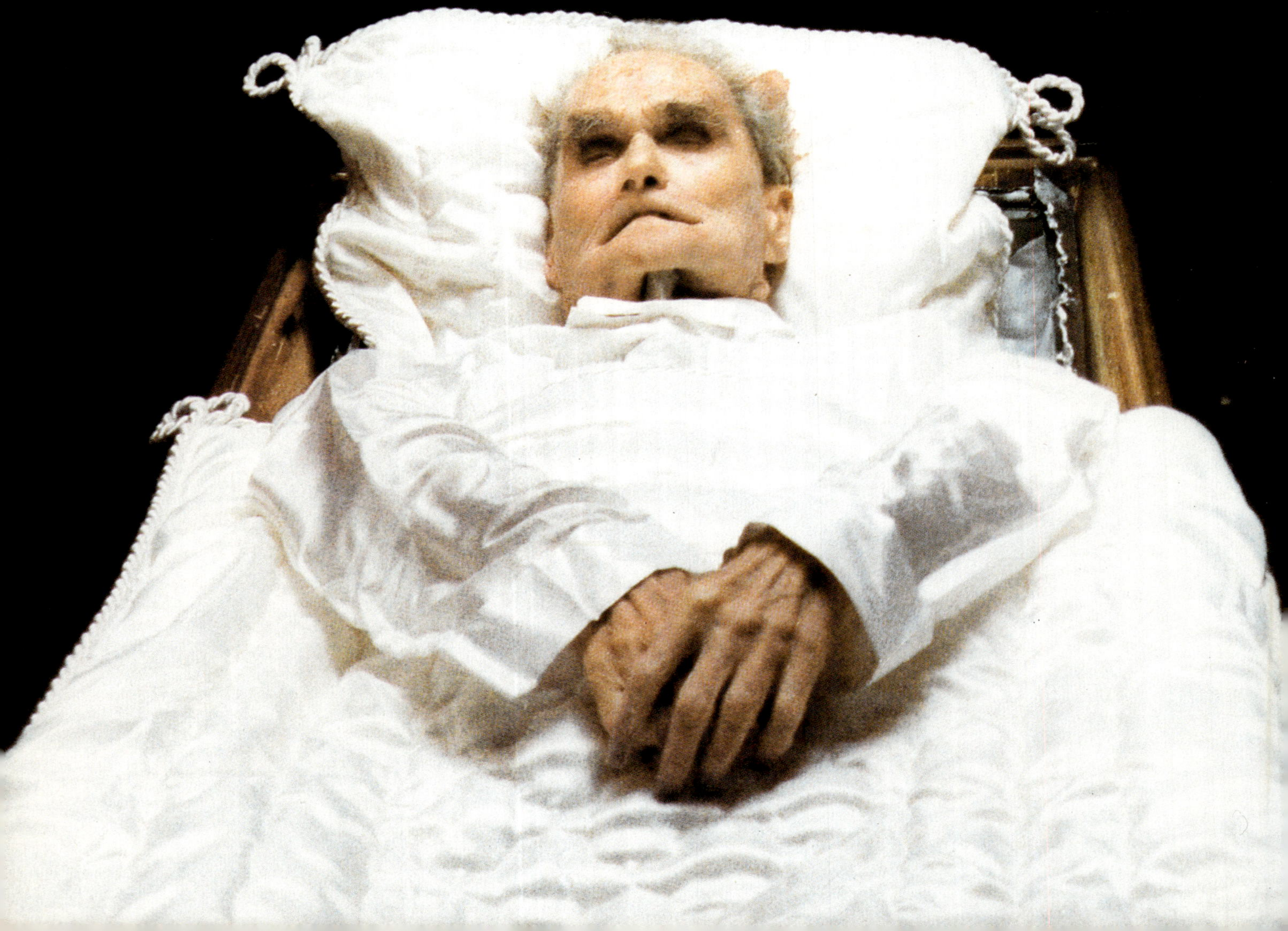

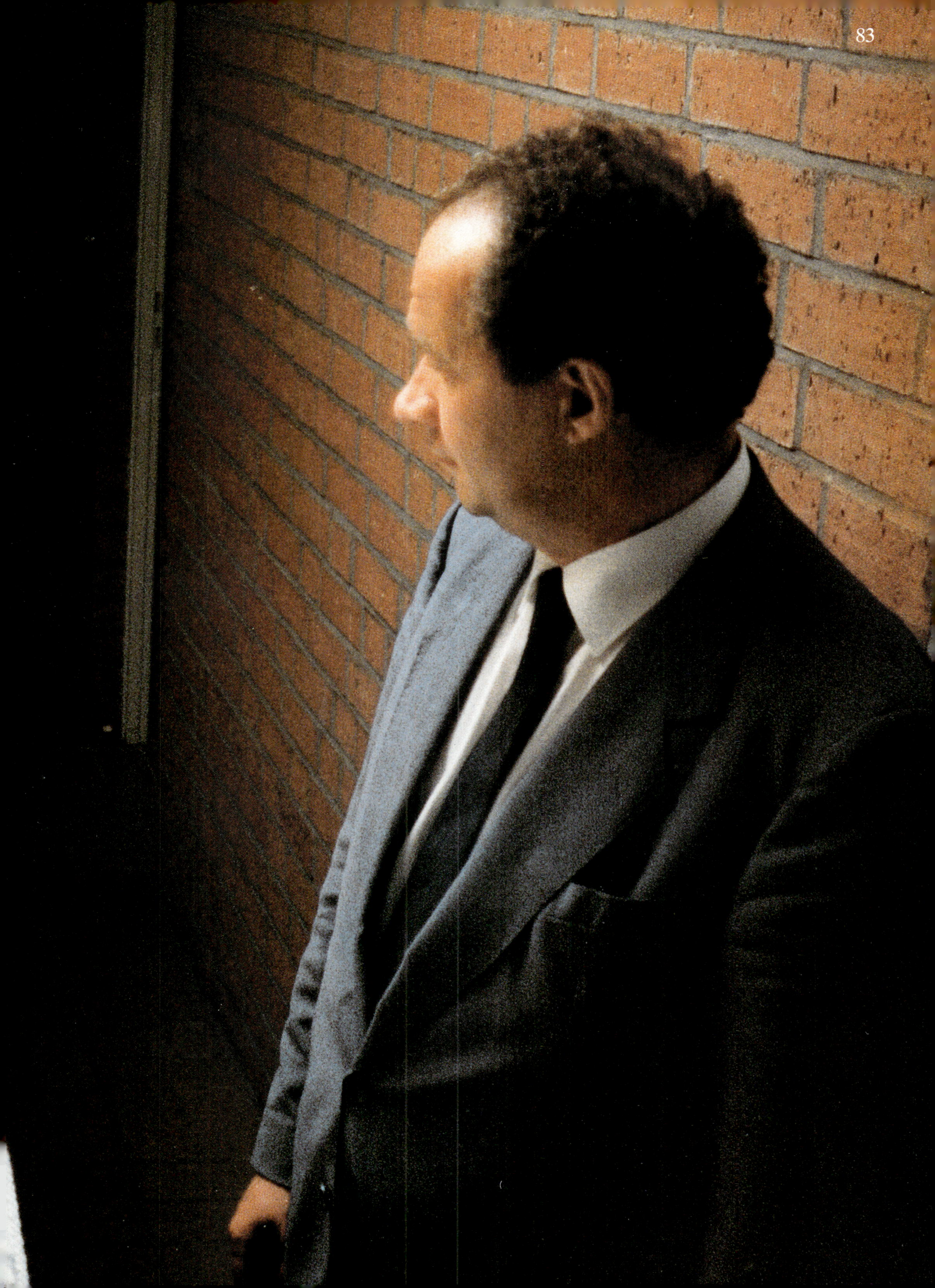

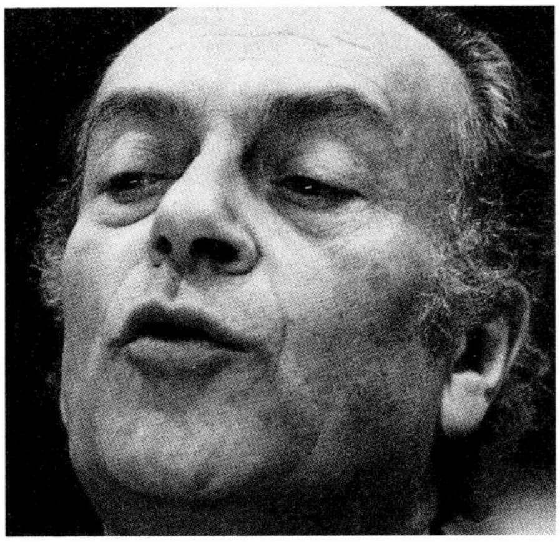

Renato Guttuso

Eine typisch italienische Karriere: Der auf Sizilien geborene Sohn eines Landvermessers schloß sich während des Mussolini-Regimes den Kommunisten an, machte mit einer unorthodoxen „Kreuzigung“ (1941) Skandal, nahm nach 1945 mit Zeichnungen („Gott mit uns“) sozialkritisch-realistisch Partei, war unter den Gründern der „Fronte Nuove delle Arti“, wurde Mitglied der KPI und, als Senator, reich genug fürs Leben in Palästen. Im Alter malte er Stilleben, Akte, Finster-Symbolisches. Er starb am 18. Januar mit 75 Jahren an Lungenkrebs.

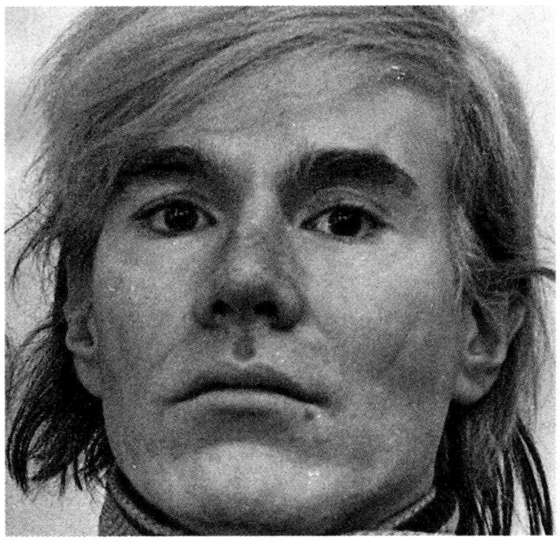

Andy Warhol

Als Anti-Künstler und durch die „Reproduktion des Alltäglichen“ wurde der 1930 (oder schon 1928?) in Philadelphia geborene Werbe-Graphiker berühmt: Schon 1962 war die „Campbell-Suppendose“, jahrelang seine Hauptnahrung, 60000 Dollar wert. In seiner Kunst-Kommune, der „Factory“, entstanden Siebdrucke, Ölbilder, Happenings und Filme wie „Kiss“, „Etat“ und „Sleep“, durch die die Underground-Ästhetik gesellschaftlich chic und das Außenseitertum („Chelsea Girls“) Mode wurde. Er starb am 22. Januar nach einer Gallenblasenoperation.

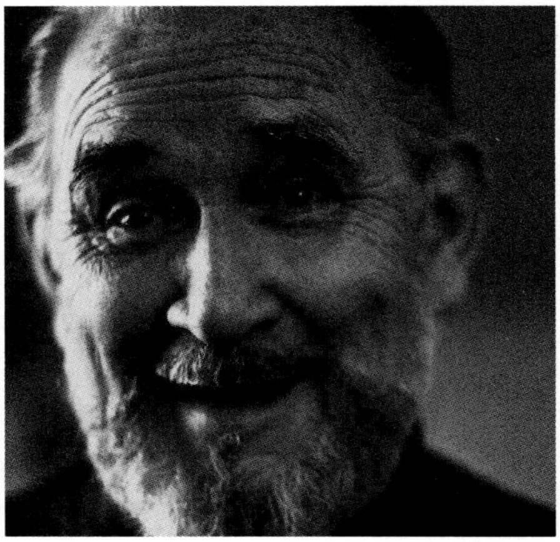

Gustav Knuth

Nach der Schauspieler-Ausbildung in Braunschweig riß der Schlosserlehrling von zu Hause aus, spielte in Heidelberg und Harburg, Basel und Hamburg, schließlich in Berlin. Er war Komiker und Kauz, Charakterdarsteller und Kraftkerl und hatte immer ein „Lächeln im Knopfloch“ (Titel seiner Autobiographie). Nach dem Krieg füllte er, als Tierarzt oder Artisten-Vater, mit diesem Lachen den Bildschirm. Er war, mit Witz, Wucht und Würde, Volksschauspieler. Am 1. Februar starb er mit 85 Jahren in Zürich.

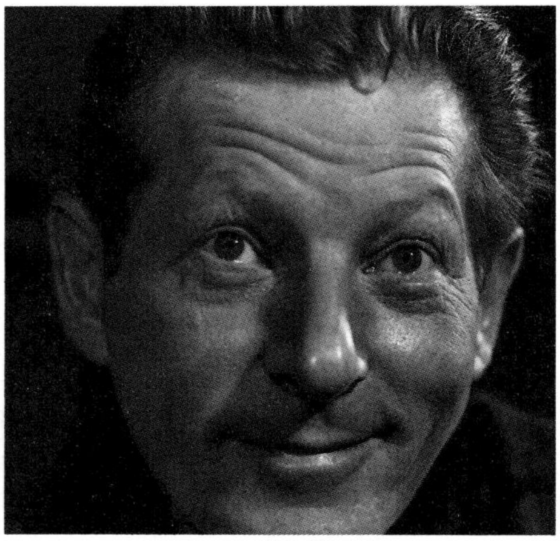

Danny Kaye

Der Sohn russisch-jüdischer Einwanderer arbeitete in den USA als Handlanger, Kellner, Laufbursche, Versicherungsagent, versuchte sich als Varieté-Künstler und Vaudeville-Darsteller, bekam durch seine spätere Frau Sylvia Fine seine erste Filmchance und setzte sich erst nach zwanzig Anläufen als „Der Hofnarr“ (1956) durch. Fortan spielte der ernsthafte Komiker mit virtuoser Mimik und Prestissimo-Parlando heiter-melancholische Rollen. Als Unicef-Botschafter sorgte er sich um die Kinder der Ärmsten. Er starb am 3. März mit 74 Jahren.

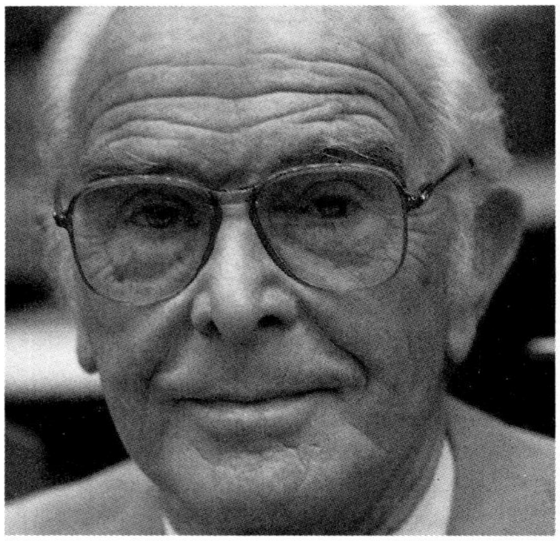

Bernhard Grzimek

Durch den „Platz für Tiere“, den er auf dem Bildschirm und in den Herzen der Zuschauer erkämpfte, wurde der Schlesier eine Institution. Der promovierte Veterinär-Mediziner bekämpfte als Regierungsrat Geflügel- und Rindererkrankungen, baute nach dem Krieg den Frankfurter Zoo wieder auf, unternahm weltweite Forschungsreisen, gab eine Enzyklopädie des Tierreichs heraus und war einer der bedeutendsten Vorkämpfer des Tier- und Naturschutzes – nicht zuletzt durch seine Filme und TV-Sendungen. Er starb am 13. März mit 77 Jahren.

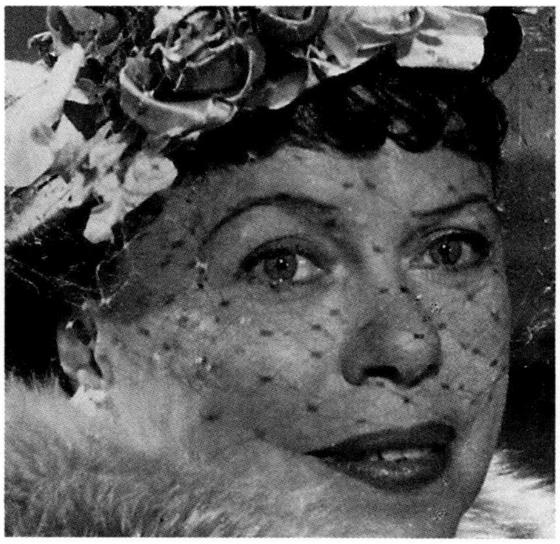

Berta Drews

Mit ihrem Mann Heinrich George hat Max Beckmann die gebürtige Berlinerin gemalt, die zunächst Gesang studierte und dann an Max Reinhardts Schauspielschule wechselte. Über Stuttgart (1925-26) und die Münchner Kammerspiele (bis 1930) kam sie nach Berlin, war Hans Albers Partnerin in „Liliom“, gehörte zu Georges Ensemble am Schillertheater und begann nach dem Krieg ihr „drittes Leben“ im Ensemble der Barlog, Stroux, Lietzau, Gobert und Sasse. Sie spielte die herben, wilden, leidenschaftlichen Frauen. Die Mutter Götz Georges starb, 85 Jahre alt, am 10. April in Berlin.

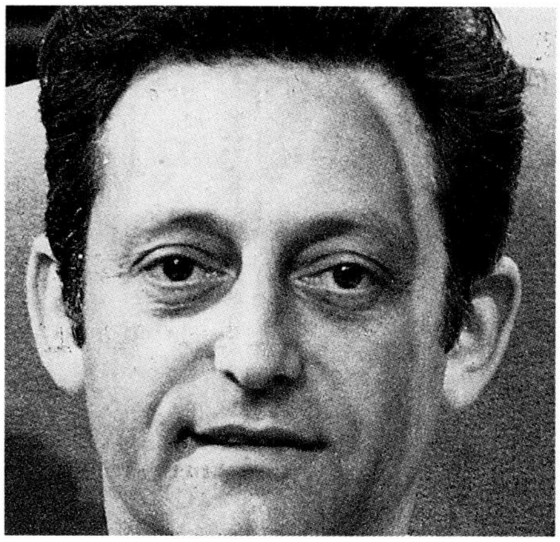

Hans Rosenthal

Er hat „Zwei Leben in Deutschland“ geführt – erst als Opfer der Nazis, die seine Familie mordeten, dann als Liebling der Fernsehnation, die ihn vertraulich „Hänschen“ nannte und „Spitze“ fand. Mit ihr spielte er, herzlich und unangreifbar nett, seine harmlosen Ratespiele und hatte Erfolg als „Triumphator des Normalen“, als Mann ohne Ecken und Kanten in der Scheinwelt von Güte, Harmonie und immerwährender Lustigkeit. 150mal hat der rastlose Arbeiter „Dalli Dalli“ gemacht. Am 10. Februar starb er mit 61 Jahren an Krebs.

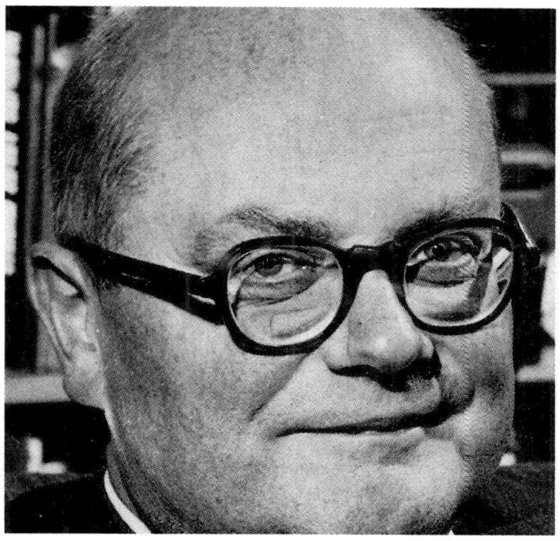

Hugh C. Greene

Goebbels Propaganda-Rundfunk konterkarierte der Bruder des Schriftstellers Graham Greene mit verläßlichen Nachrichten und Kommentaren: „Hier spricht London“. Nach dem Krieg wurde der 1939 von Hitler – als erster Journalist – Ausgewiesene „Chief Controller“ und dann Leiter des Nordwestdeutschen Rundfunks. 1958 übernahm er in der BBC die Leitung aller Nachrichtenabteilungen, 1960 stieg er auf zum Chef der BBC.
Er starb am 19. Februar mit 76 Jahren in London.

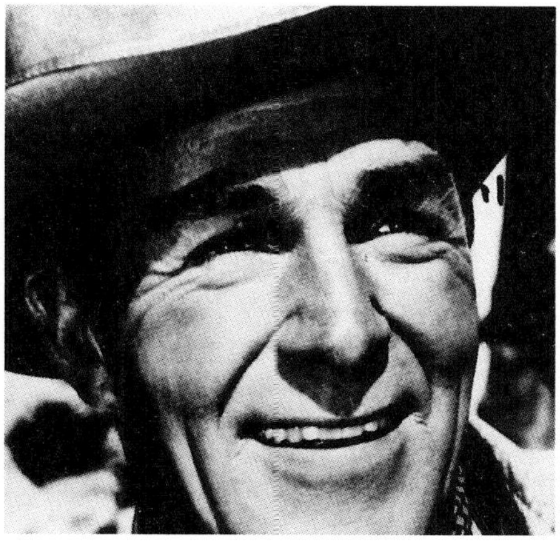

Randolph Scott

Der Mann aus Virginia, groß und hager und schweigsam, war Jesse James und, in seinem Durchbruchserfolg „Frontier Marshall“ (1939), Wyatt Earp: der gute Held des Western. Er spielte die einsamen Reiter, die Außenseiter, die melancholischen Helden in „Virginia City“, „Western Union“, „Santa Fé“ und „Ride Lonesome“ unter der Regie von Fritz Lang und, vor allem, Bud Boetticher. In Sam Pekkinpahs „Ride the High Country“, dem schönsten, traurigsten Abgesang auf das Genre, spielte er einen Gun-Man, der kaum noch schießen kann und doch . . .
Er starb am 2. März mit 84 Jahren in Los Angeles.

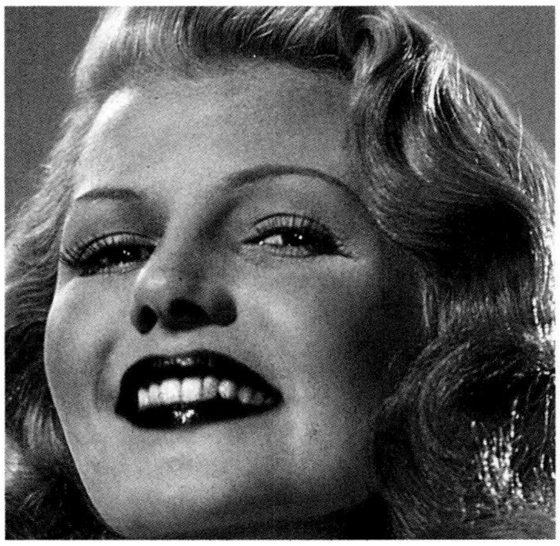

Rita Hayworth

Die Filmschönheit begann als rothaariges Revuegirl und wurde von Marktforschern und Stylisten Hollywoods zum Vamp der vierziger Jahre gemacht. Als „Gilda“ (1946) zog sie vor dem Biedermann Glenn Ford den schwarzen Handschuh aus und damit vor der Phantasie jener Jahre alles. Sie war „Cover Girl“ neben Gene Kelly, spielte neben Fred Astaire in „You'll Never Get Rich“ und in „The Lady from Shanghai“ neben ihrem Ehemann Orson Welles. Sie starb am 15. Mai mit 68 Jahren an der Alzheimerschen Krankheit.

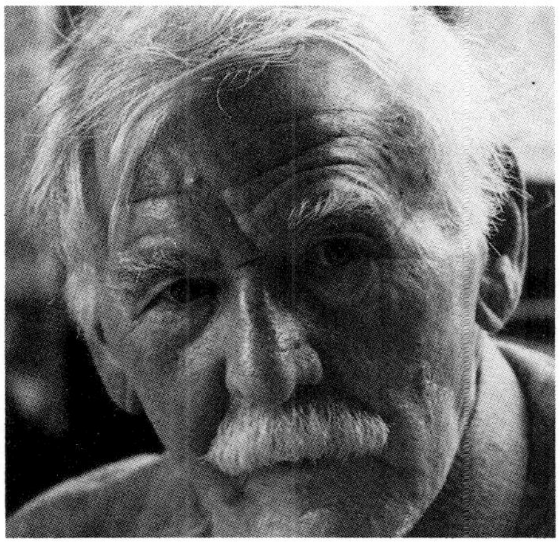

Attila Hörbiger

Der Sohn eines Eisenbahn-Ingenieurs wurde in Budapest geboren, wuchs auf in Wien, brach nach dem Krieg das Studium der Landwirtschaft ab, lernte den Schauspieler-Beruf in Berlin, schaffte früh den Sprung an das Theater in der Josefstadt, spielte Naturburschen und Mizzi-Verführer, stand jahrelang im Schatten seines Bruders Paul und trat dann, an der „Burg“, als Charakter- und Klassiker-Schauspieler hervor: als Tellheim und Jedermann, als Nathan und Lumpazivagabundus, als Schnitzler- und O'Neill-Darsteller.
Er starb mit 91 Jahren am 27. Mai in Wien.

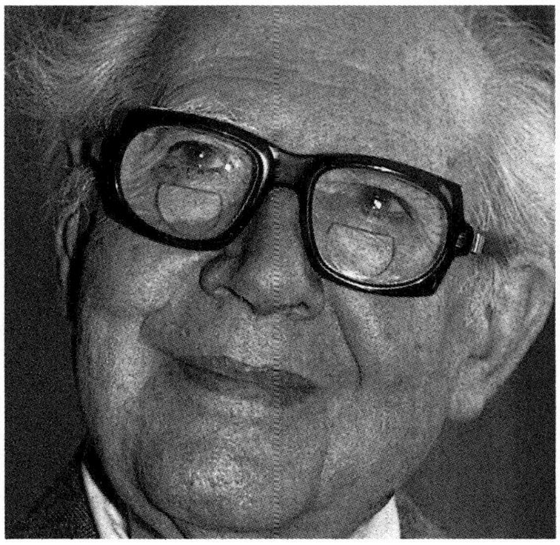

Andrés Segovia

Sein Ziel war es, „die Gitarre vom Flamenco, vom Wein und den Frauen“ zu erlösen und sie als Instrument für ernsthafte Musik zu emanzipieren. Der Autodidakt aus Linares transkribierte Klassiker wie Bach, Haydn und Mozart, inspirierte Zeitgenossen wie Rousel, Villa-Lobos, de Falla, Turina und wurde, weltweit als „Apostel der Gitarre“ berühmt, neben zahllosen anderen Ehrungen mit dem Ernst-von-Siemens-Preis geehrt. Er starb am 2. Juni mit 94 Jahren in Madrid.

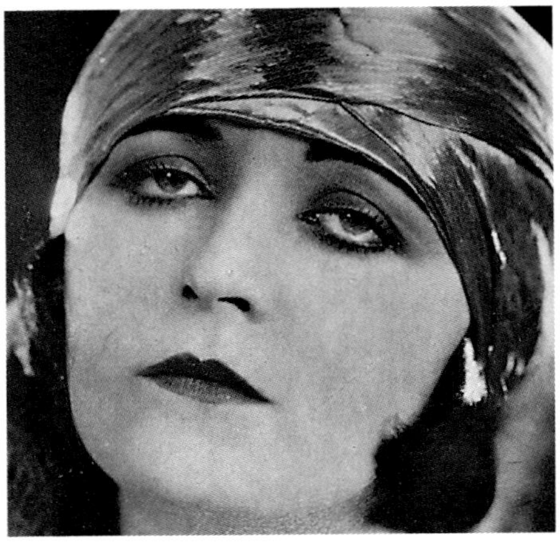

Pola Negri

Die Zigeunertochter ungewissen Jahrgangs (1894 oder 1897) begann als Ballett-Elevin und Schauspielerin in Warschau, drehte 1914 den Stummfilm „Sklaven der Sinne", ließ sich 1916 von Max Reinhardt nach Berlin holen und von Ernst Lubitsch als „Carmen" und „Madame Dubarry" zum Vamp der Epoche stilisieren. Auch in Hollywood spielte sie seit 1922 in über 20 Filmen und in einem Privatleben mit Chaplin und Valentino die „Femme fatale". Die Urahnin aller Vamps, die von Hitler bewundert und protegiert wurde, starb am 1. August mit 90 (oder 93) Jahren an einem Gehirntumor.

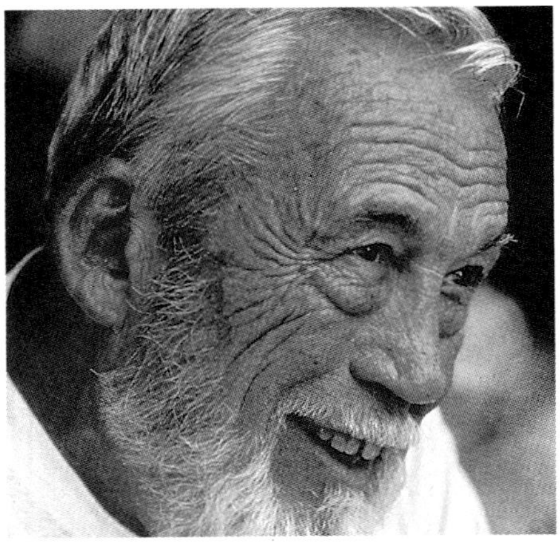

John Huston

Mit 15 wurde er Boxer, mit 18 studierte er Malerei, mit 19 ritt er in der mexikanischen Kavallerie und führte ein Vagabundenleben so voller Abenteuer und Action, wie es seine Filme waren. Mit „Die Spur des Falken" (1941) schuf er das Meisterwerk der „série noire". Es war die erste seiner Allegorien „über die Bedingung der menschlichen Existenz". „Der Schatz der Sierra Madre", „African Queen", „Key Largo", „Moulin Rouge", „Moby Dick" des Regie-Genies Huston sind ebenso unvergeßlich wie das zerklüftete Titanengesicht des Schauspielers, der am 28. August mit 81 Jahren an Krebs starb.

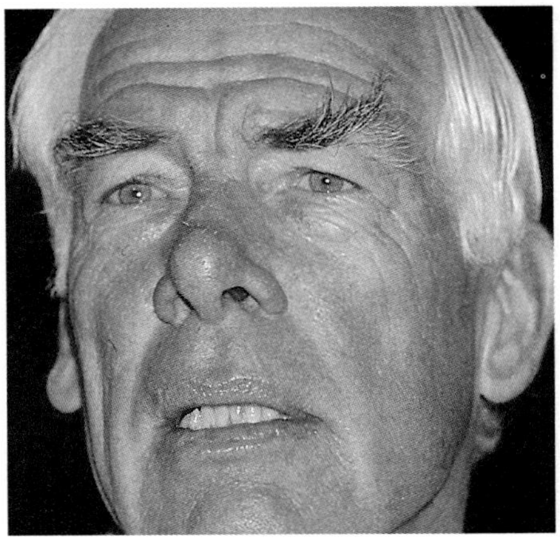

Lee Marvin

Er spielte nicht: Er war der Sadist, der in Fritz Langs „Big Heat" das Gesicht Gloria Swansons verbrühte, in Don Siegels „Der Tod eines Killers" den Weg ohne Wiederkehr ging, als Liberty Valance das Recht brach und dessen Anwalt geißelte, als Walker in „Point Blank" tötend durch eine Welt der Erpressung und des Mordes zog. Der harte Bursche des Kinos und eines whiskeyreichen Lebens starb am 29. August mit 63 Jahren nach einer Herzattacke.

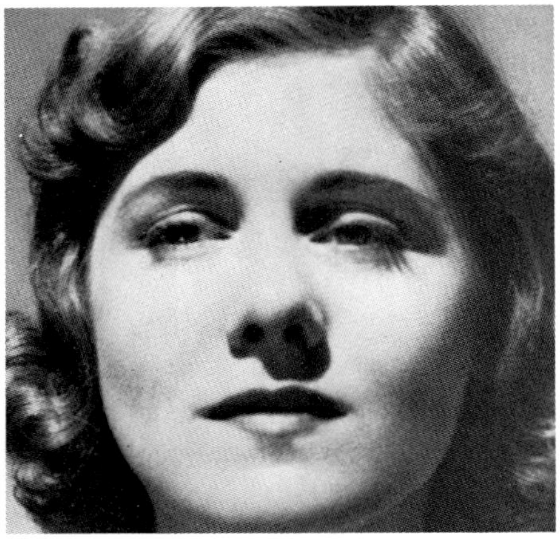

Clare Booth Luce

Sie war die amerikanische Karriere-Frau schlechthin. Mit 30 Jahren arbeitete die Frau des „Time"-Verlegers Henry Luce als Chefredakteurin für das Zeitgeist-Blatt „Vanity Fair", dann als erfolgreiche Reporterin für „Life". Sie schrieb Bühnenstücke, zog mit 40 ins Repräsentantenhaus ein, erwies sich als ernstzunehmende Gegnerin des Demokraten Roosevelt und ging 1953 in der Eisenhower-Ära als Botschafterin nach Rom. Sie starb am 9. Oktober mit 84 Jahren in New York an Krebs.

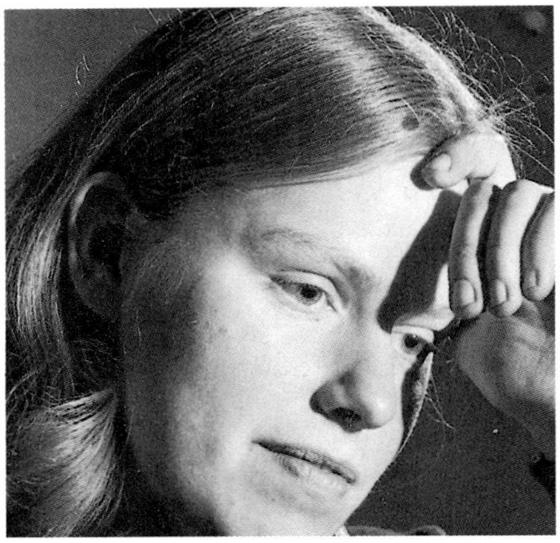

Jacqueline du Pré

Mit 16 debütierte die Meisterschülerin des großen Russen Rostropowitsch in London, und bald schon eroberte die große, schlanke, vitale Blondine die Konzertsäle der Welt. Größte Erfolge hatte sie als Partnerin des israelischen Pianisten Daniel Barenboim, mit dem sie seit 1967 verheiratet war. 1971 mußte sie ein Konzert abbrechen, weil ihre Hände versagten. Fortschreitende Multiple Sklerose fesselte sie an den Rollstuhl. Dennoch versuchte sie, als Lehrerin zu arbeiten. Sie starb am 19. Oktober mit 42 Jahren in London.

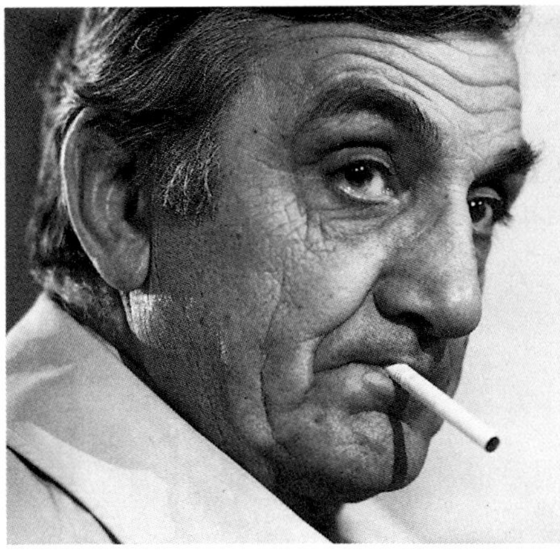

Lino Ventura

Der gebürtige Italiener Lino Ventura jobbte als Reitknecht und Catcher, bevor er, mit 35, von dem Regisseur Jacques Bekker zum Film geholt wurde. Schon durch den ersten – „Wenn es Nacht wird in Paris" (1954) neben seinem Förderer Jean Gabin – wurde er berühmt. In Meisterwerken wie „Der zweite Atem", „Fahrstuhl zum Schafott", „Die Macht und der Preis" hat er Gangster, Bullen, Außenseiter und Einsame verkörpert. Als Vater eines behinderten Kindes widmete er sich einem von ihm mitgegründeten Hilfswerk. Er starb, 68jährig, am 22. Oktober.

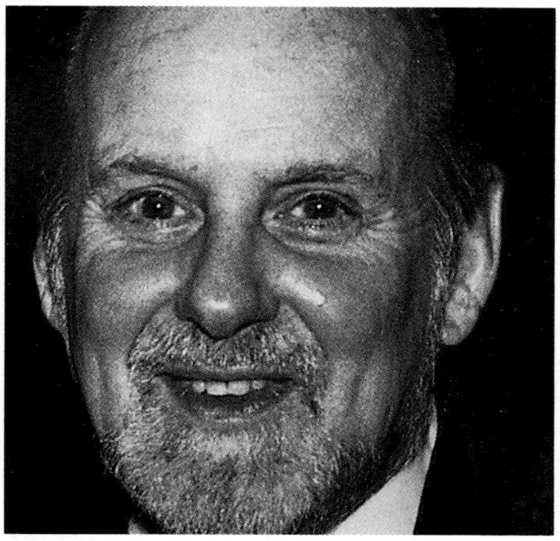

Bob Fosse

Der Sohn eines Varieté-Sängers aus Chigaco bekam als Kind Ballett-Unterricht, trat während der Wehrdienstzeit in Shows auf, lernte den Schauspielerberuf, quälte sich zwei Jahre lang als Gruppentänzer, tanzte in MGM-Musikfilmen („Kiss Me Kate", „Give a Girl a Break") und wurde in den Fünfzigern zu einem der größten Show-Macher und Choreographen des Broadway. Sein wildes, selbstsüchtiges Leben gab den Stoff her für den autobiographisch gefärbten Film „All That Jazz" (1979). Für „Cabaret" erhielt er 1972 den „Oscar". Er starb am 23. September mit 60 Jahren nach einem Herzanfall.

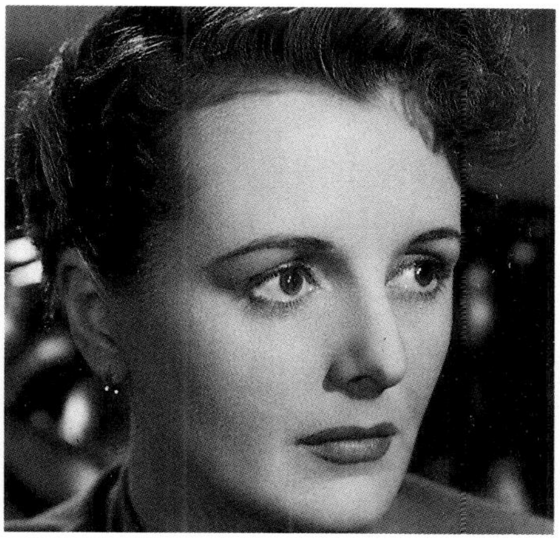

Mary Astor

Die Tochter eines deutschen Einwanderers war die rätselhaft-schöne Lügnerin in John Hustons „Der Malteser Falke" und Gegenspielerin Humphrey Bogarts. Die mondäne, dunkeläugige, heftige Diva führte ungeniert ein „Skandalleben", holte sich für ihre Rolle in „The Great Lie" einen Oscar, zog sich nach über hundert Filmen in den Sechzigern ins Privatleben zurück, schrieb Autobiographisches über Ehemänner und den Teufel Alkohol und starb am 25. September mit 81 Jahren.

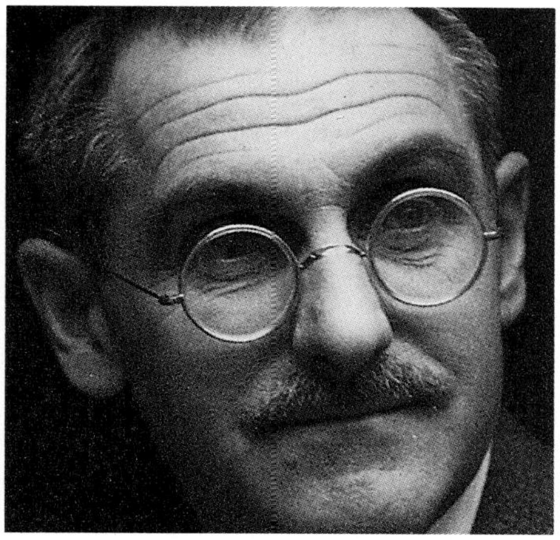

Jean Anouilh

Der Schneidersohn aus Bordeaux war der Meister-Entertainer des modernen Theaters. Virtuos und ironisch adaptierte er antike Mythen wie „Antigone", „Medea" und „Eurydike", historische Stoffe wie „Becket oder die Ehre Gottes" und Sitten-Parabeln im Stil Molières, Marivaux' und Feydeaus für das moderne Theater, dem er fast zwei Jahrzehnte hindurch alljährlich neue Stücke bescherte. Kein Schwarzseher und kein Fatalist, stellte er, Meister der Doppelbödigkeit, die Wirklichkeit dar, wie sie ist oder auch, wie sie hätte sein können. Er starb am 3. Oktober mit 77 Jahren.

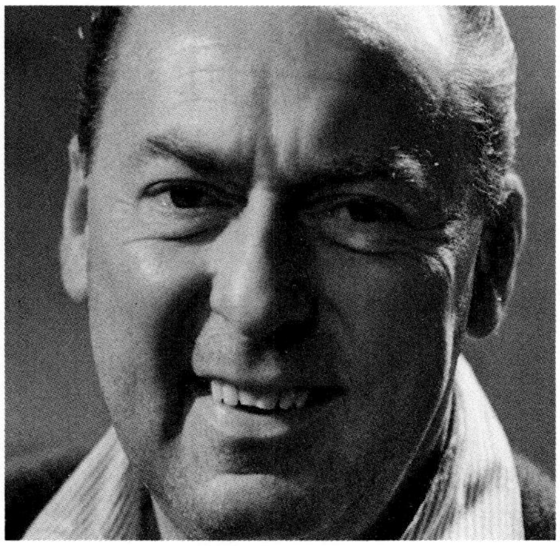

Woody Herman

Ein betrügerischer Manager ruinierte seinen Lebensabend: Er trieb den Altmeister des Big Band Jazz in immense Steuerschulden. Freunde, darunter Frank Sinatra, halfen ihm aus der Klemme. Mit acht Jahren hatte er in Milwaukee als Vaudeville-Tänzer- und -Sänger begonnen, durch Duke Ellington kam der brillante Klarinettist und Saxophonist zum Jazz, mit dem Gespür für die wechselnden Moden führte er eine Big Band nach der anderen zum Erfolg. Er starb am 29. Oktober in Los Angeles an einer Lungenentzündung.

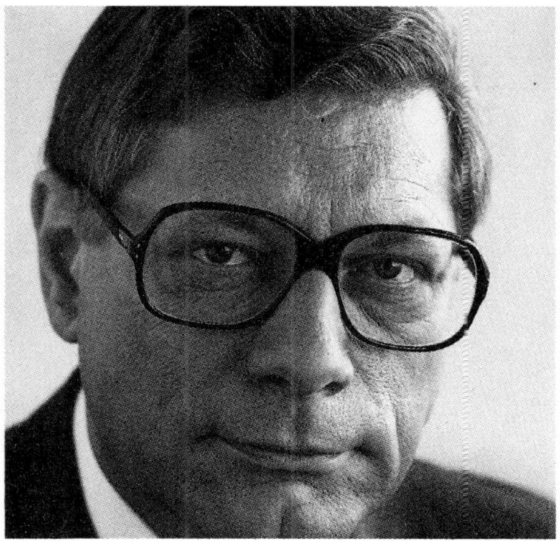

Peter Lorenz

Zu traurigem Weltruhm gelangte er als Opfer der „Bewegung 2. Juni", die ihn 1975 kidnappte und gegen fünf in den Jemen ausgeflogene Terroristen austauschte. Während er im „Volksgefängnis" saß, wurde die CDU zum erstenmal stärkste Partei in Berlin. Den Machtwechsel fünf Jahre später durch Richard von Weizsäcker hat er als Parlamentarischer Staatssekretär in Kohls Kanzleramt erlebt. Er starb am 6. Dezember mit 64 Jahren an Herzversagen.

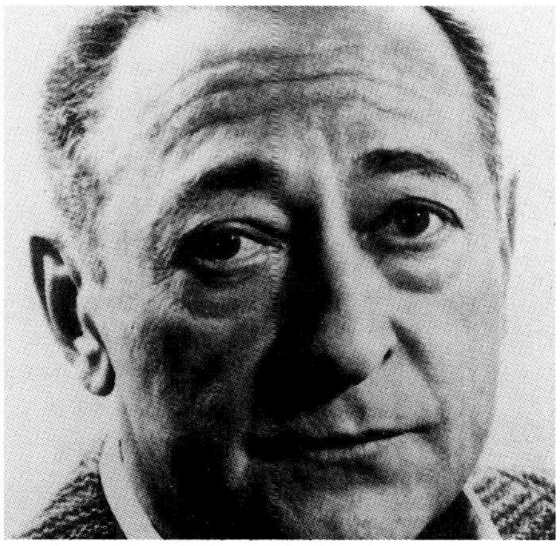

Jascha Heifetz

Dem aus Wien gebürtigen neunjährigen Wunderkind hatte G.B. Shaw geraten, wenigstens eine falsche Note zu spielen, um nicht den Neid der Götter zu erregen. Zehn Jahre später war der Absolvent der legendären Auer-Schule Inbegriff geigerischer Virtuosität und Vollendung. Selbst Kollegen wie Oistrach wagten nicht, sich mit ihm zu vergleichen. Er war 1917 in die USA gekommen, spielte in der Carnegie Hall und für Hollywood, unter Toscanini und Bruno Walter, war das Idol ganzer Geiger-Generationen und hinterließ ein unvergleichliches Plattenerbe. Er starb am 11. Dezember mit 86 Jahren.

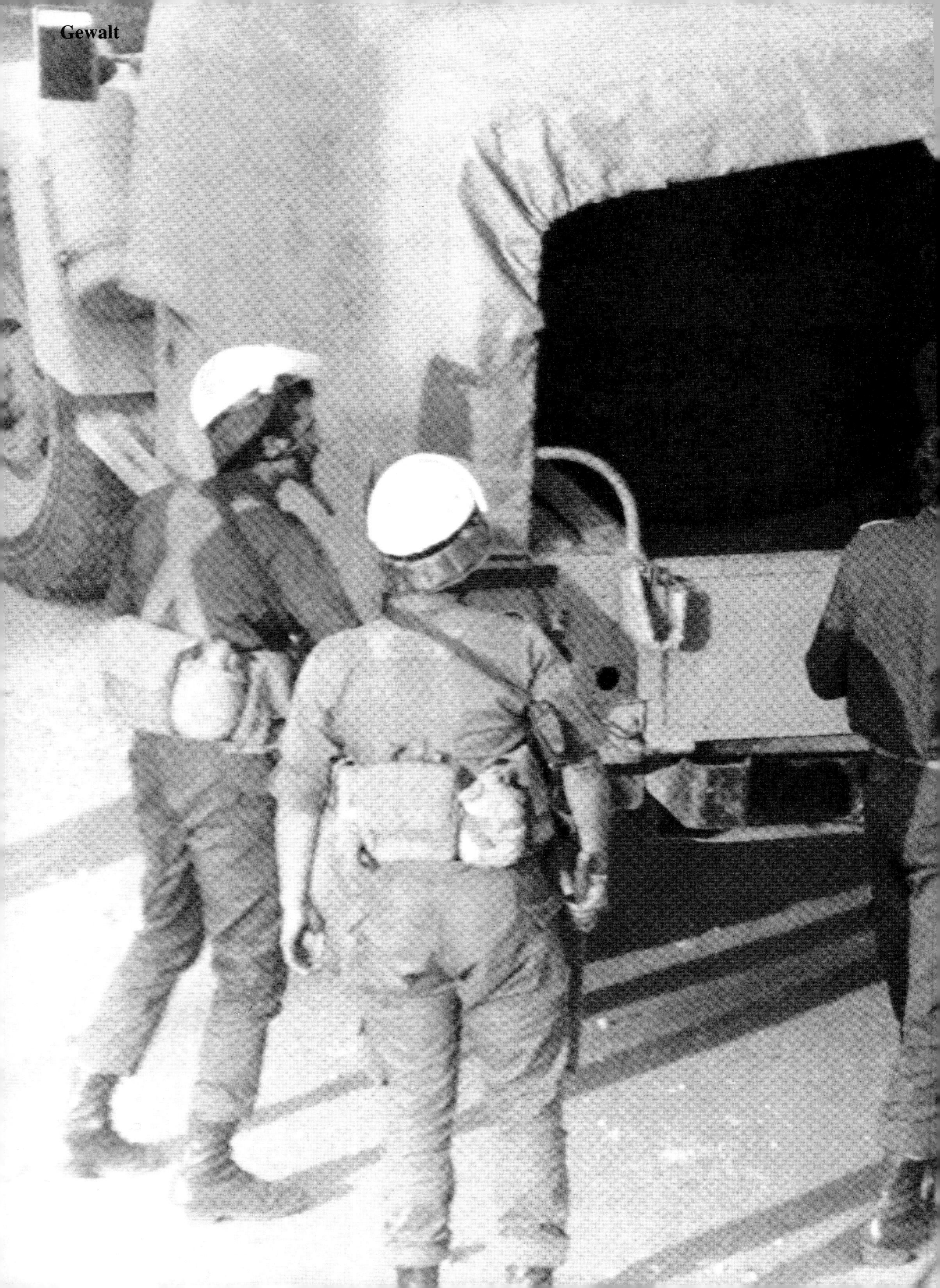

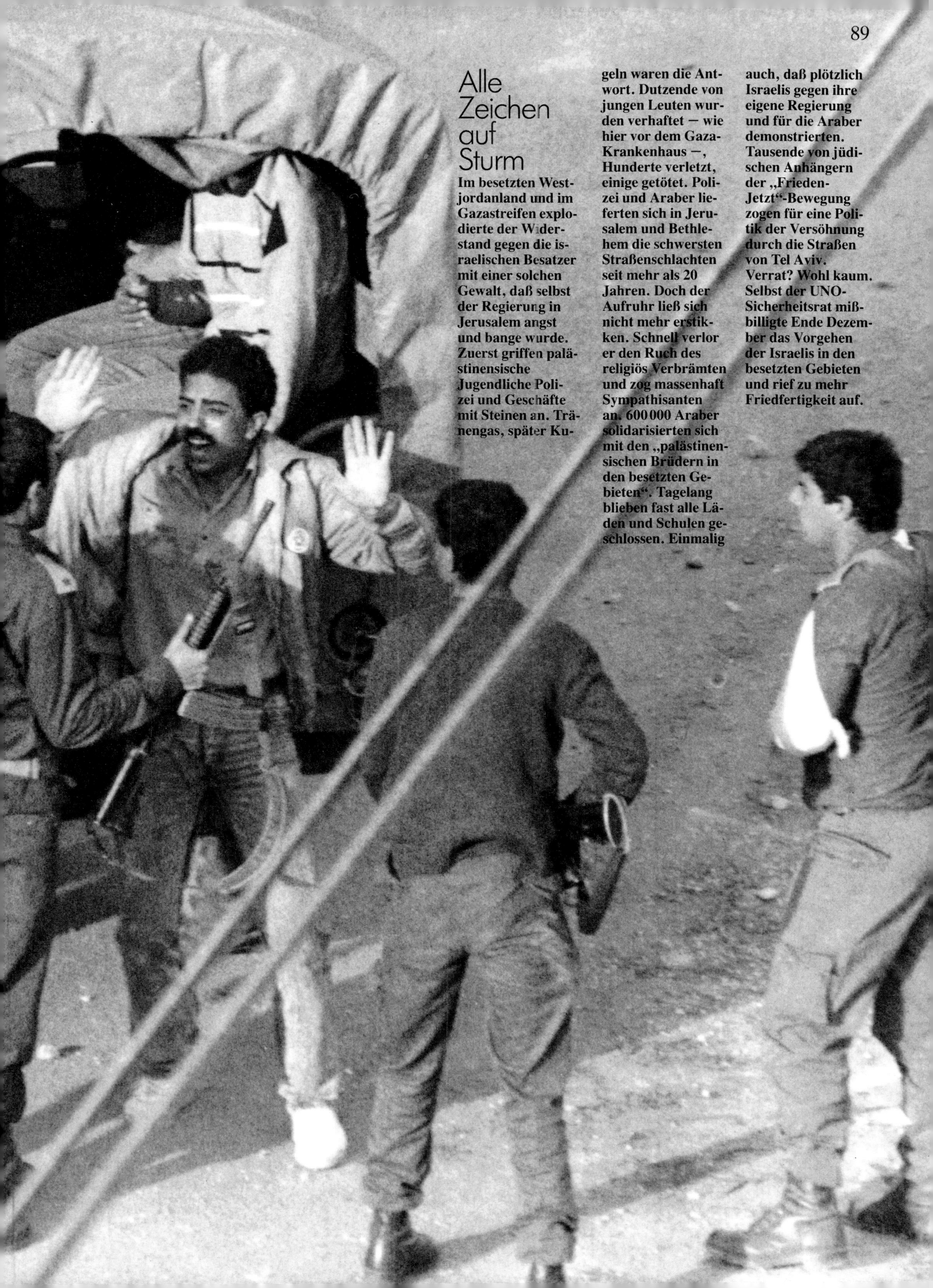

Alle Zeichen auf Sturm

Im besetzten Westjordanland und im Gazastreifen explodierte der Widerstand gegen die israelischen Besatzer mit einer solchen Gewalt, daß selbst der Regierung in Jerusalem angst und bange wurde. Zuerst griffen palästinensische Jugendliche Polizei und Geschäfte mit Steinen an. Tränengas, später Kugeln waren die Antwort. Dutzende von jungen Leuten wurden verhaftet – wie hier vor dem Gaza-Krankenhaus –, Hunderte verletzt, einige getötet. Polizei und Araber lieferten sich in Jerusalem und Bethlehem die schwersten Straßenschlachten seit mehr als 20 Jahren. Doch der Aufruhr ließ sich nicht mehr erstikken. Schnell verlor er den Ruch des religiös Verbrämten und zog massenhaft Sympathisanten an. 600 000 Araber solidarisierten sich mit den „palästinensischen Brüdern in den besetzten Gebieten“. Tagelang blieben fast alle Läden und Schulen geschlossen. Einmalig auch, daß plötzlich Israelis gegen ihre eigene Regierung und für die Araber demonstrierten. Tausende von jüdischen Anhängern der „Frieden-Jetzt“-Bewegung zogen für eine Politik der Versöhnung durch die Straßen von Tel Aviv. Verrat? Wohl kaum. Selbst der UNO-Sicherheitsrat mißbilligte Ende Dezember das Vorgehen der Israelis in den besetzten Gebieten und rief zu mehr Friedfertigkeit auf.

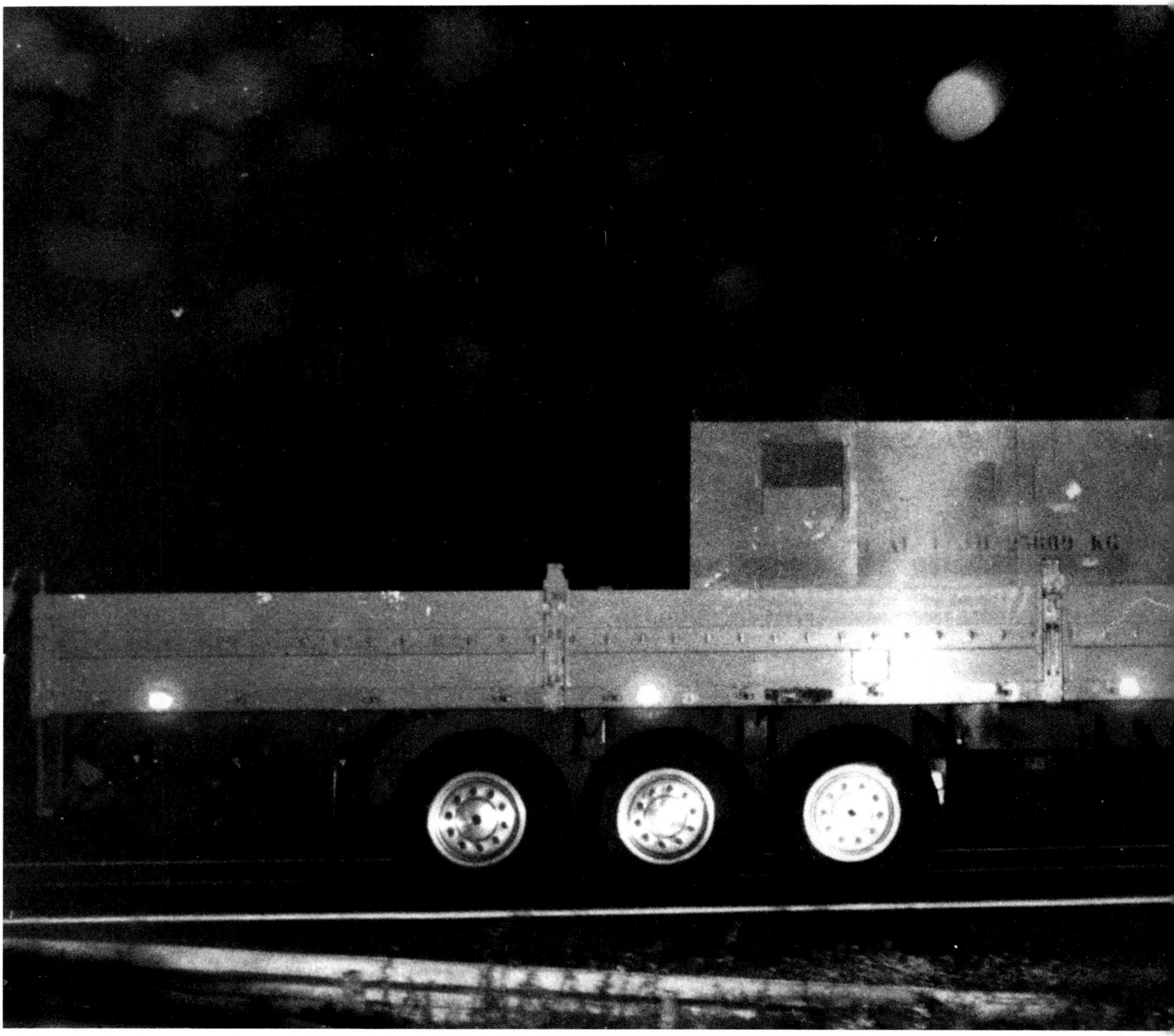

Geschmierte Geschäfte quer durch Europa. Ein Lastwagen der Hanauer Nuklearfirma Transnuklear befördert hier radioaktives Material. Aus Belgien lieferte die Firma gegen hohe Bestechungsgelder falsch deklarierten Atommüll in deutsche Kernkraftwerke und Zwischenlager. Die Behörden entzogen vorübergehend die Transportgenehmigung. Transnuklear operiert über Tochterfirmen international mit einem der gefährlichsten Stoffe der Welt. Plutonium, mit einer Halbwertzeit von 24000 Jahren, wurde gegen die Bestimmungen des Atomgesetzes kreuz und quer durch die Lande gefahren.

„Geld wird man immer los"

Nach Paragraph 7 des Atomgesetzes müssen die Betreiber von Nuklearanlagen in der Bundesrepublik eine besondere „Zuverlässigkeit" besitzen. Der Umgang mit strahlenden Stoffen wie Plutonium, Kobalt oder Uran stellt höchste Sicherheitsanforderungen. Die Betreiber der 19 deutschen Kernkraftwerke haben jahrelang versichert, den anfallenden Atommüll sicher zu entsorgen.

Doch zunächst haben sich die eigenen Mitarbeiter versorgt und damit einen „neuen Vertrauensverlust für die Kernenergie" (Bundesumweltminister Klaus Töpfer) ausgelöst. Bestechung, Betrug und Korruption in der Atomin-

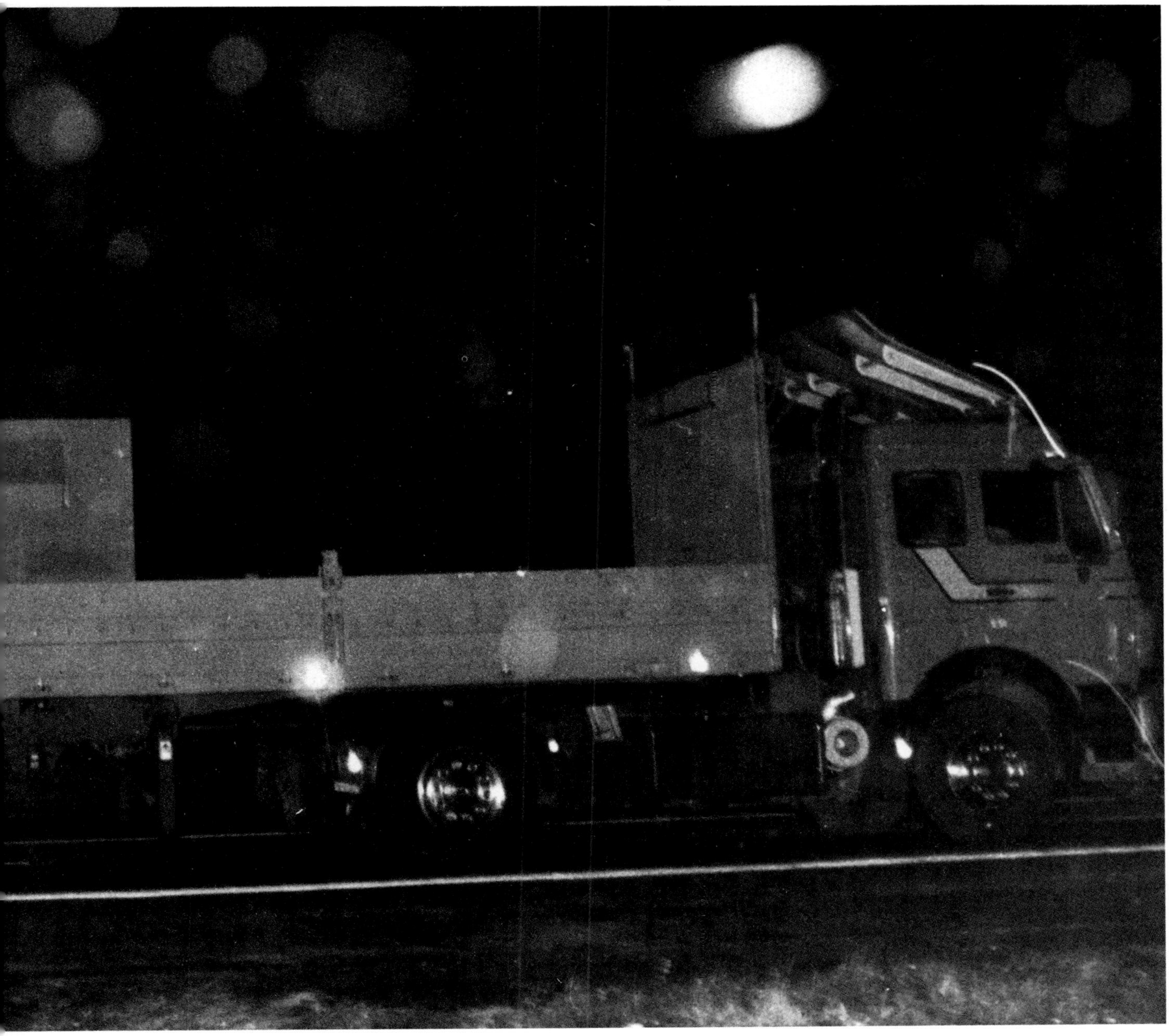

dustrie wurden im April 1987 durch Ermittlungen der Staatsanwaltschaft bekannt. Die Hanauer Spezial-Spedition Transnuklear, eine Tochterfirma der Nukem, hatte sich jahrelang durch „Akquisitionshilfen" aus schwarzen Kassen lukrative Aufträge bei den Elektrizitätsunternehmen verschafft. So wurden Strahlenschutzbeauftragte und Mitarbeiter der Kernkraftwerke mit Videorecordern, Bordellnächten, Wohnmobilen und auch einer Querflöte bedacht. Penibel hatte der Transnuklear-Buchhalter („Geld wird man immer los") die offiziell von der Firmenleitung bereitgestellten Beträge aufgeführt. In der Untersuchungshaft beging der Atommanager Selbstmord.
Aus der belgischen Wiederaufarbeitungsanlage Mol übernahm Transnuklear in einem Zeitraum von sieben Jahren gegen Zahlung von 23 Millionen Mark auch falsch deklarierten Atommüll – ein Großteil der Summe floß als Schmiergeld. Mehr als 1800 Fässer mit angeblich schwach-aktivem Abfall waren zur Lagerung in deutsche Kernkraftwerke und in das Zwischenlager Gorleben geschmuggelt worden.
„Eine ganz schlimme Sache", urteilte der baden-württembergische CDU-Ministerpräsident Lothar Späth. Im Wiesbadener Parlament lehnte die Mehrheit von CDU, FDP und auch SPD gleichwohl den erneuten Antrag der Grünen auf Einrichtung eines Untersuchungsausschusses zu den Hanauer Nuklear-Betrieben ab
Auch beim Schnellen Brüter in Kalkar war es bei der Vergabe von Bauaufträgen für das 6,6 Milliarden teure Kernkraftwerk zu einem Betrugsskandal gekommen. Ein Beteiligter enthüllte im STERN illegale Provisionszahlungen, Scheinverträge und Schweizer Finanzfirmen für umgeleitete Brüter-Budgets.
Seit dem ersten Atomminister Franz Josef Strauß im Jahre 1955 finanzierte der Steuerzahler die teure „Kernenergie" mit über 20 Milliarden Mark. Bis 1989 kommen weitere fünf Milliarden hinzu – eine harte Probe für die „Zuverlässigkeit" der Männer vom Atom.

Eskalation im Golf

Insgesamt 31 Kriegsschiffe entsandten die USA im Sommer 1987 in den persischen Golf und die angrenzenden Gewässer. Der Einsatz der Armada, die von US-Präsident Reagan zum „Schutz der freien Schiffahrtswege" in die Krisenregion entsandt wurde, war mit hohen Risiken verbunden. Eine Internationalisierung des Golfkrieges drohte, ein direkter Krieg zwischen dem Iran und den USA rückte in den Bereich des Möglichen. Im Kongreß in Washington wuchs die Angst, die USA könnten durch ihre Flottenpräsenz ein „neues Vietnam" erleben.

Ursprünglich waren die Amerikaner dem kleinen Ölscheichtum Kuwait, im nördlichen Golf und zwischen den Kriegsgegnern Irak und Iran gelegen, zu Hilfe geeilt. Weil Teheran den Kuwaitis vorwirft, Bagdad zu unterstützen und auf ihren Tankern irakisches Öl zu transportieren, fürchteten diese um die Sicherheit ihrer Schiffe. Schon der erste Supertanker, der Ende Juli unter US-Eskorte in den Golf einlief, die „Bridgeton", lief auf eine iranische Mine. Im Lauf des Sommers und Herbstes eskalierte der Tankerkrieg – fast 300 Schiffe wurden bisher von Iranern oder Irakern angegriffen.

Nachdem US-Hubschrauber mehrere iranische Schnellboote versenkt hatten, erklärte Teheran den „totalen Krieg gegen alle amerikanischen Einrichtungen im und am Golf".

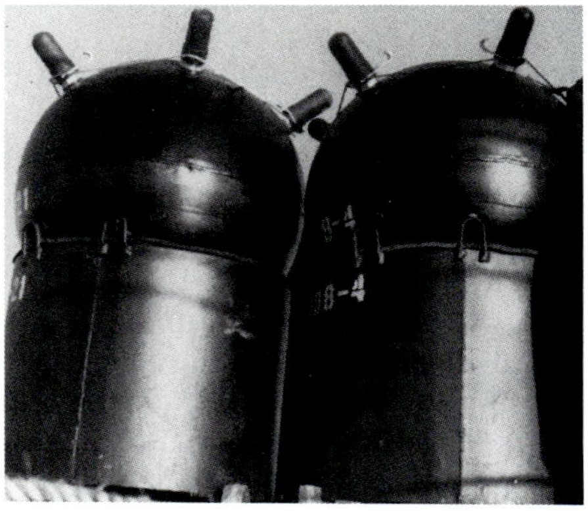

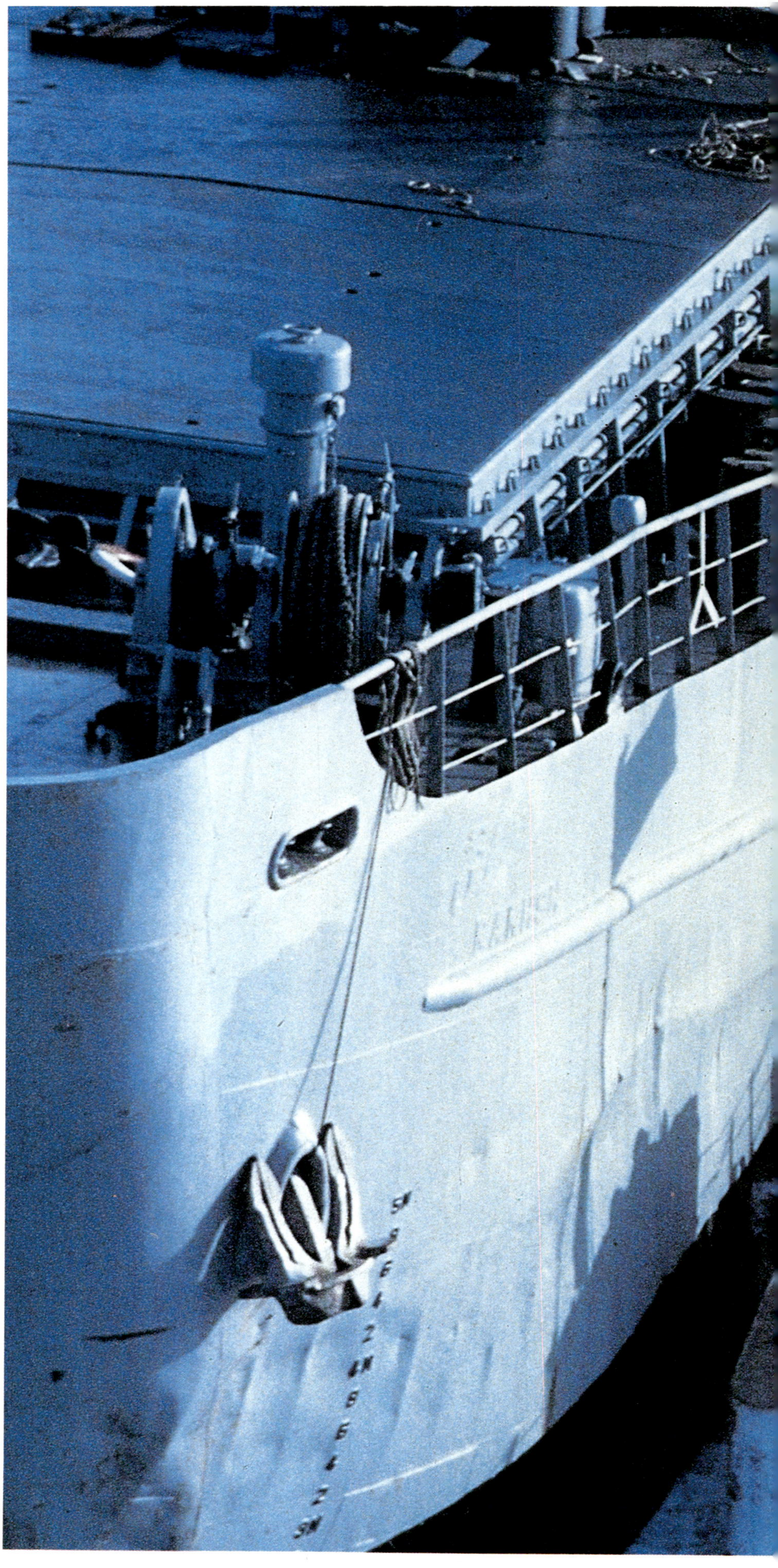

Zahllose Seeminen fanden die Amerikaner nach der ersten direkten Konfrontation mit der iranischen Marine an Bord des Versorgungsschiffes „Iran Ajr". Ein US-Hubschrauber hatte die Iraner angeblich beim Minenlegen ertappt und das Schiff in Brand geschossen. Später enterten Marines die beschädigte „Iran Ajr".

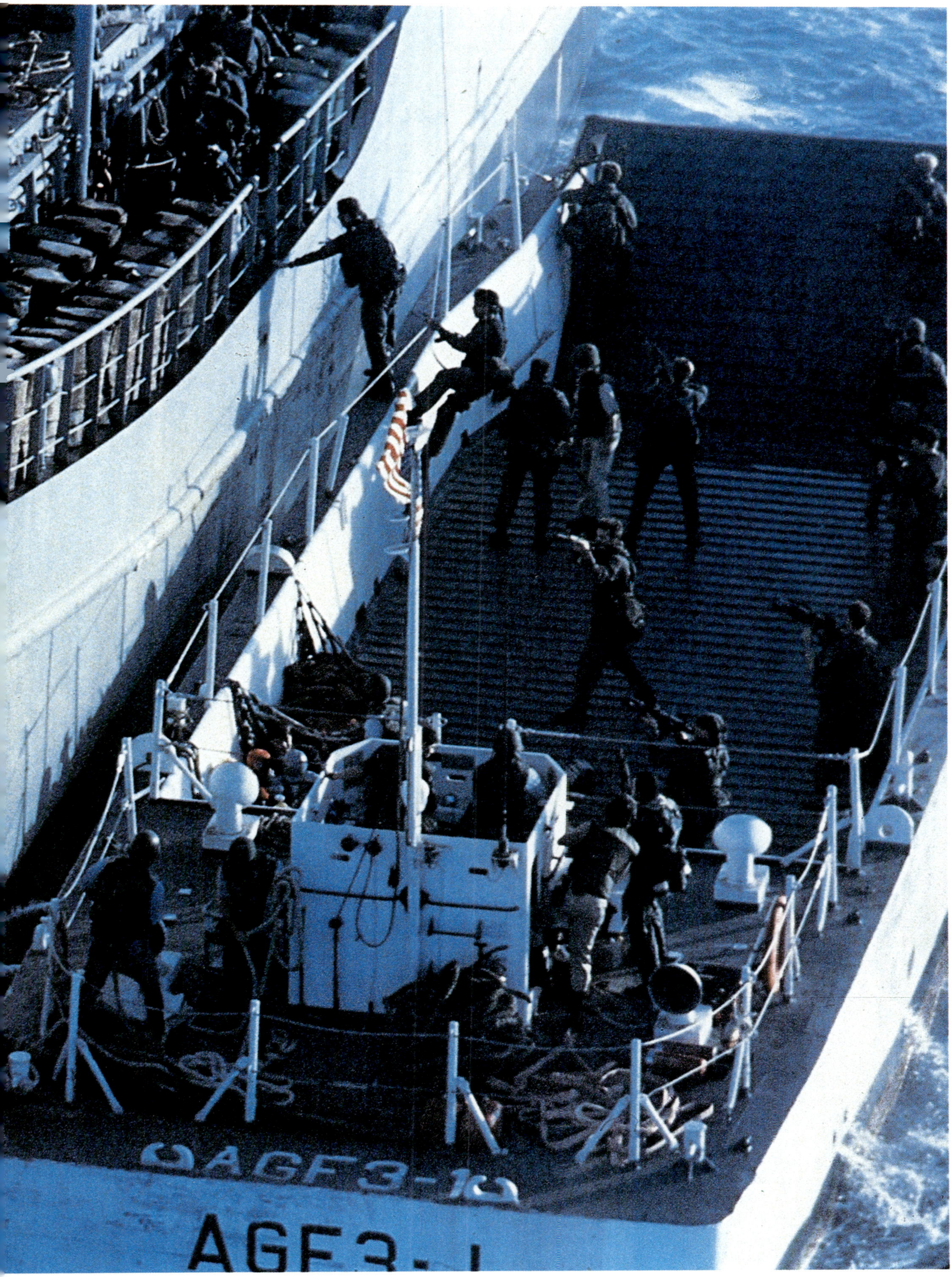
AGF3-19
AGF3-1

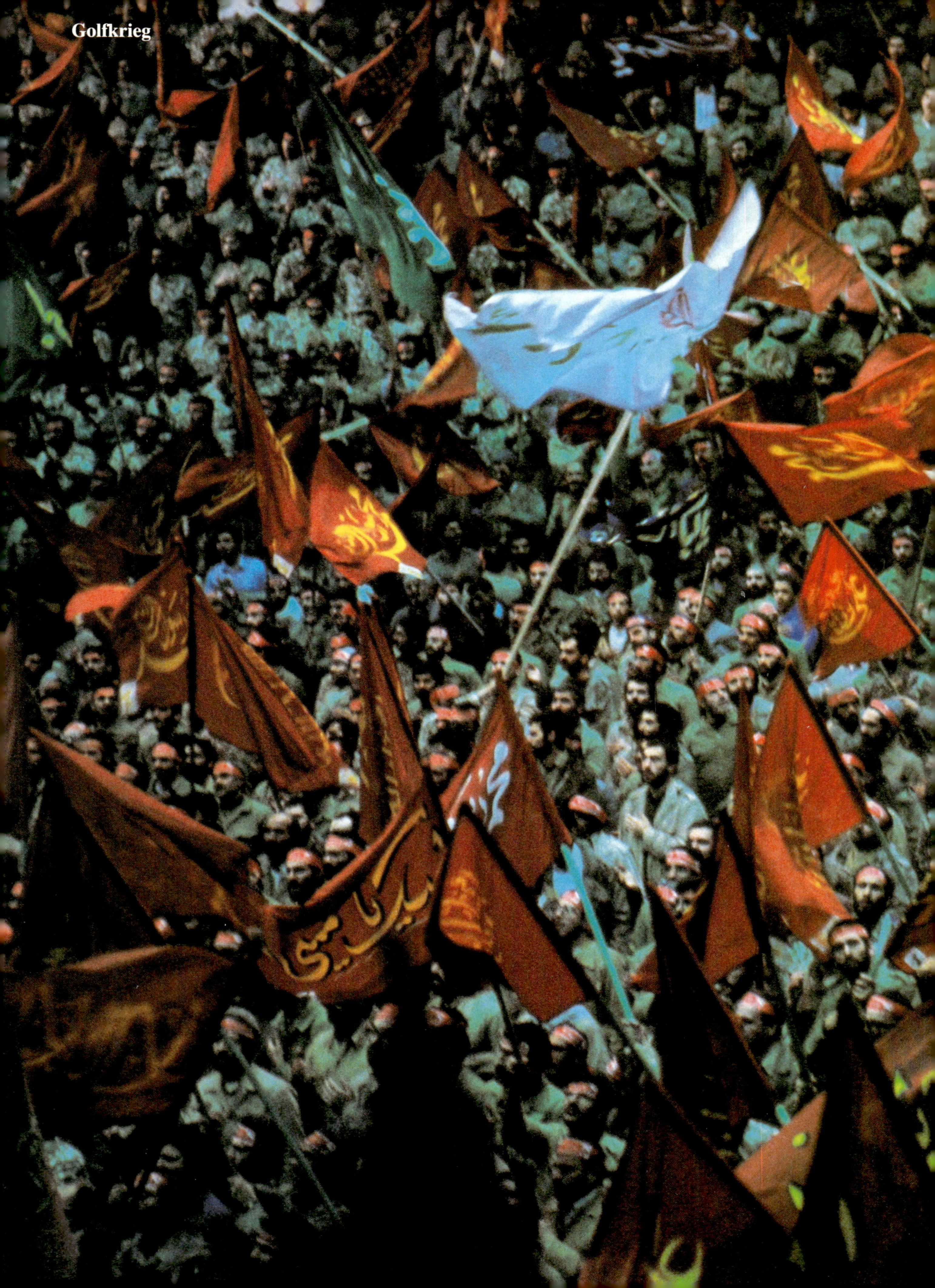

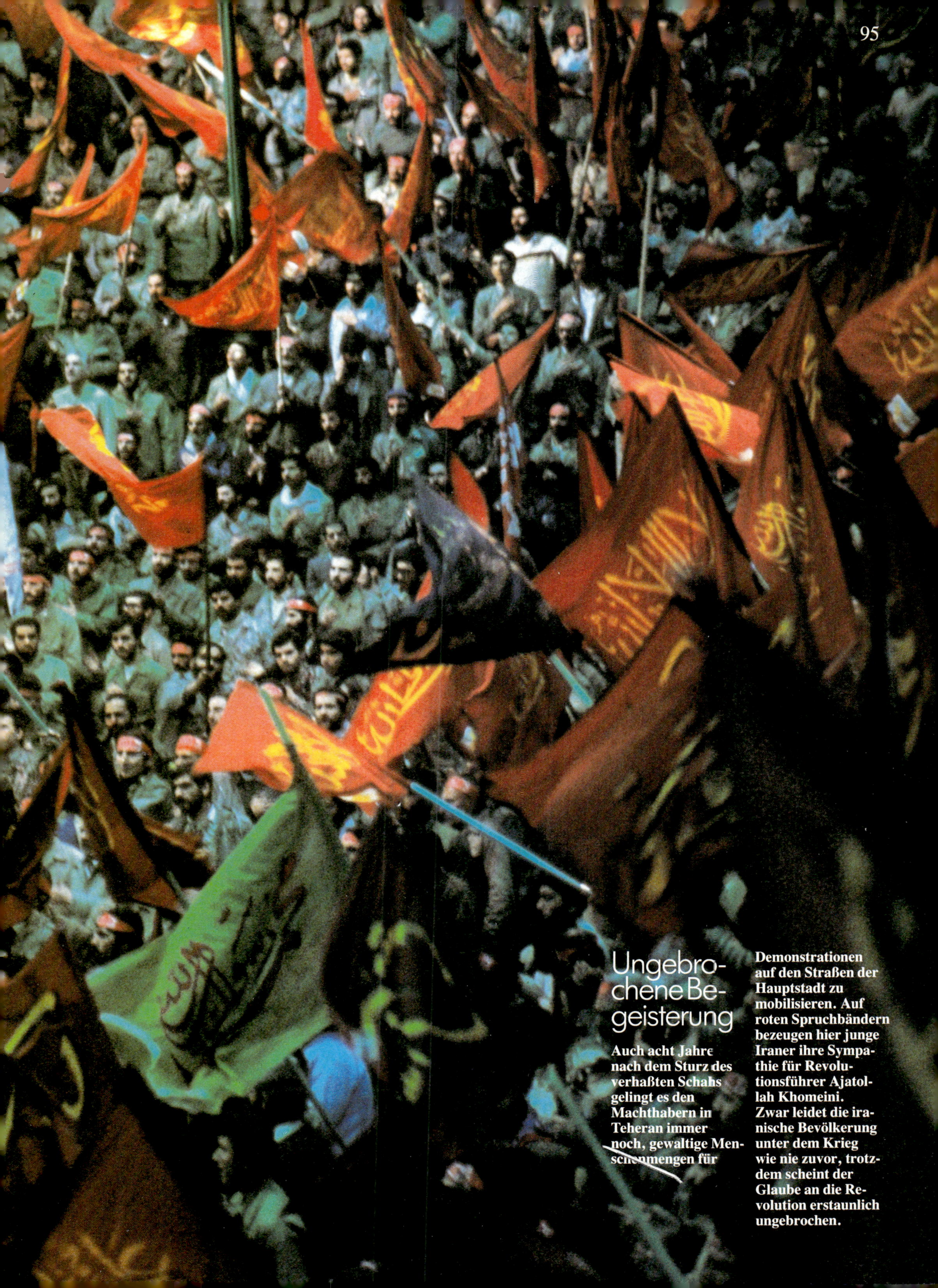

Ungebrochene Begeisterung

Auch acht Jahre nach dem Sturz des verhaßten Schahs gelingt es den Machthabern in Teheran immer noch, gewaltige Menschenmengen für Demonstrationen auf den Straßen der Hauptstadt zu mobilisieren. Auf roten Spruchbändern bezeugen hier junge Iraner ihre Sympathie für Revolutionsführer Ajatollah Khomeini. Zwar leidet die iranische Bevölkerung unter dem Krieg wie nie zuvor, trotzdem scheint der Glaube an die Revolution erstaunlich ungebrochen.

Republik der Märtyrer

Acht Jahre nach dem Sturz des Schah und auch nach sieben Jahren Krieg sitzt das gottesfürchtige Regime des Ajatollah Khomeini fest im Sattel wie nie zuvor. Wer im Iran nicht zu den begeisterten Anhängern der Mullahs gehört, scheint sich zu arrangieren. Organisierte Opposition oder gar offener Widerstand sind längst zerschlagen.

Mehr noch als auf die zahllosen Mullahs stützt sich die Islamische Republik Iran heute auf das Elite-Korps der „Pasdaran", der Revolutionswächter. Aus einer chaotischen Rotte von Milizionären hat sich im Verlauf des Krieges gegen den Irak ein strenger islamischer Kriegerorden herausgeschält, mit eiserner Disziplin und grenzenloser religiöser Hingabe. Die Pasdaran – deren Zahl auf mindestens 350 000 geschätzt wird und die über die besten Waffen verfügen – sind die Speerspitze jener „Kulturrevolution", die die ganze islamische Welt erschüttert.

Mit ihrem religiösen Fundamentalismus und ihrer konsequenten Blockfreiheit – weder mit dem Westen noch mit dem Osten – haben die Iraner erreicht, zu einem Vorbild für Oppositionelle und Widerstandsgruppen im ganzen arabischen Raum – und darüber hinaus – zu werden.

Khomeini soll sich – so versichern seine Mitarbeiter – weiterhin recht guter Gesundheit erfreuen. Doch auch ohne den Revolutionsführer, auch nach einem Ableben des Ajatollah, würde das islamische System nicht zusammenbrechen. Mit Ajatollah Montazeri ist sein Nachfolger längst designiert. Im politischen Tagesgeschäft profilieren sich zwei weitere religiöse Führer mehr und mehr: Staatspräsident Ali Khamenei und Parlamentssprecher Haschemi Rafsandschani. Diese drei Männer haben das Land fest im Griff, und Gegner des Iran unterliegen einem schweren Irrtum, wenn sie sich vom Tode Khomeinis eine Abkehr Persiens von der islamischen Revolution erhoffen.

Trotz eines persönlichen Vermittlungsversuchs von UNO-Generalsekretär Perez de Cuellar rückte ein Ende des Krieges Iran – Irak nicht näher. Die Mullahs in Teheran blieben hart: Mit dem „Satan" in Bagdad, Saddam Hussein, gibt es keinen Frieden.

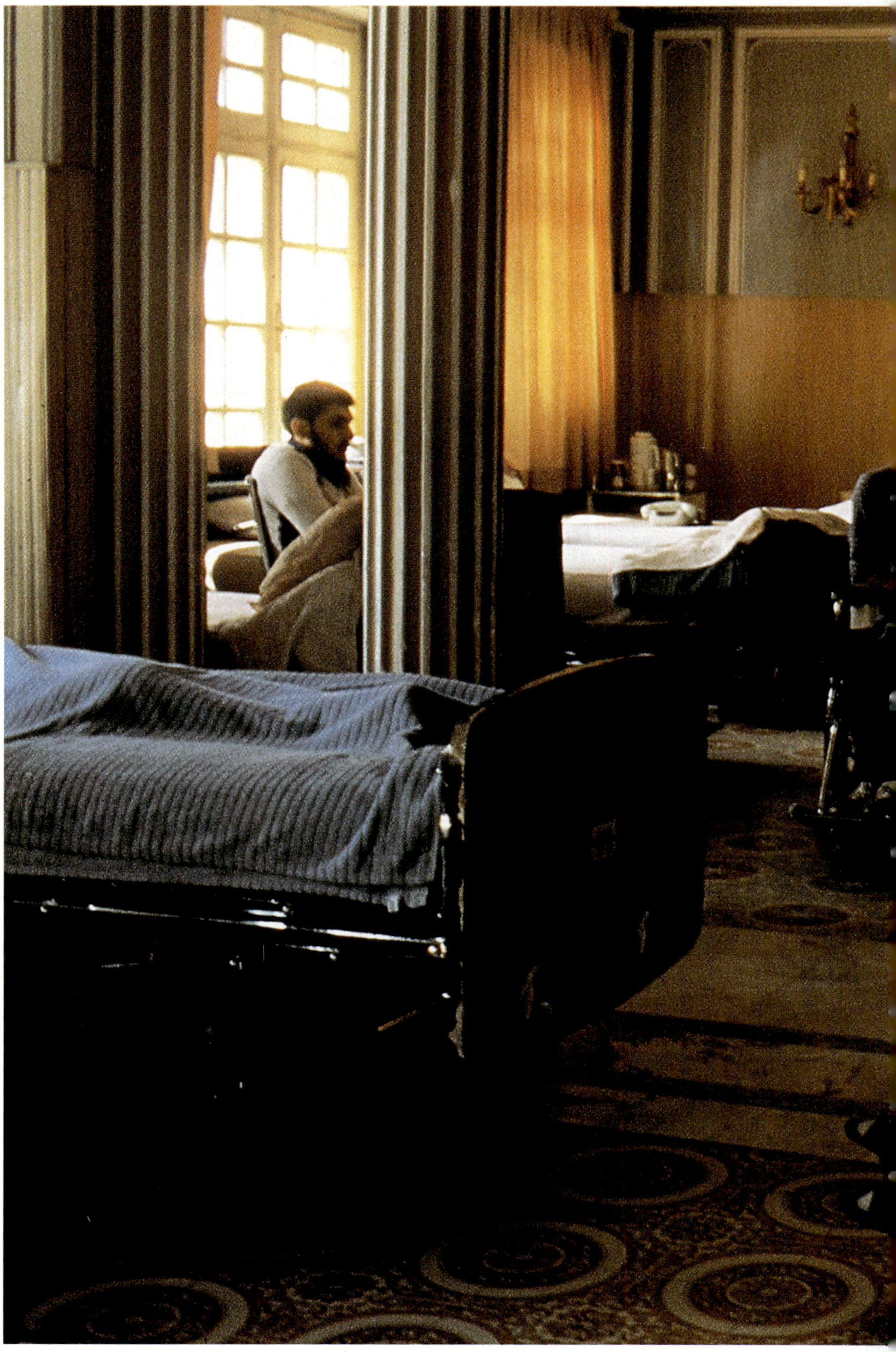

Wer an der Front verwundet wird, kann mit Staatspension und Betreuung rechnen. In der Nähe der Teheraner Universität wurde sogar das Schloß eines geflüchteten Schah-Freundes in eine Rehabilitationsklinik für Schwerst-Kriegsversehrte verwandelt. 500 000 meist jugendliche Iraner sind an der Front schon gefallen, Zehntausende wurden zu Krüppeln. Sie und die Angehörigen der Märtyrer werden trotz ver-

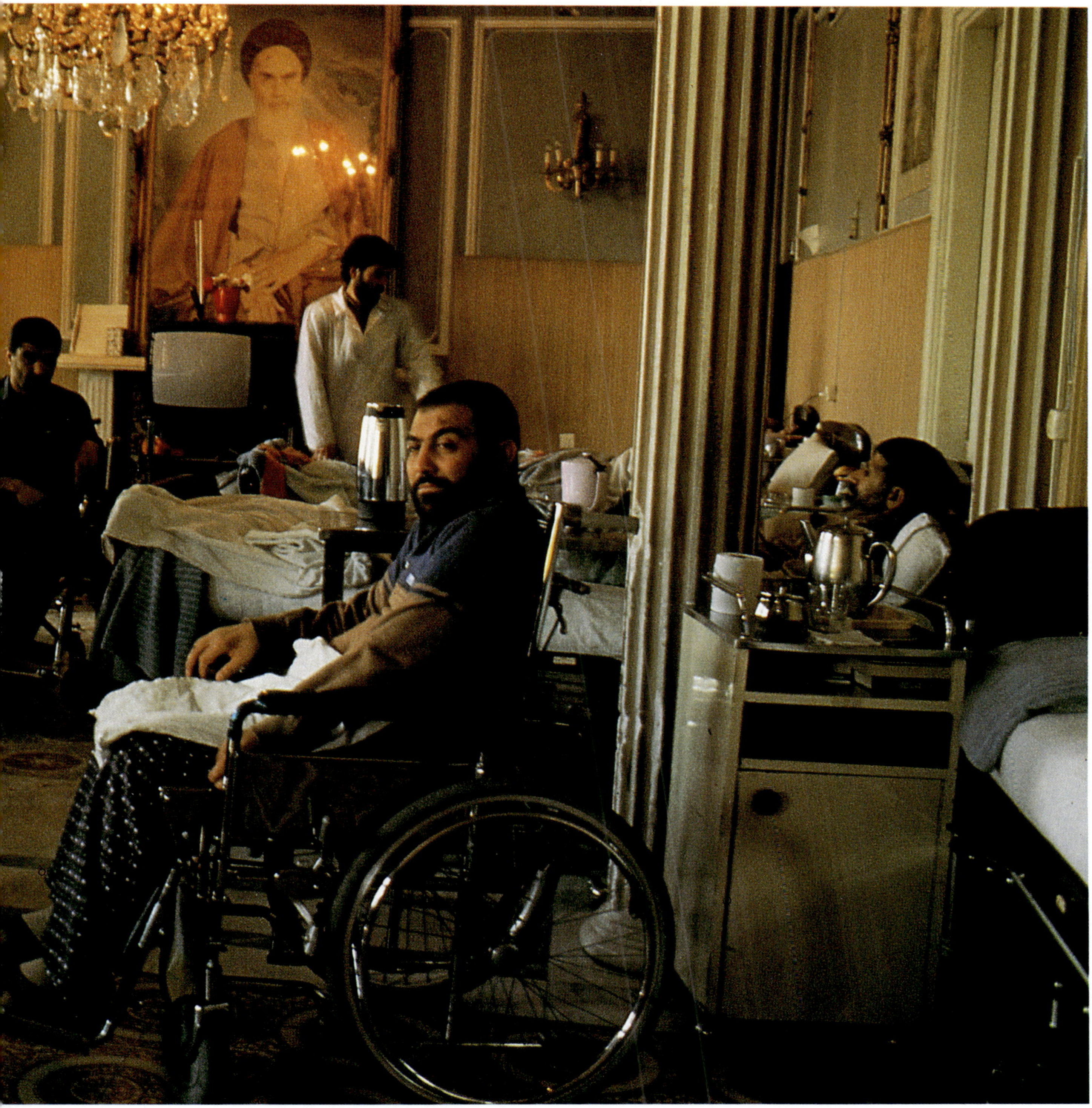

schlechterter Wirtschaftslage großzügig unterstützt – die Pasdaran haben sogar eine Heiratsvermittlung für Behinderte eingerichtet.

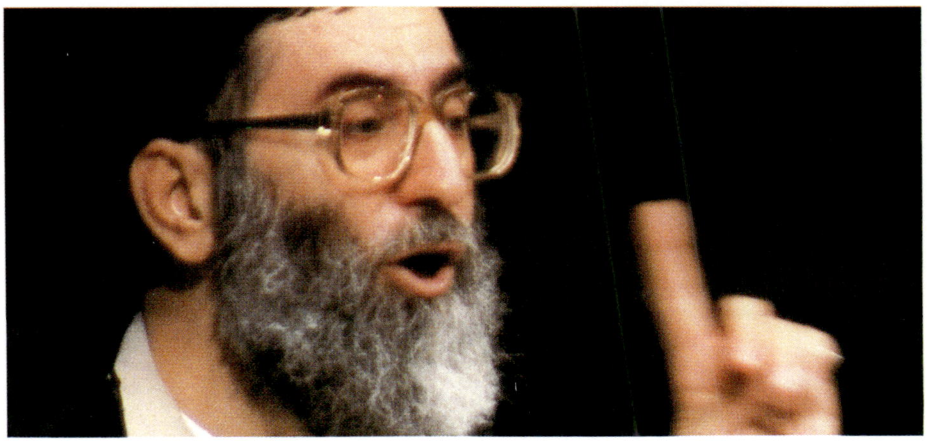

Ajatollah Montazeri ist der designierte Nachfolger von Revolutionsführer Khomeini – ersetzen wird er ihn nie können. Man spricht ihm das Charisma seines Vorgängers ab. Er wird die Macht wohl teilen müssen.

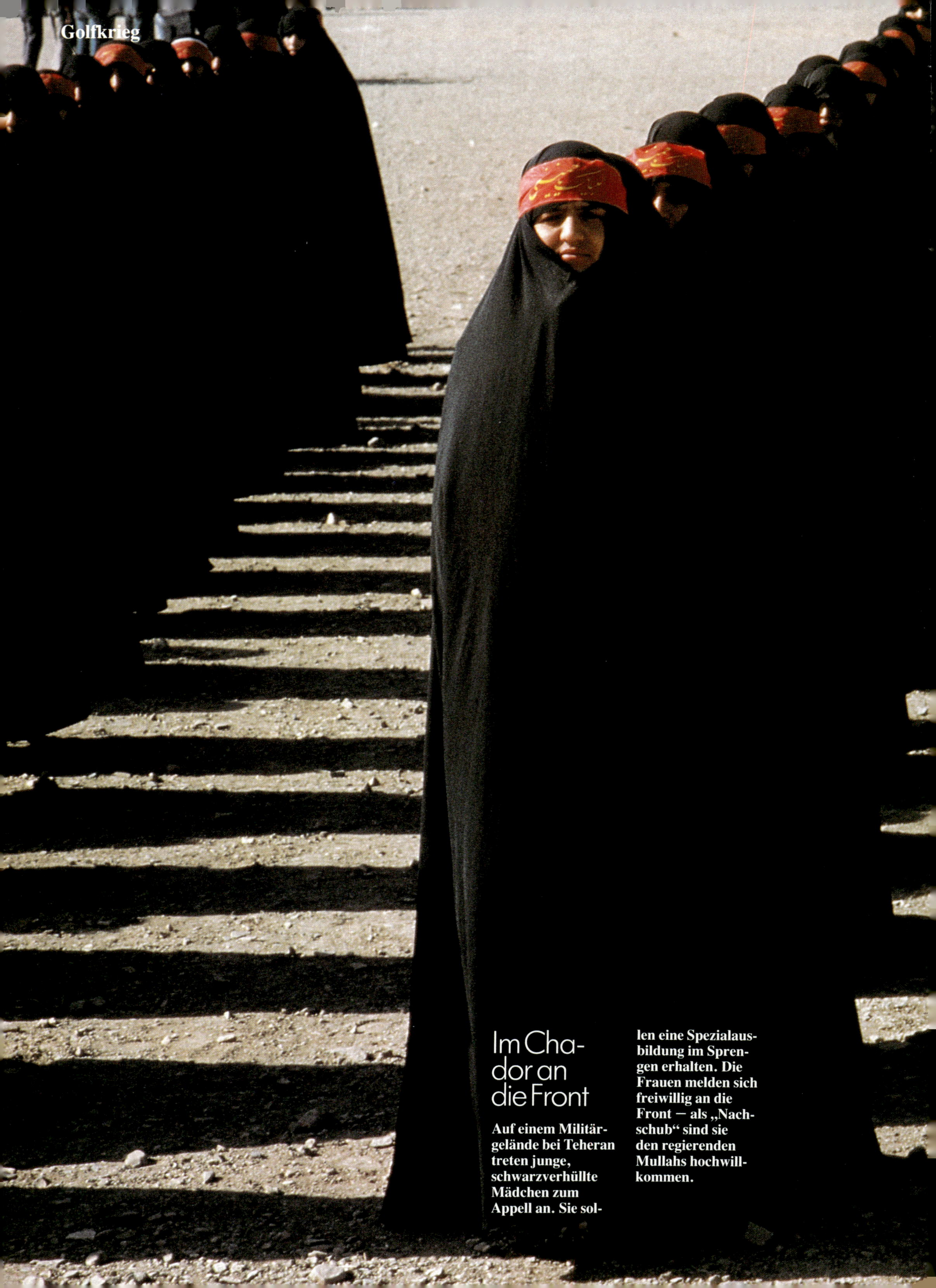

Im Chador an die Front

Auf einem Militärgelände bei Teheran treten junge, schwarzverhüllte Mädchen zum Appell an. Sie sollen eine Spezialausbildung im Sprengen erhalten. Die Frauen melden sich freiwillig an die Front – als „Nachschub" sind sie den regierenden Mullahs hochwillkommen.

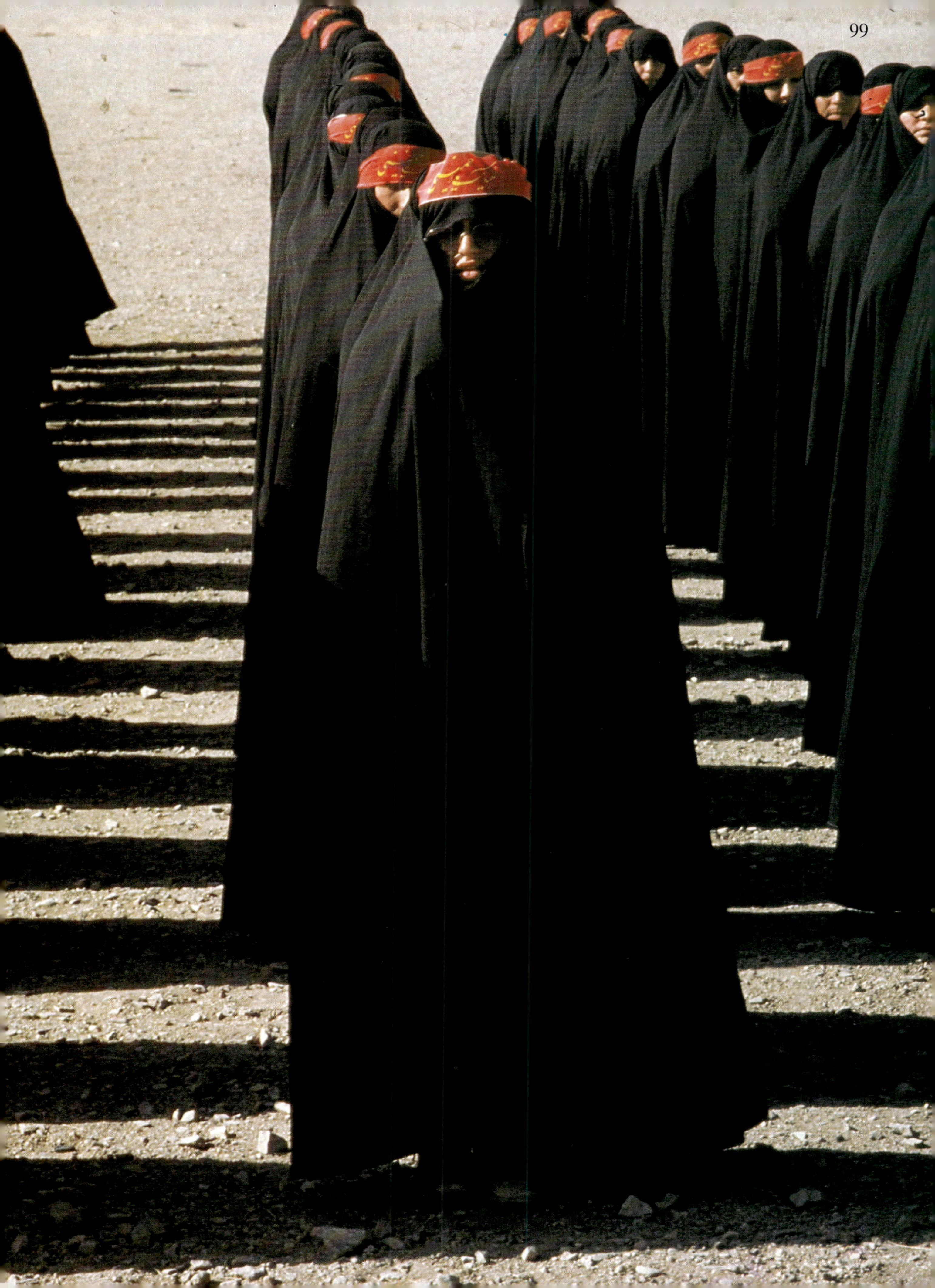

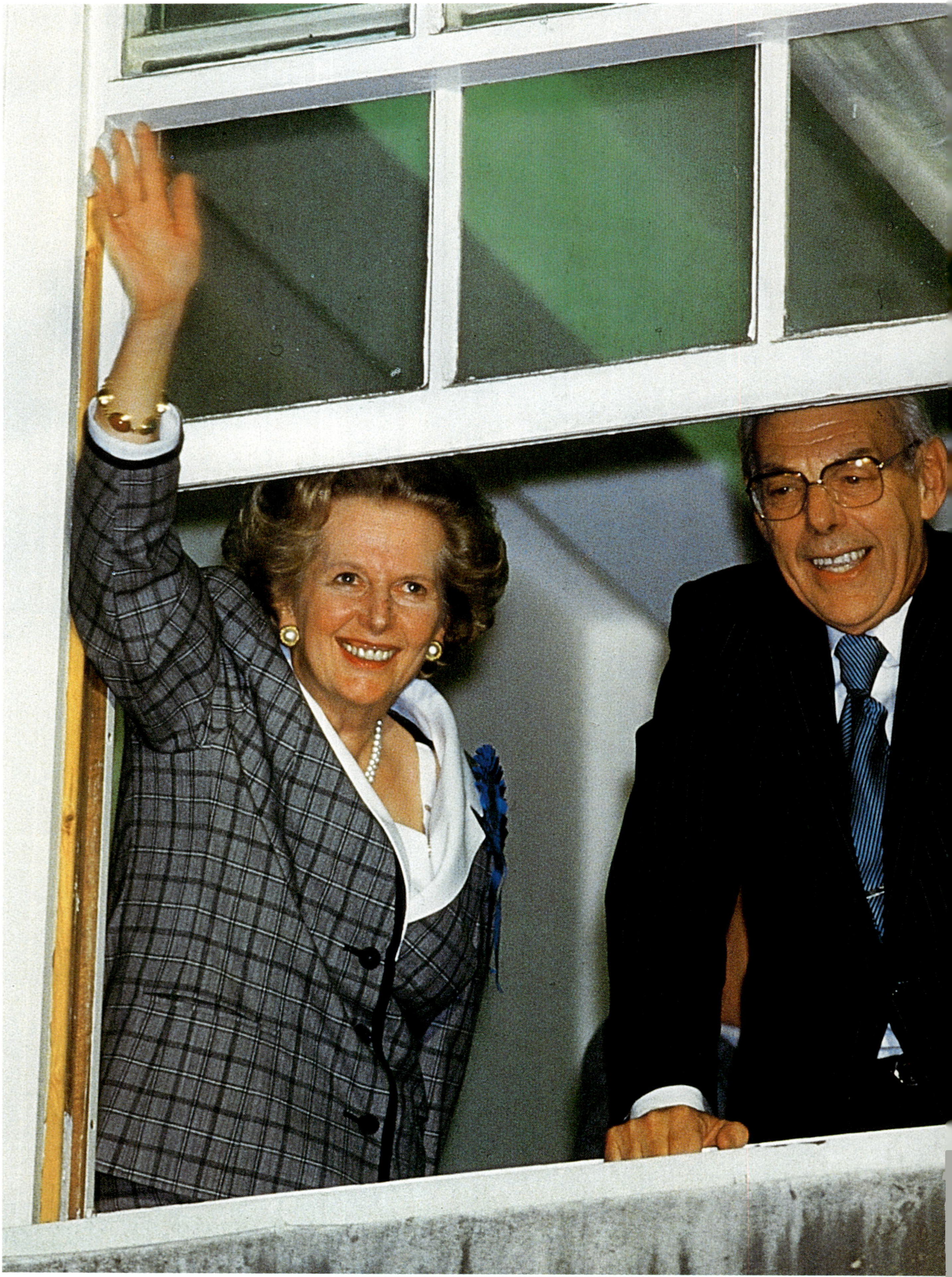

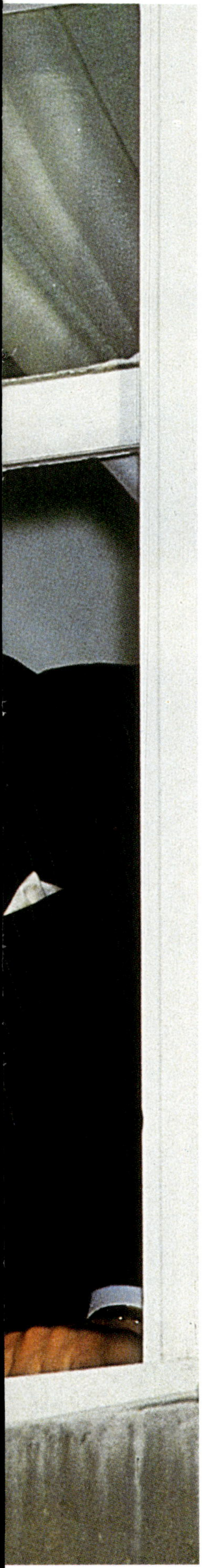

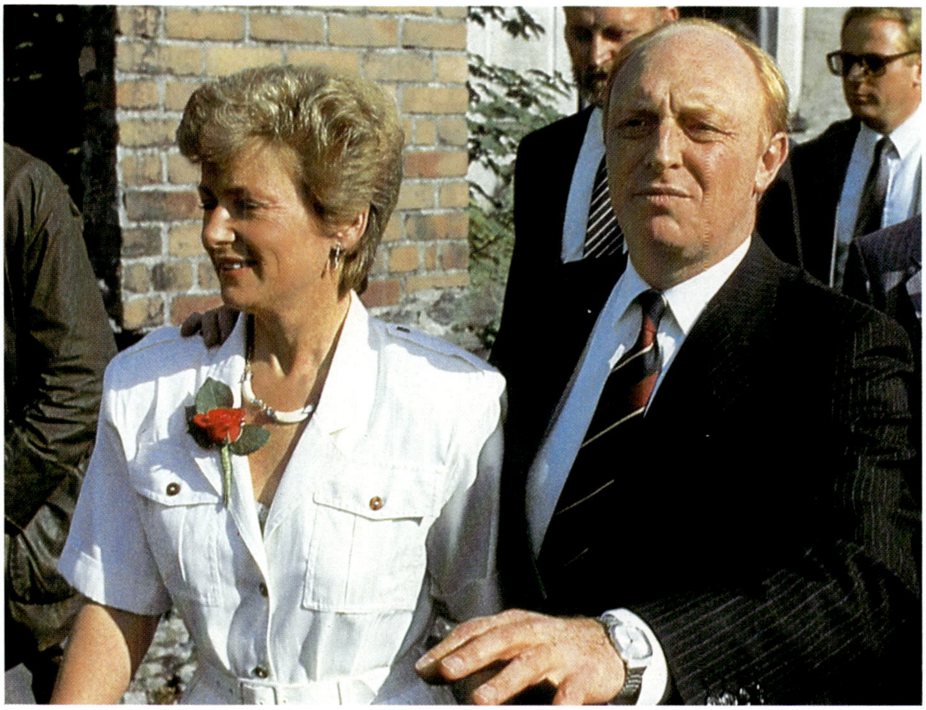

Margaret Thatcher feierte ihren Sieg mit Ehemann Denis in der Downing Street Nr. 10. Zu Beginn des Wahlkampfs hatte sie gesagt, daß sie „weiter, weiter und immer weiter" machen wolle. Nach dem Triumph erklärte sie, sie trete „bescheiden und demütig" ihr Amt an. Wahlverlierer Kinnock meinte, er habe „keine Zeit, öffentlich Enttäuschung zu zeigen". Sein Parteiagent in Islwyen in Wales brachte es auf die Formel: „Neil ist wie ein guter Rugby-Spieler. Nach dem verlorenen Match stopft er sein Trikot in die Waschmaschine und bereitet sich auf den nächsten Kampf vor."
Im Herbst hatte der politische Alltag beide längst wieder eingeholt. Die alten Probleme des Landes – die Unruhen in Nordirland, die Massenarbeitslosigkeit – ließen die Briten die Sprüche aus der Wahlnacht schnell vergessen.

„Bescheiden und demütig" in die dritte Amtsperiode

„Es ist wundervoll, noch einmal mit der Regierung dieses großen Landes betraut worden zu sein." So freute sich Margaret Thatcher über ihren überzeugenden Wahlsieg vom 11. Juni. Mit einer absoluten Mehrheit begann sie als erster Premier seit über eineinhalb Jahrhunderten eine dritte Amtszeit ohne Unterbrechung. Die Konservativen kamen auf 375, die Labour Party auf 229 Sitze, während die sozialliberale Allianz nur 22 Mandate erhielt. Damit kann sich Frau Thatcher im Unterhaus auf eine Mehrheit von mehr als 100 Sitzen stützen. Kurz nach ihrem Sieg kündigte sie ein Aufbauprogramm für die verwahrlosten britischen Innenstädte und ein neues Erziehungs- und Wohnungsgesetz an, dazu weitere Privatisierungen staatlicher Firmen. Oppositonsführer Neil Kinnock kommentierte den Wahlausgang, Großbritannien werde in einen „Abgrund des inneren Zwiespalts" zwischen Armen und Wohlhabenden fallen.

Tatsächlich haben acht Jahre des „Thatcherismus", einer konservativen Revolution von oben, die Teilung des Landes in zwei Hälften vertieft. Bei der zweiten Wiederwahl von Frau Thatcher suchten über 3,1 Millionen Briten einen Job. Der Norden des Landes verkommt, der Süden prosperiert. Immer mehr Menschen zählen zu den „neuen Armen", während gleichzeitig der Volkskapitalismus neue Anhänger findet. So hat sich die Zahl der Hausbesitzer von 53 Prozent auf 64 Prozent erhöht; fast jeder fünfte Brite besitzt heute Aktien, insgesamt sind es 8,5 Millionen. Doch von der Spaltung des Landes hat die Labour Party nicht profitieren können. Trotz eines professionell geführten Wahlkampfs gelang es Neil Kinnock nicht, die „eiserne Lady" zu stürzen. Seine Partei wird die nächste Zeit darauf verwenden müssen, ein neues Programm zu erarbeiten, das den veränderten Bedingungen im Großbritannien Thatchers gerecht wird. Ihrer radikalen Absage an den Versorgungsstaat konnte Labour keine eigene „Vision" entgegenstellen. „Maggies" Loblied auf das freie Unternehmertum scheint dem Zeitgeist zu entsprechen.

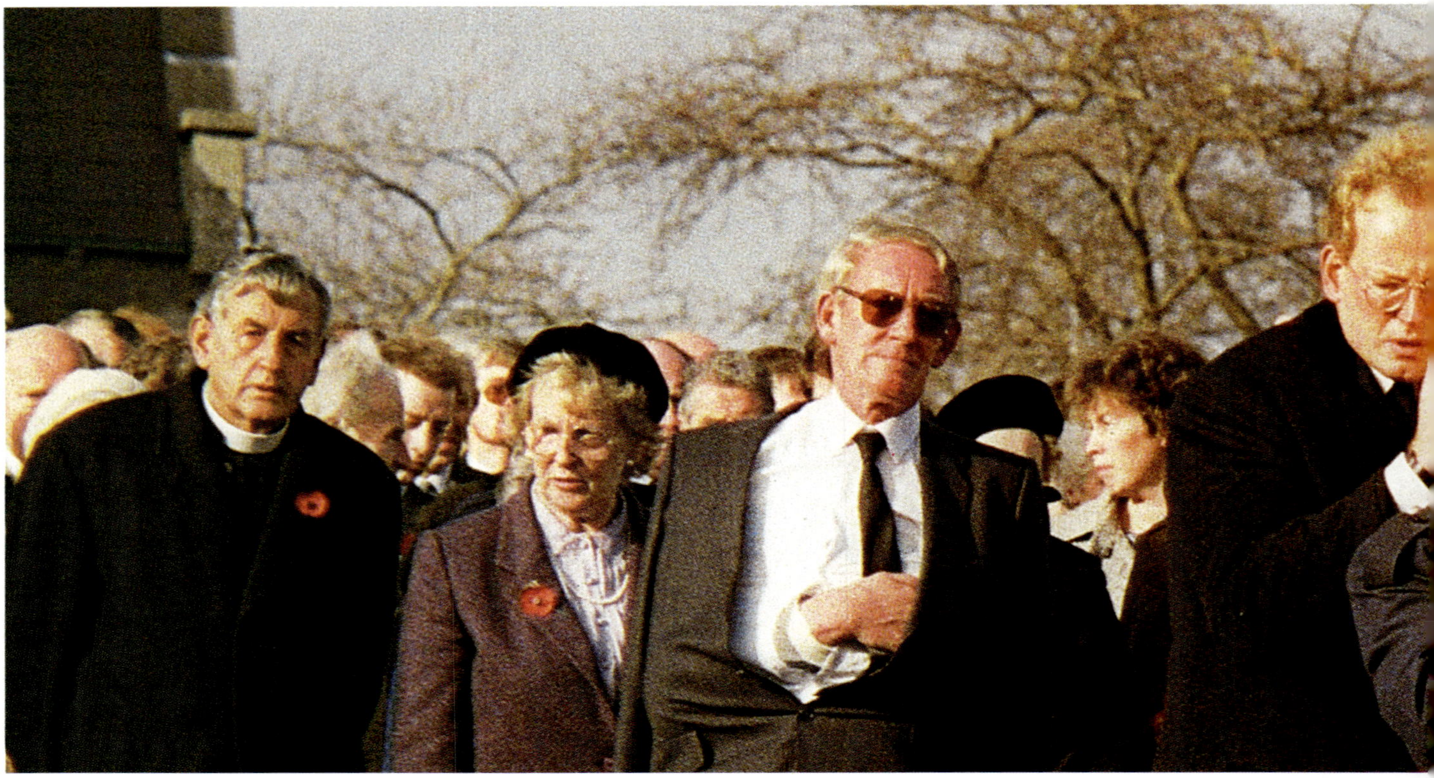

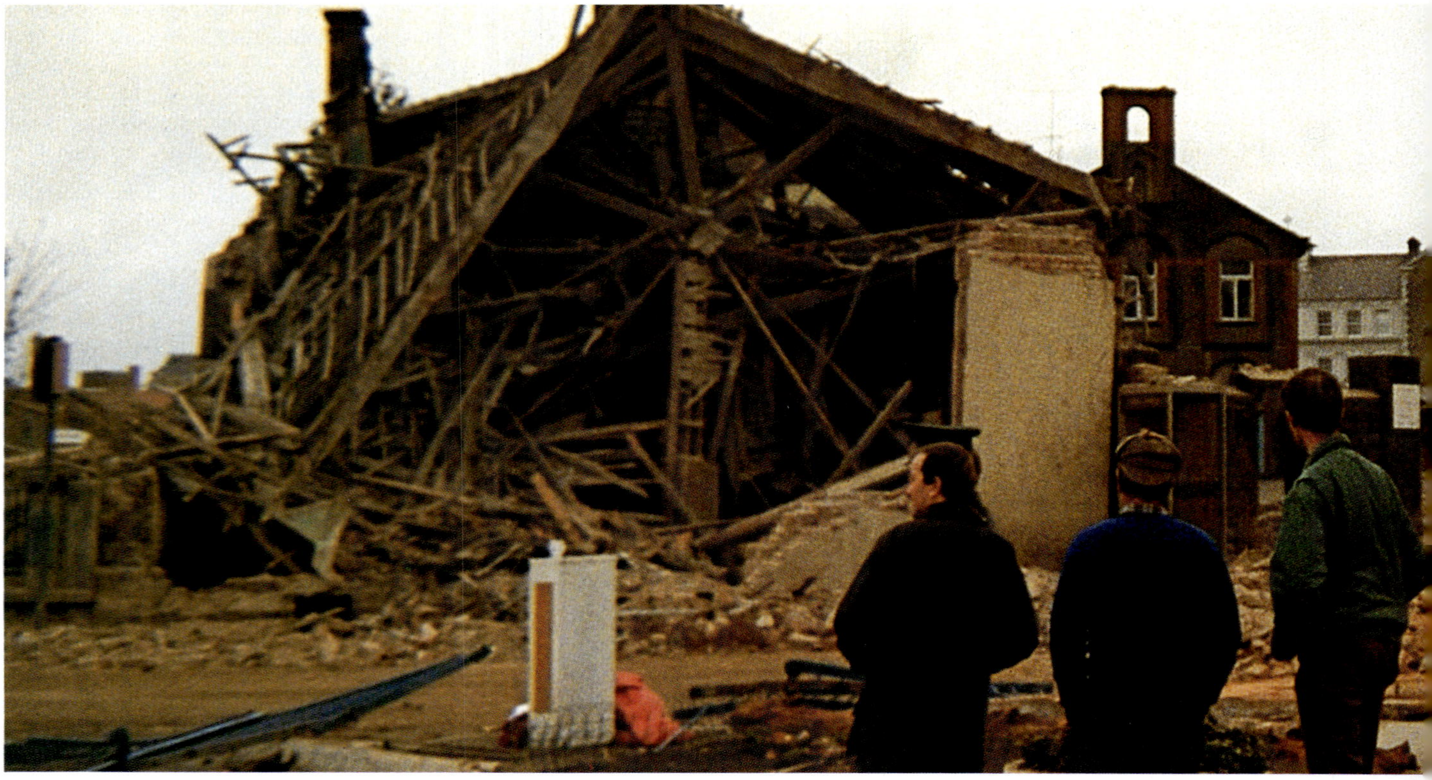

Totensonntag

Einmal im Jahr hüllt sich England in Schwarz. Es ist der Tag, an dem die Nation um all jene trauert, die im Laufe der Jahrhunderte für „König und Vaterland gefallen sind". Ein Ereignis, für das sich die königliche Familie in schwarzer Garderobe beim Gottesdienst versammelt und überall im Königreich Veteranen und Witwen zu Ehren der Gefallenen zusammenkommen. Wer es eben einrichten kann, verbringt den Tag im Lande. Sogar Charles und Diana jetteten vom Deutschlandbesuch pünktlich zum Heldentag nach Hause. Der Kriegergedenktag am 8. November wurde jedoch durch ein Massaker erschüttert. In der kleinen irischen Stadt Enniskillen, 110 Kilometer südwestlich von Belfast, starben elf Menschen bei einem Bombenattentat, hinter dem vermutlich die Irish Republican Army (IRA) steckte. Die Bombe explodierte in der Nähe eines Kriegerdenkmals, an dem Hunderte von Soldaten und Zivilisten versammelt waren. Terroristen hatten den Sprengsatz in einer nahegelegenen Schule versteckt, die durch die Explosion völlig zerstört wurde (unten). In der

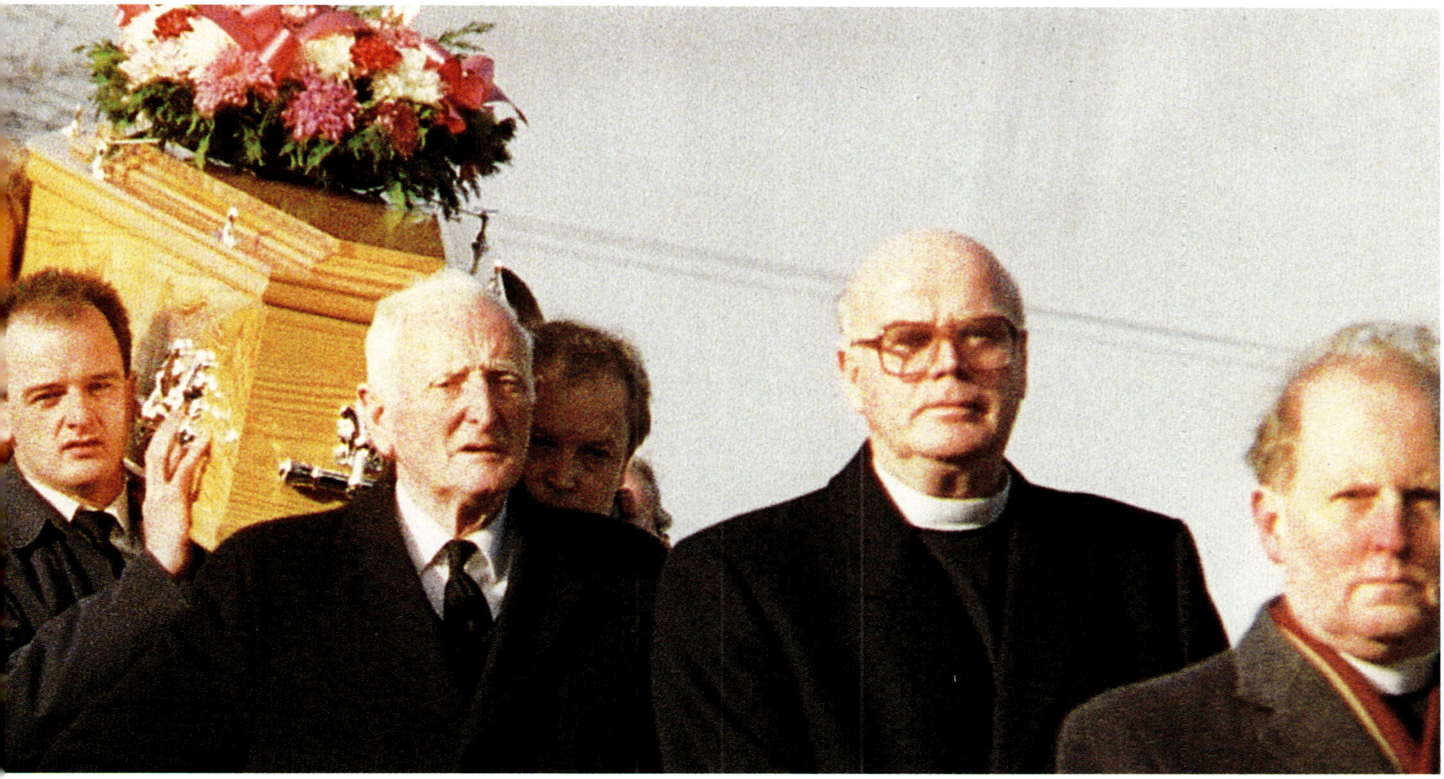

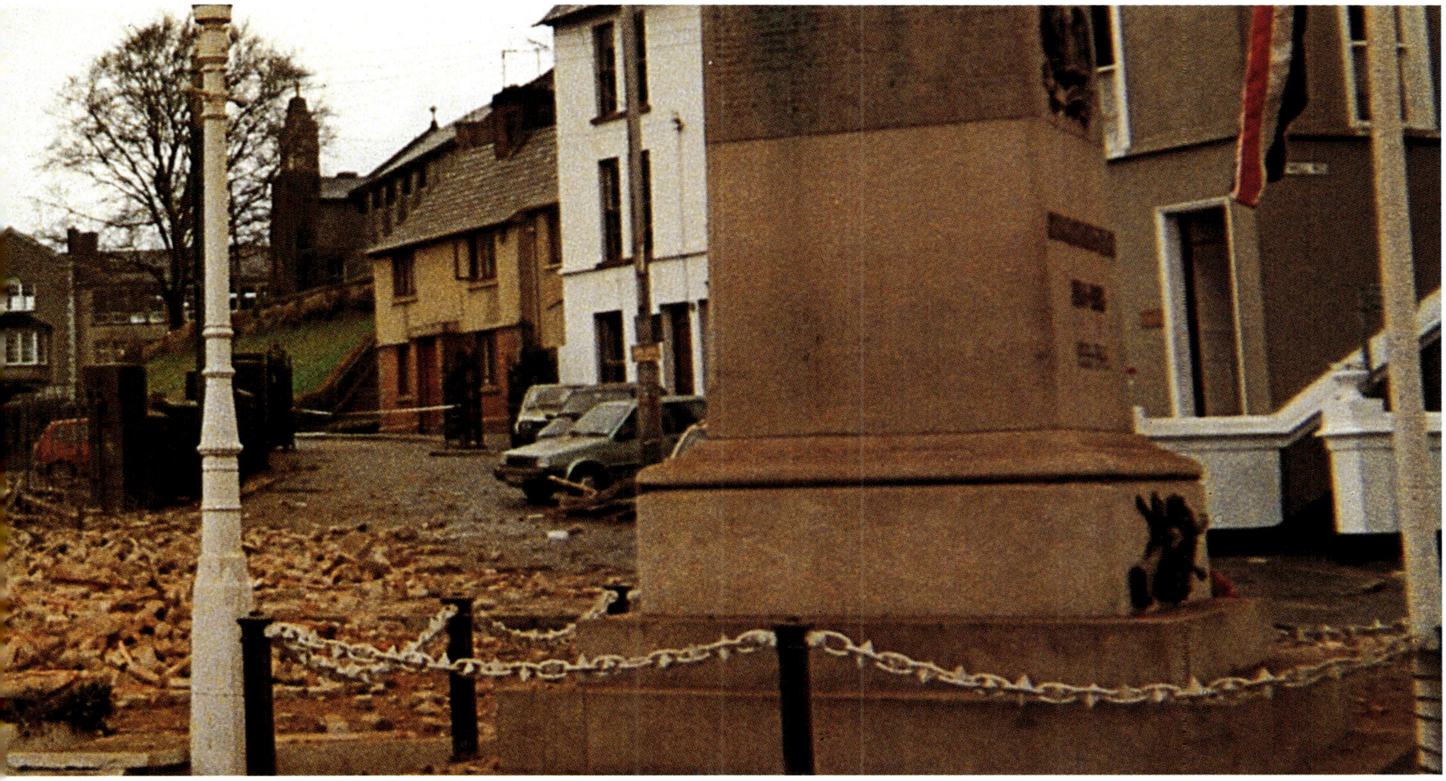

Menschenmenge brach Panik aus. Rettungsmannschaften konnten oft nur noch Tote ausgraben; die in Paradeuniform angetretenen britischen Soldaten gruben mit bloßen Händen in den Trümmern. Elf Menschen starben auf der Stelle, über 40 wurden verletzt. Für Polizei-Experten kam der Anschlag nicht unerwartet: In den Monaten zuvor hatte die IRA durch die Festnahme führender Mitglieder herbe Rückschläge hinnehmen müssen. Alles deutete darauf hin, daß die Organisation im Verborgenen neue Pläne austüftelte. „Dieses Attentat", klagte Premierministerin Margret Thatcher später, „zeugt von einem entsetzlichen Ausmaß an Gefühllosigkeit. Es zählt zu den schwersten, die Irland je getroffen haben." An ihrem strengen Irland-Kurs will die Eiserne Lady trotzdem nicht rütteln. In Großbritannien ahnt inzwischen jeder, daß Enniskillen zwar eins der schwersten Attentate war, gewiß aber nicht das letzte sein wird. Die Freunde und Familien der Opfer trugen denn auch nicht nur elf Menschen, sondern auch eine Illusion zu Grabe. Die Illusion, daß die Provinz vom blutigen Streit der Glaubensgegner verschont bleiben könnte.

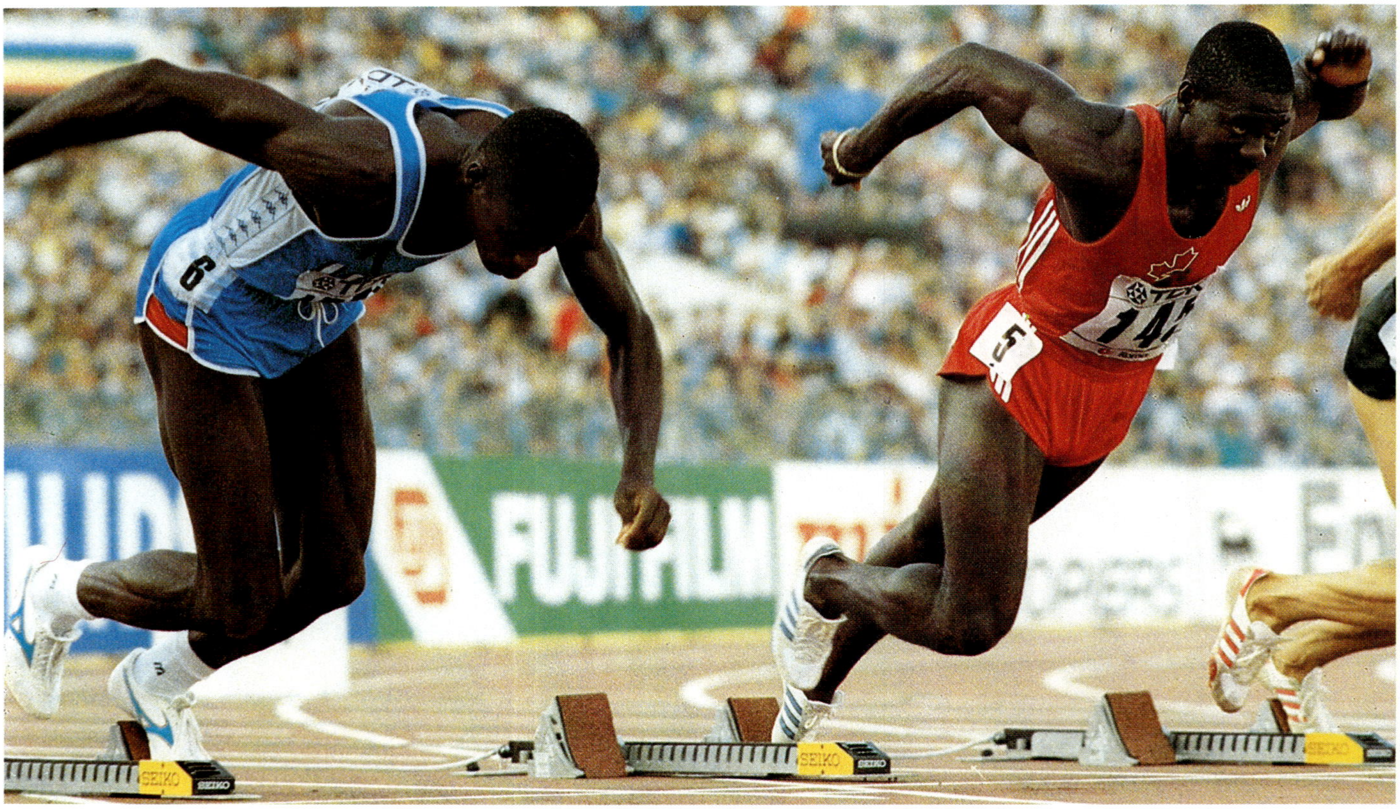

Der Rekordlauf von Rom

Der Kanadier Ben Johnson schrieb am 30. August 1987 im Olympiastadion von Rom Leichtathletik-Geschichte. Seit Bob Beamons Jahrhundert-Weitsprung über 8,90 Meter hatte keine Leistung die Sportwelt mehr so fasziniert wie der phantastische Rekordlauf des neuen schwarzen Sprint-Königs. Mit 9,83 Sekunden lief Johnson im 100-Meter-Finale der Leichtathletik-Weltmeisterschaften eine Zeit, die bis dahin unerreichbar schien.

Die zuletzt gültigen Bestmarken waren in dünner Höhenluft erzielt worden: 1968 hatte Jim Hines (USA) bei seinem Olympiasieg im 2277 Meter hoch gelegenen Mexico-City 9,95 Sekunden erreicht. 1983 war sein Landsmann Calvin Smith in Colorado Springs gar noch zwei Hundertstel schneller. In Rom stellte Carl Lewis, der vierfache Olympiasieger von Los Angeles, diese 9,93 Sekunden zwar im Flachland ein, war im Ziel dann aber doch nur Zweiter. Geschlagen von einem, den sie jetzt „Johnson Jet" nennen.

Die Karriere des Benjamin Johnson liest sich wie die Fabel vom häßlichen Entlein: 1976 mit Mutter, Bruder und sechs Schwestern aus den Slums von Falmouth auf Jamaika ins kanadische Toronto ausgewandert, entdeckte ihn eines Tages der Leichtathletik-Trainer Charly Francis. Ben, damals 16, war spindeldürr, rannte die 100 Meter aber selbst in ausgelatschten Tennisschuhen schon in 11,8 Sekunden. Francis ließ das vor lauter Schüchternheit stotternde Naturtalent erst mal Gewichte stemmen, bis Ben aussah wie ein Preis-Boxer. Mit seinen 1,80 Meter Länge und 75 Kilo Körpergewicht bringt der 26jährige heute eine 165 Kilo schwere Hantel zehnmal ohne abzusetzen zur Hochstrecke.

Selbst den unorthodoxen Start des Muskelpakets entwickelten Trainer und Athlet noch zur Perfektion. Wenn Ben Johnson sich beim Startschuß mit weit abgewinkelten Armen aus den fast parallel zueinander befestigten Blöcken katapultiert, sieht es so aus, als hüpfe ein Känguruh auf und davon. Das Startfoto von Rom zeigt jedoch, daß Johnson auf Bahn fünf dem neben ihm sprintenden Carl Lewis schon einen Wimpernschlag voraus ist.

Vom Startschuß bis zum Zielfoto haben Bio-Mechaniker der Universität Prag den Rekordlauf von Rom vermessen. Ben Johnson kam nach nur 129 Tausendstel Reaktionszeit aus den Blöcken, nahm Carl Lewis auf den ersten zehn Metern schon acht Hundertstel Sekunden ab und lag nach 30 Metern schon zwölf Hundertstel vorn. Seine höchste Geschwindigkeit erreichte er mit 43,87 km/h zwischen 60 und 70 Metern. Nach 46,1 Schritten, von denen jeder im Schnitt 2,17 Meter maß, flog Johnson mit einem Meter Vorsprung vor Lewis durchs Ziel: 9,83 Sekunden, neuer Weltrekord.

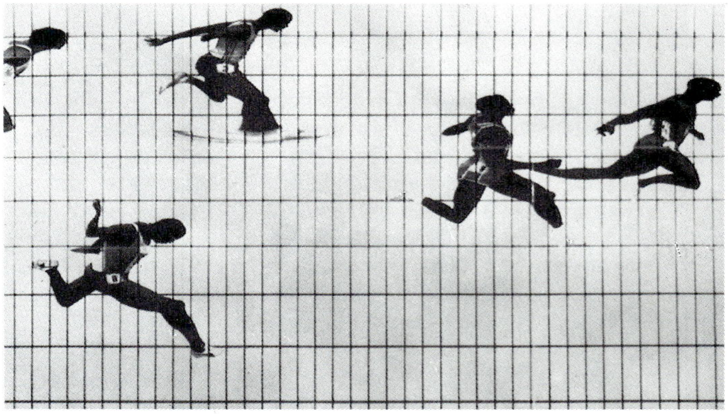

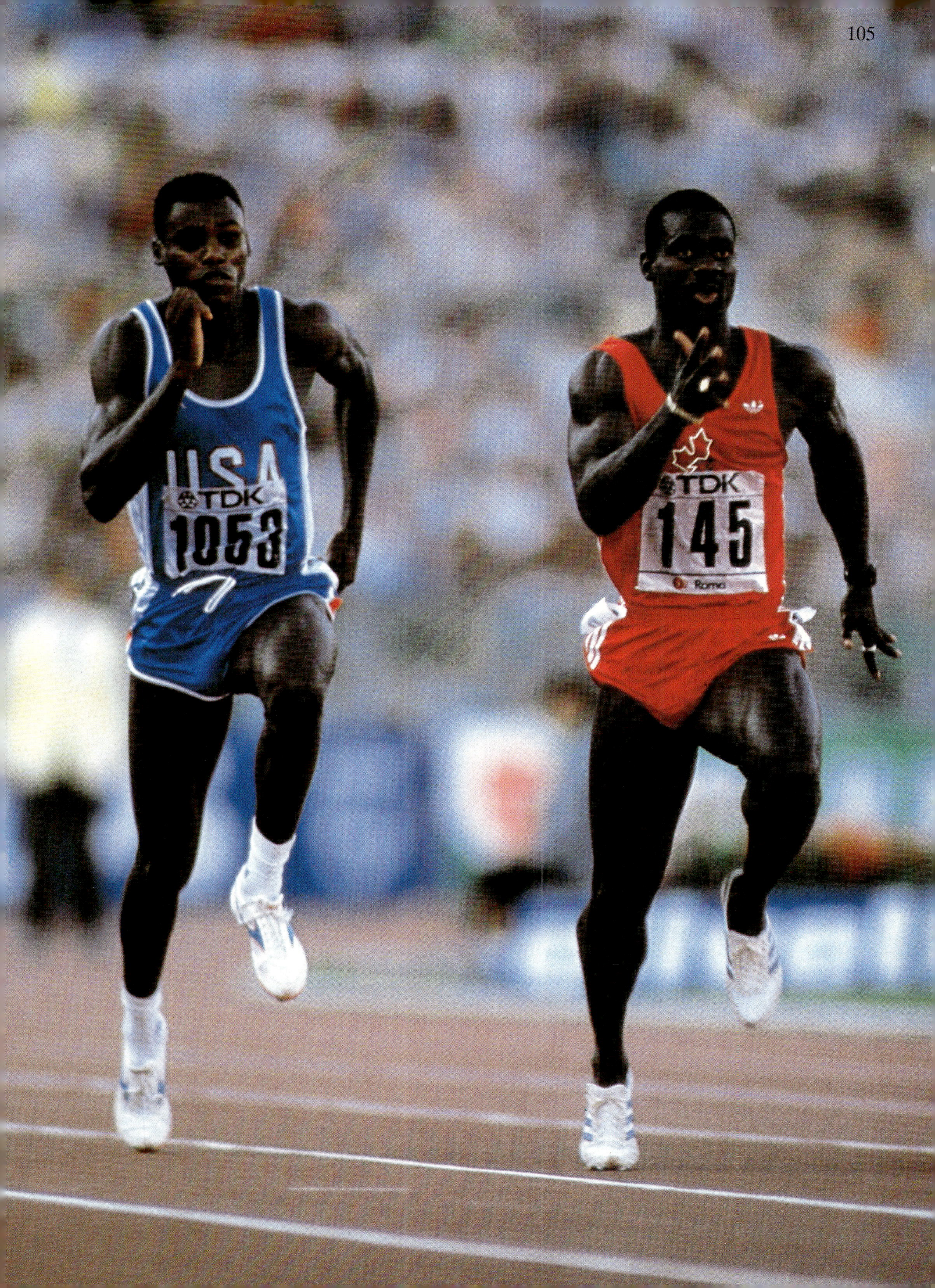
USA
TDK
1053
TDK
145
Roma

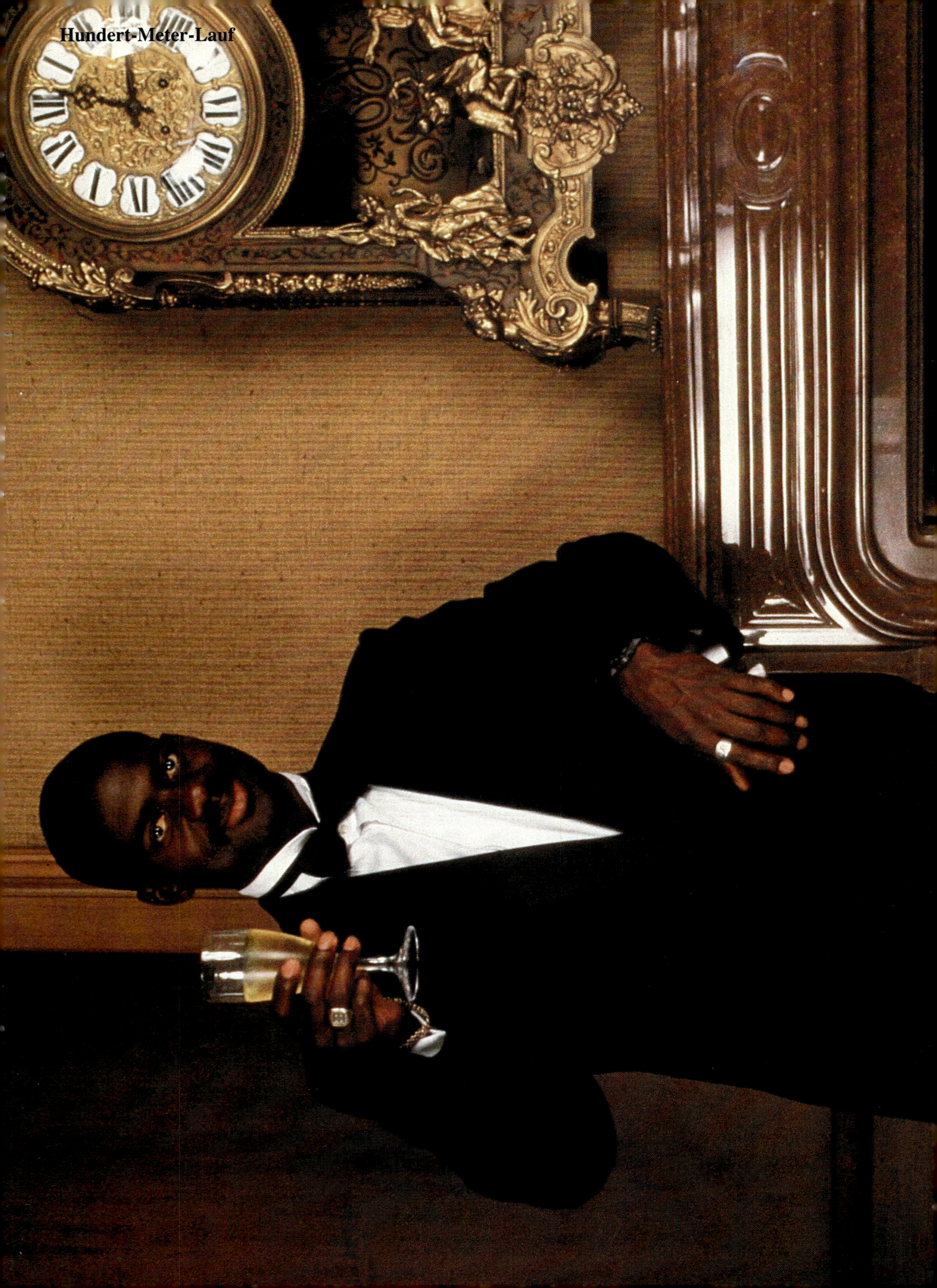

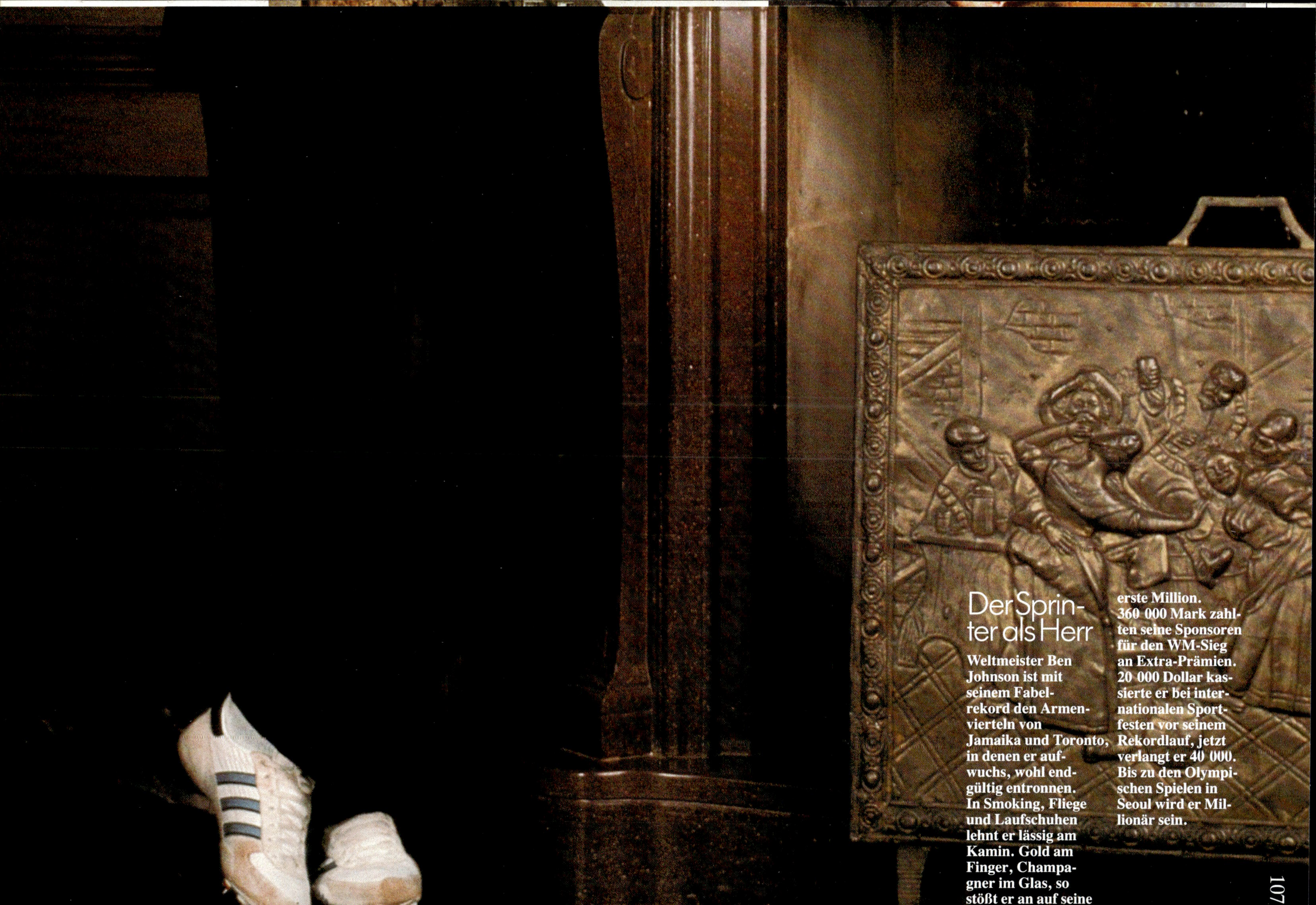

Der Sprinter als Herr

Weltmeister Ben Johnson ist mit seinem Fabelrekord den Armenvierteln von Jamaika und Toronto, in denen er aufwuchs, wohl endgültig entronnen. In Smoking, Fliege und Laufschuhen lehnt er lässig am Kamin. Gold am Finger, Champagner im Glas, so stößt er an auf seine erste Million. 360 000 Mark zahlten seine Sponsoren für den WM-Sieg an Extra-Prämien. 20 000 Dollar kassierte er bei internationalen Sportfesten vor seinem Rekordlauf, jetzt verlangt er 40 000. Bis zu den Olympischen Spielen in Seoul wird er Millionär sein.

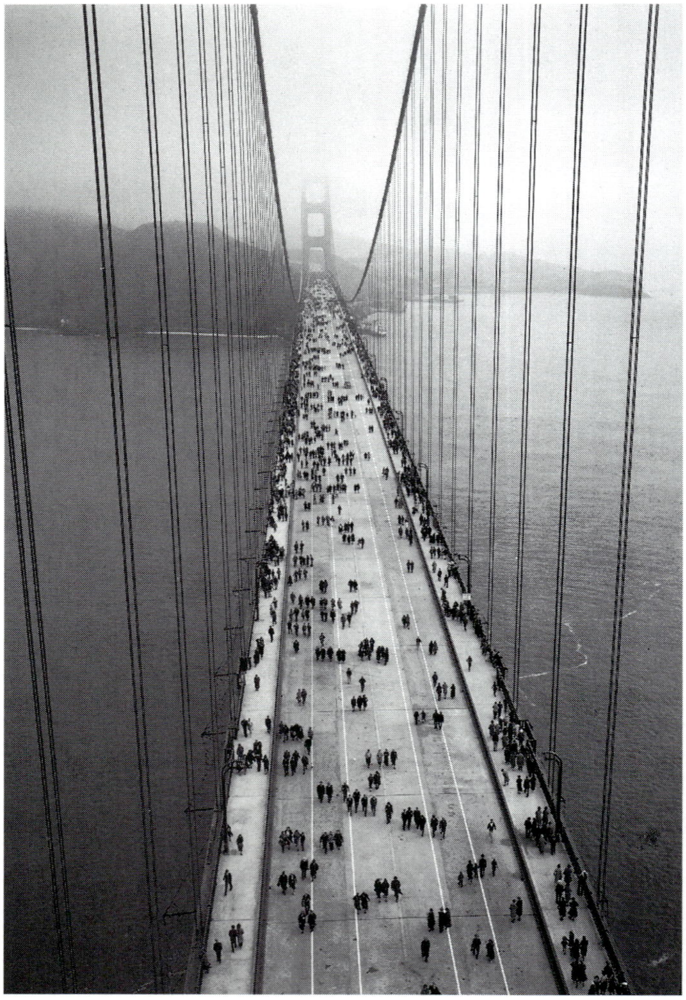

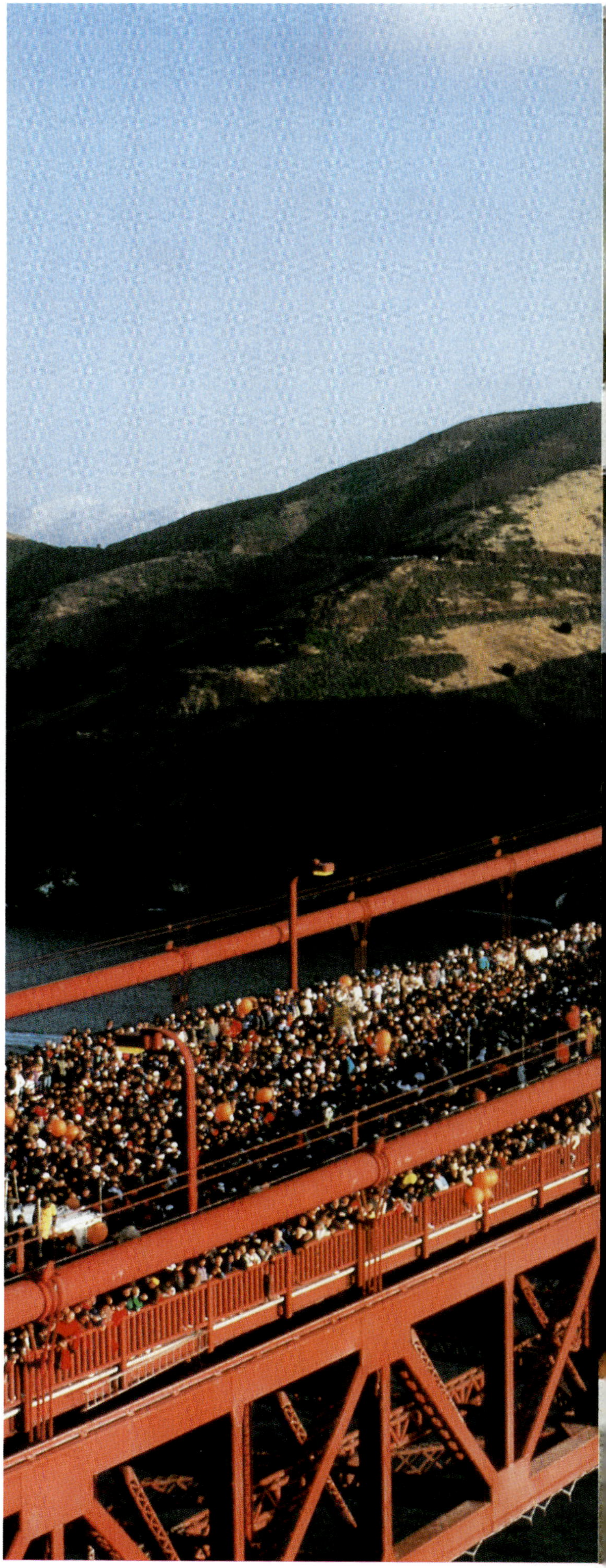

Chaos auf der Brücke

Als die Golden Gate Bridge von San Francisco am 24. Mai 1987 ihren 50. Geburtstag feierte, passierte, was zu den schlimmsten vorstellbaren Alpträumen von Geburtstagskindern gehört – es kamen fünfmal so viele Gäste wie geplant. Im Klartext: mit 50 000 Besuchern hatte die Bürgermeisterin Dianne Feinstein gerechnet – 250 000 Brückenfans kamen und quetschten sich auf der 1,4 km langen berühmtesten Brücke der Welt. Es waren so viele, daß Ingenieure am Ufer in Panik ausrechneten, ob die Golden Gate dem Ansturm der Besucher auch gewachsen sei. Sie hielt stand, doch 500 000 Menschen, die zu Fuß zum Geburtsort drängten, mußten von der Polizei abgewiesen werden. Brückeningenieur Dan Mohn: „Das war der anstrengendste Geburtstag meines Lebens. Als mein Sohn Billy drei wurde und die Torte in den Swimmingpool fiel, war das eine Kleinigkeit." Hätte die Brücke einstürzen können? Nein, sagt Mohn, die spezielle Bleilegierung des Brückenbodens halte rund 3000 Kilo pro Quadratmeter aus. „Die Golden Gate hat ein bißchen geflattert", sagt er stolz, „aber als richtige Amerikanerin hat sie durchgehalten."

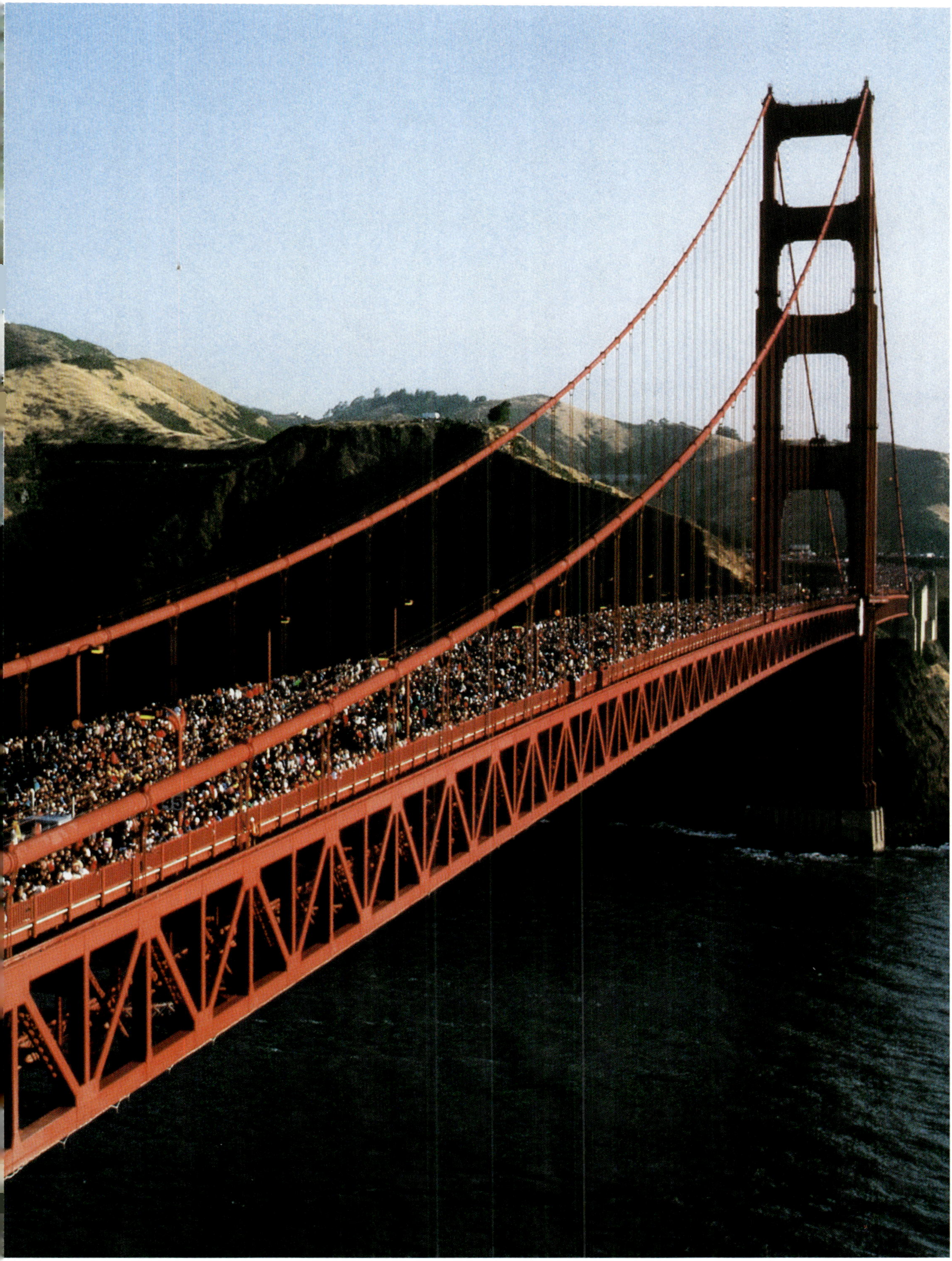

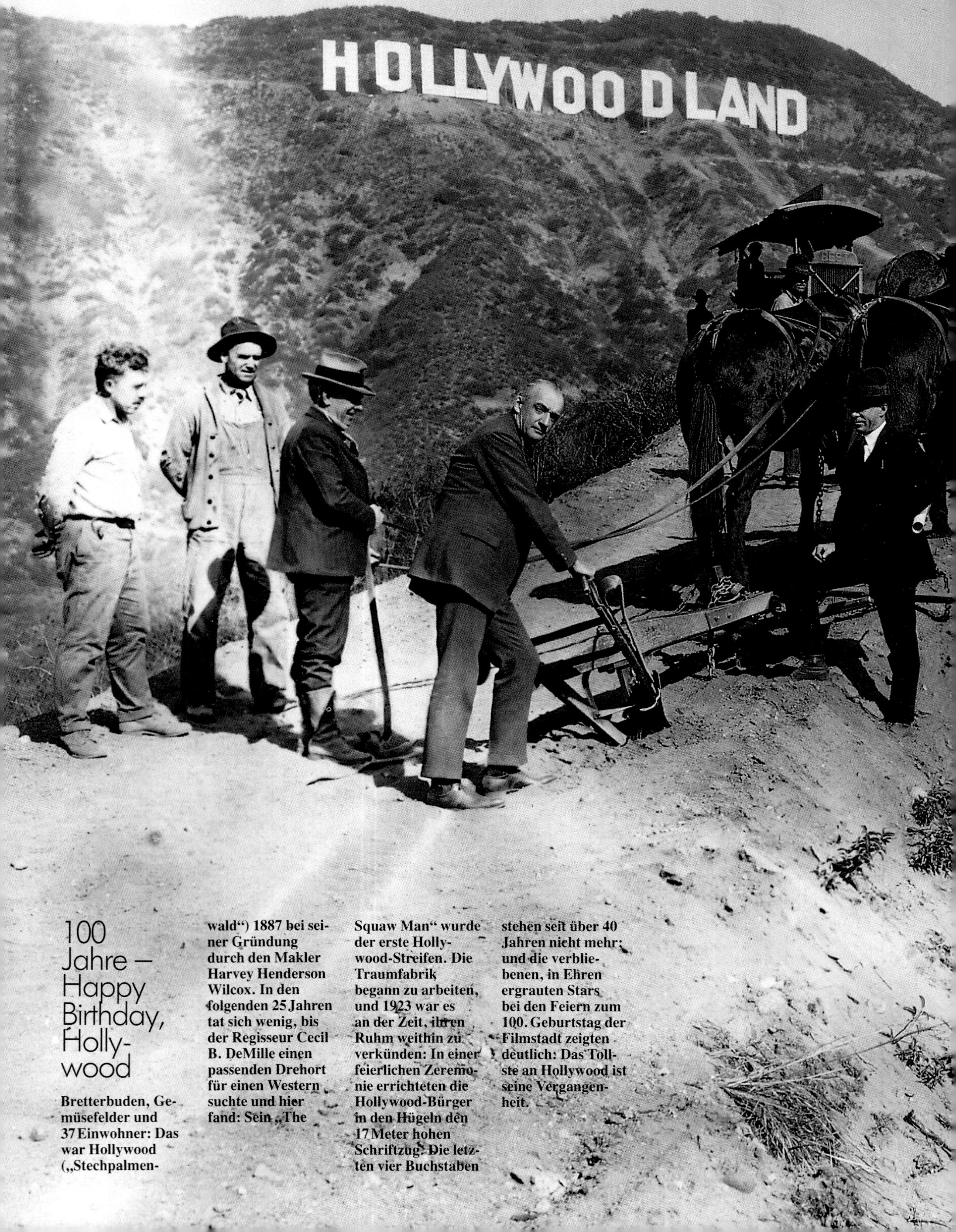

100 Jahre – Happy Birthday, Hollywood

Bretterbuden, Gemüsefelder und 37 Einwohner: Das war Hollywood („Stechpalmenwald“) 1887 bei seiner Gründung durch den Makler Harvey Henderson Wilcox. In den folgenden 25 Jahren tat sich wenig, bis der Regisseur Cecil B. DeMille einen passenden Drehort für einen Western suchte und hier fand: Sein „The Squaw Man“ wurde der erste Hollywood-Streifen. Die Traumfabrik begann zu arbeiten, und 1923 war es an der Zeit, ihren Ruhm weithin zu verkünden: In einer feierlichen Zeremonie errichteten die Hollywood-Bürger in den Hügeln den 17 Meter hohen Schriftzug. Die letzten vier Buchstaben stehen seit über 40 Jahren nicht mehr; und die verbliebenen, in Ehren ergrauten Stars bei den Feiern zum 100. Geburtstag der Filmstadt zeigten deutlich: Das Tollste an Hollywood ist seine Vergangenheit.

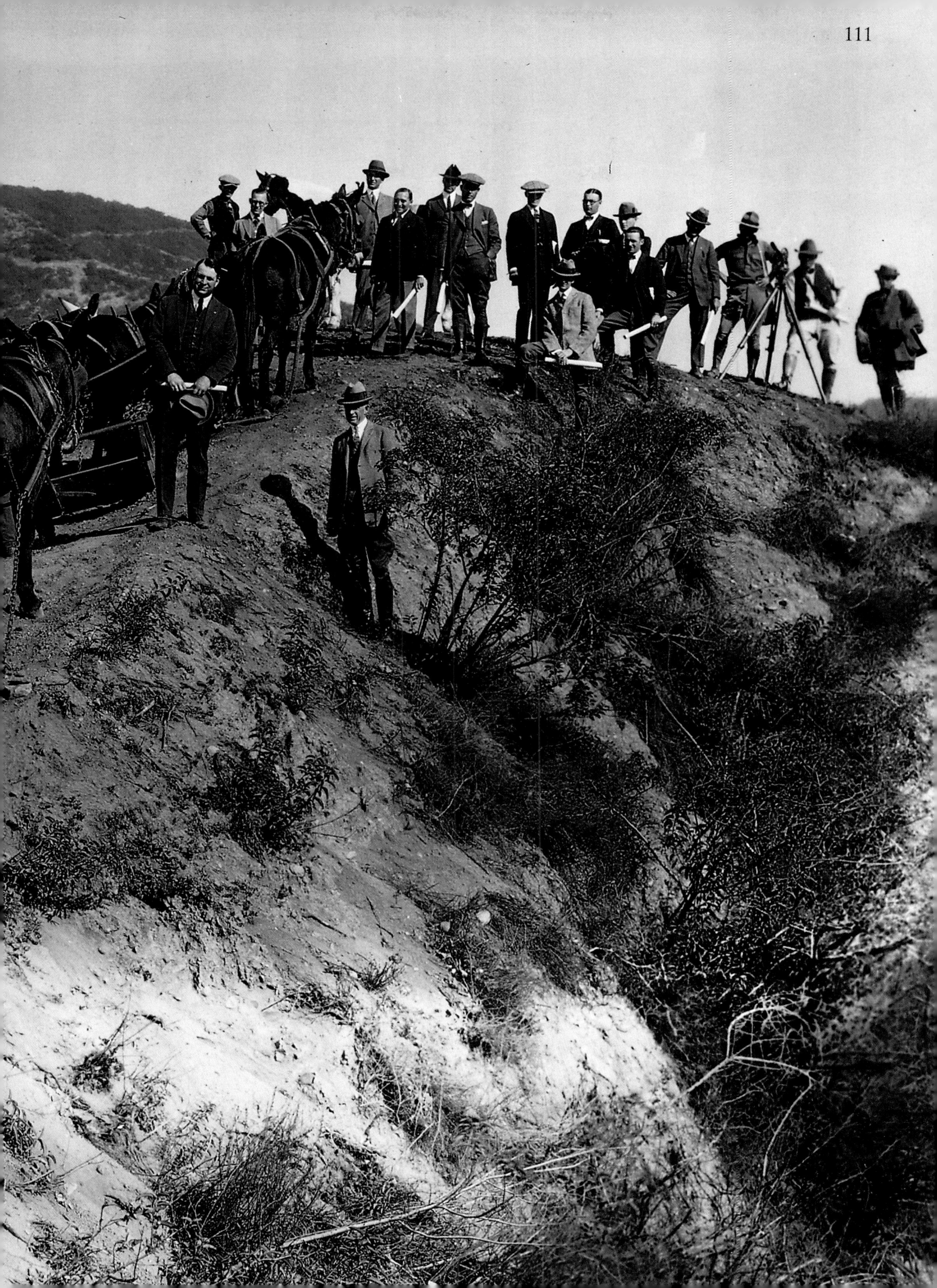

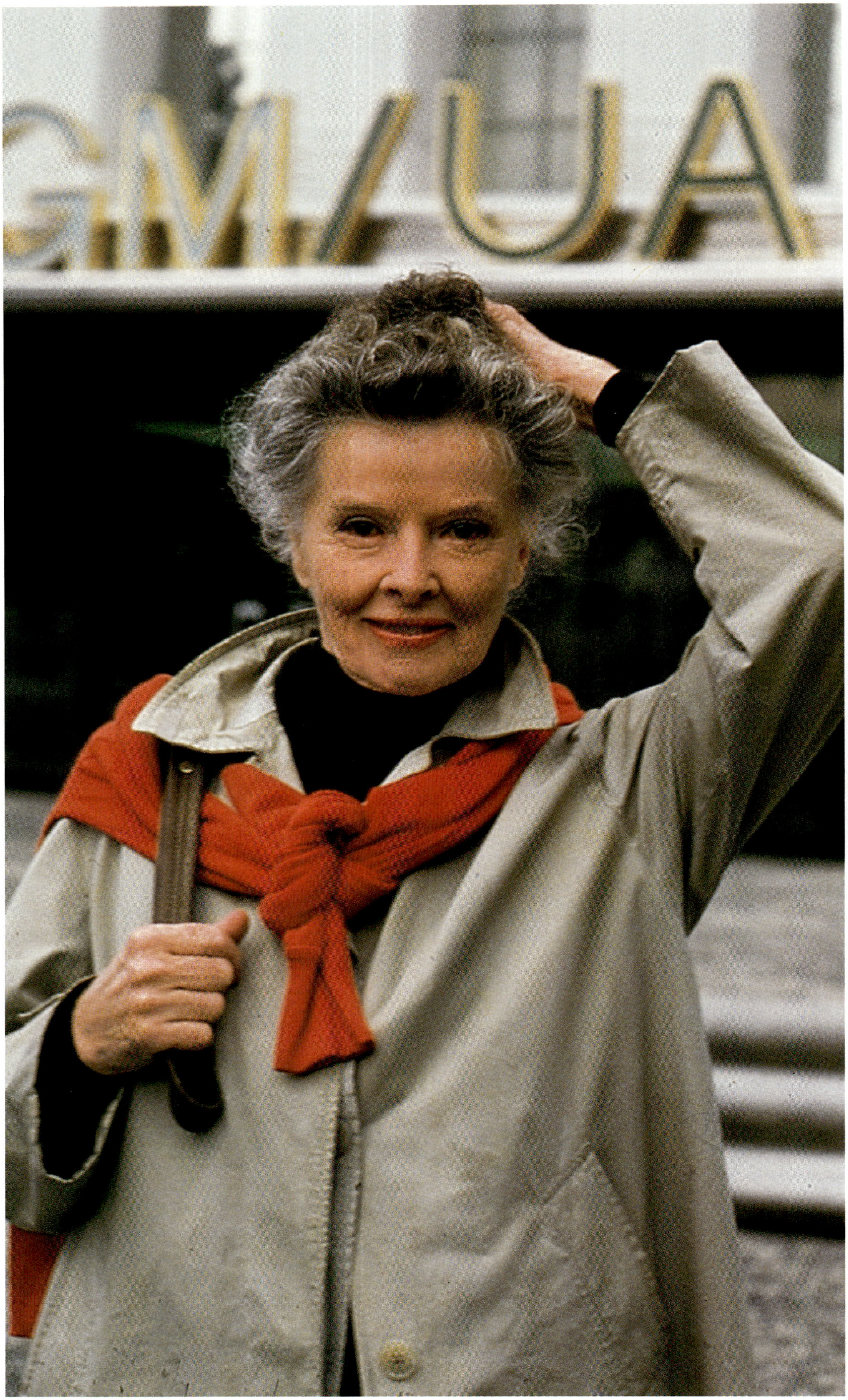
GM/UA

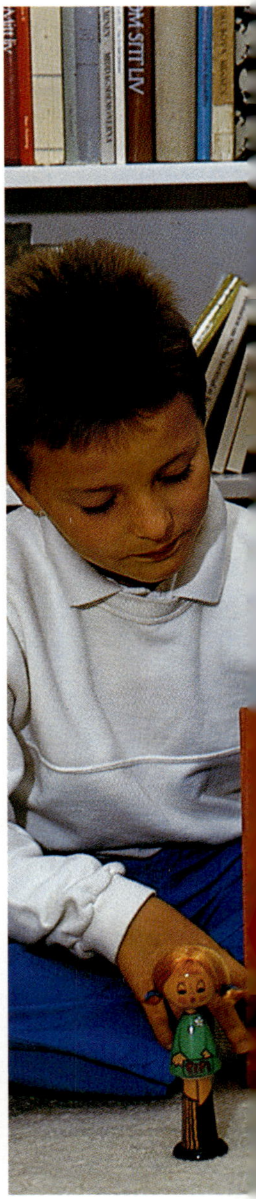

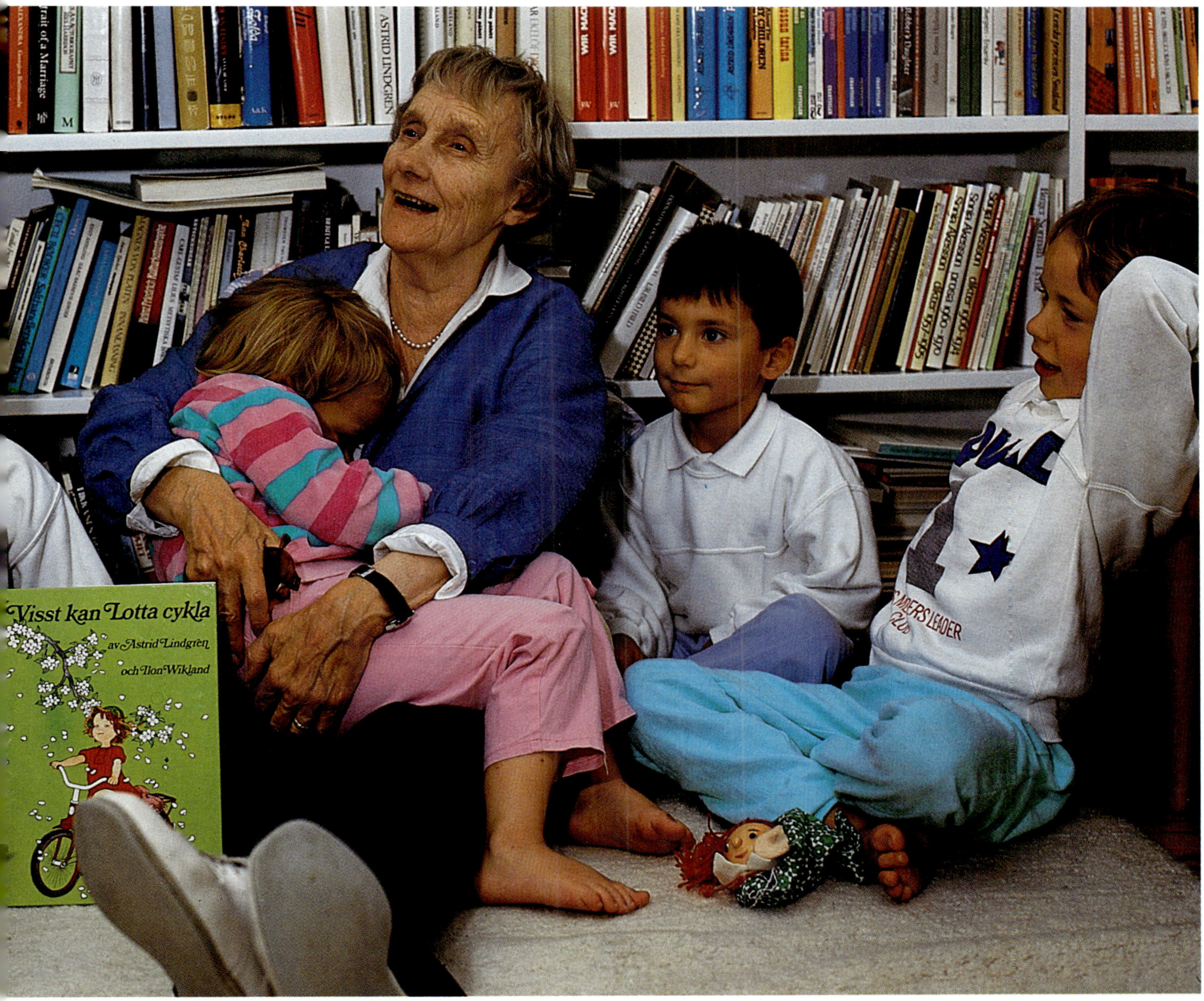

Mit achtzig noch mitten im Leben

Zwei Damen von Format erhielten im November 1987 aus aller Welt Glückwünsche zum 80. Geburtstag: die amerikanische Schauspielerin Katharine Hepburn und die schwedische Schriftstellerin Astrid Lindgren. Dabei streiten sich im Fall Hepburn die Filmjournalisten darüber, ob die große alte Dame Hollywoods vielleicht nicht erst 78 oder aber auch schon 82 Jahre alt geworden ist. Die Schauspielerin selbst hat aus ihrem Geburtsjahr immer ein Geheimnis gemacht, nahm es aber gnädig hin, daß das bundesdeutsche ARD-Fernsehen ihren 80. Geburtstag auf den 8. November 1987 festsetzte und an diesem Tag zu ihren Ehren mit der Ausstrahlung einer Serie von acht Katharine-Hepburn-Filmen begann. So sah man sie wieder, wie man sie von der Leinwand her schon lange kannte und wie sie bis heute geblieben ist: als eine moderne Frau, schön und intelligent, zärtlich und kämpferisch zugleich. Ähnlich wie die Hepburn ist die Kinderbuchschriftstellerin Astrid Lindgren zu einem Vorbild weiblicher Emanzipation geworden. Umgeben von Kindern feierte sie am 14. November in Stockholm ihren 80. Geburtstag. 1941 erfand die ehemalige Sekretärin ihre berühmteste Heldin, das Mädchen Pippi Langstrumpf, das immer nur das macht, was es will, statt den Befehlen der Erwachsenen zu folgen. Amerikanische Kinder nannten die freche Göre „Pippi Longstocking", japanische „Ochame-na Pippi", persische „Pipi Gurab-baland" und finnische „Peppi Pitkätossu". Auf das Idol der kleinen Mädchen folgte dann bald als Held für die Knaben die Kinderbuchfigur „Kalle Blomquist, der Meisterdetektiv", dessen kriminalistischer Spürsinn in allen fünf Erdteilen heute so berühmt ist wie die Sommersprossen der Pippi Langstrumpf.

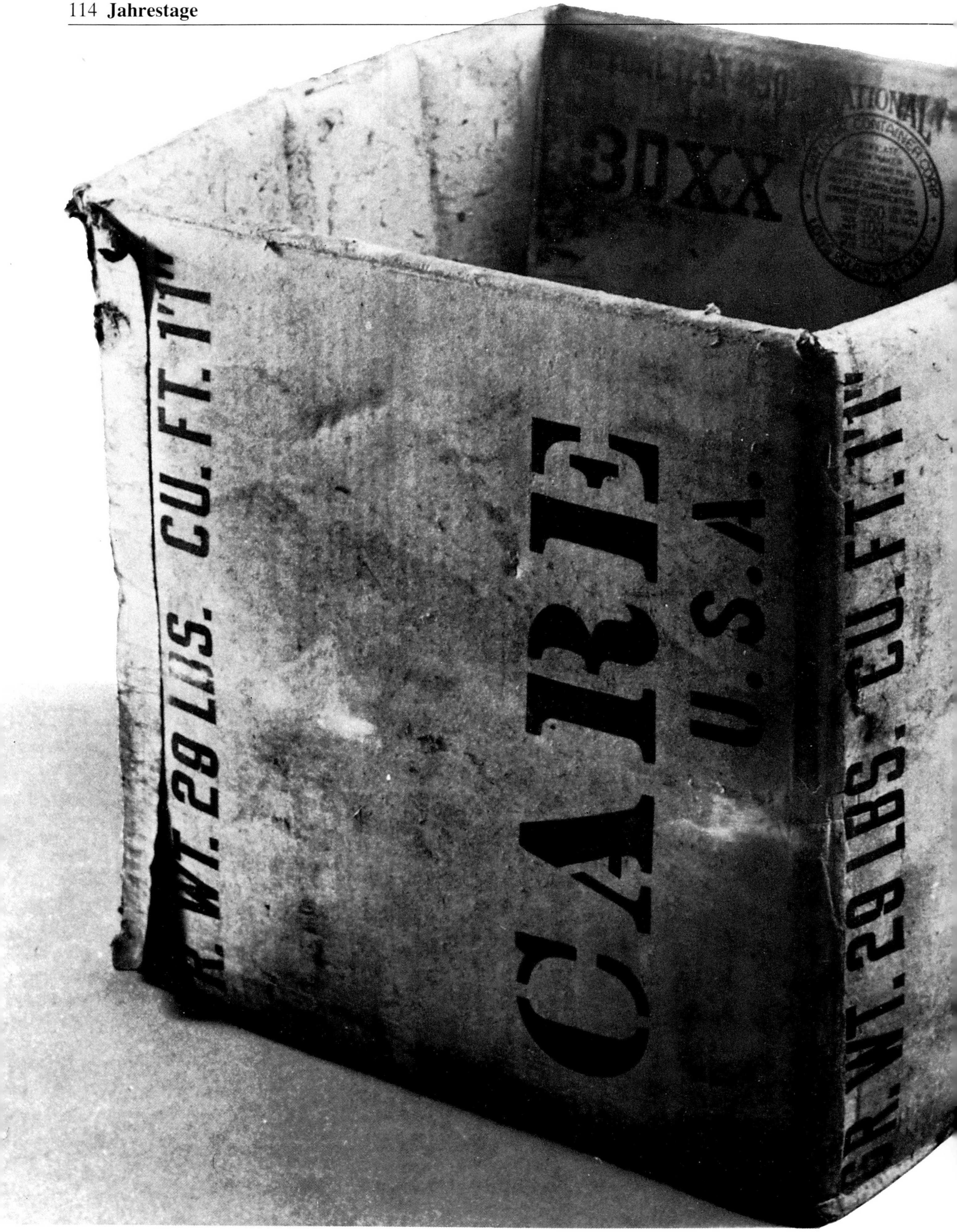
CARE
U.S.A.

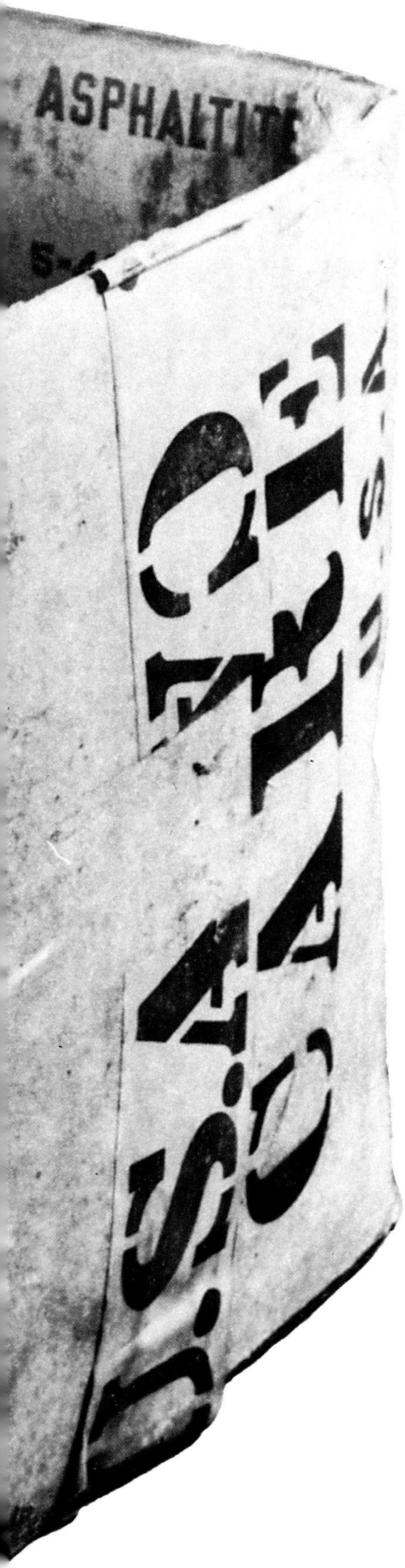

Lieben wir die USA?

Zu den Vereinigten Staaten von Amerika haben die Deutschen ein besonderes Verhältnis. Vor über dreihundert Jahren siedelten die ersten Familien aus Krefeld in Pennsylvania. Nach dem US-Zensus haben 52 Millionen Amerikaner deutsche Vorfahren. Beide Nationen standen sich in zwei Weltkriegen als Feinde gegenüber. Im Jahre 1945, als „Amerika im Zenith der Macht und Deutschland in Ruinen lag", so der amerikanische Historiker Fritz Stern, begann eine Liebesgeschichte. Die „Begeisterung und Faszination" endete vierzig Jahre später auch in der „Bitterkeit des enttäuschten Liebhabers".

1987 war ein Jahr der deutsch-amerikanischen Beziehungen. 40 Jahre Marshall-Plan, Besuch von US-Präsident Ronald Reagan in Berlin, Debatte um den Abzug der US-Atomwaffen. Der STERN ließ in einer großen Studie über die „Deutschen und Amerika" das Verhältnis zum wichtigsten Bündnispartner der zweiten deutschen Republik untersuchen. Ergebnis: Der „American way of life" prägt den Alltag der Bundesbürger; die US-Politik der militärischen Stärke wird zunehmend skeptischer eingeschätzt: Pershing nein, Mickey Mouse ja.

Eine Mehrheit der Deutschen ist zwar gegen den Abzug der 300000 US-Soldaten in der Bundesrepublik. Aber ebenfalls eine Mehrheit verurteilt das Rüstungsprogramm SDI für eine Raketenabwehr im Weltall und den Einsatz von Atomwaffen zur Verteidigung Europas. Wenn nach dem Vertrauen in die „Führungskraft" Washingtons gefragt wird, bekommt der Republikaner Reagan die schlechtesten Noten aller US-Präsidenten. Insgesamt – so zeigt eine Auswertung der Nachkriegszeit – suchen die Deutschen eine größere Distanz zu den USA wie zur UdSSR.

Der Dollar bleibt die Weltmacht Nummer eins. Die Rekordverschuldung der USA wird auch von den Deutschen negativ eingeschätzt. Allerdings wird die Führungsrolle der USA auf den Sektoren Weltraumforschung, Luftfahrt und Computertechnik anerkannt. Auf kulturellem Gebiet glauben sich Goethes Ahnen heute überlegen – auch wenn sie abends Dallas oder Miami Vice fernsehen, McDonald's lieben oder in Jeans herumlaufen.

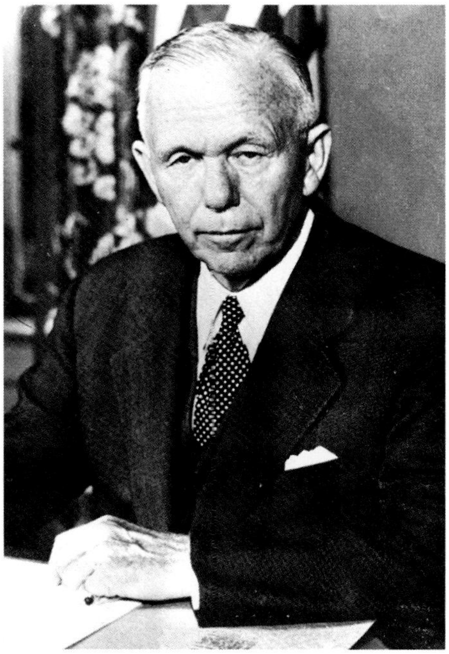

Er war einer der Architekten der Bundesrepublik. In einer historischen Rede vor Studenten der Harvard-Universität im Jahre 1947 begründete der Sonderbotschafter und General George Catlett Marshall ein Wiederaufbau-Programm für Europa – das „European Recovery Program" (ERP). Mit 13 Milliarden Dollar Zuschüssen und Krediten aus dem Marshall-Plan wurde an der Nahtstelle zwischen Ost und West die Grundlage für eine kapitalistische Wirtschaftsordnung gelegt. In neun Millionen Care-Paketen (31 mal 35 Zentimeter) schickten die Amerikaner seit 1945 Nahrungsmittel in das hungernde Deutschland. Eines davon ist heute im Kölner Stadtmuseum ausgestellt.

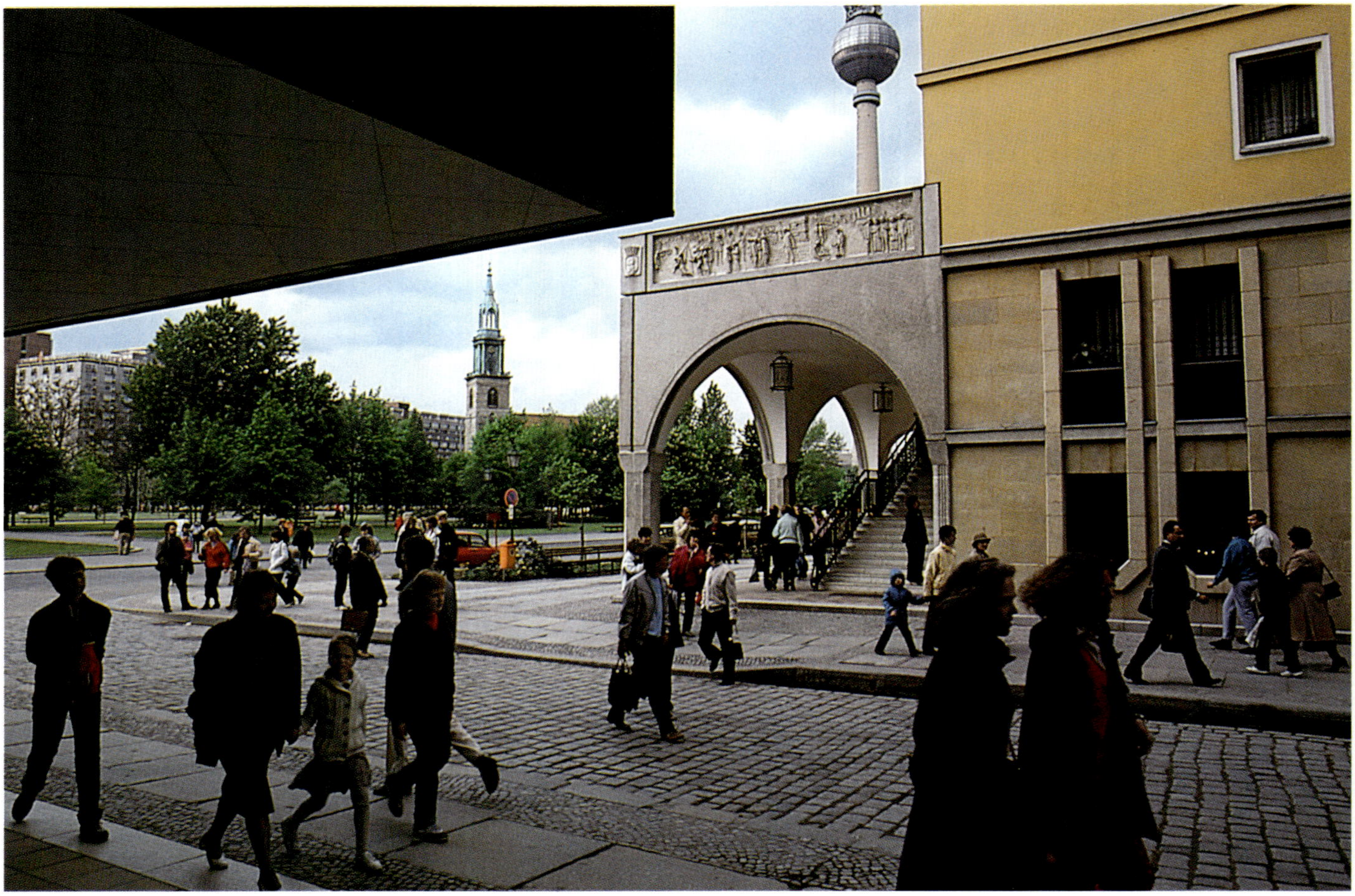

Anfang der 80er Jahre war das Gelände zwischen Molkenmarkt und Mühlendamm, wo vor 750 Jahren Berlin gegründet wurde, eher öde und leer. Jetzt präsentierte sich dort das wiedererstandene Nikolai-Viertel – mit der restaurierten ältesten Kirche der Stadt und dem Ephraim-Palais, das mit seinen vergoldeten Balkon-Gittern und reichverzierten Stuck-Fassaden heute wieder als „schönste Ecke Berlins" gepriesen wird.

„Für Berlin das Beste, für die Republik die Reste"

Das Jubiläumsjahr war noch nicht zu Ende, da hatten die Berliner schon „die Schnauze voll". Wie im Westen der geteilten Stadt sehnten auch in der östlichen Hälfte die meisten Bewohner den Zeitpunkt herbei, an dem die ebenso protzige wie aufwendige Geburtstagsfeier endlich vorbei war.

Um Ost-Berlin als Schaufenster des DDR-Sozialismus herauszuputzen, scheute die Regierung weder Mühen noch Kosten. Vom Neujahrs-Eröffnungskonzert im Schauspielhaus bis zur Aufführung von Beethovens IX. Symphonie am Silvestertag wälzten sich die Festivitäten mit über 2000 Veranstaltungen durch die Jahreszeiten.

Dabei ging es den DDR-Machthabern nicht nur um das vordergründige Ziel, West-Berlin im Show-Kampf der Systeme den Rang abzulaufen. „Wir betrachten die 750-Jahrfeier auch als einen Zeitabschnitt, in dem bleibende Werte für die Stadt geschaffen werden", verkündete Ost-Berlins Oberbürgermeister Erhard Krack. Zehntausende Bauarbeiter aus allen Teilen der Republik wurden in die „Hauptstadt" beordert, um das Antlitz der DDR-Metropole zu verschönern – zum Schaden der Provinz, wo aus Mangel an Material und Arbeitskräften immer mehr Klein- und Mittelstädte verfallen. Während die staatlich gelenkten Medien das Jubiläum als „Höhepunkt im gesellschaftlichen Leben" der DDR priesen, wuchs in der übrigen SED-Republik der Groll. Mit Sprüchen wie „Für Berlin das Beste – für die Republik die Reste" machten Kritiker zwischen Rostock und Plauen ihrem Ärger Luft.

Das „Wasserfest" auf Ostberliner Flüssen, Seen und Kanälen gehörte zu den Höhepunkten der Jubelfeier. Ebenso der historische Festumzug, bei dem rund 40 000 Mitwirkende in einer fünfstündigen Show siebeneinhalb Jahrzehnte Berliner Historie Revue passieren ließen.

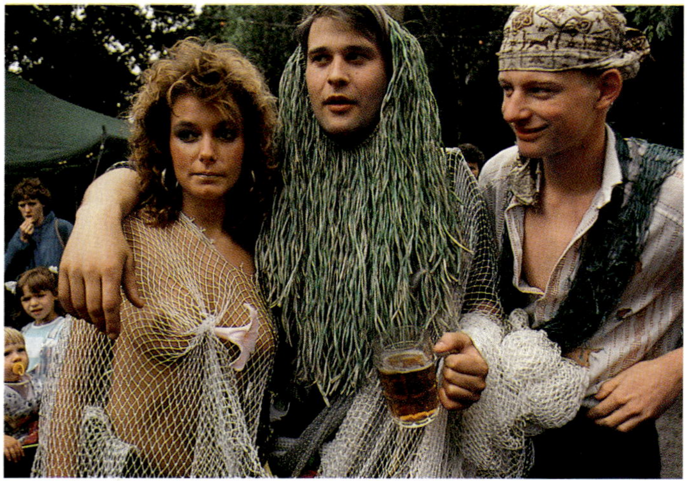

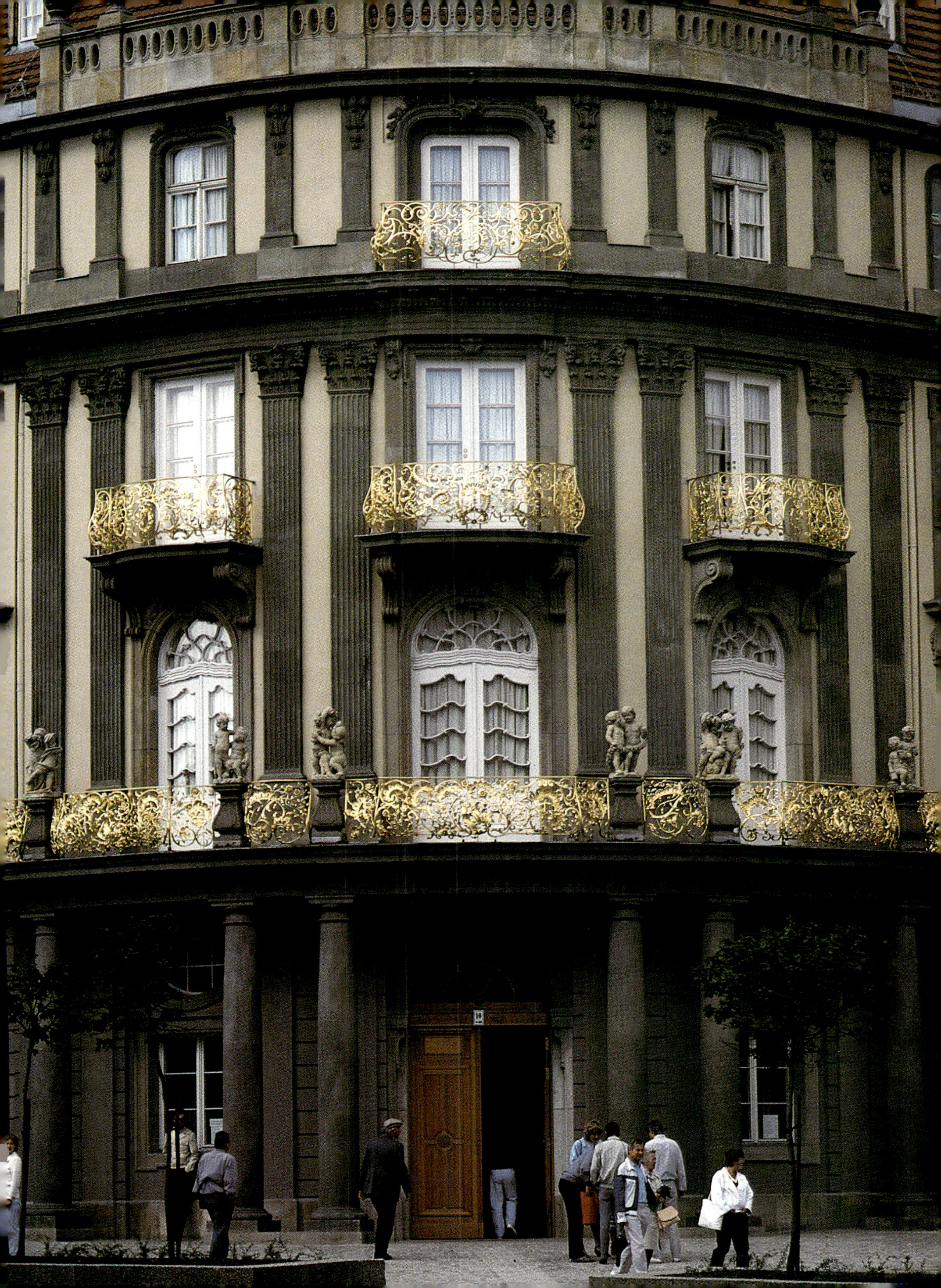

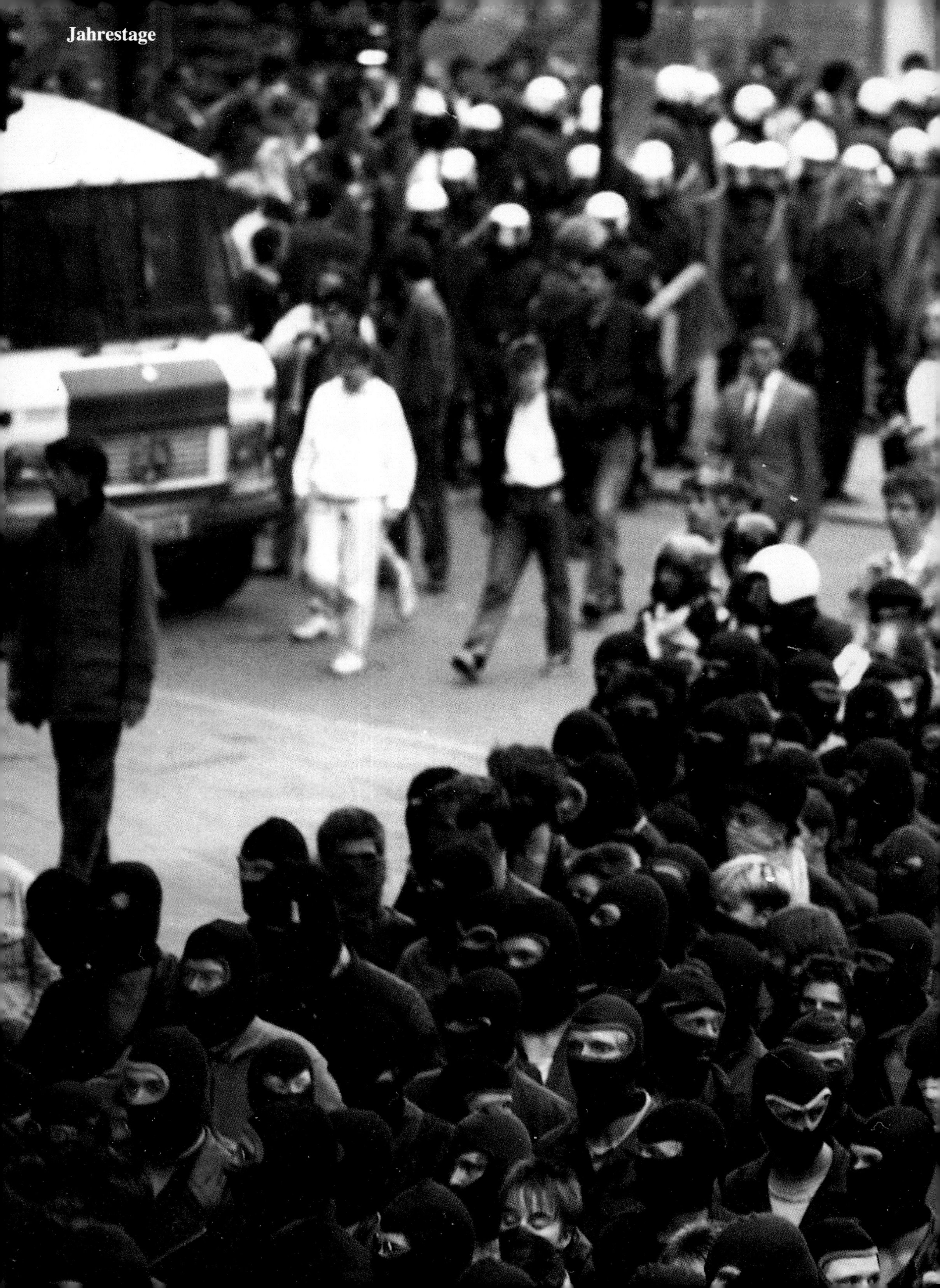

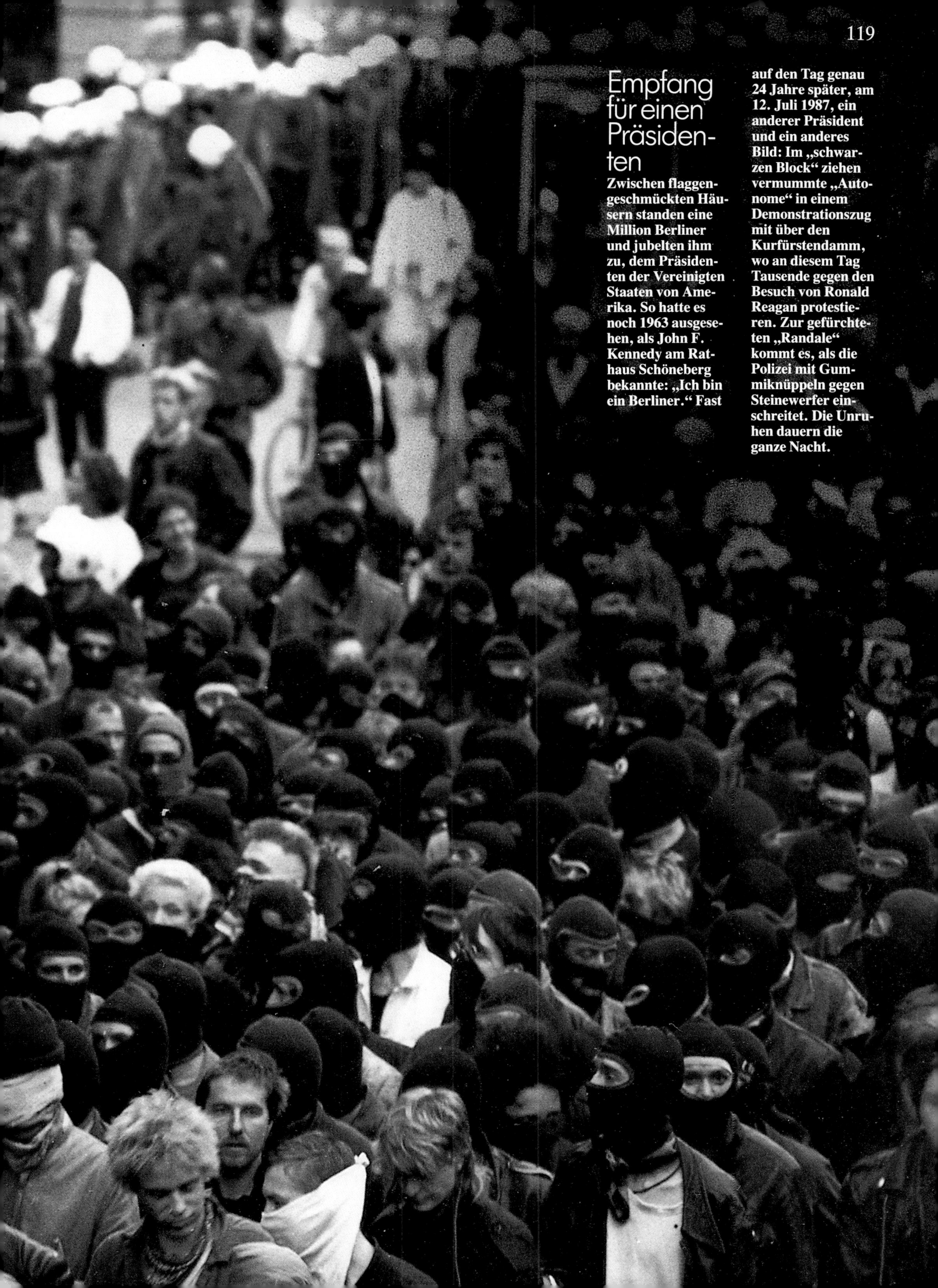

Empfang für einen Präsidenten

Zwischen flaggengeschmückten Häusern standen eine Million Berliner und jubelten ihm zu, dem Präsidenten der Vereinigten Staaten von Amerika. So hatte es noch 1963 ausgesehen, als John F. Kennedy am Rathaus Schöneberg bekannte: „Ich bin ein Berliner." Fast auf den Tag genau 24 Jahre später, am 12. Juli 1987, ein anderer Präsident und ein anderes Bild: Im „schwarzen Block" ziehen vermummte „Autonome" in einem Demonstrationszug mit über den Kurfürstendamm, wo an diesem Tag Tausende gegen den Besuch von Ronald Reagan protestieren. Zur gefürchteten „Randale" kommt es, als die Polizei mit Gummiknüppeln gegen Steinewerfer einschreitet. Die Unruhen dauern die ganze Nacht.

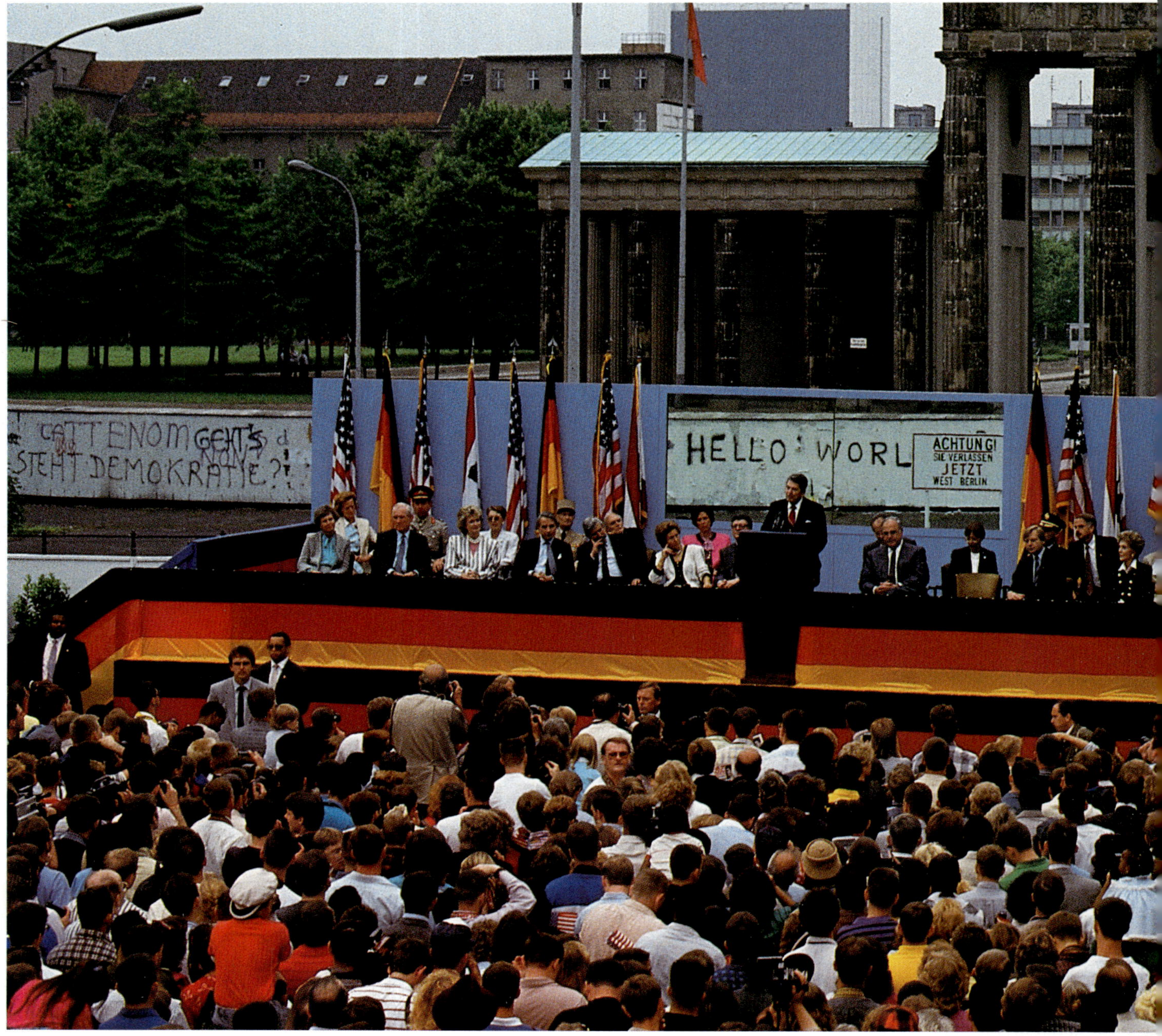

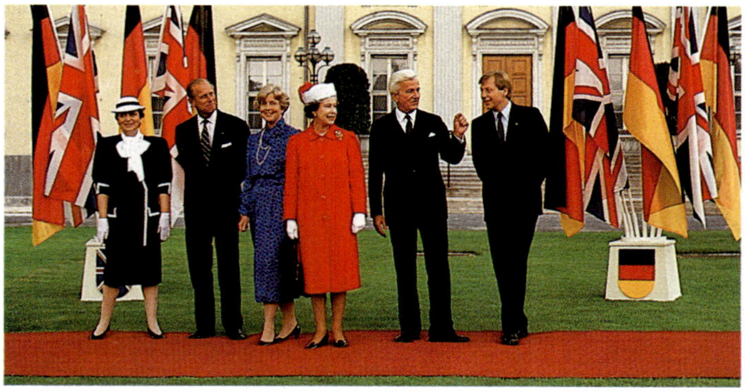

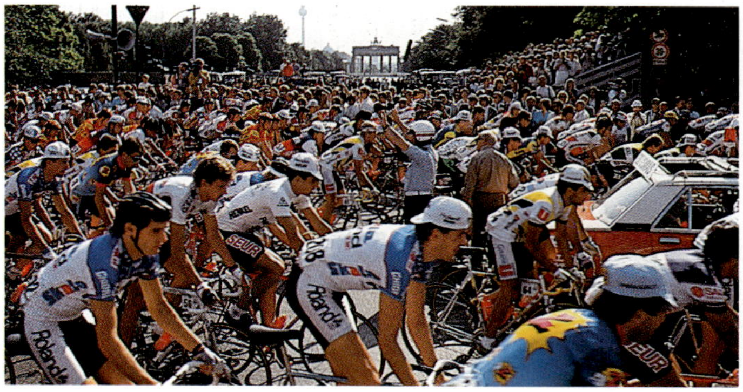

„Reißt die Mauern nieder", forderte US-Präsident Ronald Reagan (großes Bild auf dem Podium mit Bundeskanzler Helmut Kohl und US-Botschafter Richard Burt) am 12. Juni vor dem Brandenburger Tor in Berlin. Bei Demonstrationen auf der anderen Seite der Mauer skandierten Ostberliner Jugendliche ebenfalls: „Die Mauer muß weg." Zur 750-Jahr-Feier in Berlin kam auch die englische Königsfamilie mit Elisabeth II. und Prinz Philip zum Empfang bei Bürgermeister Diepgen und Bundespräsident Richard von Weizsäcker. Der Start der alljährlichen „Tour de France" blokkierte tagelang den Verkehr in der Metropole. Einige Radler wurden an einem Grenzübergang vor der Fahrt in die DDR abgefangen – der ostdeutsche Staat läßt „Transitfahrten" per Fahrrad nicht zu.

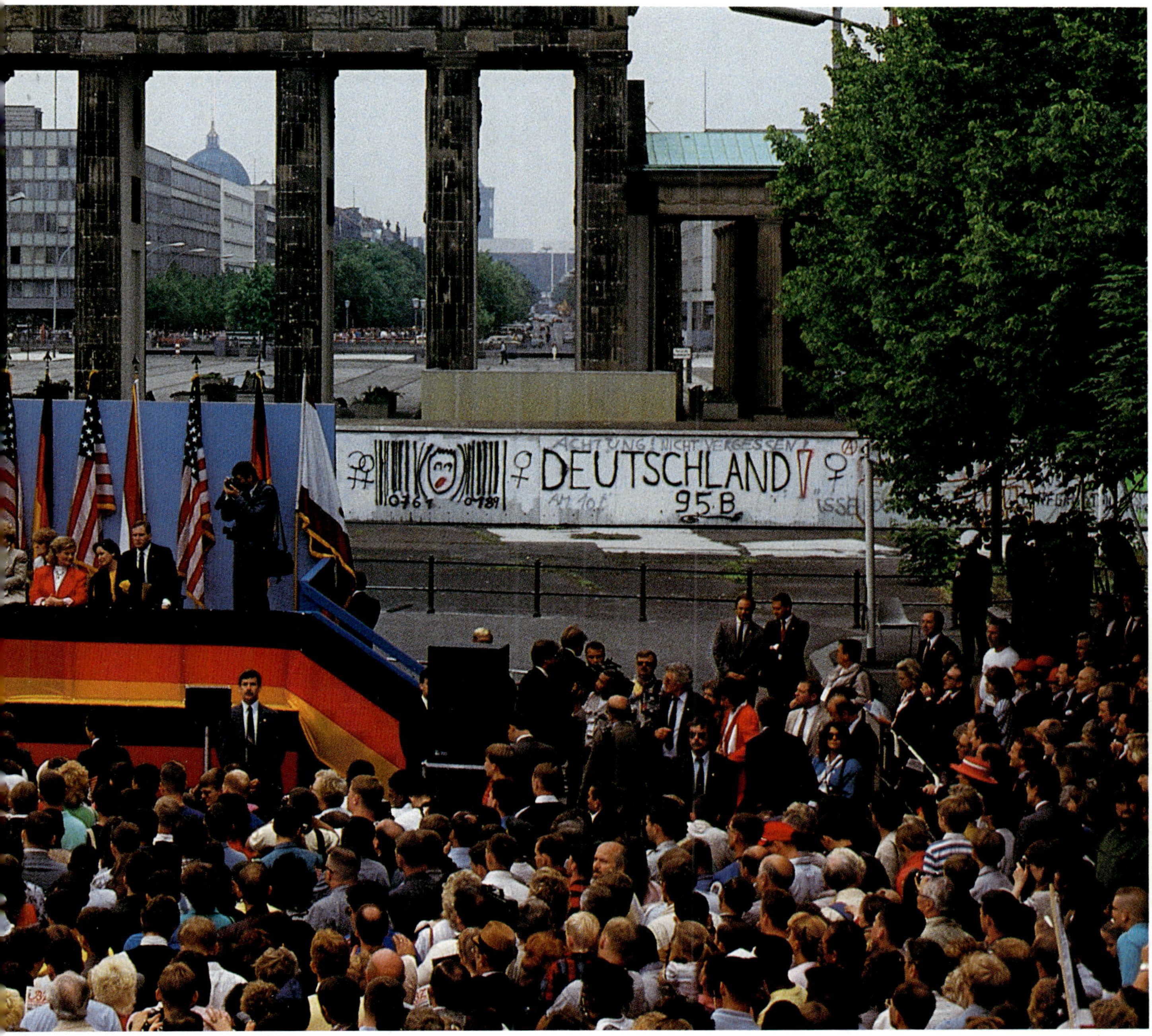

Geteilter Jubel in Berlin

Die ehemalige deutsche Hauptstadt feierte in diesem Jahr ihren 750jährigen Geburtstag gleich zweimal. In Ost-Berlin präsentierte die DDR das Beste aus Kultur und Unterhaltung. Gegenseitige Einladungen von SED-Chef Honecker und dem Regierenden Bürgermeister Eberhard Diepgen zu den offiziellen Feierlichkeiten scheiterten nach monatelangen Protokollverhandlungen am Einspruch der Allierten.

In West-Berlin dagegen gaben sich die führenden Staatsmänner und Staatsoberhäupter der westlichen Industriestaaten ein Stelldichein. Nach der britischen Königin Elisabeth II. mit Ehemann Prinz Philip kamen der französische Staatspräsident François Mitterrand und Premier Jacques Chirac und schließlich, am 12. Juni, US-Präsident Ronald Reagan an die Spree. Er empfing mit Frau Nancy auch ehemalige „Trümmerfrauen", die ab 1945 für den Aufbau der zerstörten Stadt Backsteine klopften. Die Vertreter der alliierten Mächte, die auch vier Jahrzehnte nach Kriegsende in Berlin mit Militäreinheiten und Verwaltung präsent sind, erneuerten die völkerrechtlichen Garantien. Die Sowjetunion blieb der West-Feier fern.

Die 65 Millionen Mark teure offizielle Geburtstagsfeier mit Gala-Shows und Prominenz führte zu umfangreichen Absperrungen und Behinderungen der West-Berliner Bevölkerung. In Kreuzberg protestierten Jugendliche gegen die „Jubelfeier", die sie als Skandal empfanden, da für Stadtpolitik und Sanierung die notwendigen Mittel fehlen. In einer deutsch-amerikanischen Freundschaftswoche spielten Jazztrompeter Miles Davis und Alt-Rocker Chuck Berry auf, während sich Henry Kissinger und Otto Schily auf einer „Konferenz des 21. Jahrhunderts" über transatlantische Beziehungen stritten. Hauptgewinner der halbjährigen Geburtstagsfeier, die auf einem bei Wissenschaftlern umstrittenen Datum der angeblichen Gründung von Alt-Berlin im Jahre 1237 beruht, war der Fremdenverkehr. Gastronomie, Hotels, Restaurants und Nachtclubs hatten ein lukratives Jahr.

Schiff der Freiheit

Sie waren den Lagern der Faschisten entkommen. Nun strömten sie nach Palästina, um ein neues Land der Juden zu gründen. Das war vor 40 Jahren. Damals war das Land noch von Engländern besetzt. Also gingen die Auswanderer illegal an Land. Das berühmteste Judenschiff war die „Exodus" mit viereinhalbtausend Menschen an Bord. Von britischen Kriegsschiffen wurde es vor Haifa aufgebracht: 3 Tote, 17 Schwerverletzte. Die Juden wurden mit drei englischen Schiffen 60 Tage in glühender Sonne umhergefahren. Dann sperrte man sie in ein Lager bei Lübeck. Doch das „Exodus"-Schicksal hatte die Weltöffentlichkeit bewegt. Die UNO stimmte zu: Am 14. Mai 1948 wurde Israel gegründet.

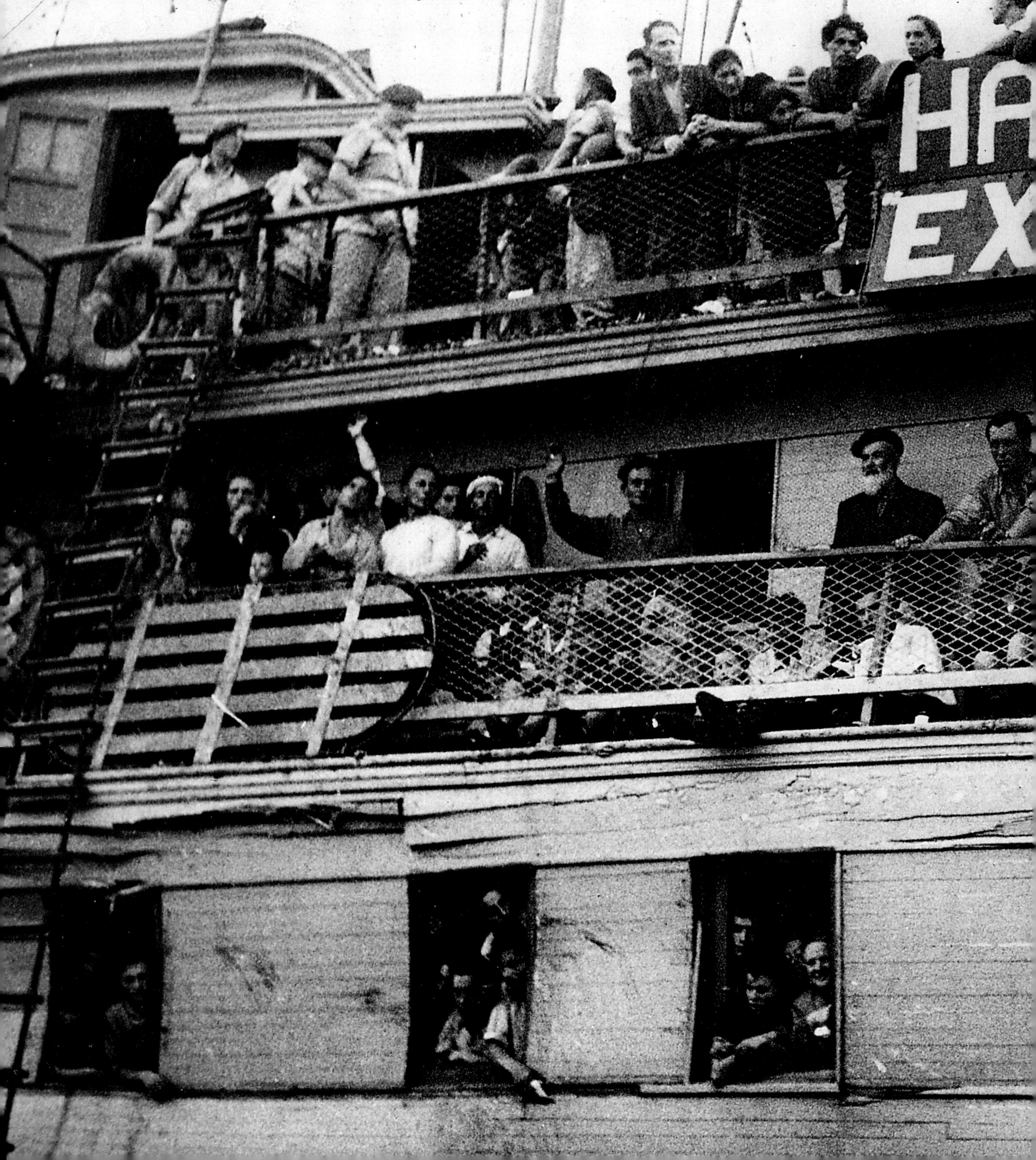

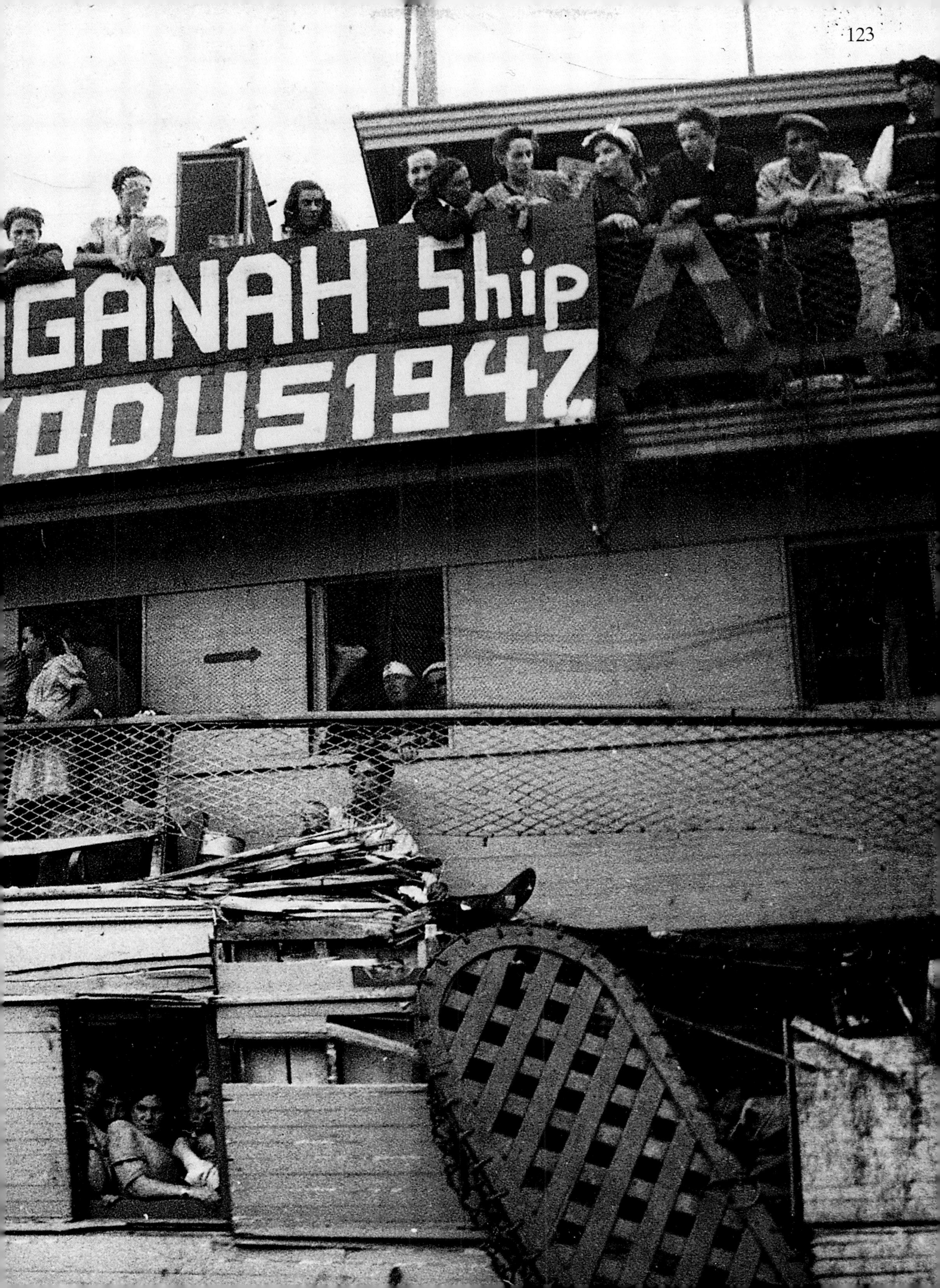
GANAH Ship
ODUS 1947

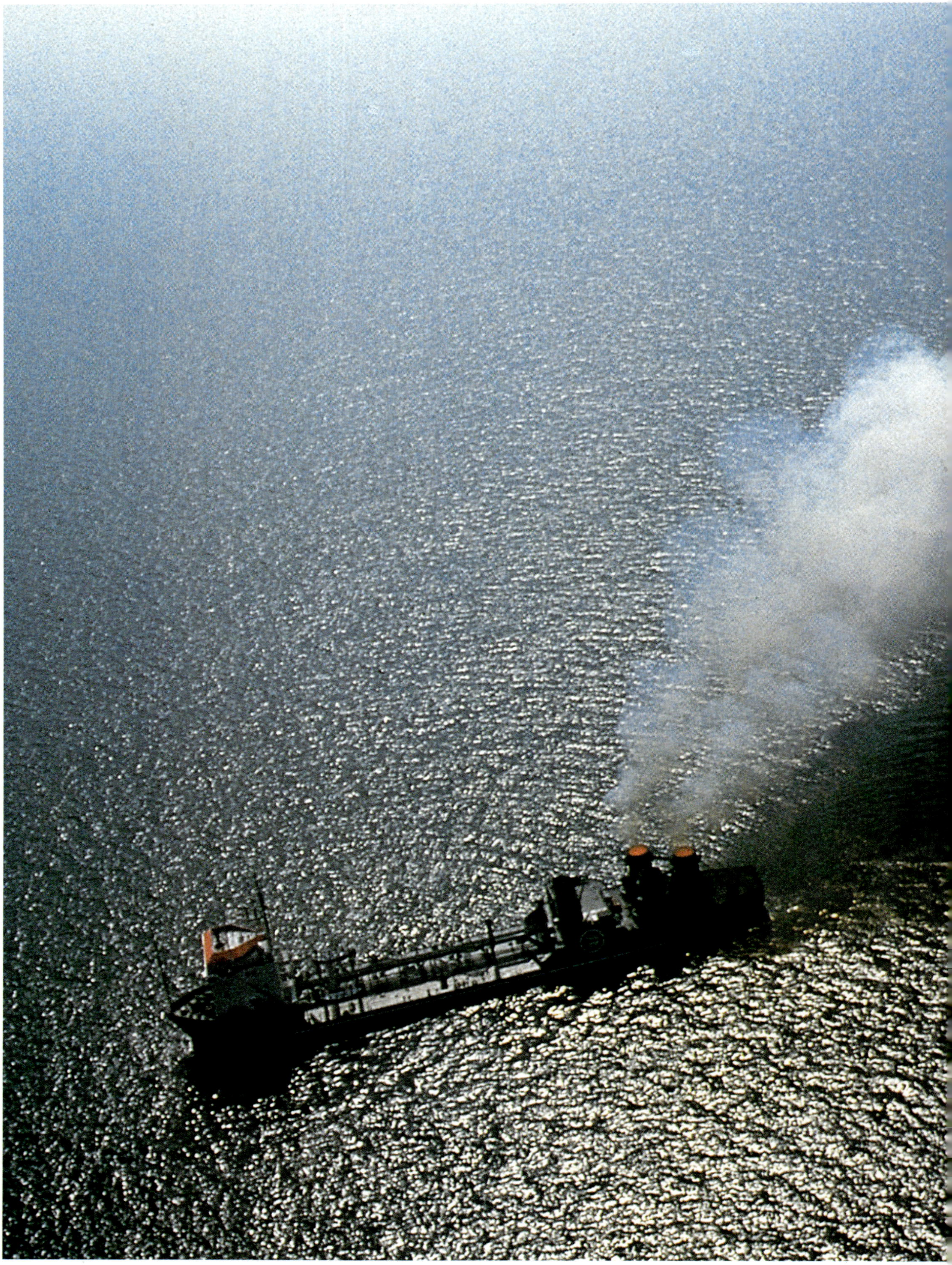

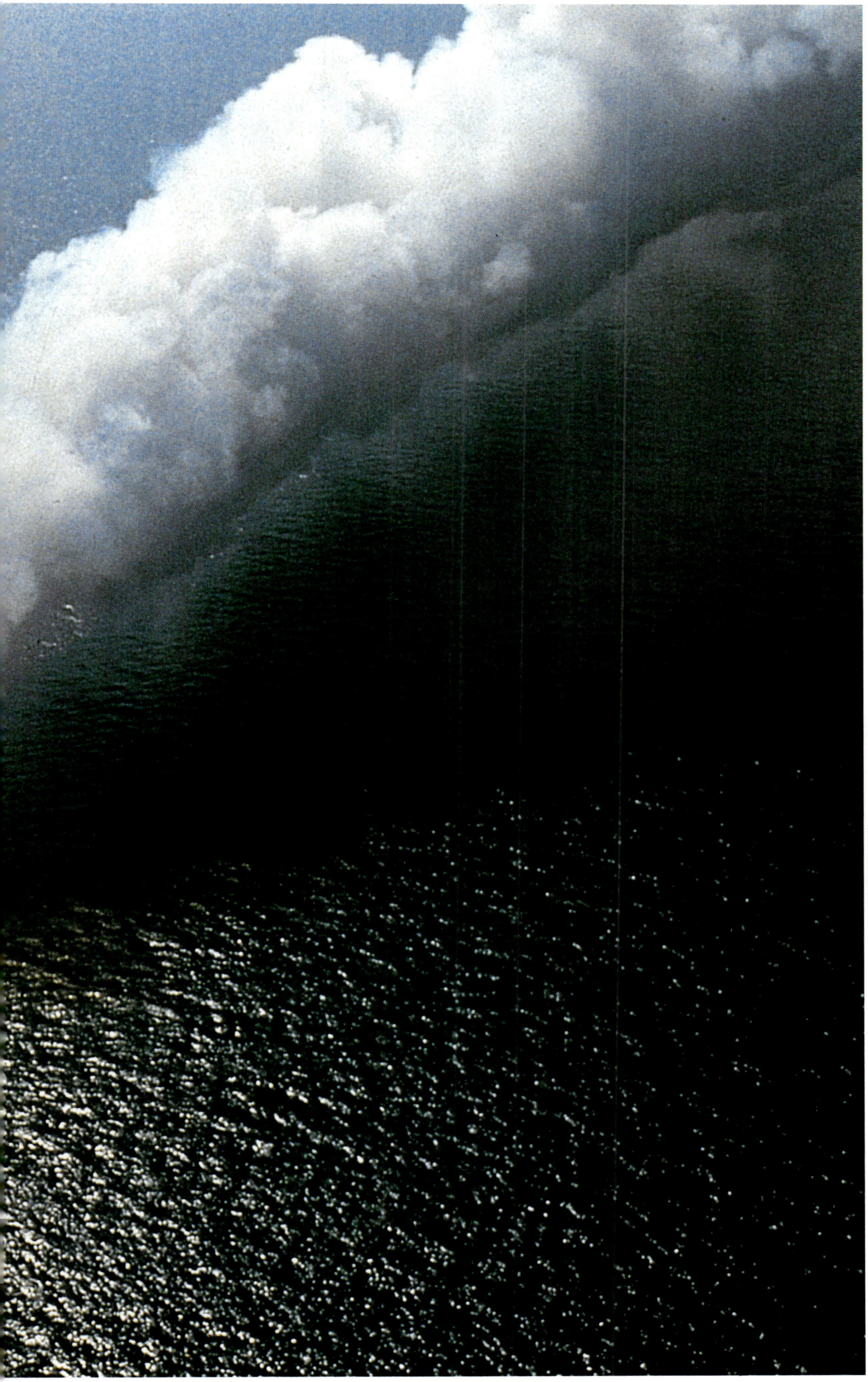

Schlag ins Wasser

Um Abfälle aus den Chemiewerken Europas zu vernichten, fährt das Spezialschiff „Vulcanus II" in ein Gebiet 70 Seemeilen vor der holländischen Küste und verbrennt dort die Gifte. Über 100000 Tonnen Chemikalien werden so jedes Jahr auf der Nordsee „vernichtet". Doch Reste der Gifte entweichen in die Luft und ins Meer – die ohnehin schon größte Müllkippe Europas. Gigantische Mengen Dreck aus Flüssen, der Atmosphäre, Industrie-, Klär- und radioaktiven Wiederaufarbeitungsanlagen, Bohrplattformen und Schiffen haben die Nordsee zum schmutzigsten Meer

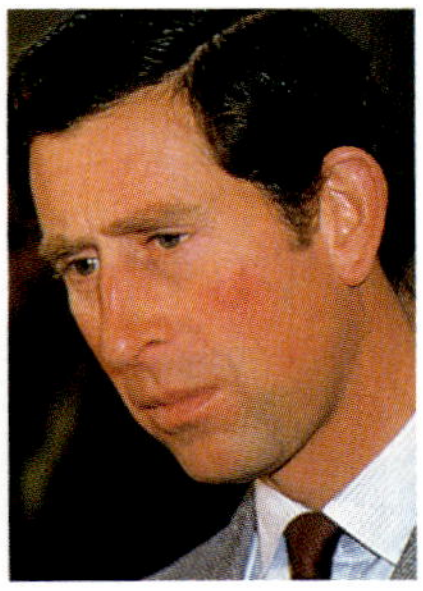

der Welt gemacht. Am 23. und 24. November trafen sich in London die Umweltminister der acht Anrainerstaaten, um über die Zukunft der See in ihrer Mitte zu beraten. Großbritanniens Thronfolger Prinz Charles eröffnete die Nordseekonferenz und forderte die Delegationen auf, nicht mit leeren Worten nach Hause zu fahren. Doch heraus kam auf dem Londoner Treffen fast nichts: Das europäische Meer wird weiter vergiftet.

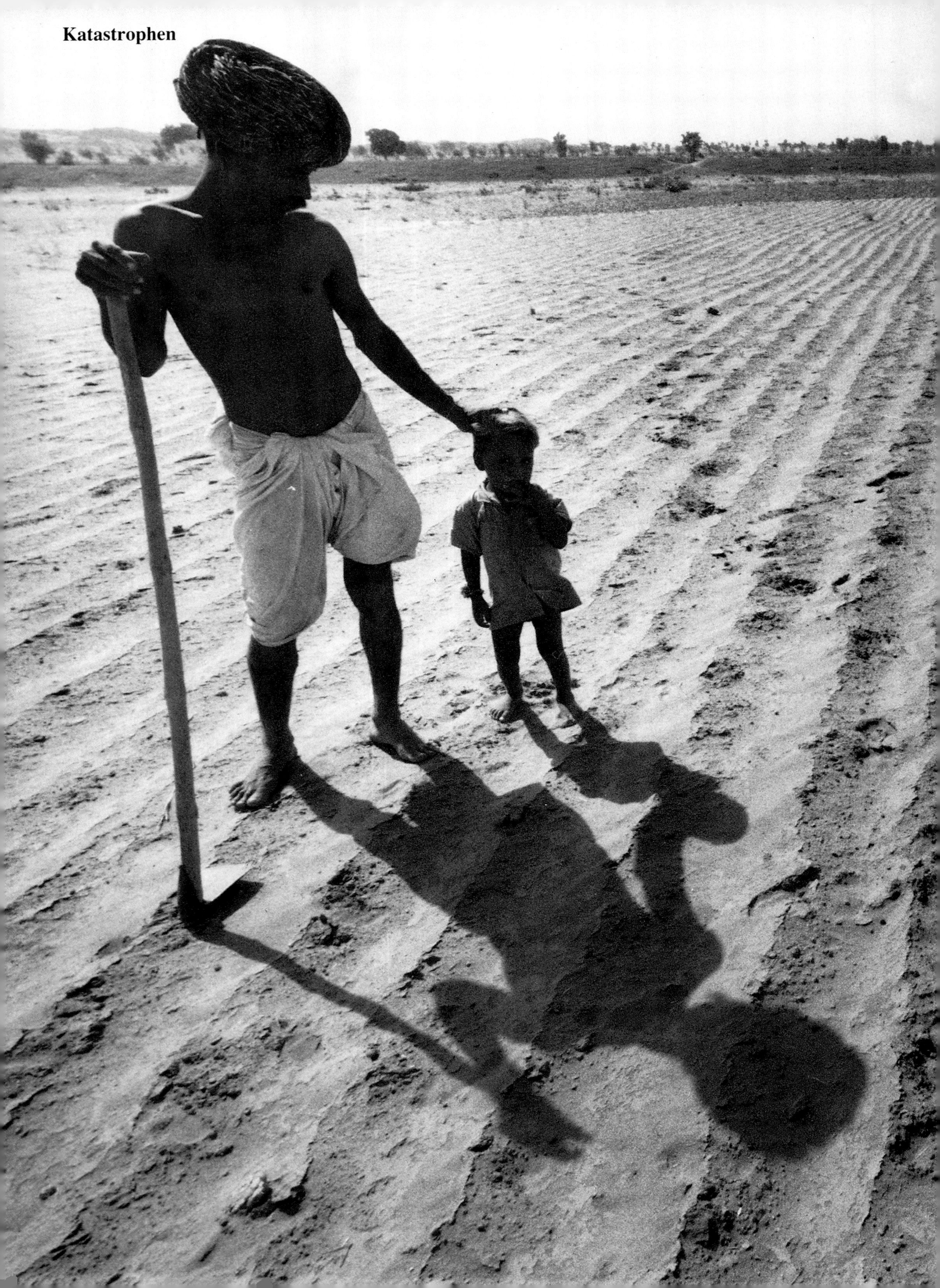

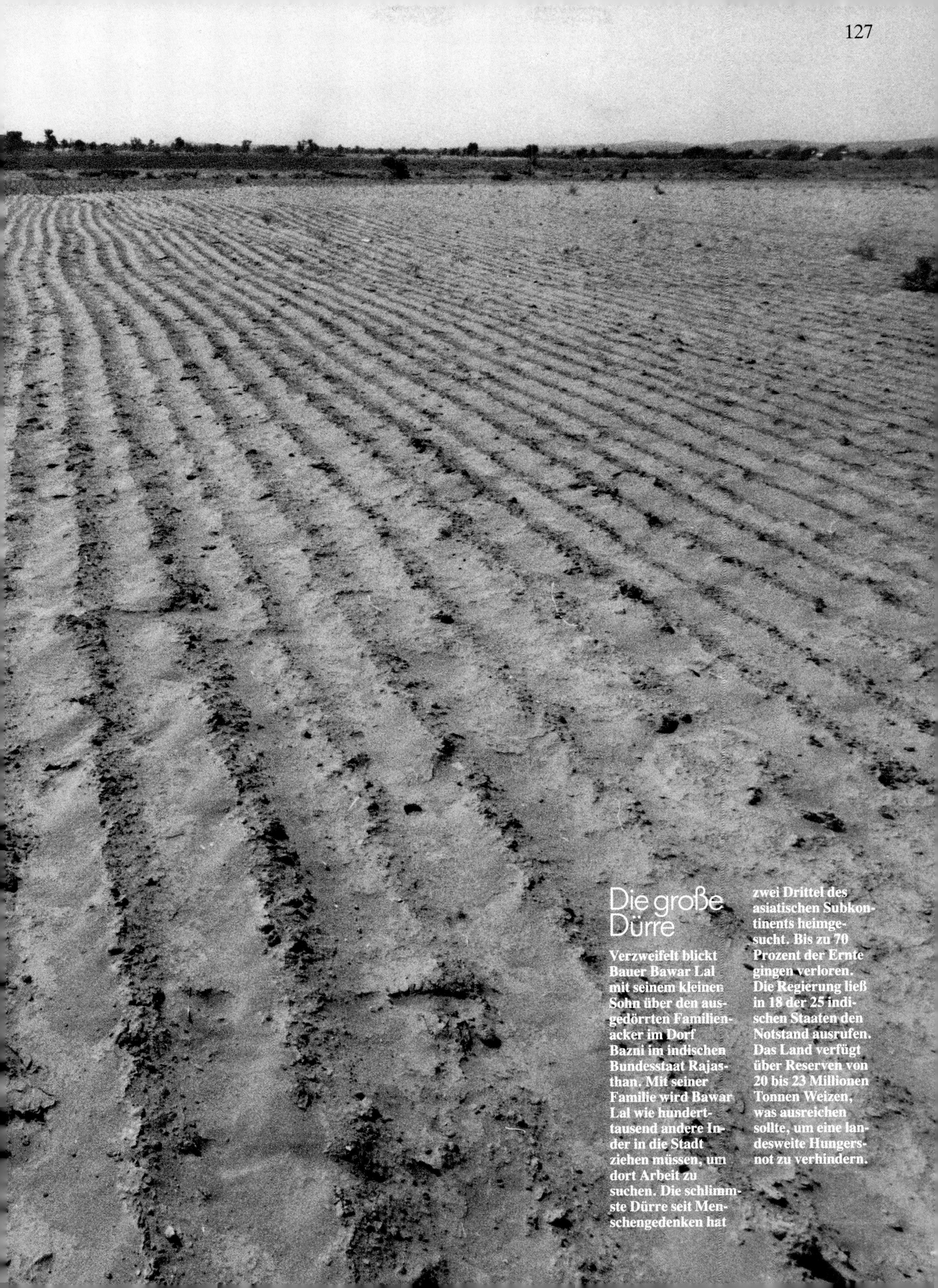

Die große Dürre

Verzweifelt blickt Bauer Bawar Lal mit seinem kleinen Sohn über den ausgedörrten Familienacker im Dorf Bazni im indischen Bundesstaat Rajasthan. Mit seiner Familie wird Bawar Lal wie hunderttausend andere Inder in die Stadt ziehen müssen, um dort Arbeit zu suchen. Die schlimmste Dürre seit Menschengedenken hat zwei Drittel des asiatischen Subkontinents heimgesucht. Bis zu 70 Prozent der Ernte gingen verloren. Die Regierung ließ in 18 der 25 indischen Staaten den Notstand ausrufen. Das Land verfügt über Reserven von 20 bis 23 Millionen Tonnen Weizen, was ausreichen sollte, um eine landesweite Hungersnot zu verhindern.

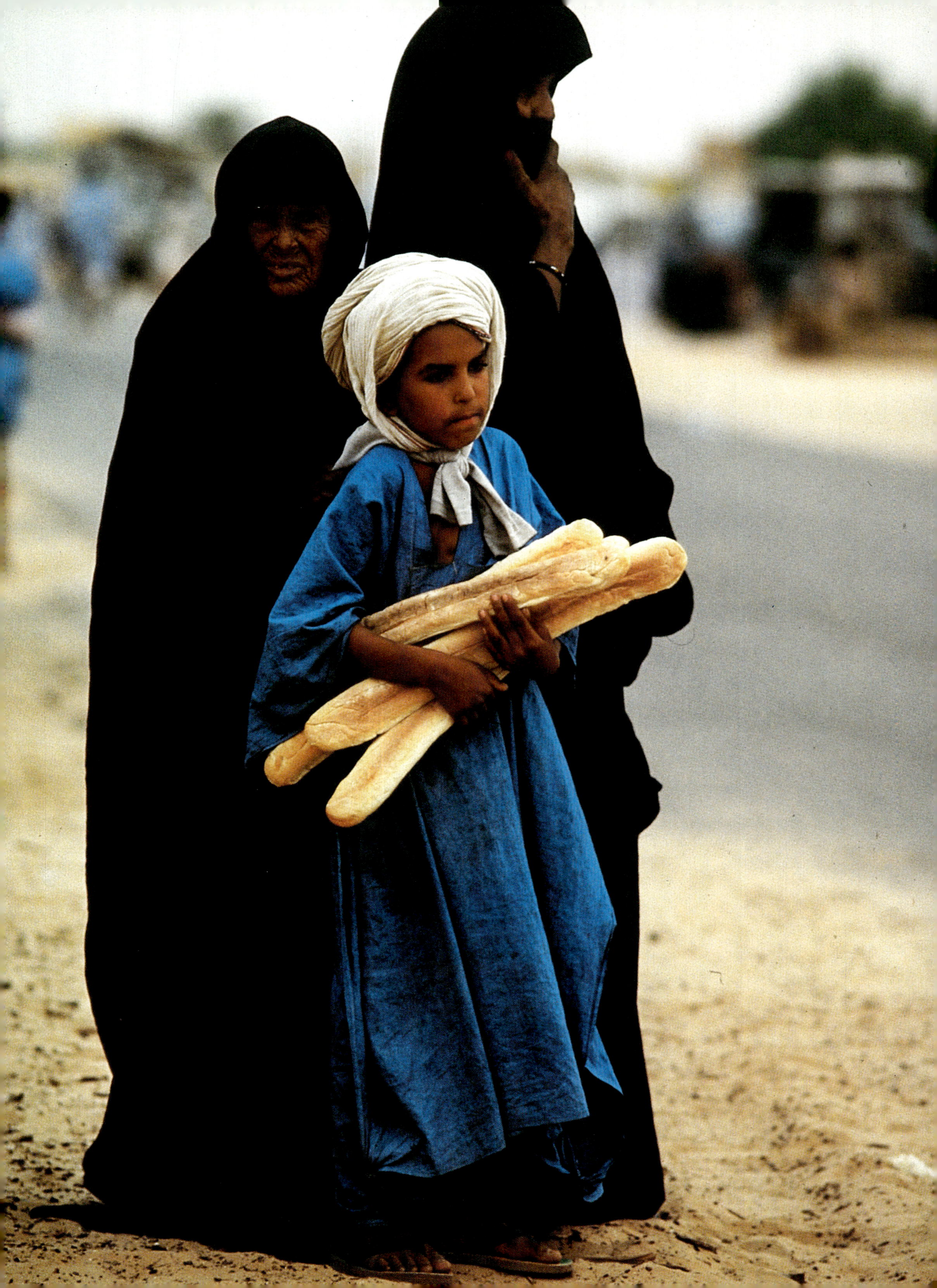

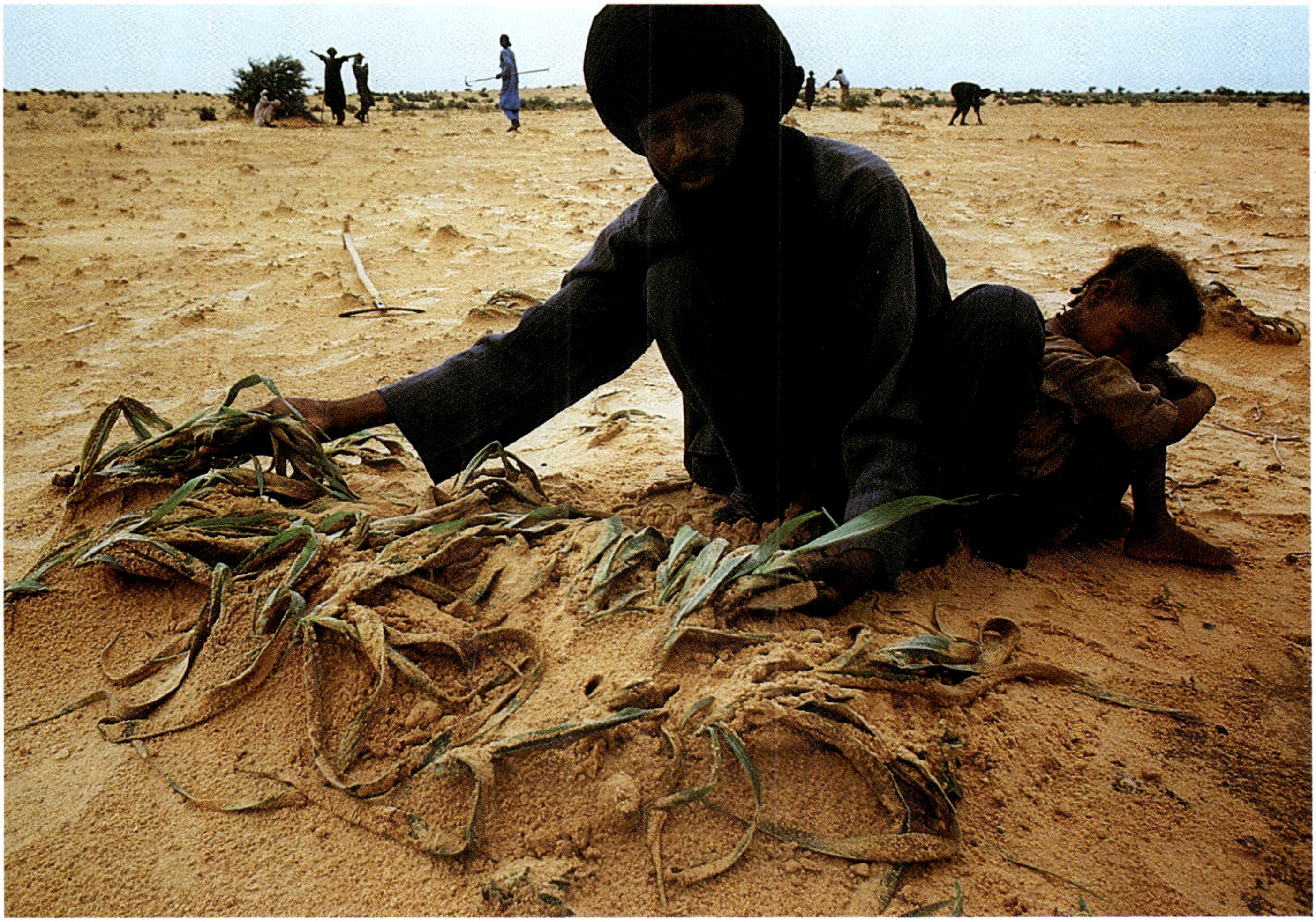

Weil Viehwirtschaft im Sahelstreifen kaum mehr möglich ist, gab die Regierung ihren Bürgern kleine Streifen Land, auf denen sie Gemüse anbauen sollen. Ein hoffnungsloses Unterfangen. Der Boden ist ausgezehrt und kann auch mit Wasser kaum eine Pflanze ernähren. Jeder Versuch, den Ansturm der Sandmassen durch Vegetation zu stoppen, scheitert früher oder später an der glühenden Sonne oder den erbärmlich kalten Nächten. Wissenschaftler begreifen erst nach und nach, daß die Sahel nicht mehr zu begrünen ist. Wo einmal Wüste war, wächst so schnell kein Gras mehr. Auch Experten der Welternährungsorganisation FAO wissen nicht mehr recht, wie sie die Menschen vor dem sicheren Hungertod retten sollen. Selbst nüchterne Agrarwissenschaftler hoffen auf ein Wunder.

Die Sahara tritt über die Ufer

„Mein ganzes Leben lang war ich mit Tieren zusammen, aber nun sind sie alle tot. Vierzig Rinder, vierzig Schafe, sechzig Ziegen." Omar Mahmoud war Schäfer in der Wüste. Früher einmal trieb er seine Herde von Wasserloch zu Wasserloch. Doch als der Regen fortblieb und die Wüste nach ihm schnappte, ging Omar heim nach Cheddra, seinem Geburtsort, wo früher immer eine „wadi" – Quelle – sprudelte. Als auch die versiegte und das letzte Stück Vieh starb, versuchte es Omar mit Tomaten- und Zwiebelzucht in seinem kleinen Garten. Ohne viel Erfolg. Nach 19 Jahren Trockenheit ist der Boden in der Sahel-Zone staubig, grau und unfruchtbar.

„Sahel" ist arabisch und heißt „Ufer", so benannt nach der Lage des Gebiets am südlichen „Ufer" der Sahara. 4800 Kilometer lang zieht sich die Sahel von Ost nach West, doch ein Ufer ist sie lange nicht mehr. Die Sahara schwappt über ihre Ufer, schluckt Bäume und Gras, verschlingt Menschen und Tiere. Jedes fünfte Kind im Tschad, einem der Anrainerstaaten, stirbt noch vor dem ersten Lebensjahr. Wer mit 40 das durchschnittliche Lebensalter erreicht, dankt den Göttern für die Gnade.

„Wahrscheinlich wird die Region nie wieder grün. Es wird keine grüne Revolution geben", glaubt der Agrar-Wissenschaftler Dr. Charles Renard. Der Grund: Das Klima in der Zone ist zu heiß und zu trocken. Im Boden gibt es kaum Phosphor und Humus. Düngemittel können mangels Rohstoffen nur in begrenztem Umfang hergestellt werden. Land und Leute leben und sterben mit der Hilfsbereitschaft der Industrienationen.

Aus Verzweiflung holzen hungernde Familien die letzten Bäumchen ab. Brennholz ist im Sahel mindestens so wertvoll wie Wasser. Denn neun von zehn Sahel-Bauern sind beim Heizen auf Holz angewiesen. Die Frauen brauchen inzwischen jedoch mehr als einen halben Tag, um ein paar Zweige für die kalte Wüstennacht zusammenzuklauben. Seit 1950 hat die Region durch diesen Raubbau die Hälfte ihres Baumbestands verloren.

Die Tragödie

Am Morgen nach dem Unglück: Das Fährschiff „Herald of Free Enterprise“ liegt auf einer Sandbank vor dem belgischen Hafen Zeebrugge. Das große Bugtor ist geöffnet.

Hier strömten am Abend des 6. März die Wassermassen hinein, die das 8000-Tonnen-Schiff in Minutenschnelle kentern ließen und 189 Menschen den Tod brachten.

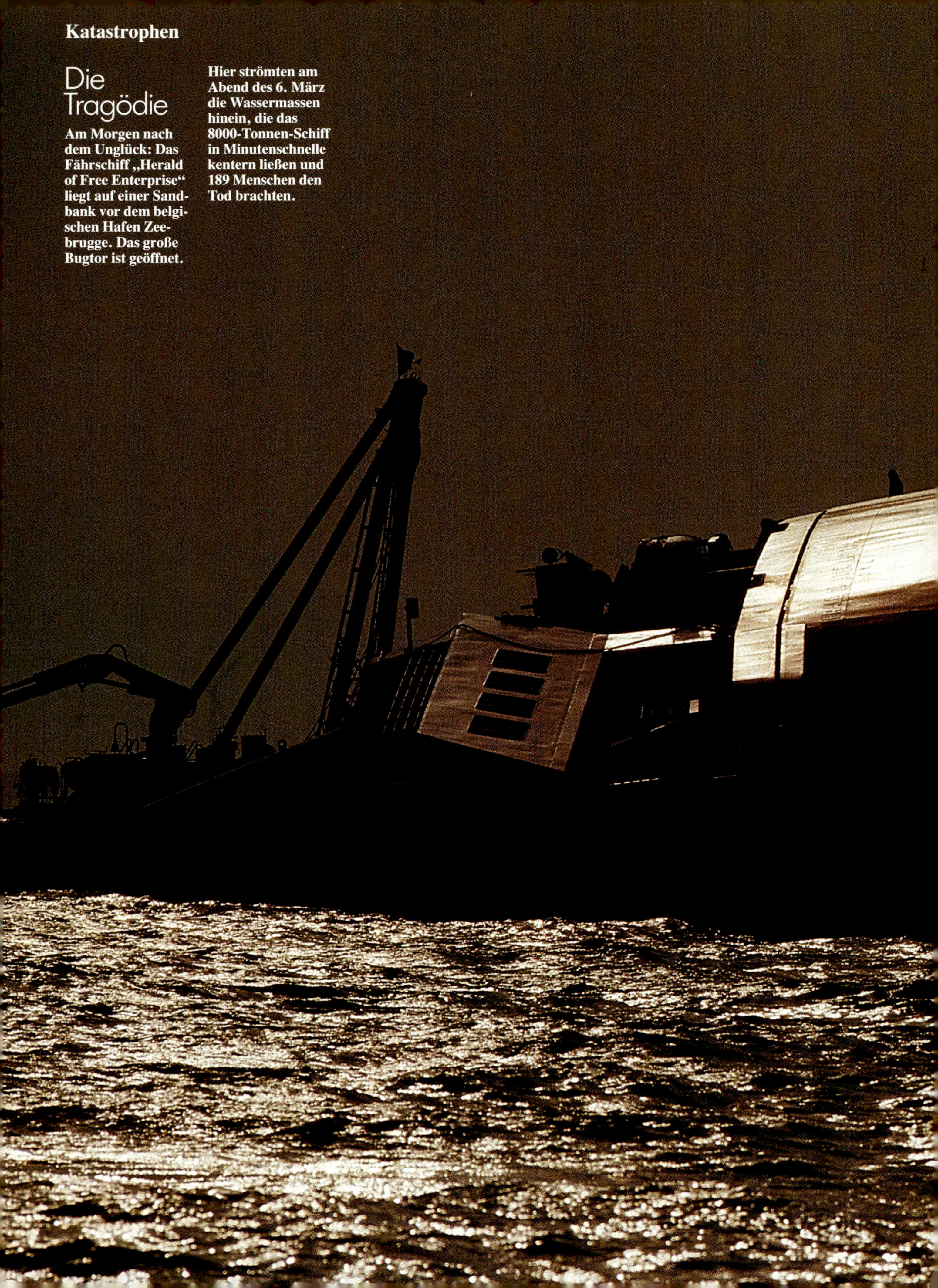

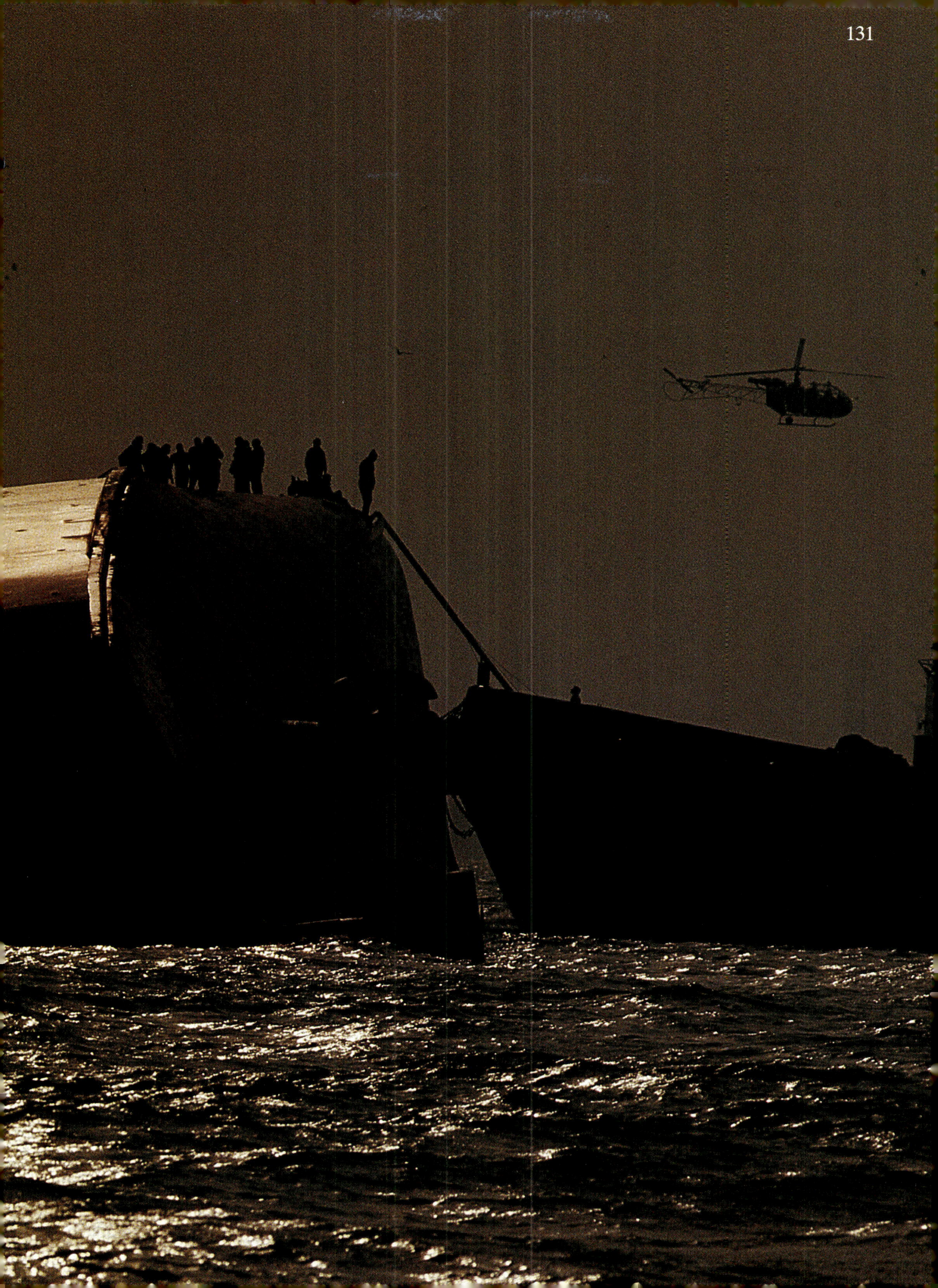

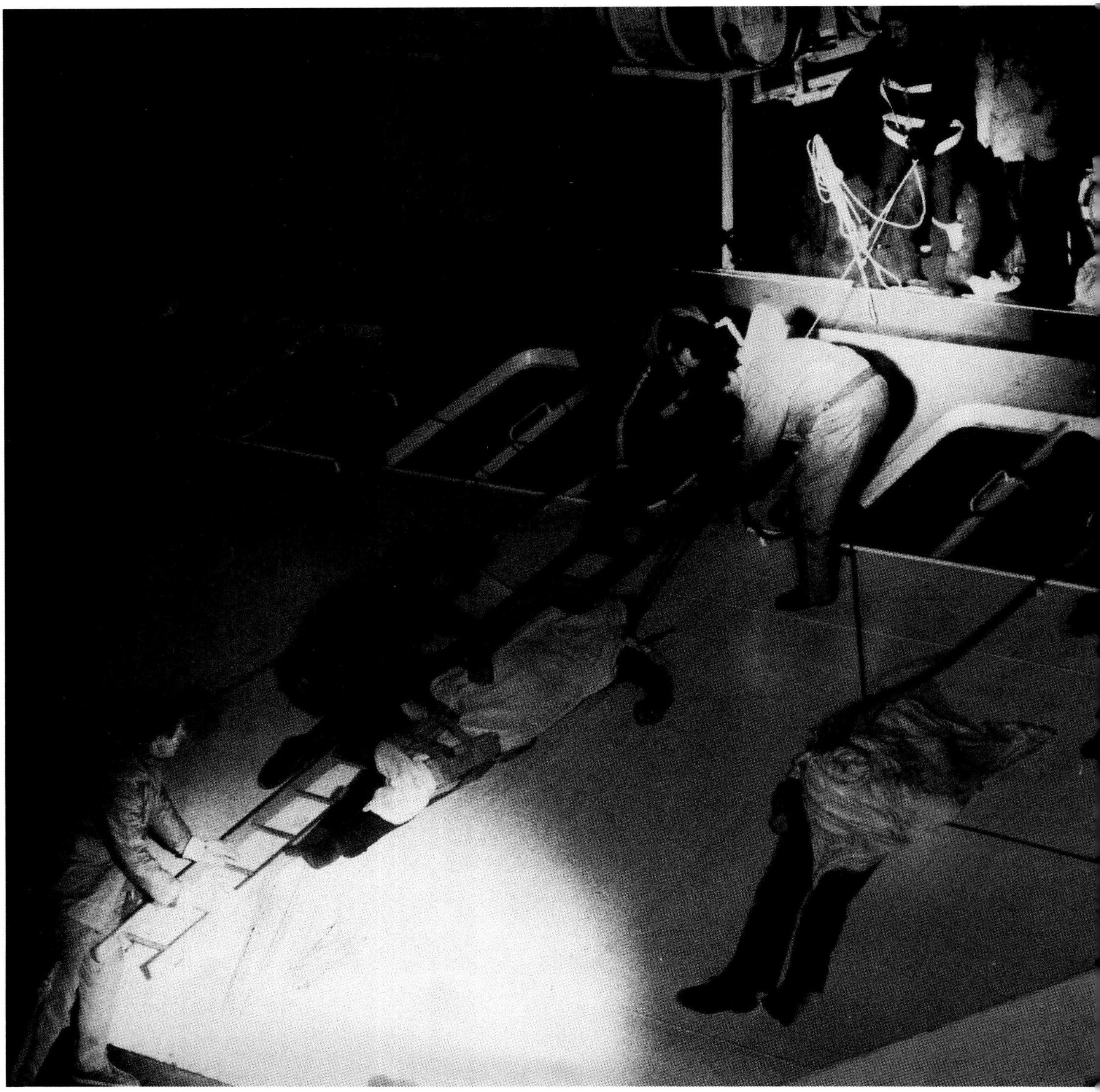

Die Fähre wurde zum Massengrab

Es versprach eine ruhige Seefahrt zu werden.
Eine leichte Brise weht aus Nordwest, das Thermometer zeigt minus zwei Grad.
Am 6. März, um 19 Uhr 25 verläßt das britische Fährschiff „Herald of Free Enterprise“ den belgischen Hafen Zeebrugge mit Kurs auf Dover. Die 463 Passagiere drängeln sich im Duty-free-shop, machen es sich im Speisesalon oder an der Bar bequem. Plötzlich beginnt das Schiff zu schlingern. Durch die Ladeluke am Bug schießen dicke Wasserfontänen. Der zuständige Bootsmann hatte vergessen, sie zu schließen. Langsam legt sich das Schiff auf die Seite. Im Restaurant kommen Teller und Gläser ins Rutschen, doch noch denkt sich niemand etwas dabei. Dann, um 19 Uhr 35, kippt die „Herald of Free Enterprise“ um, wie von einem gewaltigen Fausthieb getroffen. Unten im Lastwagendeck hat das eindringende Wasser die Ladeluken am Bug ganz aufgerissen.
Auf den Passagierdecks brechen Chaos und Panik aus. Stühle und Tische, Autos und Menschen werden durcheinandergeworfen, Hilfeschreie mischen sich mit dem gurgelnden Geräusch des einbrechenden Seewassers. Das Licht ist sofort ausgegangen, nur an einigen Stellen brennt noch die Notbeleuchtung. Die Fußböden sind mit einem Schlag zu Steilwänden geworden, die Seitenwände sind jetzt Böden und Decken. Verzweifelt klettern Männer, Frauen und Kinder über festverankerte Sitzbänke dahin, wo jetzt oben ist, versuchen die rettende Luftblase zu erreichen und dem schnell an-

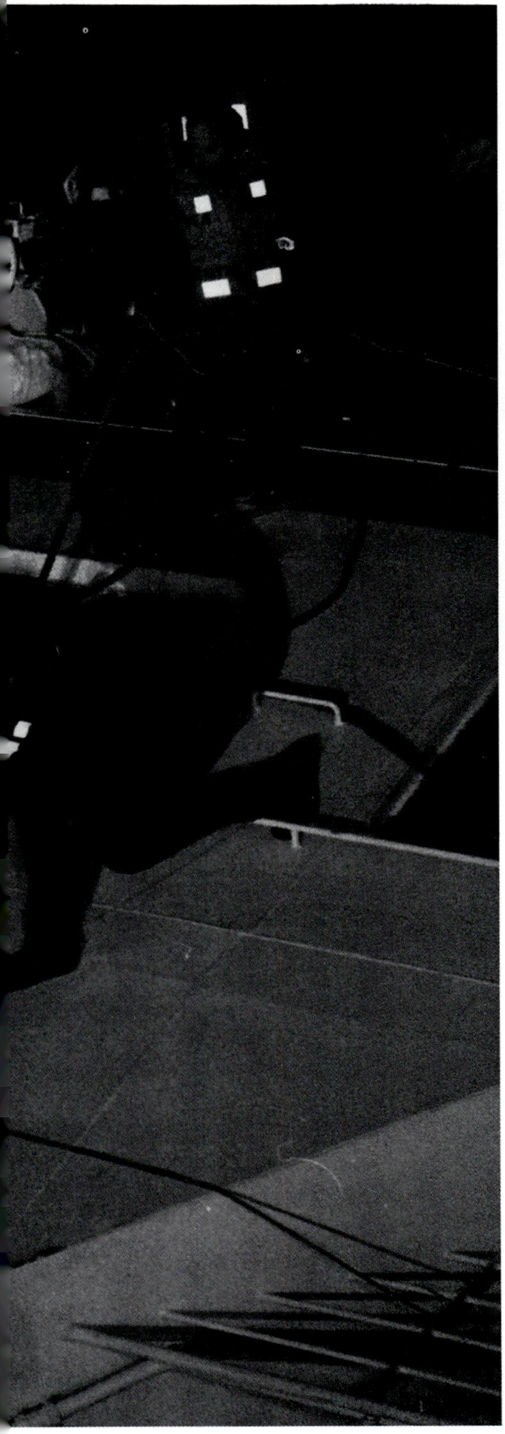

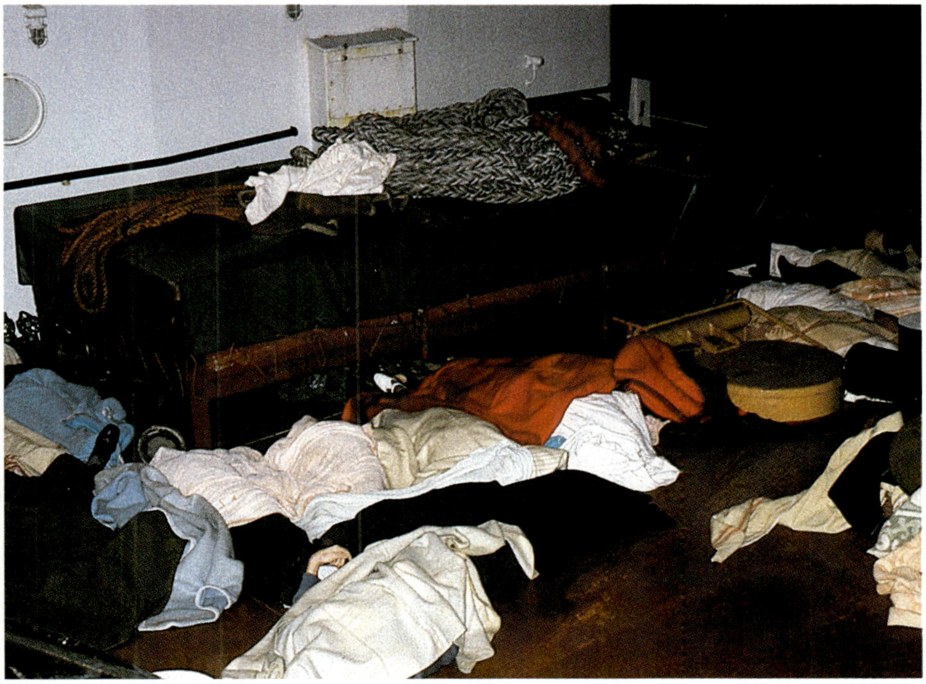

Wenige Stunden nach dem Unglück beginnen Taucher und Marinesoldaten mit dem Bergen der Toten. Aus dem Schiffsrumpf haben sie Leichen an die Fenster gebracht, die über die glitschige Bordwand zu einem Bergungsschiff abgeseilt werden. Im Schiffsinneren bot sich den Rettern ein grausiges Bild. Passagiere, die sich beim Kentern nicht in die nicht überfluteten Räume hatten retten können, wurden von durcheinanderwirbelnden Tischen, Schränken und Öfen erschlagen oder starben im eiskalten Wasser an Unterkühlung. „Es war schlimmer als in einem Horrorfilm", so beschrieben Helfer die Situation unter Deck, nachdem gewaltige Schwimmkräne das 132 Meter lange und 8000 Tonnen schwere Wrack aufgerichtet hatten. Belgische Taucher, mit der Bergung von Leichen betraut, waren von Psychologen auf ihren Einsatz vorbereitet worden. Eine spezielle Therapie, die nach dem Vietnam-Krieg entwickelt wurde, soll ihnen helfen, mit ihren grauenvollen Erlebnissen fertigzuwerden. Das Schiff wurde später an ein Abwrack-Unternehmen in der Türkei verkauft.

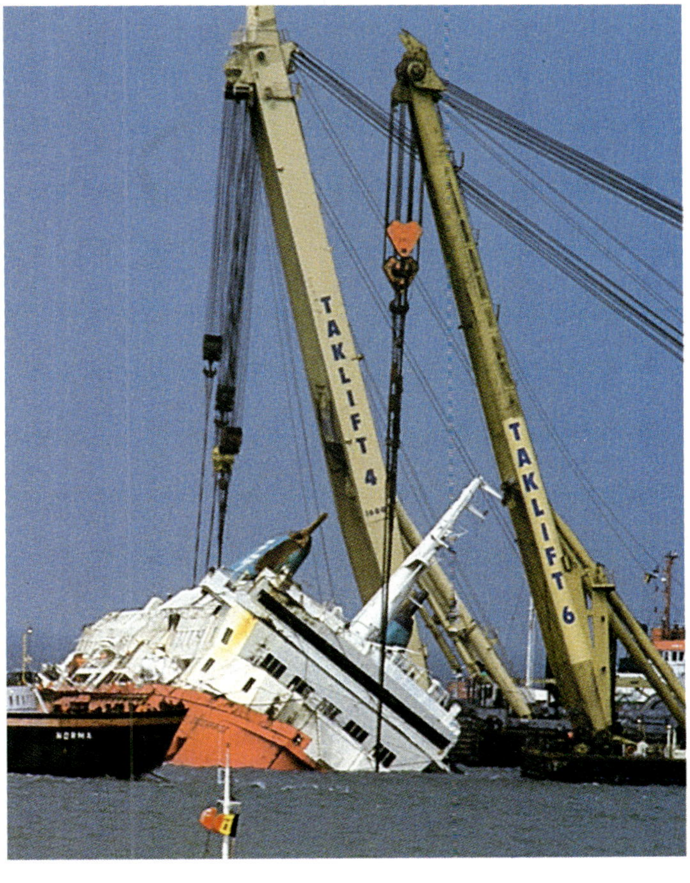

steigenden, eiskalten Wasser zu entgehen. Wenige Minuten nach dem Unglück treffen bereits die ersten Rettungsmannschaften ein. Doch für 189 Menschen kommt jede Hilfe zu spät. Zwei Monate später enthüllte eine Untersuchung der Fährschiffkatastrophe, daß Nachlässigkeit und Gleichgültigkeit das Unglück verschuldet hatten. Der Kapitän hatte nicht überprüft, ob die Bugluke geschlossen war, die Reederei hatte sich seit Jahren geweigert, auf der Kommandobrücke Kontrolllichter für die Tore zu installieren.

Der Barbie-Prozeß

Der wohl letzte große Prozeß gegen einen NS-Kriegsverbrecher wurde nach acht Wochen Verhandlung am 4. Juli im französischen Lyon mit der Urteilsverkündung abgeschlossen. Angeklagt war der ehemalige Gestapochef von Lyon, Klaus Barbie. Das Urteil: Lebenslänglich.

Länger als vier Jahre brauchte die französische Justiz, um diesen Prozeß vorzubereiten, nachdem Barbie 1983 überraschend aus Bolivien ausgewiesen worden war. Die Bundesregierung hatte das Angebot Boliviens abgelehnt, den Kriegsverbrecher zu übernehmen.

Daß die Verhandlung – mit vierzigjähriger Verspätung – doch noch stattfand, kam nicht allen gelegen. Denn der sogenannte „Schlächter von Lyon" war unmittelbar nach Kriegsende von nordamerikanischen Geheimdiensten geschützt und als Mitarbeiter übernommen worden. Gleichzeitig arbeitete Barbie – wie er in der Verhandlung aussagte – für die „Organisation Gehlen", den späteren Bundesnachrichtendienst.

Dokumenten der US-Geheimdienste zufolge entging Barbie nach dem Krieg der Auslieferung nach Frankreich nicht allein, weil die Amerikaner ihn als „Experten" brauchten. Prominente französische Politiker fürchteten damals – so die US-Dokumente – seine Aussagen, weil der Lyoner Gestapo-Chef während der deutschen Besetzung Frankreichs mit ihnen zusammen gearbeitet hatte.

Der Verteidiger Jacques Vergès drohte dann auch, sein Mandant werde prominente Franzosen entlarven, die mit den deutschen Besatzern kollaboriert hätten. Barbie aber schwieg, weil er den Kommunisten nicht in die Hände arbeiten wollte.

Die Verhandlung wurde beherrscht von den Aussagen der Opfer. Ehemalige Mitglieder des französischen Widerstands und jüdische Franzosen berichteten vom persönlichen Sadismus des Angeklagten und der mörderischen Brutalität der NS-Vernichtungsmaschinerie.

Die Zeugen durchlitten bei ihren Aussagen noch einmal das Erlebte. Simone Lagrange, die als Dreizehnjährige von Barbie „verhört" worden war, berichtete unter Tränen: „Barbie streichelte mir die Wangen und sagte, ich sei hübsch. Er fragte, wo meine Brüder seien. Als ich nicht antwortete, schlug er mir ins Gesicht. Sieben Tage hintereinander ließ er mich abholen und trat und schlug auf meine offenen Wunden. Im KZ Ravensbrück sah ich dann meinen Vater von fern. Ein Wärter bemerkte meine Aufregung. Er sagte: ‚Ich hole ihn her, damit du ihn küssen kannst.' Er ließ meinen Vater vor mir niederknien und schoß ihm in den Kopf."

Klaus Barbie entzog sich der Konfrontation mit seinen Opfern von einst. Er nahm nur wenige Tage an der Verhandlung teil. Er bekannte sich kaum eingeschränkt zum Nationalsozialismus und beteuerte seine Unschuld: Gekämpft habe er vor allem immer gegen den Kommunismus. Nicht nur seine deutschen, sondern später auch seine amerikanischen Vorgesetzten hätten das mit guten Zeugnissen anerkannt.

In Frankreich löste der Prozeß eine kritische Auseinandersetzung mit der Geschichte der Besatzungszeit aus, vor allem in der jüngeren Generation.

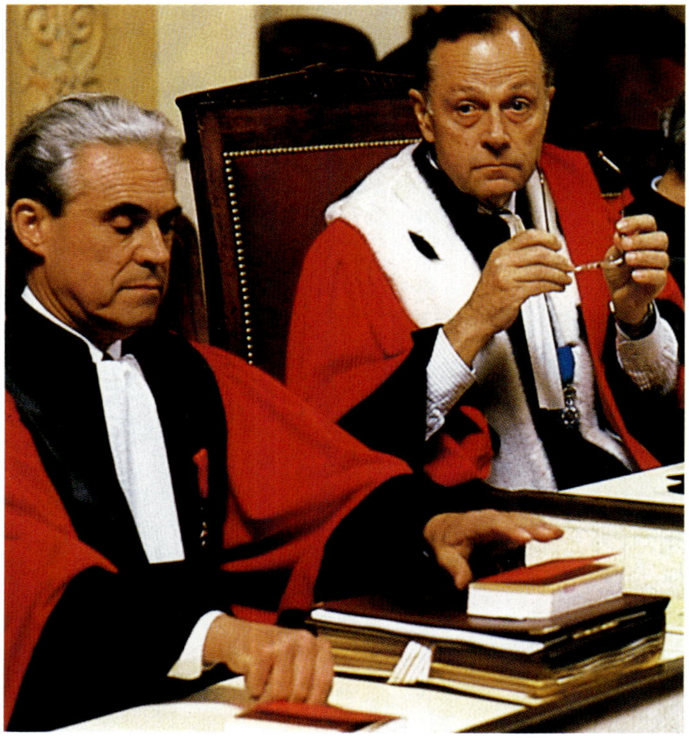

Die Richter Becquet und Cerdini sprachen Barbie in allen Anklagepunkten schuldig. Der Verteidiger Vergès hatte ihnen entgegengehalten: Barbie sei nur einer von tausenden SS-Offizieren im mittleren Rang gewesen. Er habe nur Befehlen gehorcht. Die meisten seiner damaligen Vorgesetzten aber lebten als freie Pensionäre in der Bundesrepublik. Vergès bezweifelte den Wert der Zeugenaussagen mehr als 40 Jahre nach dem Geschehen. Barbie habe im übrigen nichts anderes getan als französische Offiziere bei der Unterdrückung des algerischen Freiheitskampfes. Nicht verhandelt wurden Verbrechen gegen die Menschlichkeit, die Barbie in Bolivien vorgeworfen werden. Auch an seinem Zufluchtsort war der „Schlächter" wieder als Geheimdienst-Experte für Militär-Diktaturen aktiv gewesen. Er plante in Bolivien Putsche und organisierte politische Morde. Obgleich Barbie als einer der meistgesuchten Kriegsverbrecher galt, besuchte er mehrmals die Bundesrepublik und Österreich. Als Kaufmann war er auch nach seiner Enttarnung für europäische und amerikanische Konzerne tätig. So arbeitete er bis zu seiner Verhaftung als Repräsentant des österreichischen Konzerns Steyr-Daimler-Puch.

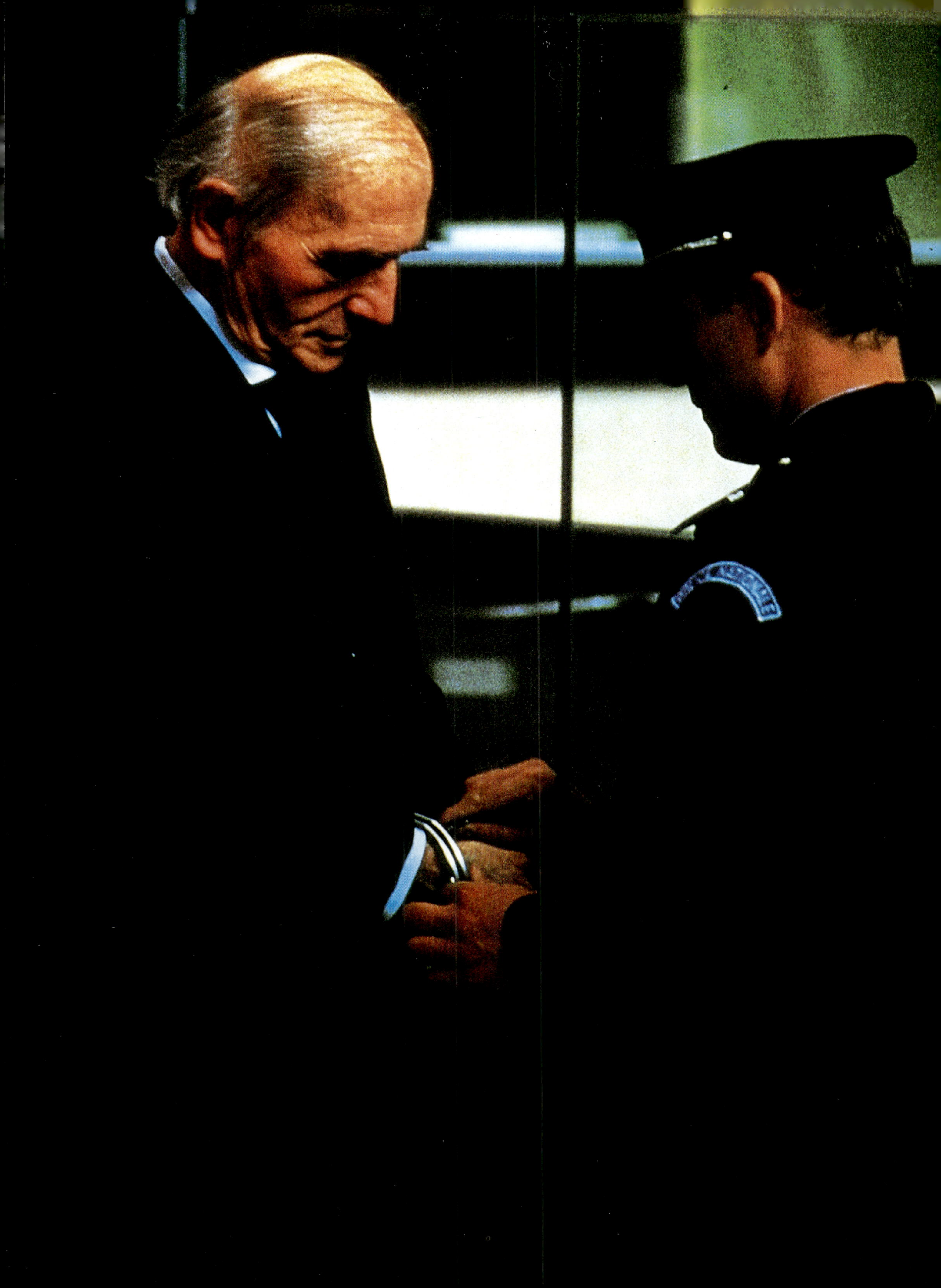

„Iwan der Schreckliche"

Zwei Prozesse gegen Nazi-Mörder hat der Staat Israel geführt: gegen Adolf Eichmann, den Organisator der Judenvernichtung, der 1960 von israelischen Agenten in Argentinien aufgespürt worden war, in ihre Heimat entführt, vor Gericht gestellt und 1962 gehängt wurde – und, ein Vierteljahrhundert später, gegen den Ukrainer Iwan Demjanjuk, der allerdings von Anfang an bestritt, jener „Iwan der Schreckliche" zu sein, der sich in den Vernichtungslagern von Treblinka und Sobibor der Vergasung Hunderttausender Juden schuldig gemacht hat.

34 Jahre lebte er unbescholten als Automobilarbeiter in den USA. Dann wurde er durch einen Zufall entdeckt. Eine Anfrage des amerikanischen Justizministeriums in Moskau förderte einen SS-Ausweis Demjanjuks zutage. Überlebende aus den Lagern identifizierten ihn. 1981 wurde ihm die US-Staatsbürgerschaft entzogen, und 1986 lieferten ihn die Vereinigten Staaten an Israel aus.

Dort sitzt er im selben Ajalon-Gefängnis von Tel Aviv, in dem Eichmann auf seine Hinrichtung wartete. Doch anders als im Eichmann-Prozeß tut sich die israelische Justiz in diesem Verfahren schwer: 44 Jahre sind seit der Tat vergangen. Beweisdokumente gibt es kaum, die meisten Zeugen sind seit langem tot, und der Angeklagte leugnet, jemals am Tatort gewesen zu sein – zermürbender Justiz-Alltag wie auch bei deutschen NS-Prozessen.

Doch wie auch immer die Verhandlung ausgehen wird, in der Bundesrepublik hätte Demjanjuk nicht einmal vor Gericht gestanden. Hier wurden den „Trawnikis", den ukrainischen Mordgehilfen, durchweg „psychologische Drucksituationen" (so die Ludwigsburger Zentrale zur Verfolgung von NS-Verbrechen) eingeräumt und die Verfahren eingestellt.

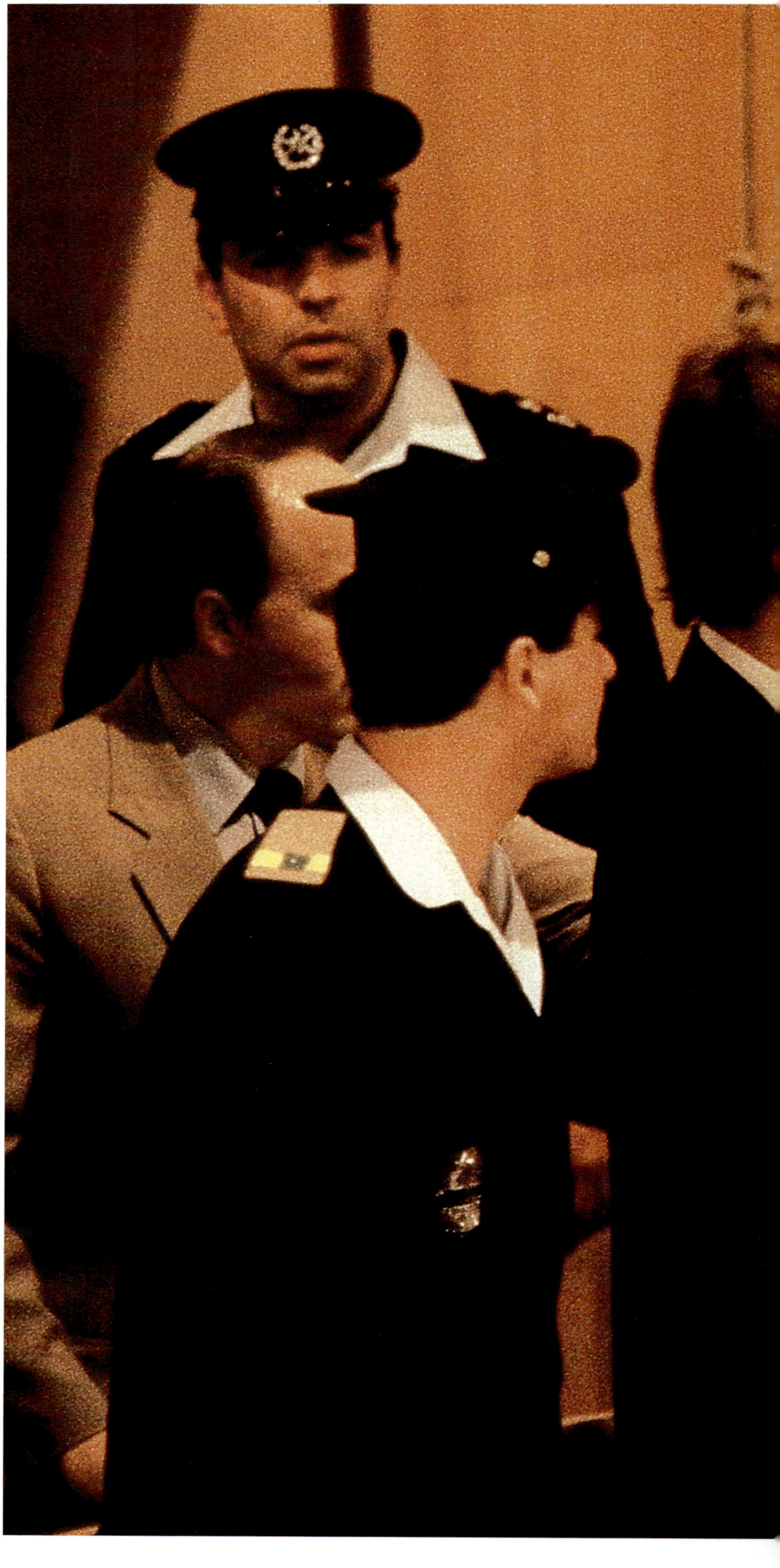

Iwan Demjanjuk im Gerichtssaal in Tel Aviv. „Ich bin das Opfer einer Verwechslung und nie in Treblinka gewesen", ruft der heute 67jährige den Zuhörern zu. Bei Gegenüberstellungen mit Zeugen ist er noch kein einziges Mal aus der Fassung geraten.

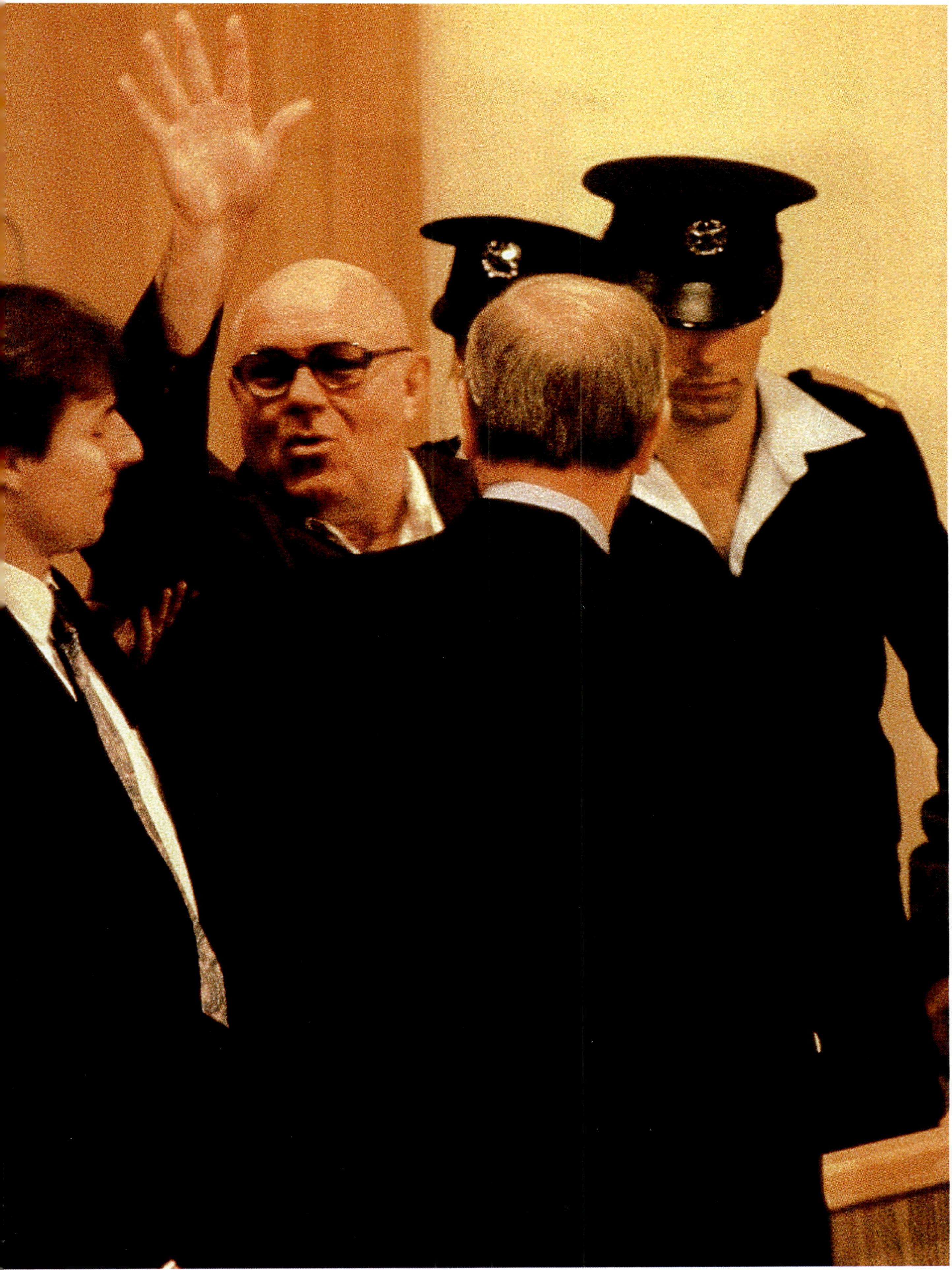

Der rote Fürst

Er läßt sich „Führer" nennen und als „Titan unter den Titanen" preisen. Nicolae Ceausescu herrscht seit 22 Jahren über Rumänien wie ein roter Barockfürst. Für seine monumentale Vision von einer neuen Hauptstadt läßt er selbst die Armee mitmauern. Für seine Wahnvorstellung von einer Erneuerung des rumänischen Volkes nimmt er die Untertanen sogar in die Gebärpflicht: Vier Nachkommen sind Norm, fahrlässige Kinderlosigkeit wird mit Lohnabzügen bestraft.

Das Land wurde unter Ceausescus Führung zum Armenhaus Europas, in dem Millionen hungern und frieren. Aber die „Epoca Ceausescu – Epoca de Gloria" wird vom Bukarester Nationalmuseum in zehn Sälen als Krönung, ja Vollendung der vaterländischen Geschichte gefeiert. Allein mit den ausgestellten Orden des Epochemachers hätte eine Buntmetallverwertung tagelang zu tun.

Vor Kritik und Machtkonkurrenz sichert sich der „vielgeliebte Genosse" durch ausgeklügelte Vetternwirtschaft: Mehr als ein Dutzend Verwandte besetzen Schlüsselstellungen in Partei, Staat und Wirtschaft. Als Generalsekretär Michail Gorbatschow zu Gast in Bukarest war und dort Personenkult und Nepotismus öffentlich kritisierte, wurden diese Redepassagen von den rumänischen Zeitungen kurzerhand unterschlagen.

Immer neue Opfer verlangt der Führer dem Volk ab, das seine Regierungsfehler bei der überspannten und überhasteten Industrialisierung des Landes büßen muß. Das einzige Fleisch, das die Rumänen noch zu sehen bekommen, sind Schweinefüße – „Patrioten" genannt, weil sie im Lande bleiben. Alle anderen Teile des Schweins werden exportiert. Ebenso die meisten sonstigen Lebensmittel. Butter gibt es nie. Milch selten – Käse und Sahne sind Raritäten. Noch exotischer ein Kotelett. Und auf dem Lande fehlt es sogar an Brot, Mehl und Maismehl. Kindernahrung, Kaffee, Kakao gibt es sowieso nur zu Schwarzmarktpreisen. Aber kaum ein Rumäne bekommt

Warum hat Nero Rom angezündet? fragt ein bitterer Witz, den man in Bukarest hören kann. Antwort: Weil er noch keine Planierraupen hatte. Rumäniens Staatschef Nicolae Ceausescu mutet seinem Volk Hunger und Kälte zu, entwickelt aber gleichzeitig den kranken Ehrgeiz, der Nachwelt monumentale Bauwerke und Stauwerke zu hinterlassen. Seine neue Hauptstadt läßt er in Tag- und Nachtschichten errichten, sogar die Armee wird zum Arbeitseinsatz kommandiert.

Als der Generalsekretär der KPdSU, Michail Gorbatschow, im Mai zu Besuch in Bukarest war, hatten sich der Herr aus dem Kreml und der Herrscher der Rumänen wenig zu sagen. Man tauschte Höflichkeiten und Trinksprüche aus – auf dem Bild unten mit Gorbatschows Frau Raissa (rechts) und Ceausescu-Gattin Elena (links). Aber für Glasnost und Perestroika, die neuen Botschaften aus Moskau, hatte der rumänische Despot taube Ohren.

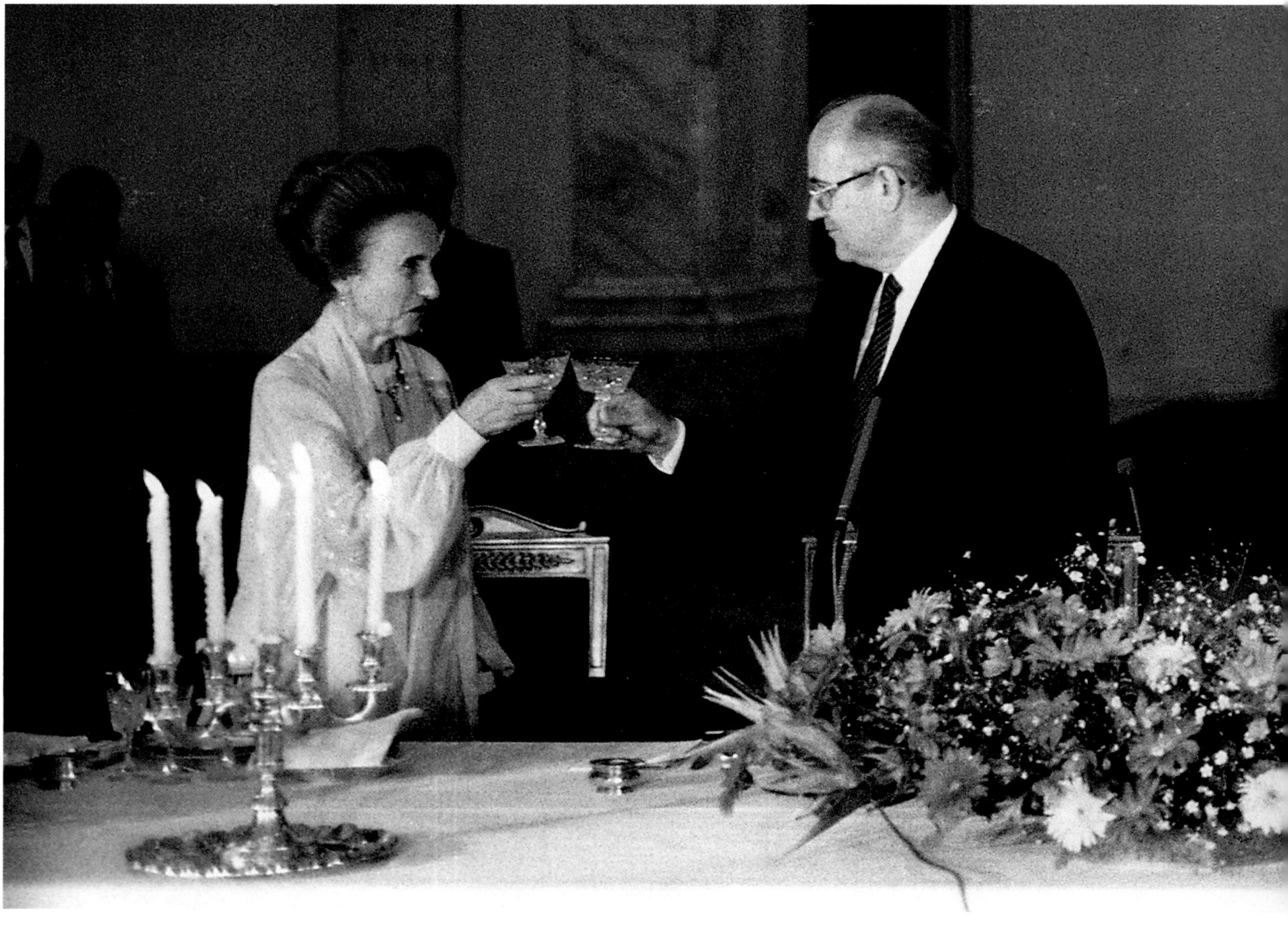

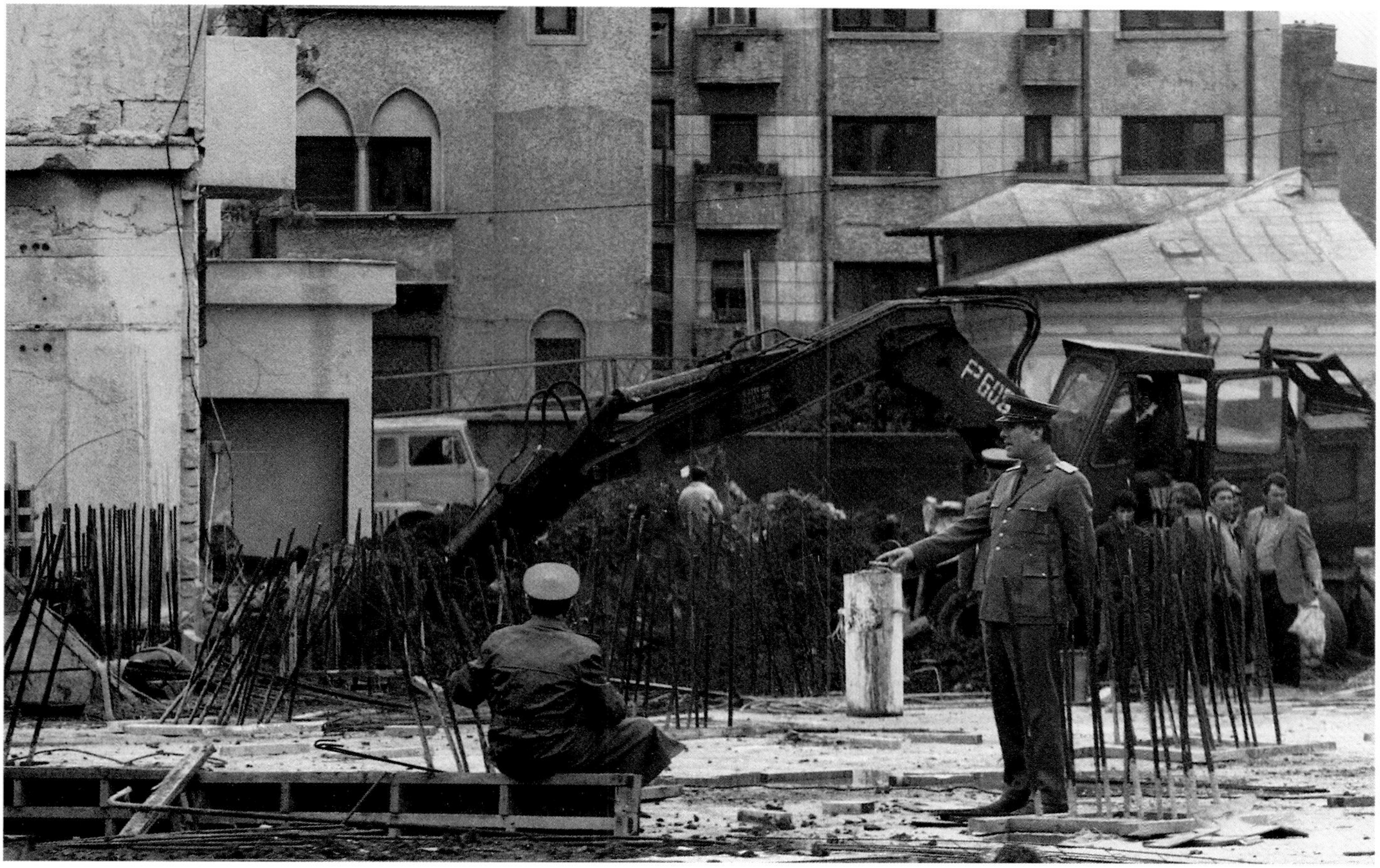
P608

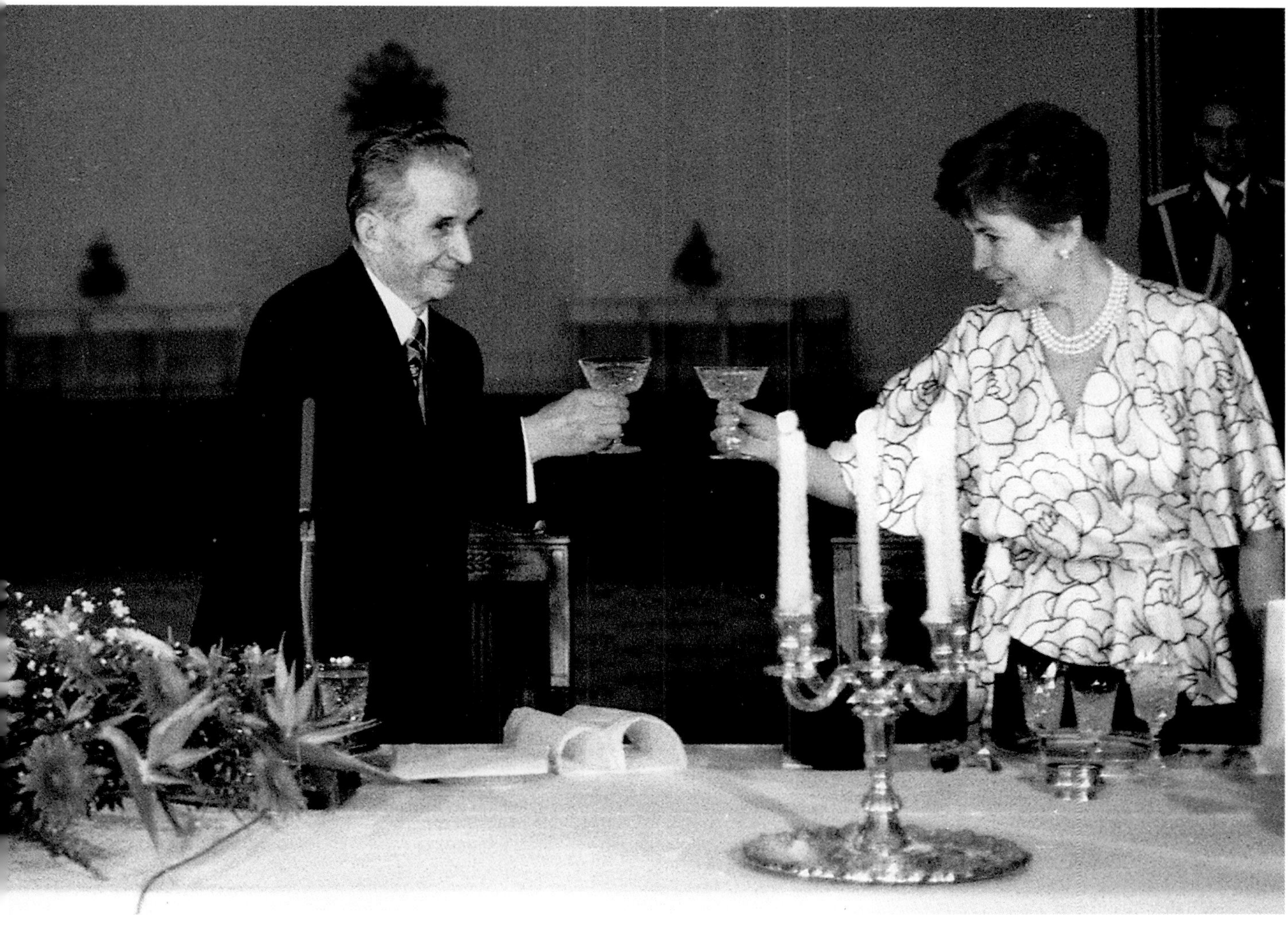

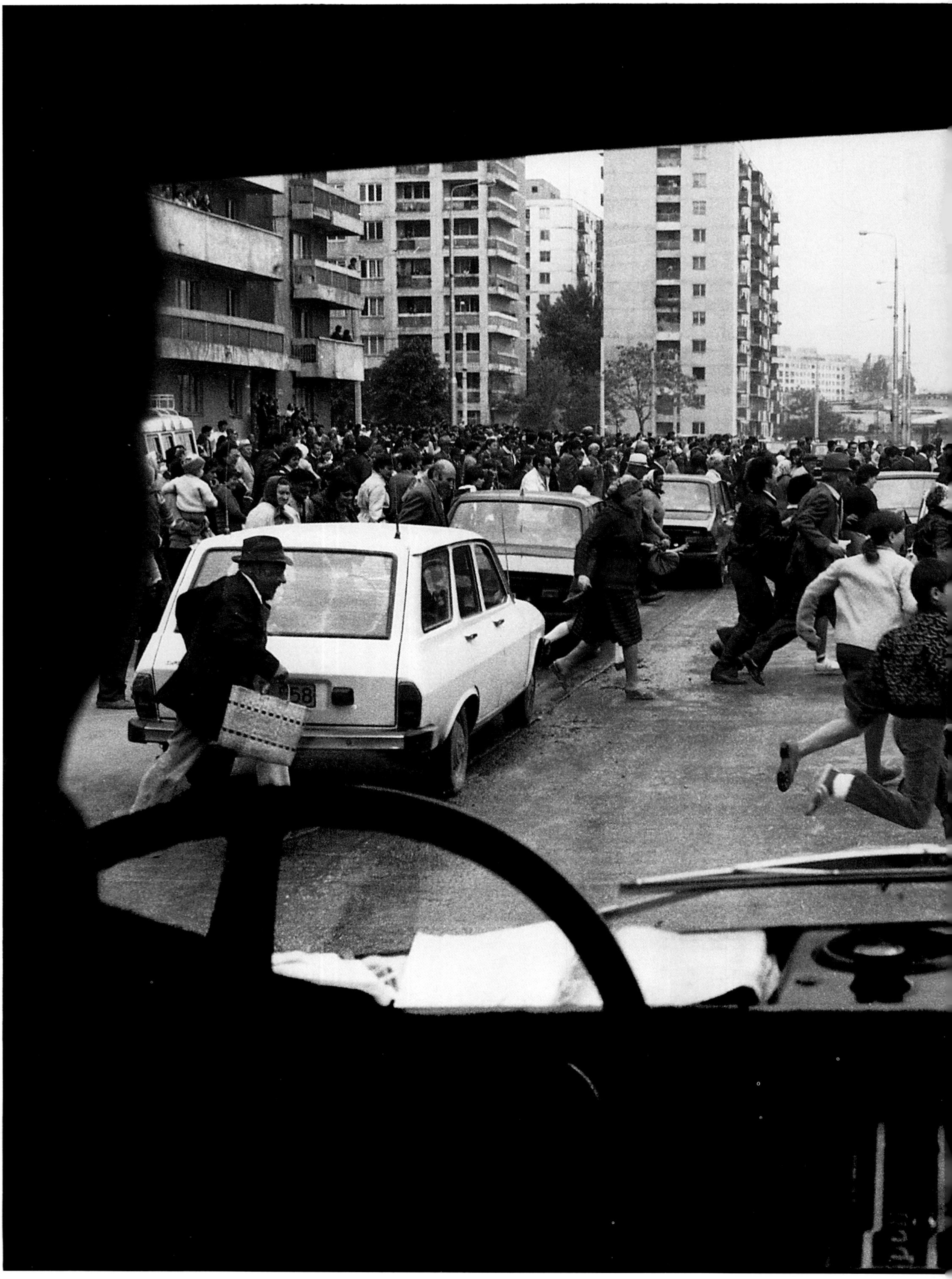

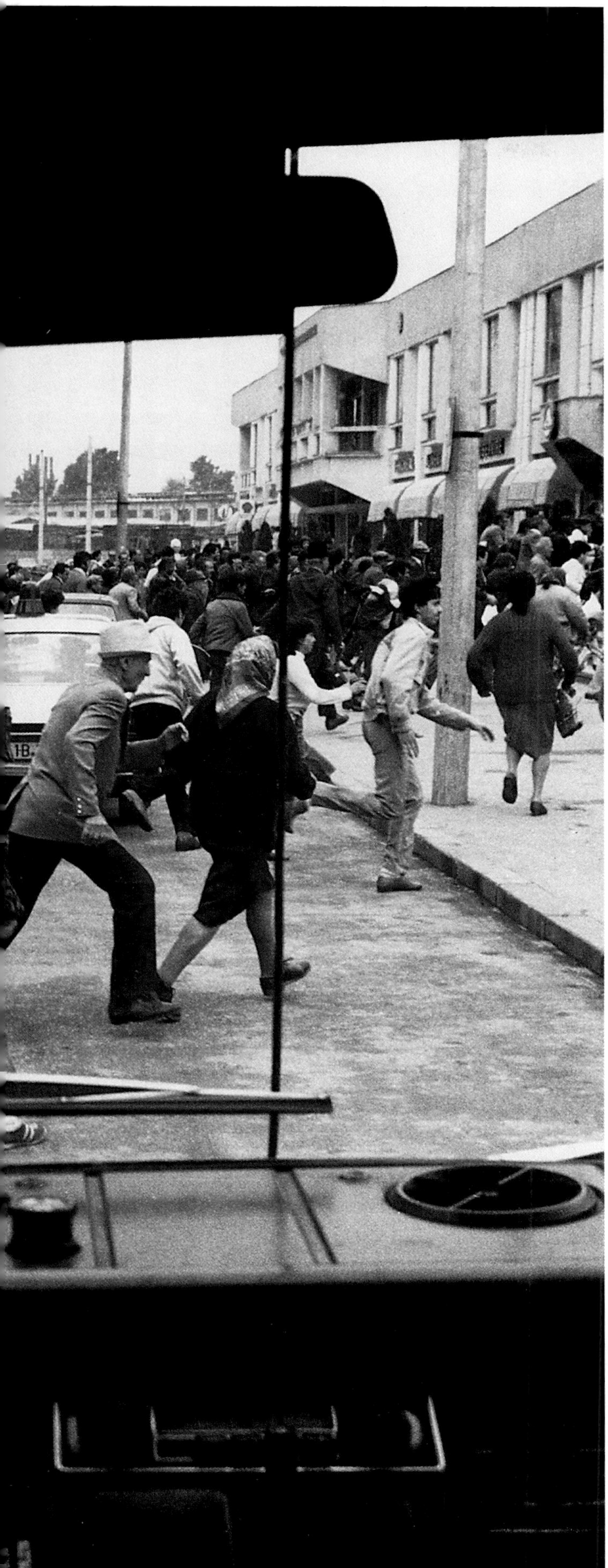

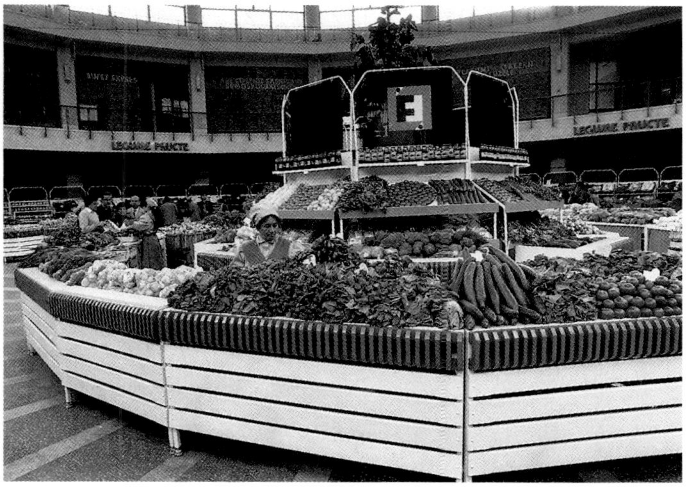

Ein Potemkinscher Supermarkt für den russischen Gast: Als Michail Gorbatschow bei seinem Staatsbesuch in Rumänien Werkskantinen und Lebensmittelgeschäfte gezeigt wurden, da bogen sich die Tische und Borde unter der Last erlesener Delikatessen. Sekunden, nachdem der Generalsekretär das Einkaufszentrum in einem Bukarester Neubaugebiet verlassen hatte, wurde der Laden von der Bevölkerung gestürmt. Seit Monaten, zum Teil seit Jahren hatte sie solche Lebensmittel nicht mehr gesehen.

noch seine vollen Bezüge. Wenn es in der Druckerei an Papier fehlt und die Drucker den Plan nicht erfüllen können, wird ihnen der Lohn gekürzt. Wenn die Kinderärztin mehr Medikamente verordnet, als der Plan vorsieht, gibt es zur Strafe Gehaltsabzüge. Sogar die Putzfrau eines Krematoriums wurde bestraft, weil die Verbrennungsstätte ihr Plansoll nicht geschafft hatte.
In vielen Fabriken gärte es. Besonders in Brasov, dem alten deutschen Kronstadt, wo die Arbeiter der Traktorenfabrik und des LKW-Werkes „Rote Fahne“ wochenlang keinen vollen Lohn mehr erhalten hatten.
Dann erließ die Regierung am 12. November auch noch ein neues drakonisches Spardekret für Strom und Erdgas. Danach darf eine vierköpfige Familie nur noch 35 Kilowattstunden Elektrizität im Monat verbrauchen, weniger als ein Zehntel des westdeutschen Durchschnittsverbrauchs. Auch das Gas-Kontingent – bisher schon nicht ausreichend – wurde noch einmal drastisch reduziert. Für jede Überschreitung gibt es strenge Strafen.
Drei Tage nach Erlaß des neuen Gesetzes fanden Wahlen für die lokalen Volksvertretungen statt. Aber statt zu den Urnen zu gehen, marschierten 5000 Arbeiter des LKW-Werks von Brasov zur Parteizentrale, um Protest und Forderungen der Belegschaft vorzutragen. Doch kein Verantwortlicher war zu sprechen. Da kam es zum Sturm auf das Parteigebäude und zu einem spontanen Aufstand, der erst nach Stunden von der Armee beendet werden konnte.
Noch in der Nacht nach der Hungerrevolte wurden die Glaser aktiv, die Fassadenreiniger und die Geheimpolizisten.

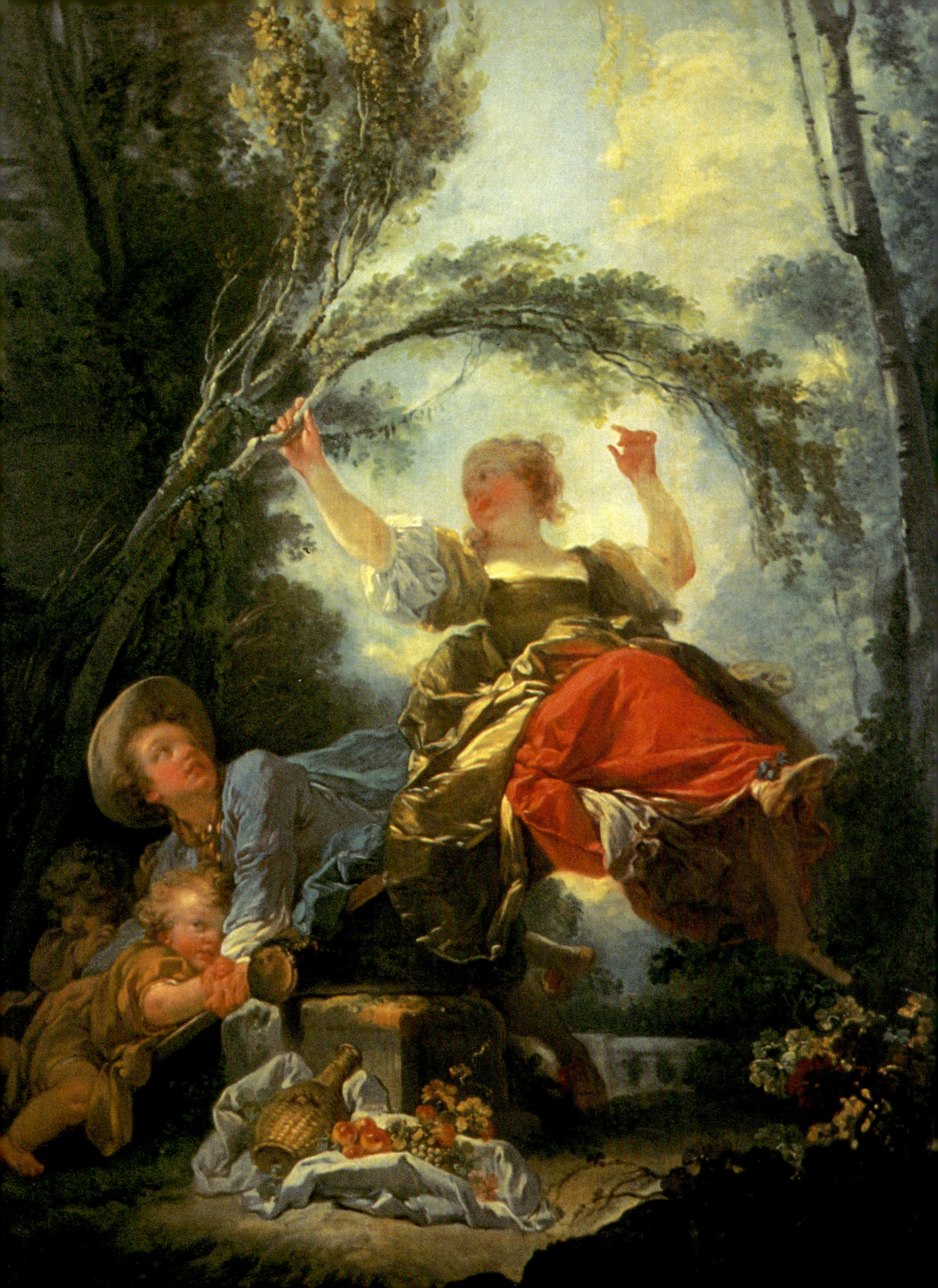

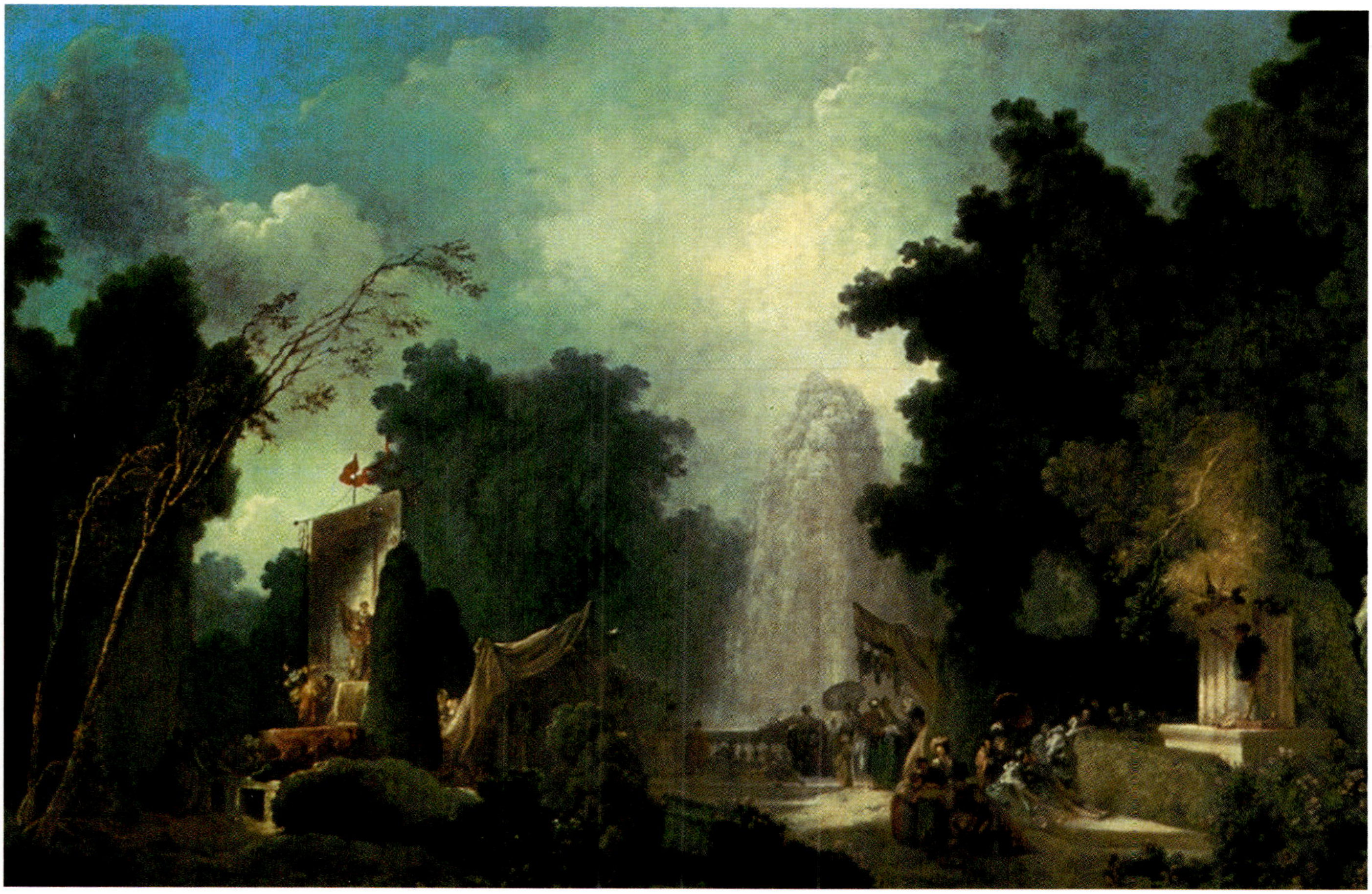

Die Schaukel war das beliebteste Requisit des ancien régime – Fragonard hatte eine davon, für alle Fälle, in seinem Atelier. Als Baron de Saint-Julien seine Lieblingsmätresse beim Wippen porträtiert haben wollte, war Fragonard zur Stelle. Das riesige „Fest in Saint-Cloud" (Höhe 2,16 Meter) zeigt den Gesellschafts-Porträtisten Fragonard in Vollendung: Schausteller, Moritatensänger, flirrendes Licht, versteckte Statuen. Stiche des Fragonard-Bildes „Mädchen im Bett, mit einem Hündchen spielend" durften im 18. Jahrhundert nicht ins Schaufenster gelegt werden – die Sittenrichter fanden es zu frivol.

Diener zweier Herren

Mit leichter Hand schien ihm alles zu glücken – sein Werk ebenso wie sein Leben. Jean-Honoré Fragonard, der Rokoko-Maler galanter Feste und Schäferidyllen, war in den Salons ebenso beliebt wie bei den Schergen der französischen Revolution. Mit 100 Gemälden und weiteren 100 Blättern, der größten Fragonard-Retrospektive aller Zeiten, erinnerte das Grand Palais in Paris an den Porträtisten einer frivolen Gesellschaft, in der es „nichts gab als Lachen, Seide, Puder und Koketterie". Fragonard (1732 – 1806) hatte sich als 20jähriger ein fünfjähriges Rom-Stipendium verschafft. Die sonnendurchflutete Heiterkeit Italiens beeinflußte seine Kunst – er malte, so die Historiker Edmond und Jules de Goncourt, mit dem „Staub von Engelsflügeln". Und obwohl er mit seinen zarten erotischen Genreszenen vom Adel gehätschelt wurde, ernannte ihn das revolutionäre Konvent 1793 zum Mitglied des Organisationskomitees für ein nationales Kunstmuseum. So glücklich wie er lebte, so glücklich muß sein Tod gewesen sein – er starb beim Eisessen in einem Pariser Straßencafé.

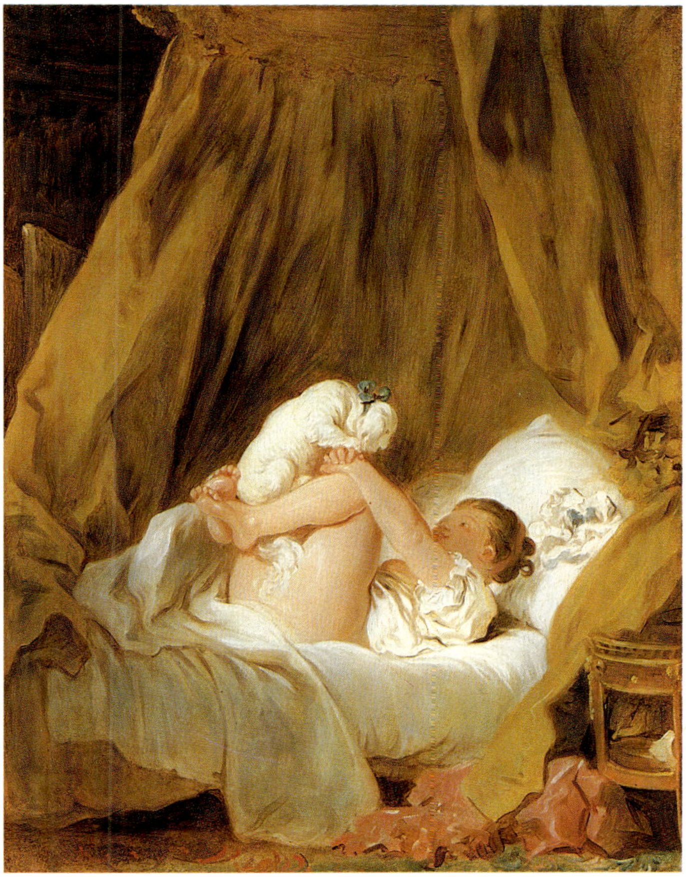

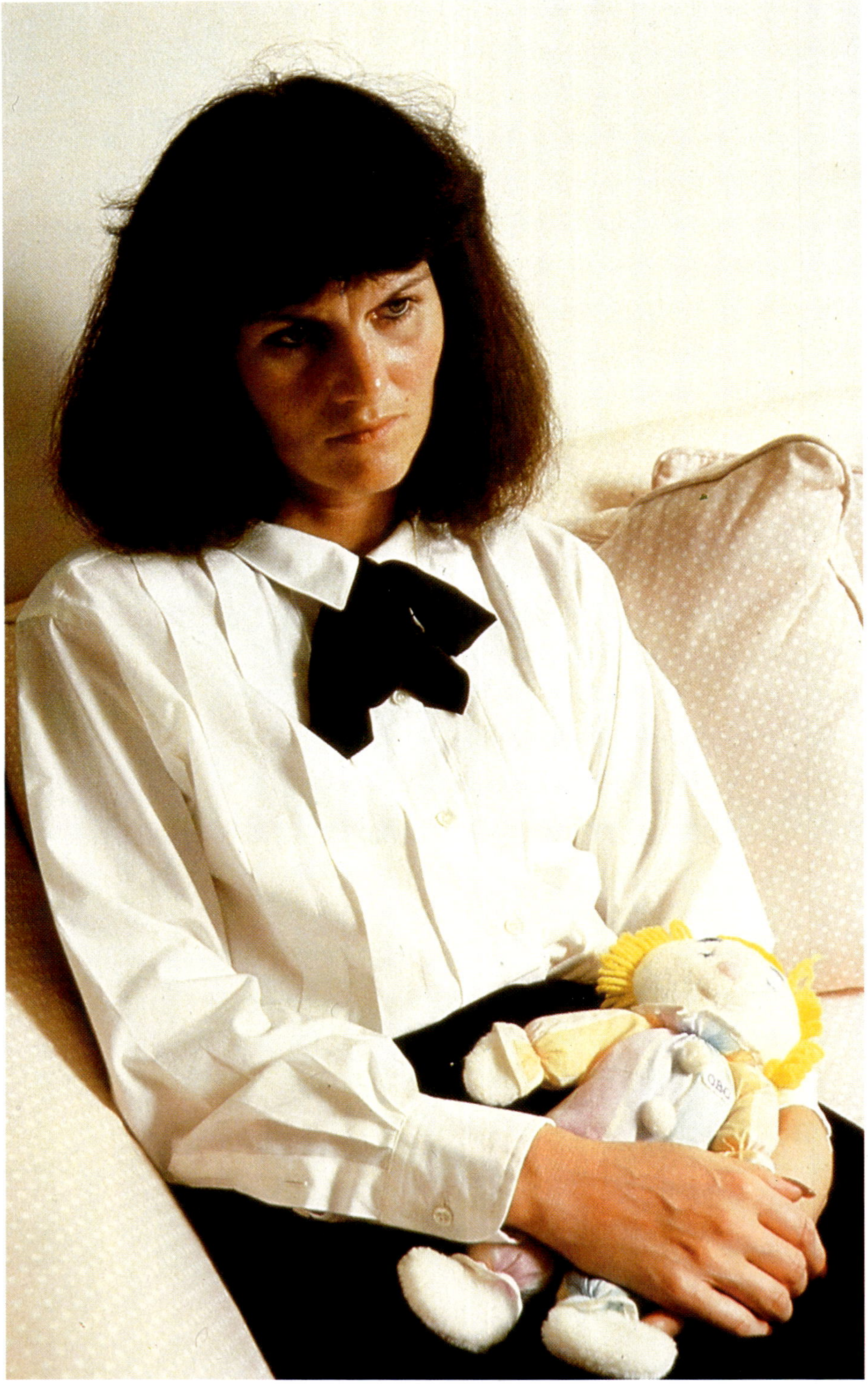

Die Leihmutter Mary Beth Whitehead mit einer Puppe für ihre Tochter, die sie nicht mehr sehen darf. Die zermürbende Auseinandersetzung um Baby M. hat ihr Leben verändert: Sie ist inzwischen geschieden und bekommt ein Kind von ihrem neuen Freund.

Frau Whitehead arbeitet in einer Organisation, die der Leihmutter-Industrie in den USA ein Ende bereiten will. Denn nicht nur Feministinnen haben erkannt, daß Staat und Gerichte mit diesem Geschäft überfordert sind. Zuviel seelisches Chaos ist damit verbunden und zuviel Leid. Elizabeth Stern, Adoptivmutter des Babys, gab ihren Job als Kinderärztin auf, um nur für das Kind da zu sein. Ihr Mann William, der seine Tochter abgöttisch liebt und der sie immer in Empfang nahm, wenn sie – vor dem Urteilsspruch – zweimal pro Woche bei der Leihmutter sein durfte, sagt: „Melissa ist für mich das Wichtigste auf der Welt."

Baby auf Bestellung

Nun heißt Baby M. offiziell „Melissa Stern". Aber die juristischen Auseinandersetzungen zwischen der Leihmutter Mary Beth Whitehead und den Bestell-Eltern Elizabeth und William Stern sind noch nicht abgeschlossen. Es war der erste Prozeß um ein Kind, das eine Leihmutter nach der Geburt nicht hergeben wollte. William Stern – Samenspender und somit leiblicher Vater – klagte auf Erfüllung des Vertrages.

Dabei hatte alles so harmonisch begonnen: Leihmutter und Bestell-Eltern waren begeistert voneinander. Frau Stern sei unfruchtbar, hieß es, Vater Stern sehne sich nach Nachwuchs aus eigenem Fleisch und Blut. Mary Beth Whitehead gefiel sich in der Rolle der Glücksbringerin: „Jemandem ein Baby zu schenken, halte ich für befriedigender, als einen normalen Job zu tun."

Doch der dramatische Wendepunkt kam nach der Geburt des kleinen Mädchens im März 1986. Als das Baby da war, warf Mary Beth ihre guten Vorsätze über den Haufen: „Irgend etwas klickte in mir . . . ich hatte darüber keine Kontrolle." Mutter Whitehead behielt das Kind, Vater Stern zog vor Gericht. In einem umstrittenen Urteil bekamen die Sterns das Baby, die Leihmutter durfte das Kind nicht mal mehr sehen. Die Richter stellten sich auf den Standpunkt: „Vertrag ist Vertrag." Frau Whitehead ging in die nächste Instanz. Sie verlangt das Sorgerecht für Melissa, die von ihr den Namen Sara bekommen hat.

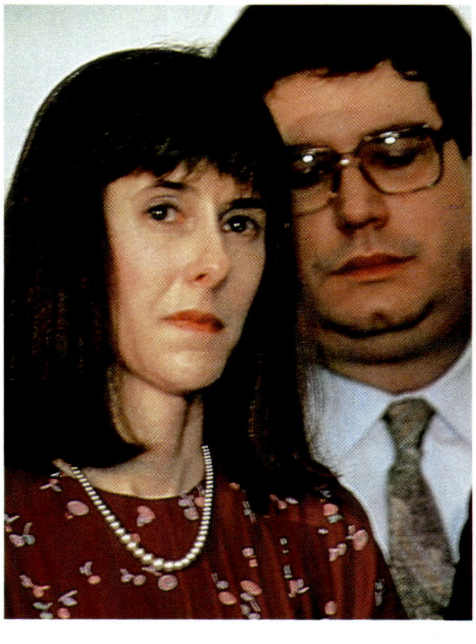

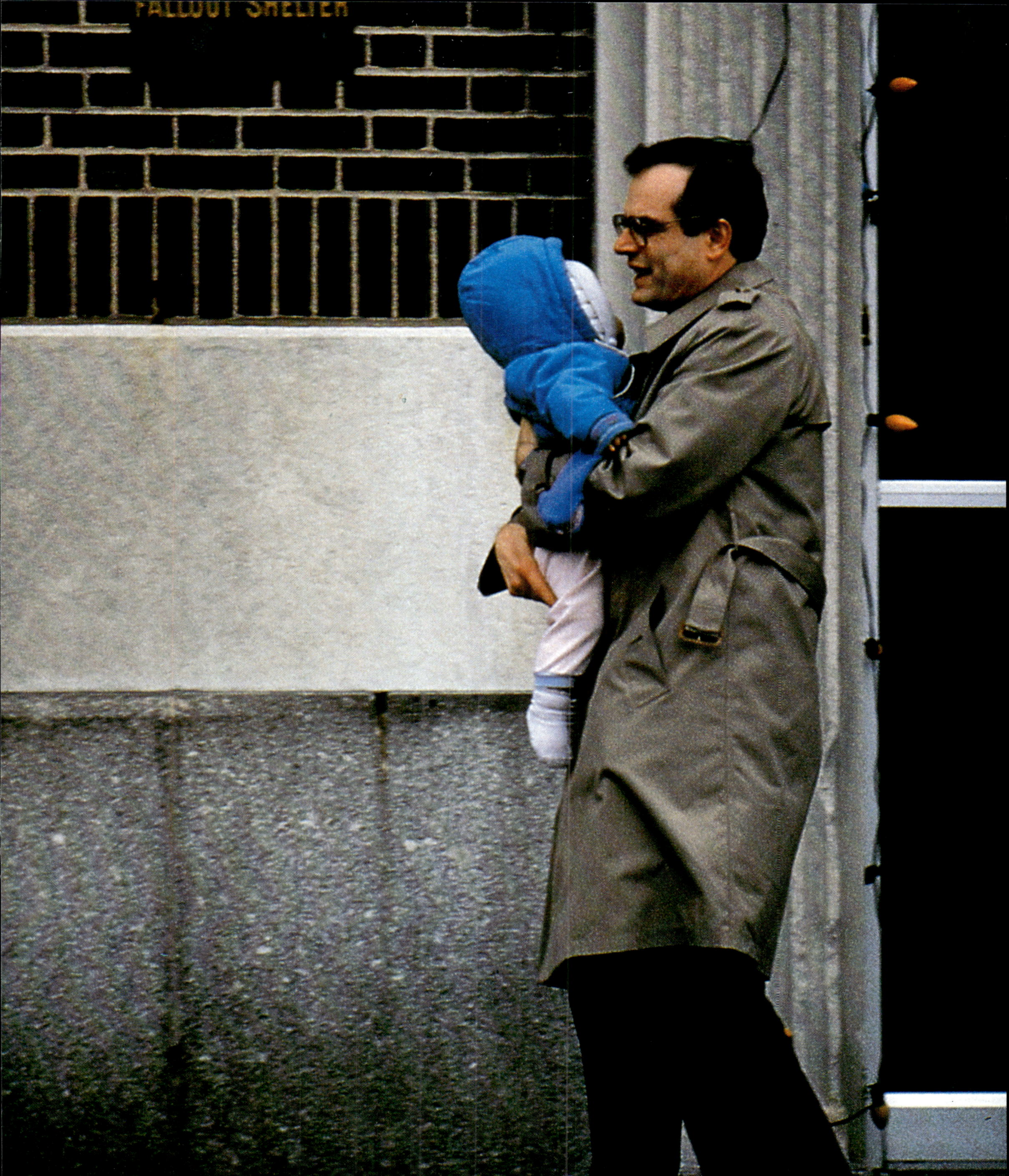
FALLOUT SHELTER

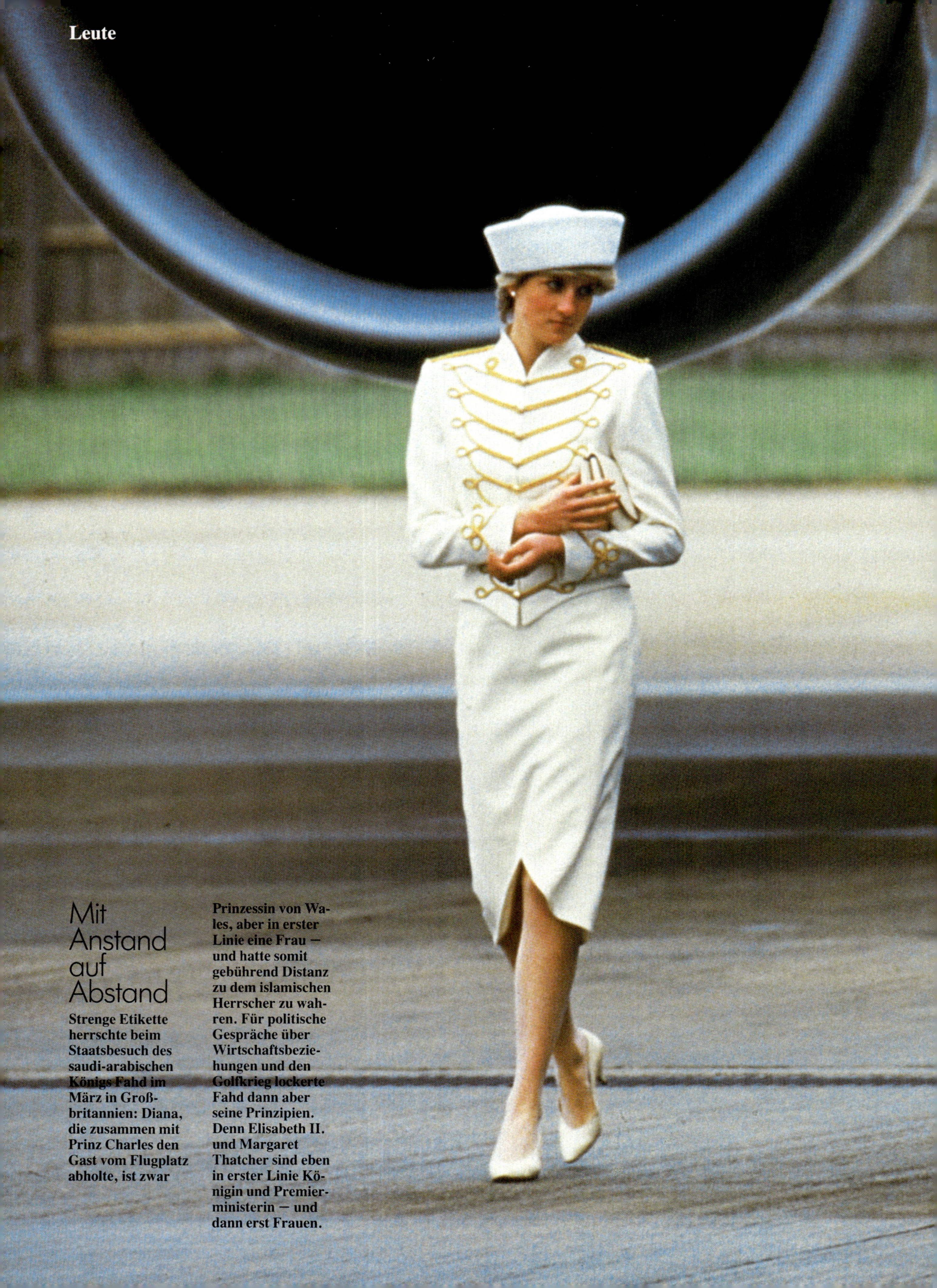

Mit Anstand auf Abstand

Strenge Etikette herrschte beim Staatsbesuch des saudi-arabischen Königs Fahd im März in Großbritannien: Diana, die zusammen mit Prinz Charles den Gast vom Flugplatz abholte, ist zwar Prinzessin von Wales, aber in erster Linie eine Frau – und hatte somit gebührend Distanz zu dem islamischen Herrscher zu wahren. Für politische Gespräche über Wirtschaftsbeziehungen und den Golfkrieg lockerte Fahd dann aber seine Prinzipien. Denn Elisabeth II. und Margaret Thatcher sind eben in erster Linie Königin und Premierministerin – und dann erst Frauen.

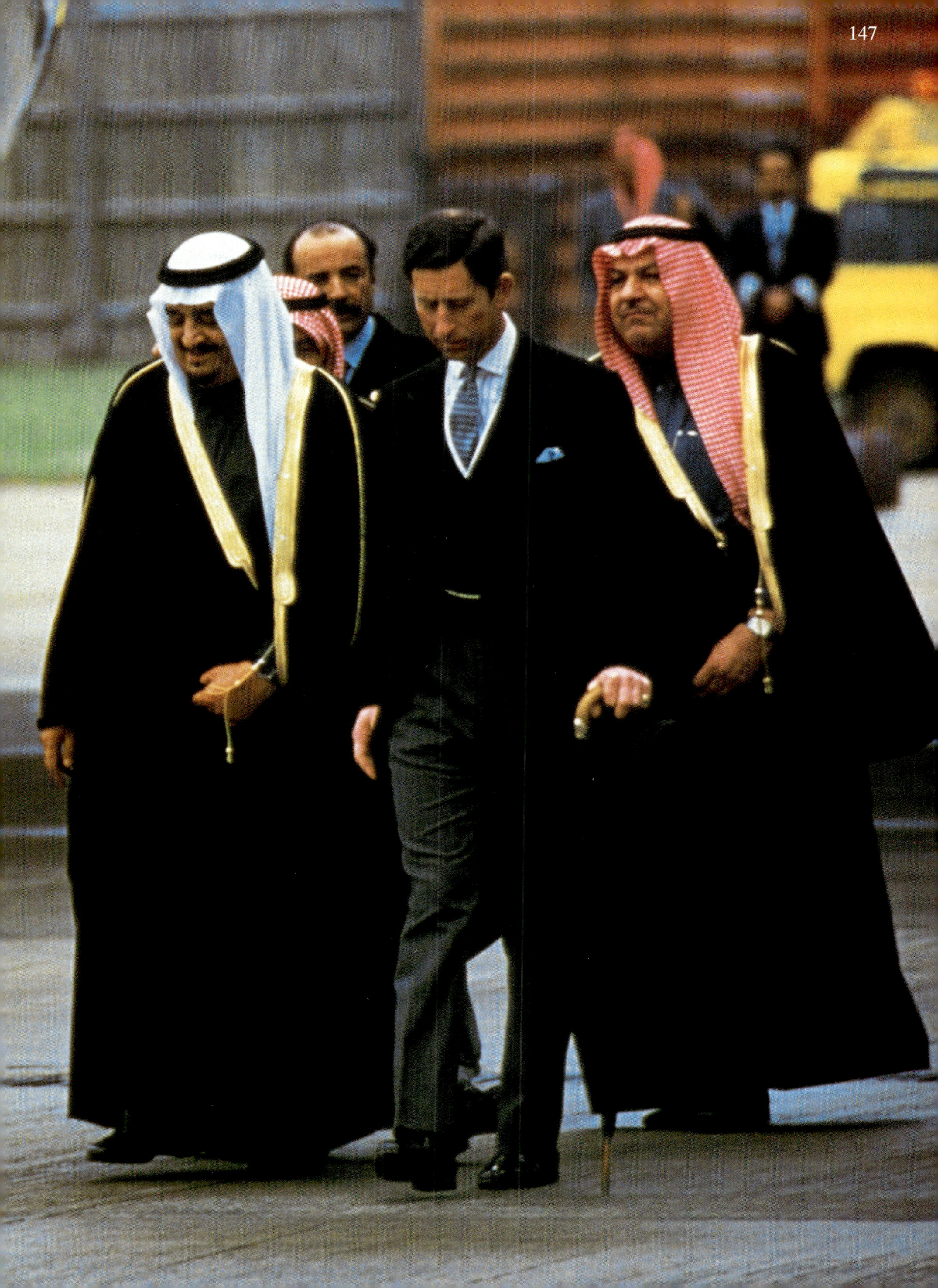

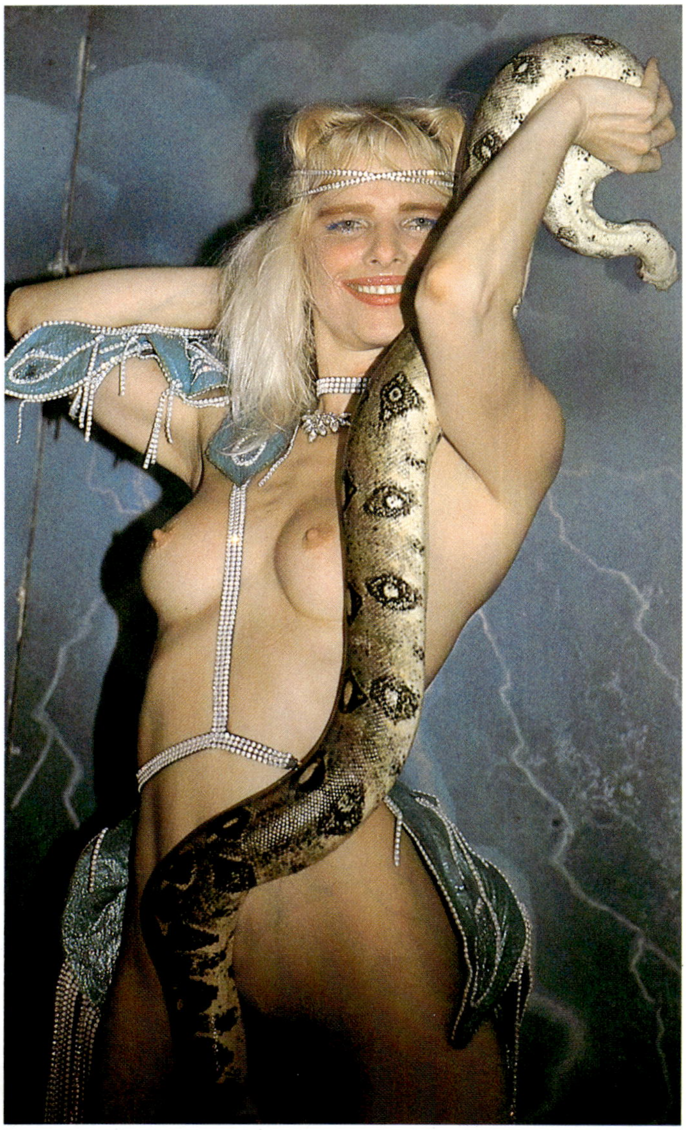

Mit nichts als einer Python bekleidet, posiert Pornostar Ilona Staller, 36, in Italien nur „Cicciolina“ genannt, bei einer ihrer Bühnenshows. Seit Juli genießt Cicciolina Immunität: Sie wurde als Abgeordnete der Radikalen Partei ins Parlament gewählt, ist aber außerparlamentarisch weiterhin barbusig tätig. Kurz nach ihrer Wahl kündigte sie an, sie werde auch im Hohen Haus mit transparenter Bluse aufkreuzen. Zur kaum verborgenen Enttäuschung ihrer männlichen Kollegen erschien Cicciolina dann aber strahlend, doch züchtig.

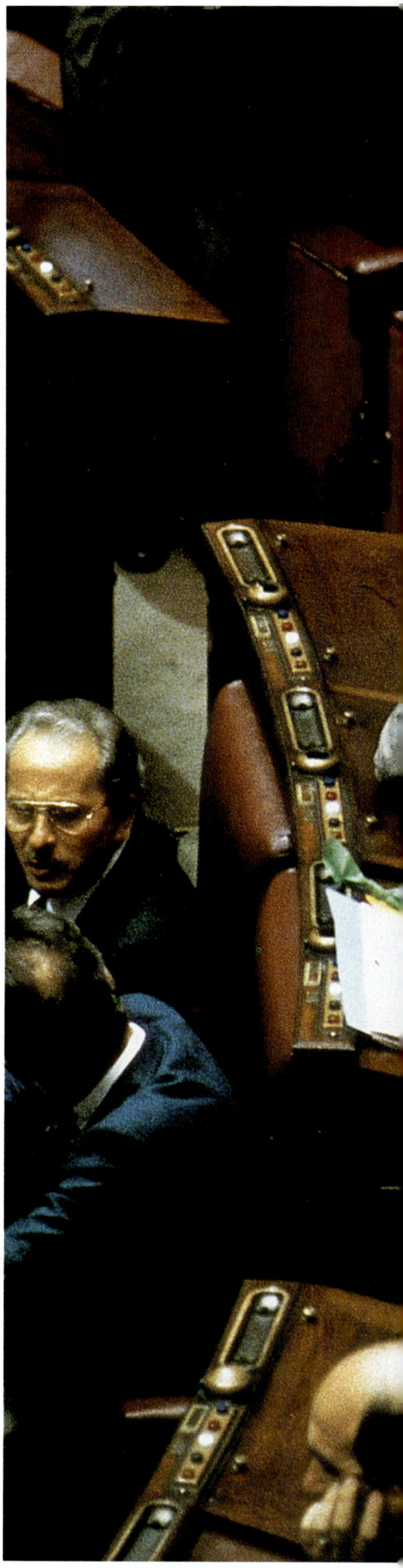

Pornostar im Parlament

Ganz kann sie es einfach nicht lassen: Als Italiens stolzes Geschwader auslief, um im Persischen Golf Tanker zu eskortieren, verabschiedete die oppositionelle Abgeordnete Ilona Staller die blauen Jungs auf ihre Weise – barbusig und mit der Aufforderung, Liebe und nicht Krieg zu machen.

Die blanke Brust war schon immer Markenzeichen von Italiens umstrittenster Parlamentarierin, die laut Gesetz den Titel „Onorevole“, Ehrenwerte, tragen darf. Denn unter dem Künstlernamen „Cicciolina“, was im Deutschen etwa „Pfläumchen“ bedeutet, kennen die Italiener die gebürtige Ungarin schon seit mehr als zehn Jahren.

1976 debütierte sie als Pornostar im römischen Radio Luna. Als immer mehr eindeutige Hörerpost kam („Im Radio bist du ja Klasse, aber jetzt möchte ich auch einmal sehen, was du drauf hast“), stieg sie auf Filme wie „Die Muschel der heißen Begierden“ um.

Den Durchbruch zur Skandalnudel Nr. 1 schaffte sie kurz darauf mit der Idee vom „Sesso popolare“, vom Sex für jedermann. Seither tingelt sie als Cicciolina – gemanagt von ihrem Freund und Regisseur Riccardo Schicchi und inzwischen entlastet von vier Mitarbeiterinnen – in Sachen Porno über Land. Skandale und Auftrittsverbote begleiteten ihre Karriere: So lief in der Kleinstadt San Paolo D'Enza der Ortspfarrer mit beschwörender Geste hinter ihr her, das Höschen schwenkend, das Cicciolina soeben abgelegt hatte.

In dem müden italienischen Wahlkampf des Frühsommers spannte die Radikale Partei den Pornostar als Zugpferd ein. Ilona Staller wurde mit glänzender Stimmenzahl ins Parlament gewählt. Dort will sie sich um Friedenspolitik und – wie anders – die Abschaffung des Pornographieparagraphen kümmern.

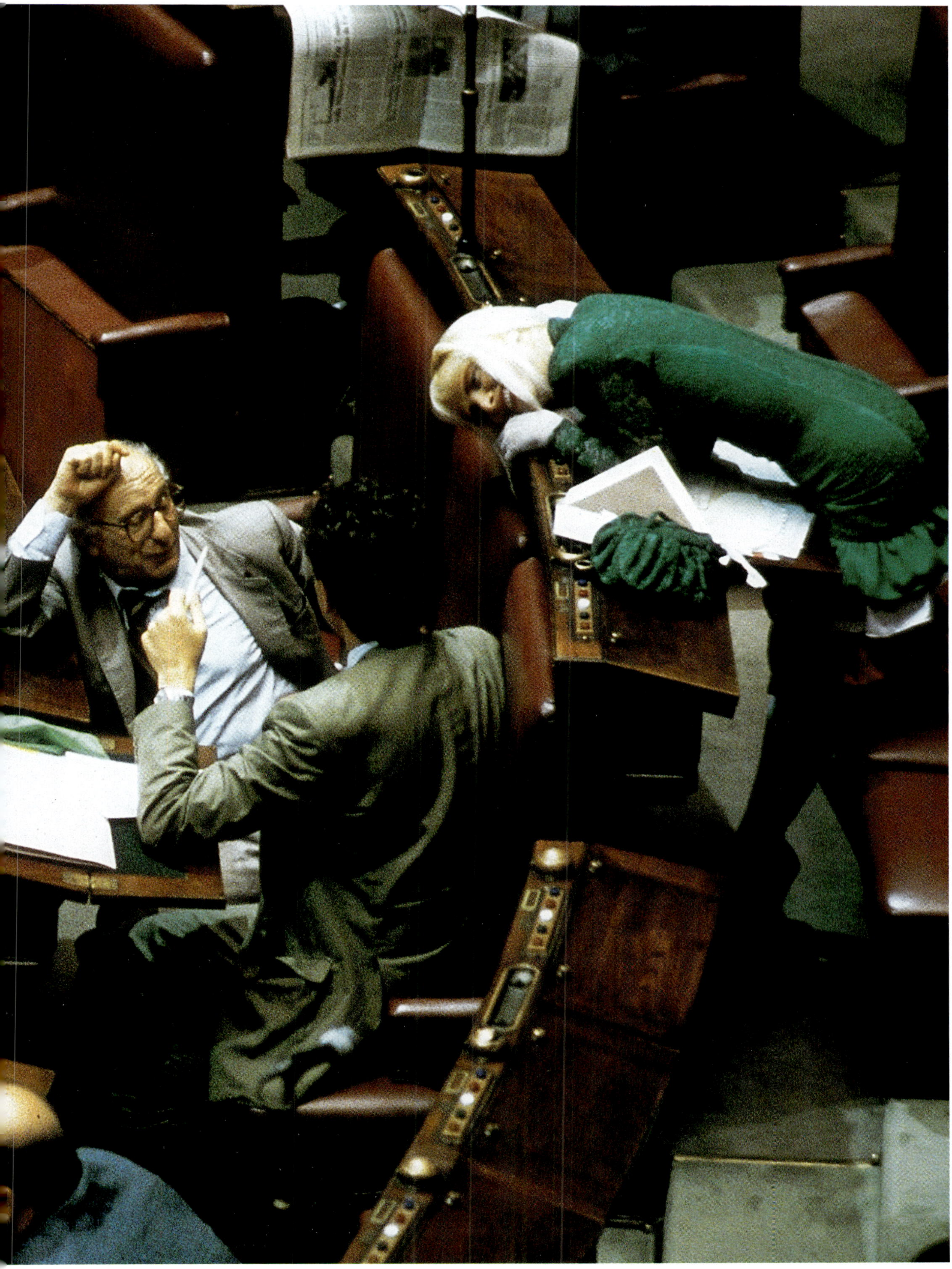

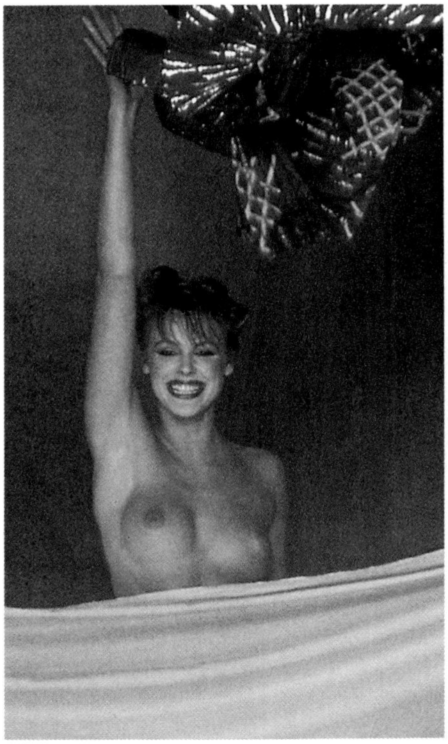

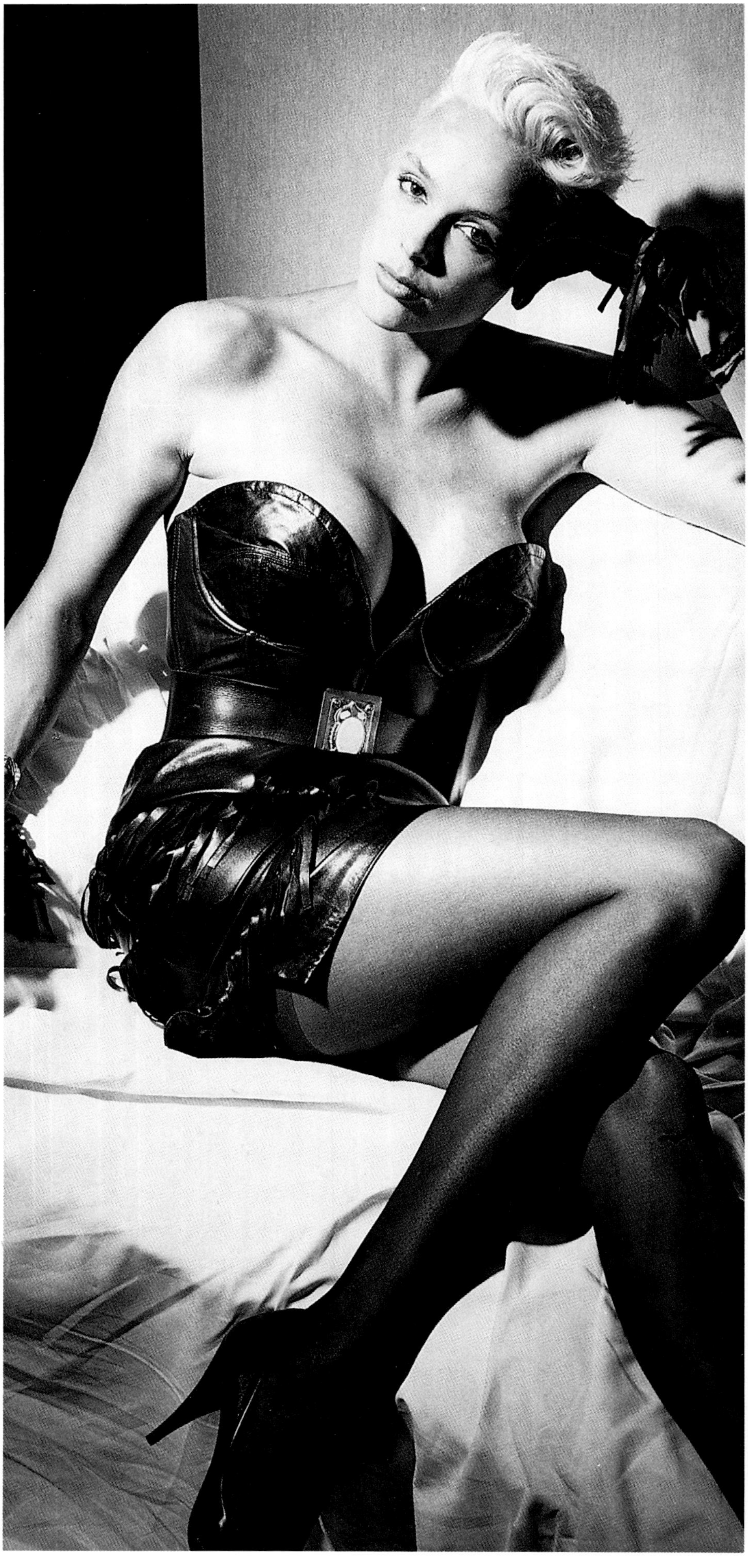

Wandlungen

Brigitte im knappen Kleid, das die Brüste kaum bergen kann. Zu groß ist die Pracht, die fünf Jahre früher ganz und gar unverborgen geblieben war. Als die Dänin Brigitte Nielsen für die Schweizer Illustrierte posierte (kleines Foto), ließ sie die Kunst der Verpackung noch außer acht. Es wäre auch weniger zu packen gewesen. Erst nach der Geburt ihres Sohnes habe sich alles so geformt, sagt die Ex-Frau von Sylvester Stallone. Doch auch gegen Schönheitschirurgen hat sie nichts. Sie könne sich schon vorstellen, deren Hilfe anzunehmen – wenn sie erst mal dreißig sei. Bislang soll das Rund allein durch Mutterglück entstanden sein. Brigitte Nielsen 1987 weiß, was sie nicht sagt. In den paar Jahren, die zwischen den Bildern liegen, hat sie ihre Erfahrungen gemacht. Nicht nur in der Ehe mit „Rambo", aus der sie mit größerem Gepäck gegangen ist, als sie eingebracht hatte. Brigitte ist auch eine hart arbeitende Frau. 1987 kam ihre erste Platte heraus – „Every Body Tells A Story". 1987 hatte sie auch ihren bisher größten Filmerfolg mit „Beverly Hills Cop II", und da drohte sie nicht nur ein Kleid zu sprengen.

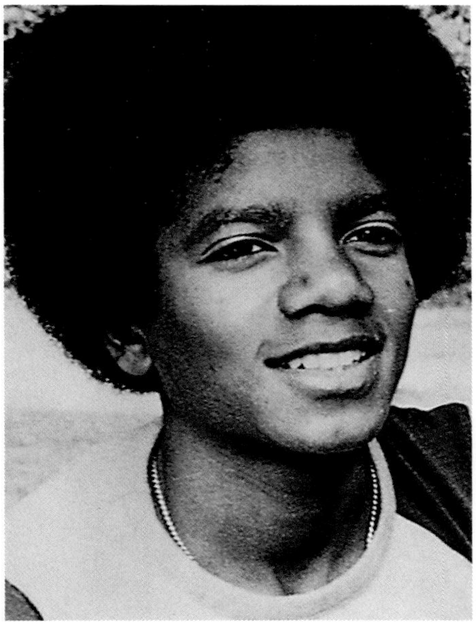

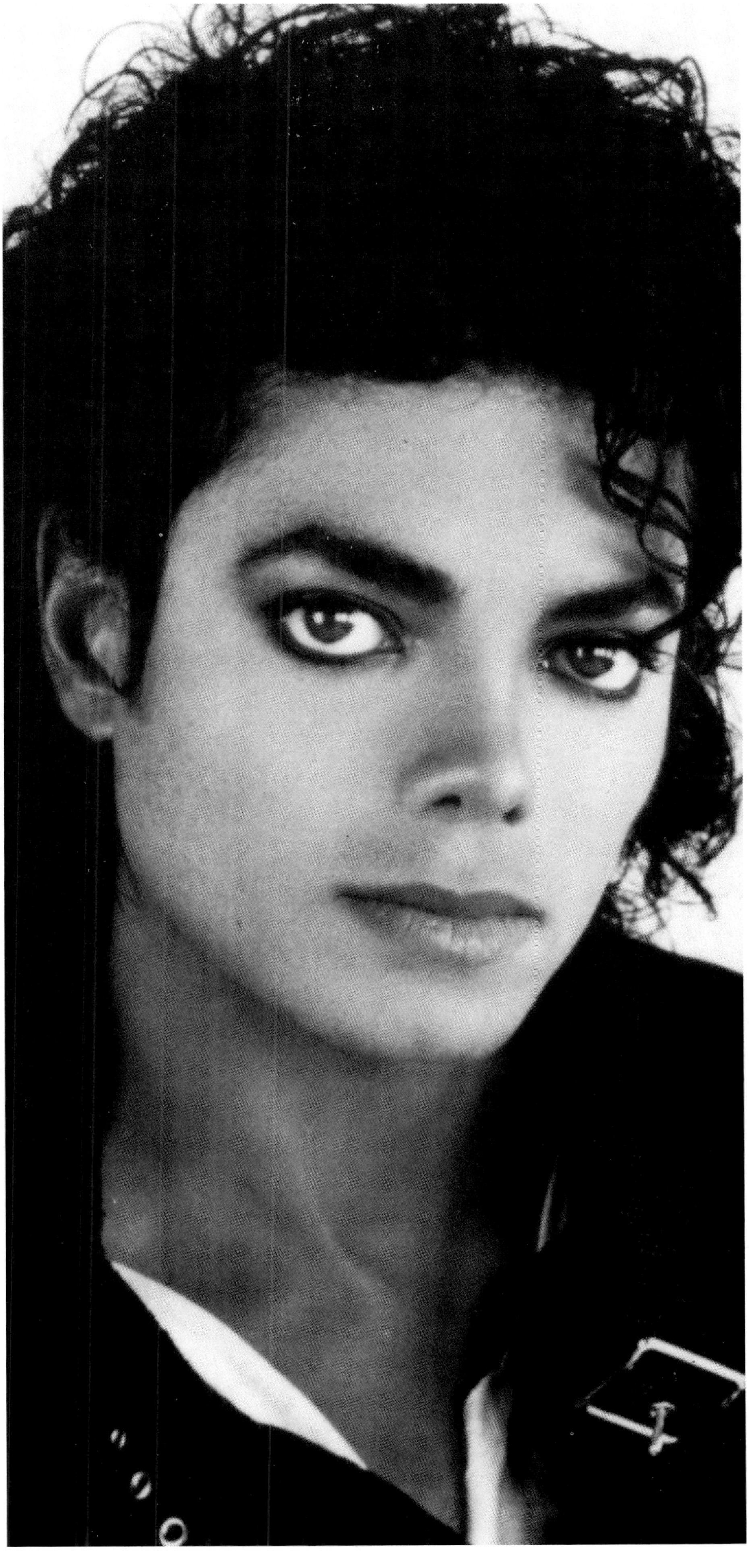

Michael als Mickey. „Mousig" sah der Junge von den Jackson Five nie aus. Nur normal. Doch das mochte Michael Jackson Superstar nicht länger leiden. Die breite Nase, mit der er noch als Fünfzehnjähriger lebte (kleines Foto), ließ er schmal und schmaler werden, bis sie so richtig zum Hochhalten war. Jahr um Jahr wurden auch die übrigen Züge feiner, die Augen größer. Michaels Manager ließ wissen, daß nicht plastische Chirurgie, sondern vegetarisches Essen die Veränderung bewirkt habe. Ein Glück, daß Körner und Karotten keinen Einfluß auf Michaels Musik genommen haben. Sein Album „Bad", das am 31. August erschien, ist nicht nur gut, sondern auch auf dem Weg, ein ähnlicher Triumph zu werden wie die LP „Thriller", die 40 Millionen Mal unter die Leute kam. Fast fünf Jahre hatten die Fans auf die Nachfolge des Thrillers warten müssen. Jackson schob das Erscheinen so lange hinaus, bis die Produktion perfekt schien. Ob Lied, ob Nase, alles vom Besten.

Ein Wilder unter Wilden

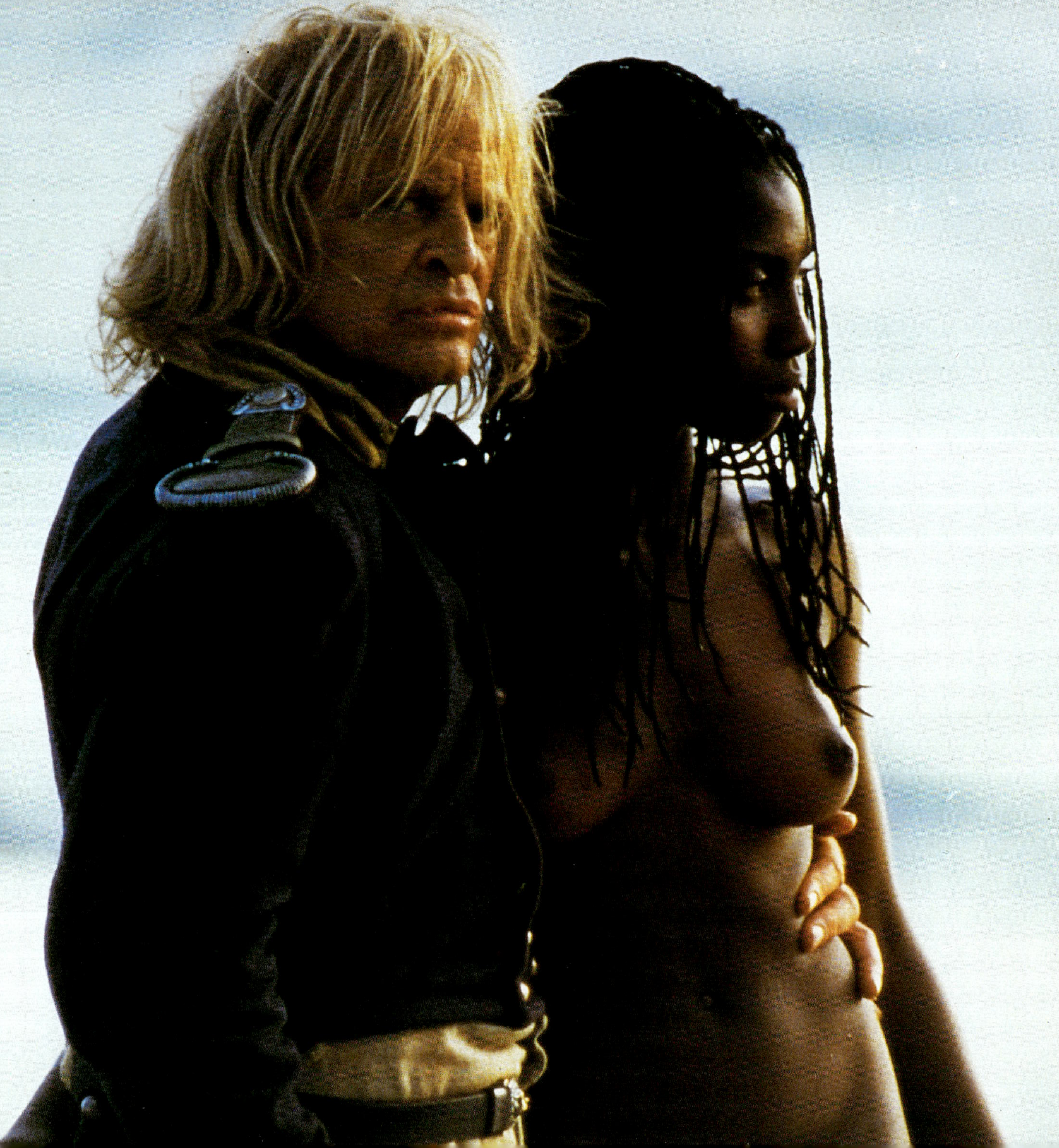

Kinski. König der Schwarzen. Tyrann. Kolonialherr. Menschenhändler. Auf die Schönsten der Sklavinnen legt er die Hand. Alles sein. Was Klaus Kinski im neuen Herzog-Film „Cobra Verde" zu spielen hatte, traf sich mit seinem Talent, jederzeit den wilden Mann zu geben. Doch um die Geschichte des brasilianischen Abenteuerers Cobra Verde in Szene zu setzen, ertrug das Herzog-Team die Strapazen Afrikas und Lateinamerikas und den Star. „Der Mann ist ein Weltwunder", sagt Werner Herzog, „und das können wir jetzt noch einmal bestaunen."

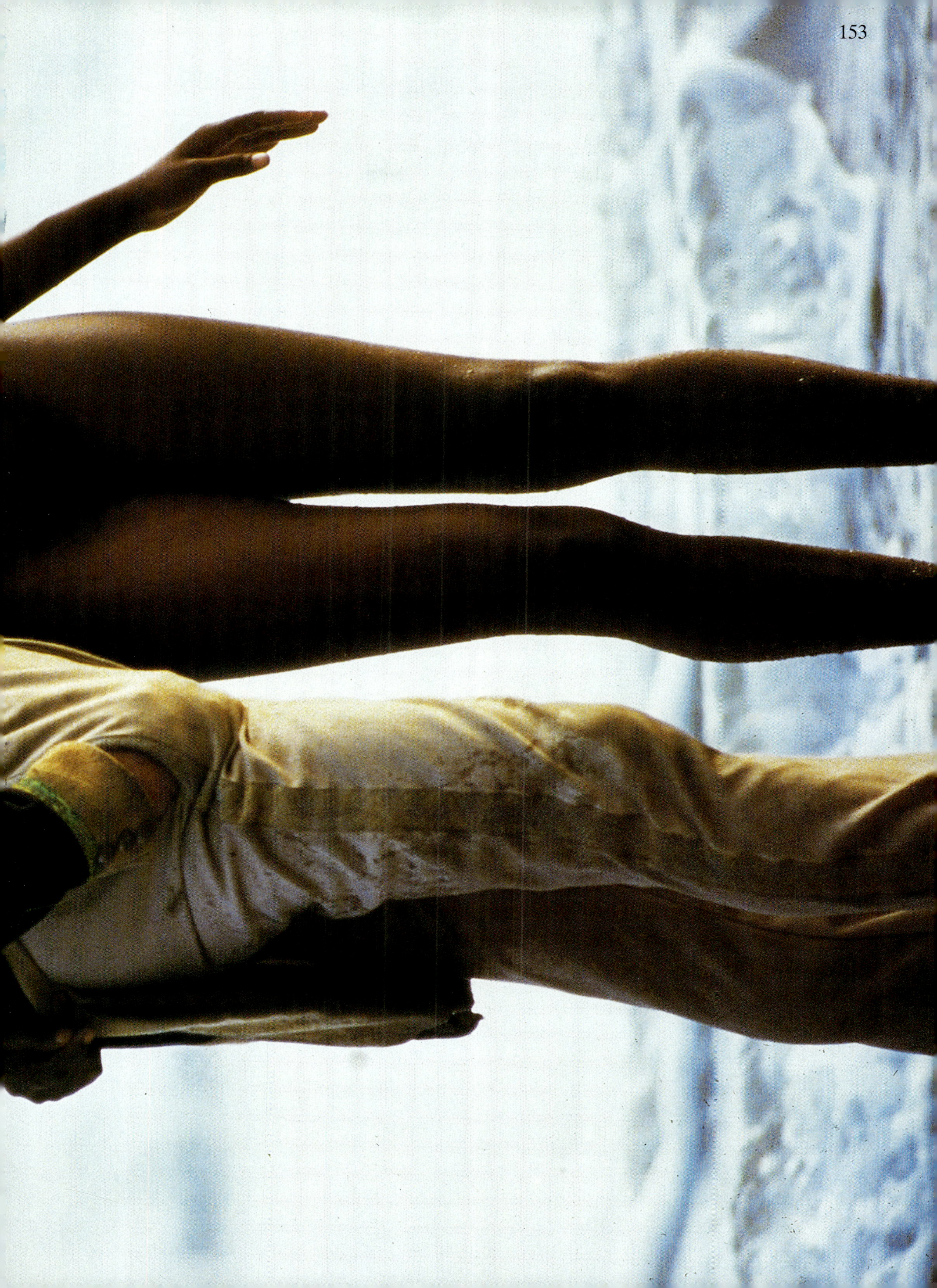

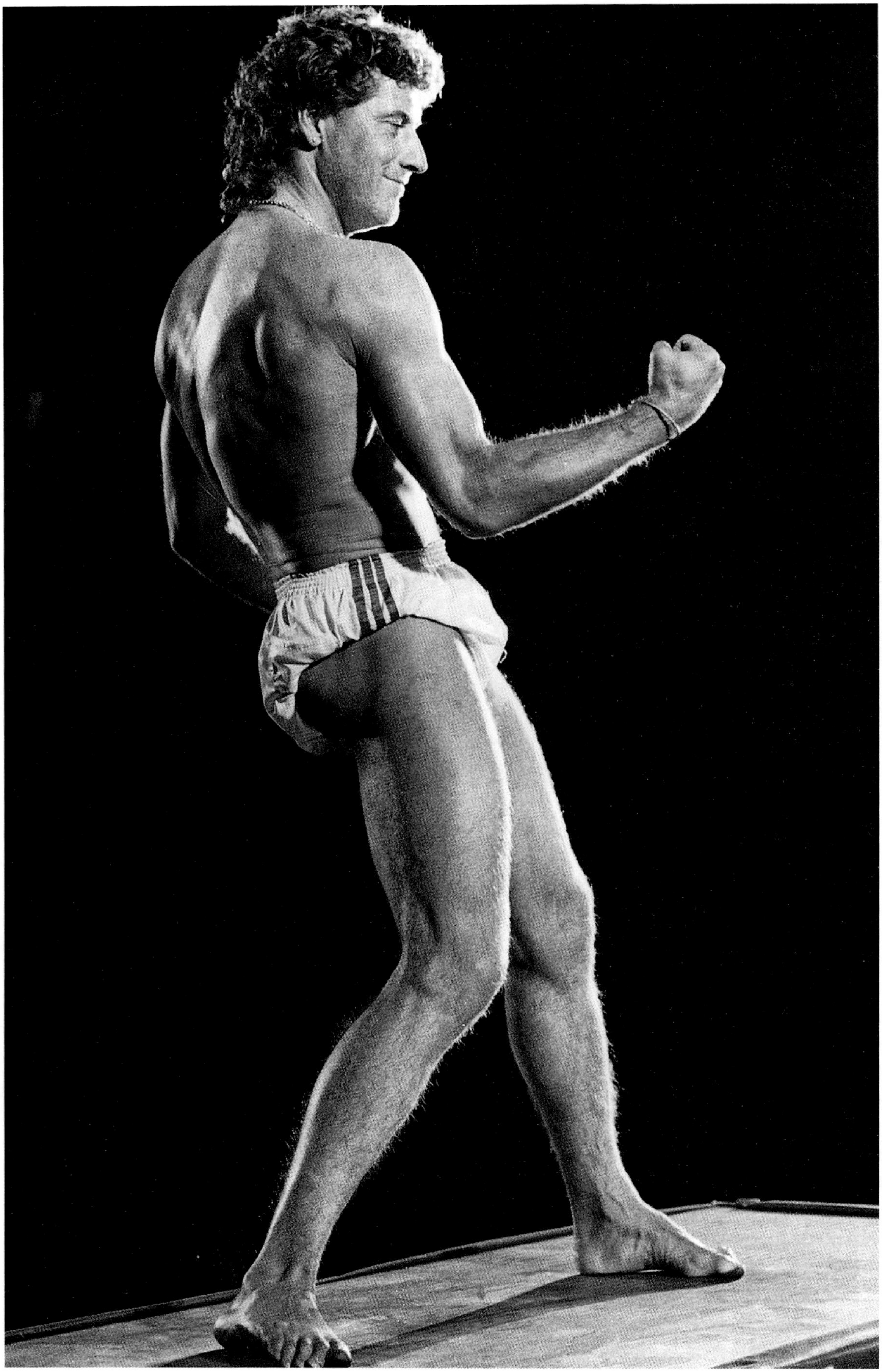

Stars der Körper-Kultur

Zwei Stars in Pose: Toni Schumacher, der Fußballspieler, und Ute Lemper, die Schauspielerin. Was die beiden 1987 in die Schlagzeilen brachte, waren ihre Enthüllungen. Nationaltorwart Schumacher enthüllte in seinem Buch „Anpfiff" die Doping-Praktiken im Fußballsport. Und Ute Lemper enthüllte ganz einfach ihr Talent, und zwar in Paris. Dort sang und spielte die 24jährige im Musical „Cabaret" die Sally Bowles und wurde als Entdekkung des Jahres gefeiert. Das deutsche Theater hat einen neuen Star.
Der deutsche Fußball mußte sich derweil einen neuen Nationaltorhüter suchen: Mit dem „Anpfiff" kam für Toni Schumacher, 33, der Abpfiff. Sein Buch verursachte große Empörung, viele Dementis und den Abschied vom 1. FC Köln und der Nationalmannschaft. Auf der Fitneß- und Bodybuilding-Messe in Köln erklärte Schumacher dann, wie er es schaffte, seine „ohnmächtige Wut über soviel Ignoranz und Unfähigkeit der Fußball-Funktionäre" zu verarbeiten: mit Hanteln.

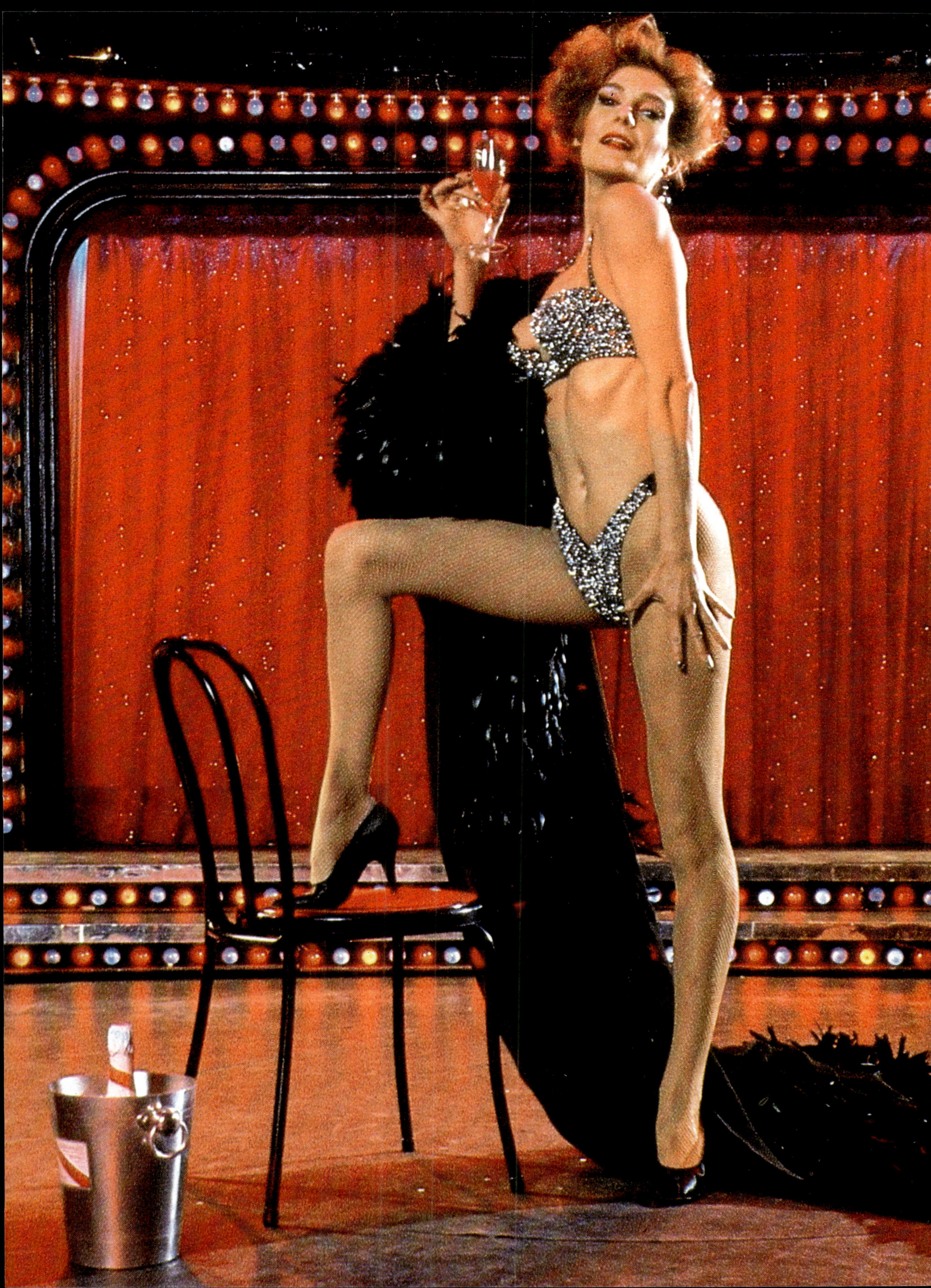

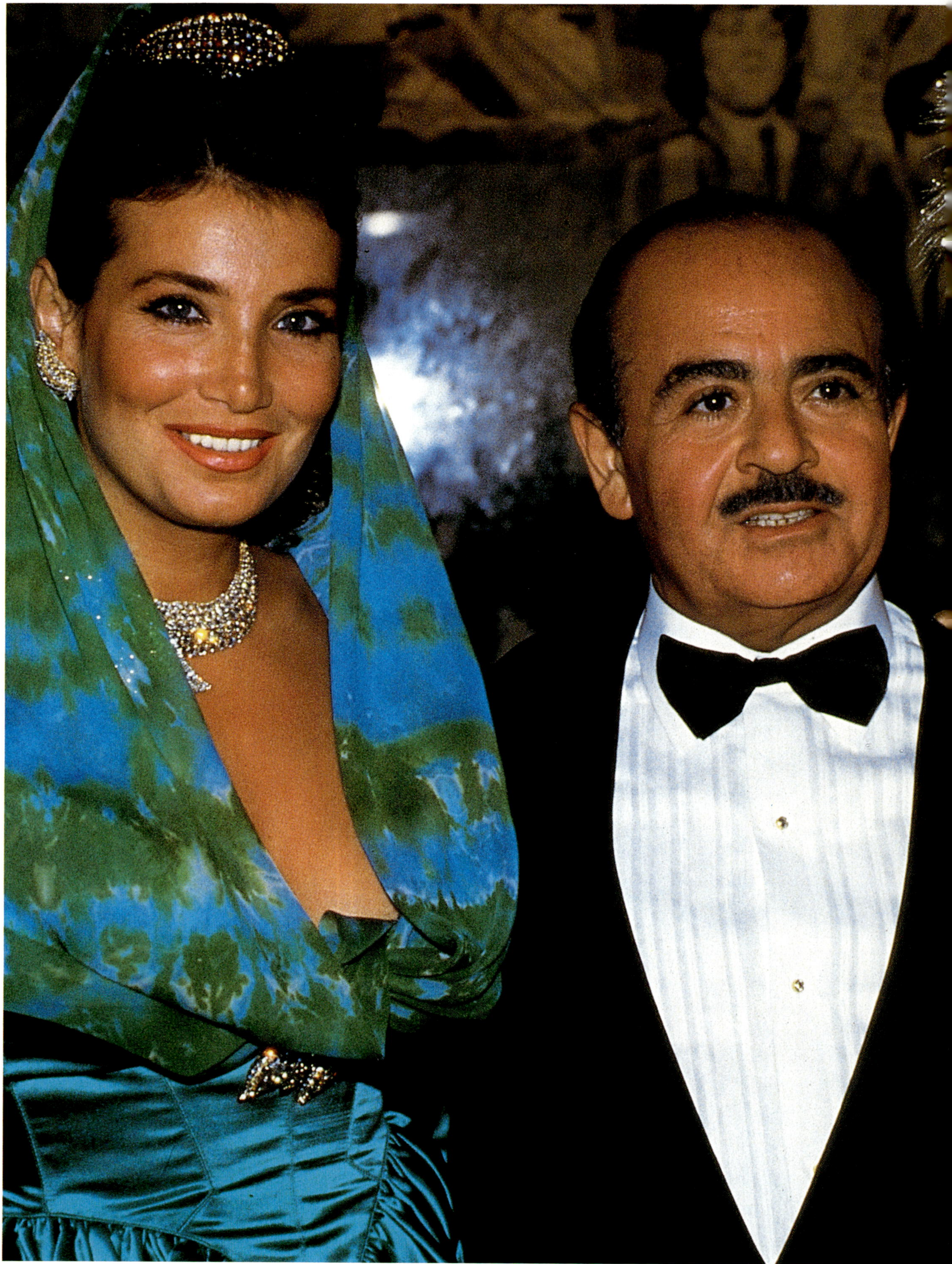

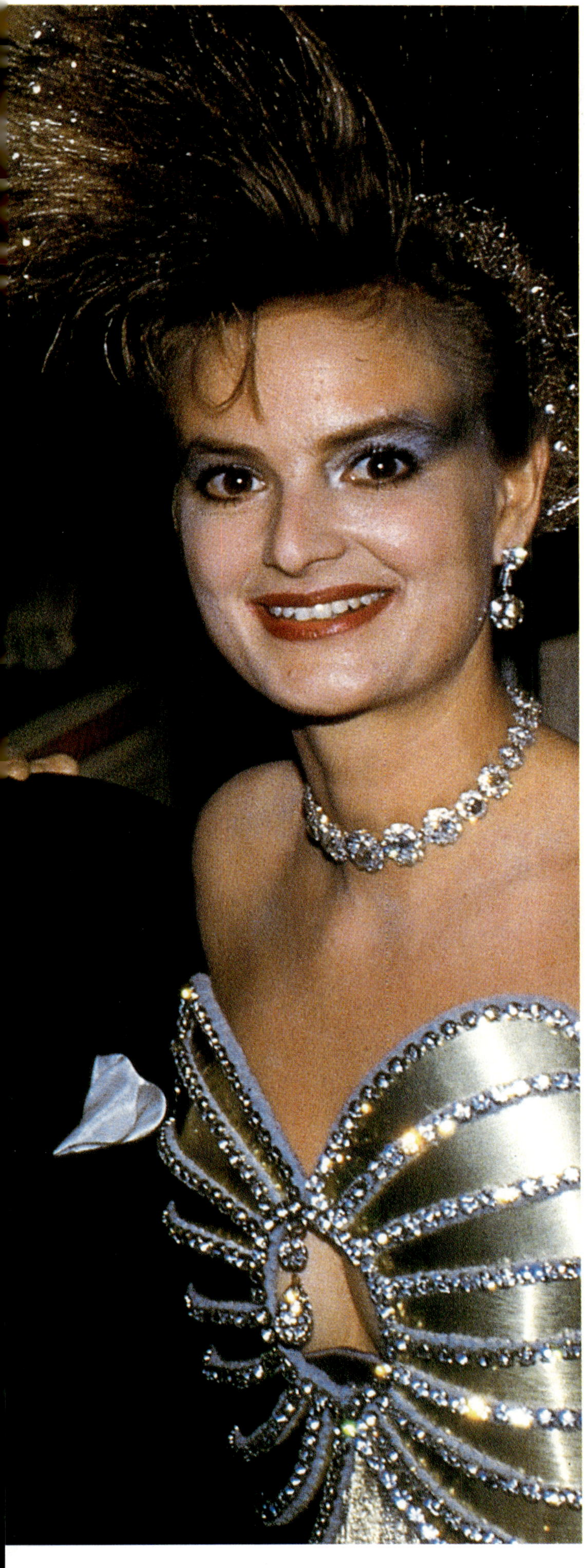

Zwei Mädchen aus Germany

Fürstin Dynamit und Prinzessin Punk lieben es haarsträubend. Auf der Geburtstagsfeier ihres durchlauchten Herrn Gemahls Johannes von Thurn und Taxis, 61, zeigte die um 38 Jahre jüngere Gloria offenherzige Jugend im brillantbesetzten Rahmen. Da staunten sogar die Party-Gäste Lamia und Adnan Kashoggi, die zur Gratulationscour eigens nach Paris ins Prominentenlokal „Bains" geeilt waren. Diesmal ganz schlicht ohne Privat-Jet oder Luxus-Yacht. Liquiditäts-Engpässe zwangen den angeblich reichsten Mann der Welt, seine Lieblingsspielzeuge abzustoßen. Nina Hagen, 32, putzte sich mit Blondhaarmähne und luftig gekleidetem Bräutigam zum Tanz auf der eigenen Hochzeit. Ehemann Iroquois, knapp volljährig, überstand den Promotion-Rummel auf Ibiza mit beträchtlicher Bierruhe. Nina über den Frisch-Angetrauten: „Er ist doof und kann nicht reden; das einzige, was mir an ihm gefällt, ist seine Jugend."

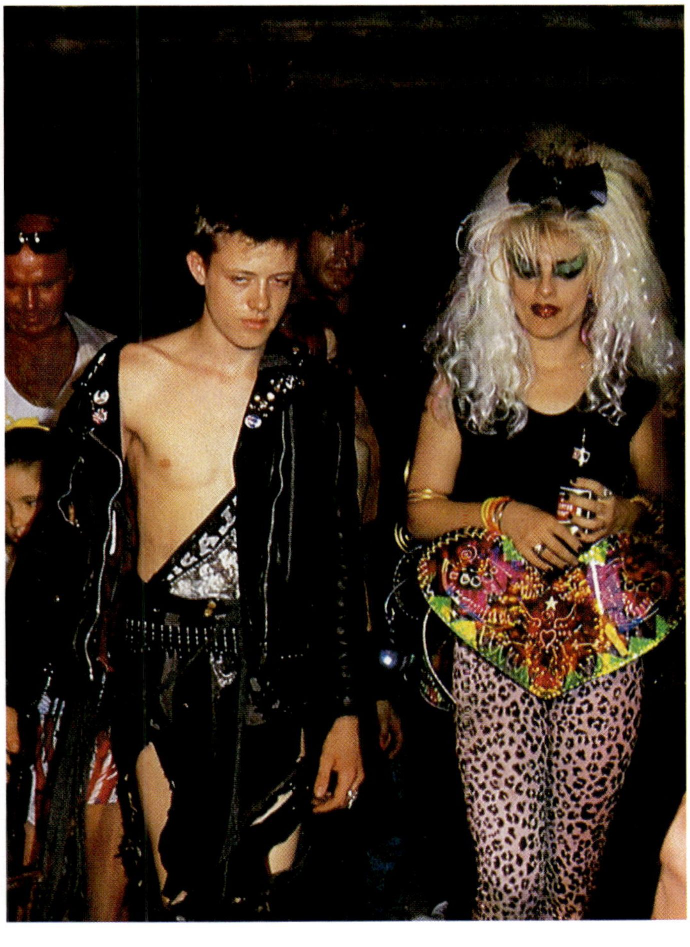

Das Waffengrab in der Wüste

Sowjetische Panzer, Kanonen und Raketenstellungen modernster Bauart verrotten in der Wüste Sahara. Mit ihnen wollte der libysche Revolutionsführer Muammar el Gadhafi Mitte des Jahres in einer neuen Offensive dem südlichen Nachbarland Tschad weitere Gebiete entreißen. Doch die gut ausgerüsteten libyschen Truppen hatten die Pfiffigkeit und Kampfmoral der Wüstenkrieger des tschadischen Staatschefs Hissein Habré unterschätzt: der libysche Angriff, unterstützt von der Luftwaffe Gadhafis, endete mit einem Debakel. Hunderte von Libyern verbluteten in der Wüste oder gerieten in tschadische Gefangenschaft. Es gelang den Truppen des Tschad sogar, umstrittene Gebiete nahe der Grenze wieder zurückzuerobern. In dem von beiden Nachbarstaaten beanspruchten Aouzou-Streifen vermuten Experten Erdöl- und Uranvorkommen. Gadhafis Mißerfolg führte zu Kritik im eigenen Land. Im Tschad festigte Habré seine unangefochtene Stellung als starker Mann des Landes.

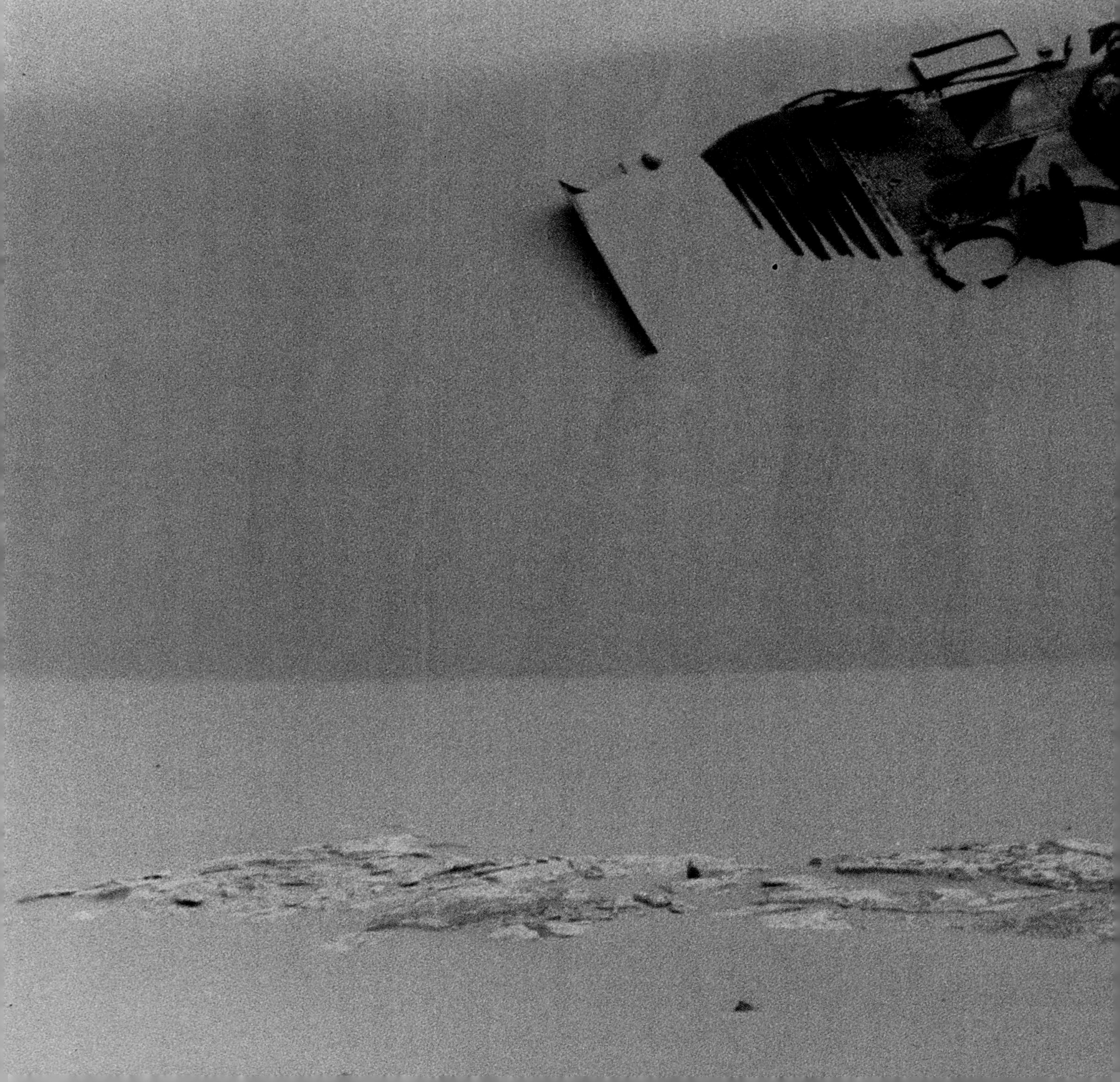

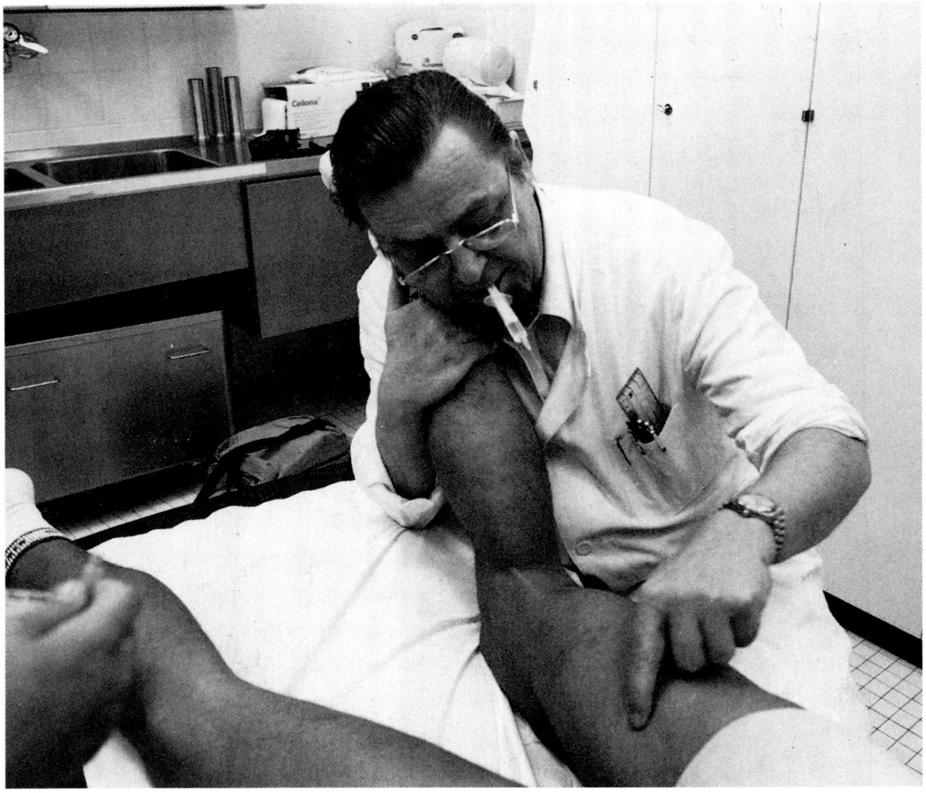

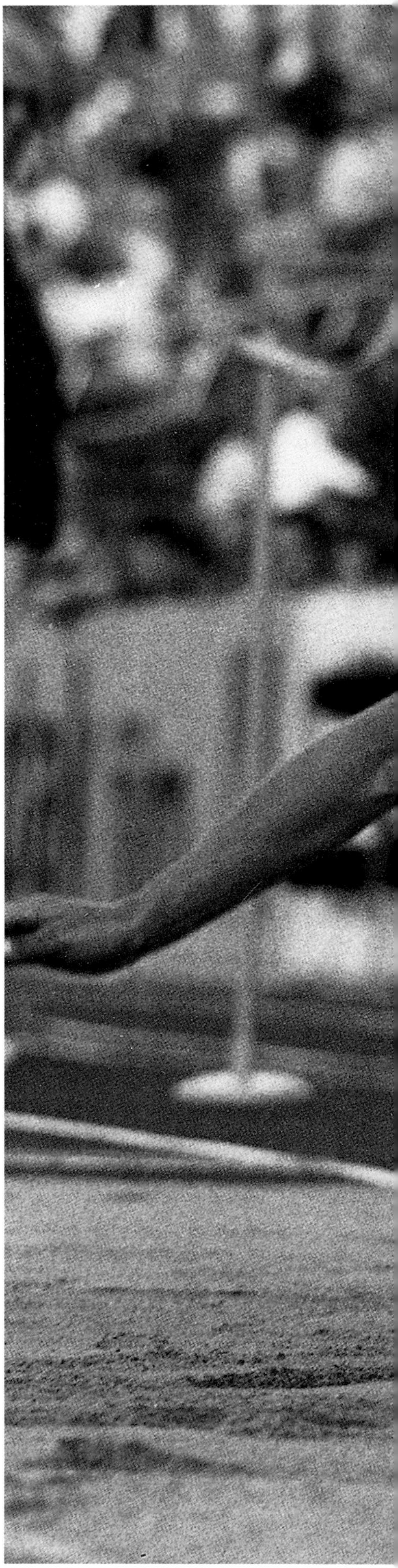

Zu Tode gespritzt

Das Gesicht der toten Birgit Dressel war schmerzverzerrt. Die 26jährige Spitzensportlerin aus Mainz starb am 10. April 1987. Todesursache laut Staatsanwalt: wahrscheinlich ein „anaphylaktisch-toxisches Geschehen" – sie wurde vergiftet. Einen Mörder gibt es jedoch nicht.
Schon 1985 reichten der Mehrkämpferin die eigenen Leistungen nicht mehr. Sie bat den Freiburger Sportarzt Prof. Dr. Armin Klümper um Hilfe. Dieser hat unter Sportlern den Ruf einer Wunderwaffe und spritzte sie in Form. Der Preis: Birgit Dressels Körper mußte eine wilde Mischung aus Medikamenten ertragen. Dazu gehörten harmlose Stoffe, doch auch äußerst umstrittene Mittel wie der berüchtigte „Klümper-Cocktail" aus Frischzellen, Pflanzenextrakten und Aminozucker.
Trotzdem fiel Birgit Dressel im März in ein Formtief; Angst vor dem Versagen ließ sie zu einem Dopingmittel greifen. Am 8. April schrie sie dann beim Kugelstoßen plötzlich auf: starke Schmerzen im Rücken, möglicherweise eine Folge der Frischzellen-Behandlung. Ein Mainzer Arzt gab ihr ein extrem starkes Schmerzmittel, das den Wirkstoff „Metamizol" enthält. Dieser ist dafür bekannt, daß er tödliche Nebenwirkungen haben kann. Birgit Dressels Kreislauf brach zusammen, doch die Schmerzen blieben. Andere Ärzte probierten andere Mittel – die wieder alle „Metamizol" enthielten. Schließlich fiel Birgit Dressel ins Koma. Luftröhrenschnitt, Intensivstation. Alle Bemühungen der Ärzte blieben jedoch vergeblich.
Sie starb, so glaubt ein Gutachter der Staatsanwaltschaft, weil mehrere Ärzte sie unabhängig voneinander gefährlich behandelten – die Mediziner wollten die Leistungssportlerin vor allem schnell wieder in die Arena zurückbringen. Getreu der modernen Abart des olympischen Mottos: Schneller, höher, stärker – um jeden Preis.

Nicht nur beim Weitsprung gab sie ihr Letztes: Ehrgeizig und konzentrationsstark eroberte sich Birgit Dressel einen Platz in der Weltelite der Mehrkämpfer. Doch sie wollte mehr; was ihr Körper freiwillig nicht gab, sollte der Freiburger Sportarzt Dr. Armin Klümper herbeispritzen. In 18 Monaten verschrieb er ihr rund 600 Injektionen in Knie und Oberschenkel. Er rühmt sich, er habe sie „zu einer vorzeigbaren, vor Kraft strotzenden Spitzensportlerin gemacht".

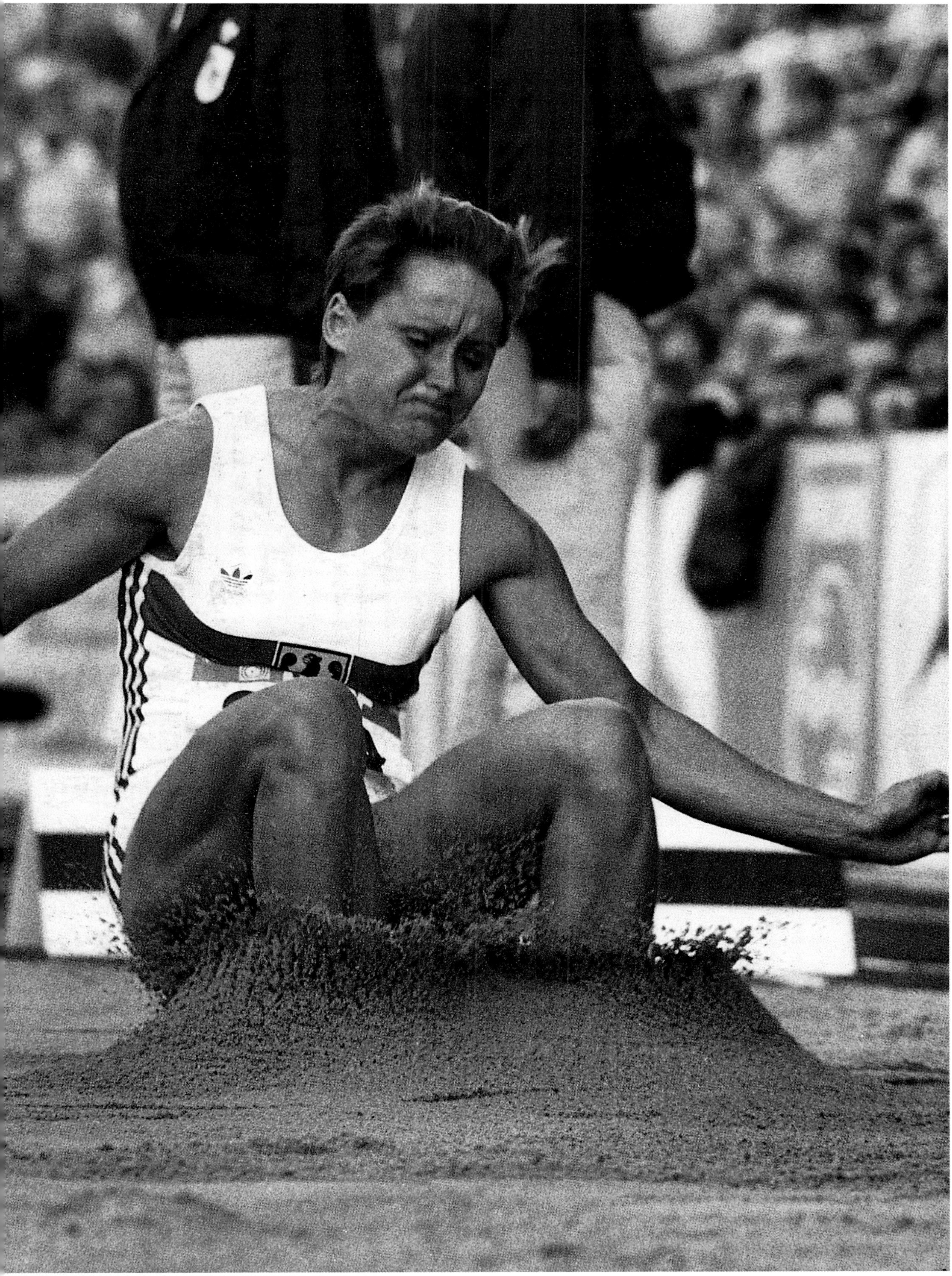

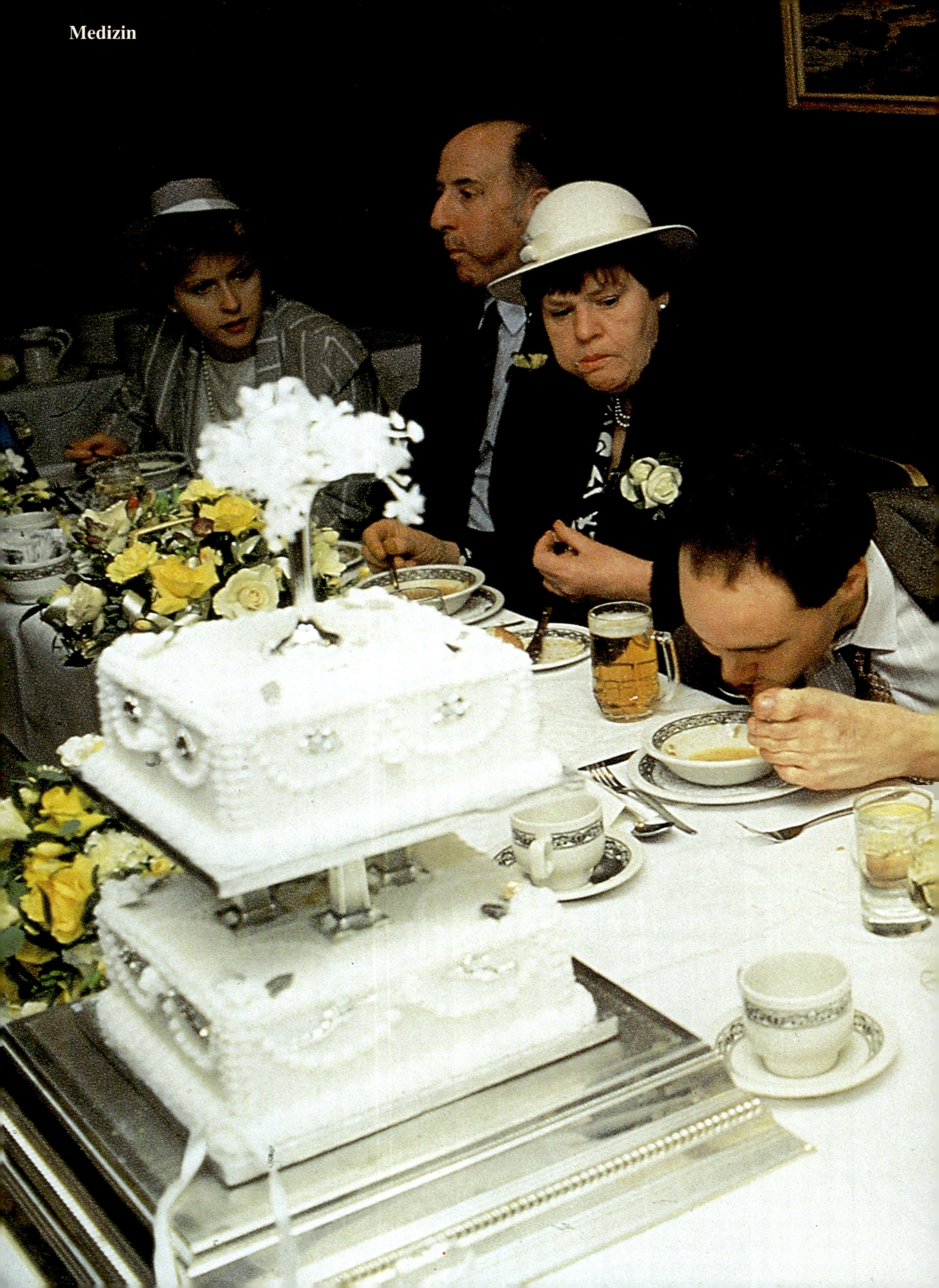

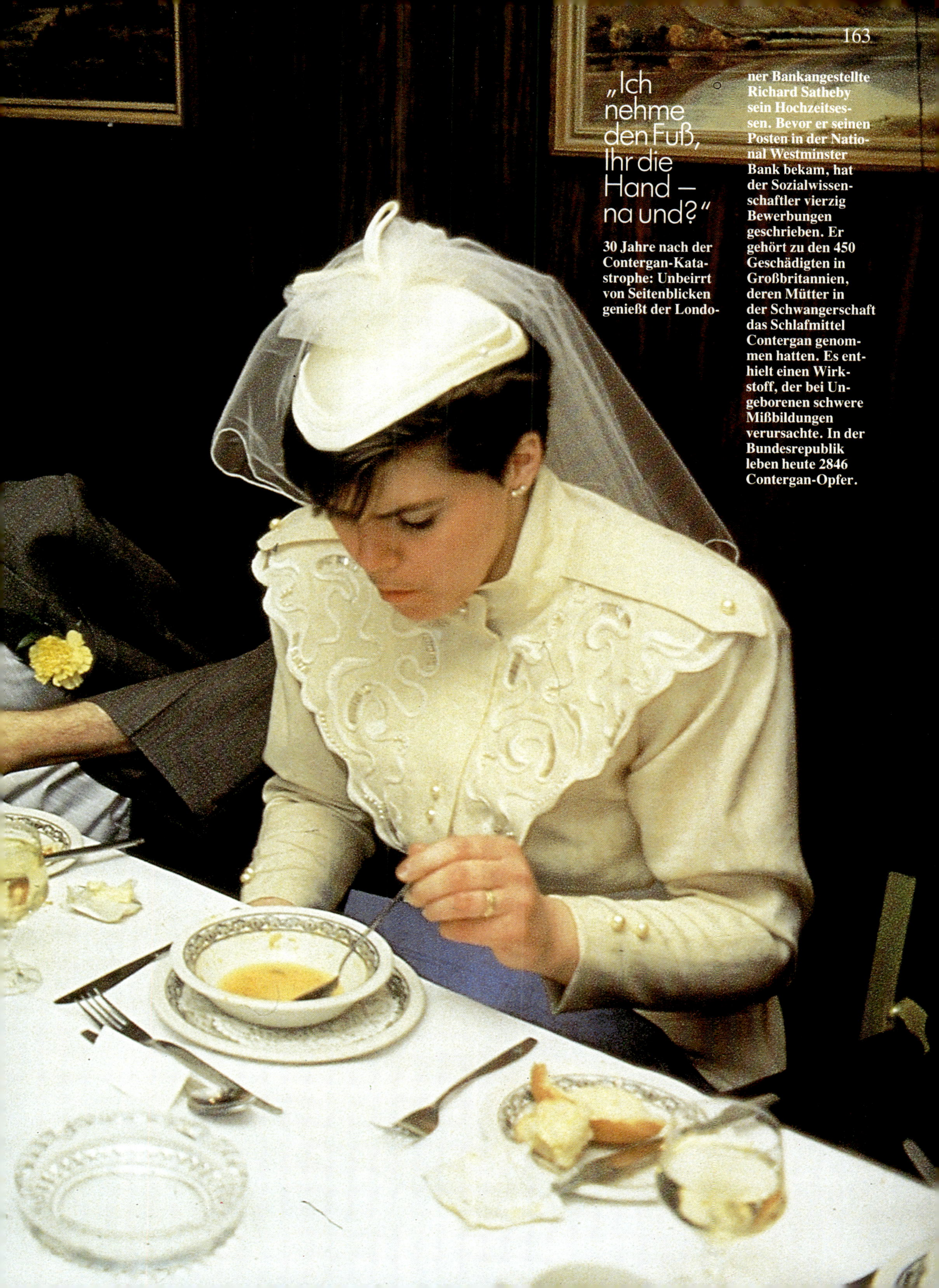

„Ich nehme den Fuß, Ihr die Hand — na und?"

30 Jahre nach der Contergan-Katastrophe: Unbeirrt von Seitenblicken genießt der Londoner Bankangestellte Richard Satheby sein Hochzeitsessen. Bevor er seinen Posten in der National Westminster Bank bekam, hat der Sozialwissenschaftler vierzig Bewerbungen geschrieben. Er gehört zu den 450 Geschädigten in Großbritannien, deren Mütter in der Schwangerschaft das Schlafmittel Contergan genommen hatten. Es enthielt einen Wirkstoff, der bei Ungeborenen schwere Mißbildungen verursachte. In der Bundesrepublik leben heute 2846 Contergan-Opfer.

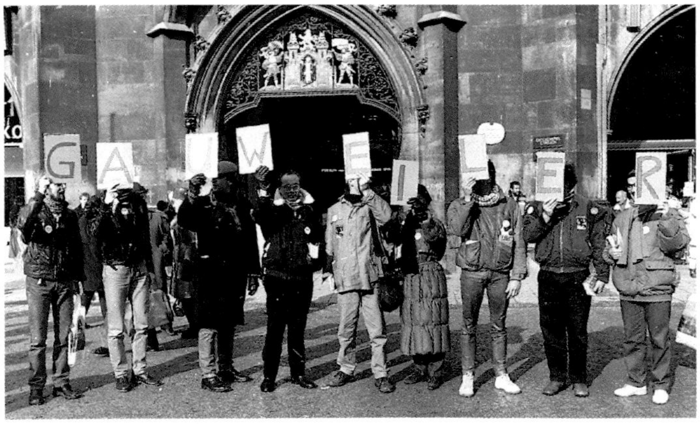

Gauweilers „Maßnahmenkatalog“

Name: Peter Gauweiler. Alter: 38. Beruf: Staatssekretär im bayerischen Innenministerium. Innerhalb weniger Wochen avancierte der Jung-Star im Strauß-Kabinett zu einem der bekanntesten deutschen Politiker, weil er mit starken Sprüchen und rigoroser Härte einen bayerischen „Maßnahmenkatalog zur Bekämpfung und Verhütung der Immunschwäche Aids“ durchdrückte. „Ansteckungsverdächtige“ wie Dirnen, Stricher und Fixer können zu Zwangstests vorgeführt werden. Bei negativen Ergebnissen müssen sie sich alle drei Monate erneut einem Test unterziehen. Infizierte weibliche und männliche Prostituierte erhalten Berufsverbot. Testpflicht auch für alle Strafgefangenen, Untersuchungshäftlinge, um Aufenthaltserlaubnis bittende Ausländer aus Nicht-EG-Ländern und für Beamtenanwärter.

Die bayerischen Zwangsmaßnahmen werden von Bundesgesundheitsministerin Rita Süssmuth und allen anderen Länder-Gesundheitsministern abgelehnt. Sie befürchten, daß Aids-Kranke und Infizierte „abtauchen“ oder in die Isolation getrieben werden. Deshalb setzen sie vor allem auf Aufklärung. Berlins Gesundheitssenator Ulf Fink: „Es ist absurd zu glauben, daß die Menschen ihr Verhalten bei Androhung von Geld- oder Gefängnisstrafen eher ändern als aus Angst vor Infektion und Tod.“

Doch Bayern will noch mehr: Über den Bundesrat soll eine Meldepflicht aller Kranken und Infizierten erzwungen werden. Auch dagegen wehrt sich Bundesgesundheitsministerin Rita Süssmuth. Sie befürchtet, daß Aids „als Vorwand genommen wird, um gegen Minderheiten ins Feld zu ziehen“.

Mit umstrittenen Zwangsmaßnahmen will Peter Gauweiler, Staatssekretär im bayerischen Innenministerium (Foto rechts), die tödliche Immunschwäche Aids bekämpfen. Bayern hält an seinem „Maßnahmenkatalog“ fest, obwohl Mitglieder der Aids-Beratungsstellen fürchten, daß ihre Bemühungen um Aufklärung und Hilfe für die Kranken zunichte gemacht werden. Auch Proteste (das Bild oben zeigt eine Anti-Gauweiler-Demonstration) beeindrucken die bayerische Staatsregierung nicht. Über den Bundesrat will sie die namentliche Meldepflicht erzwingen.

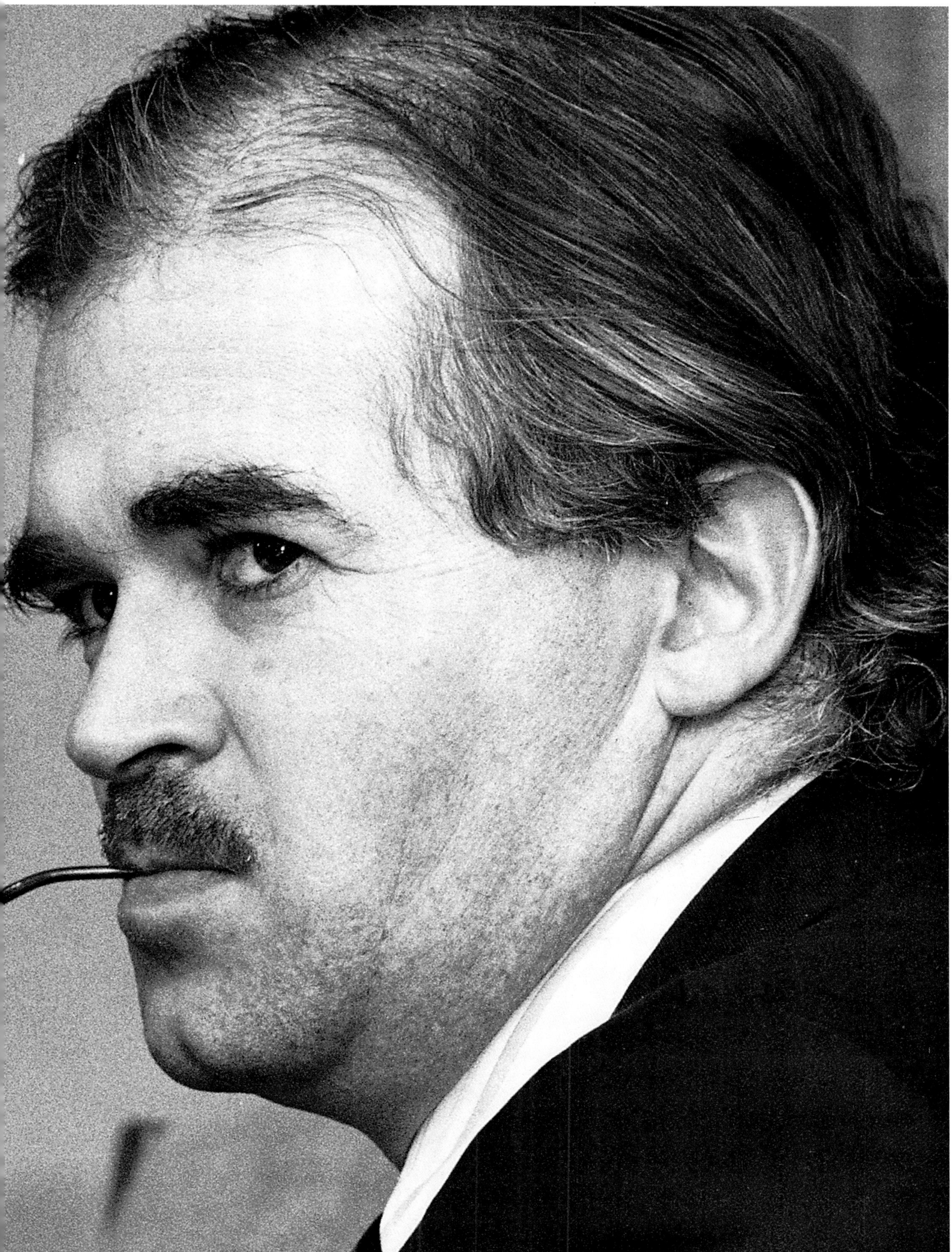

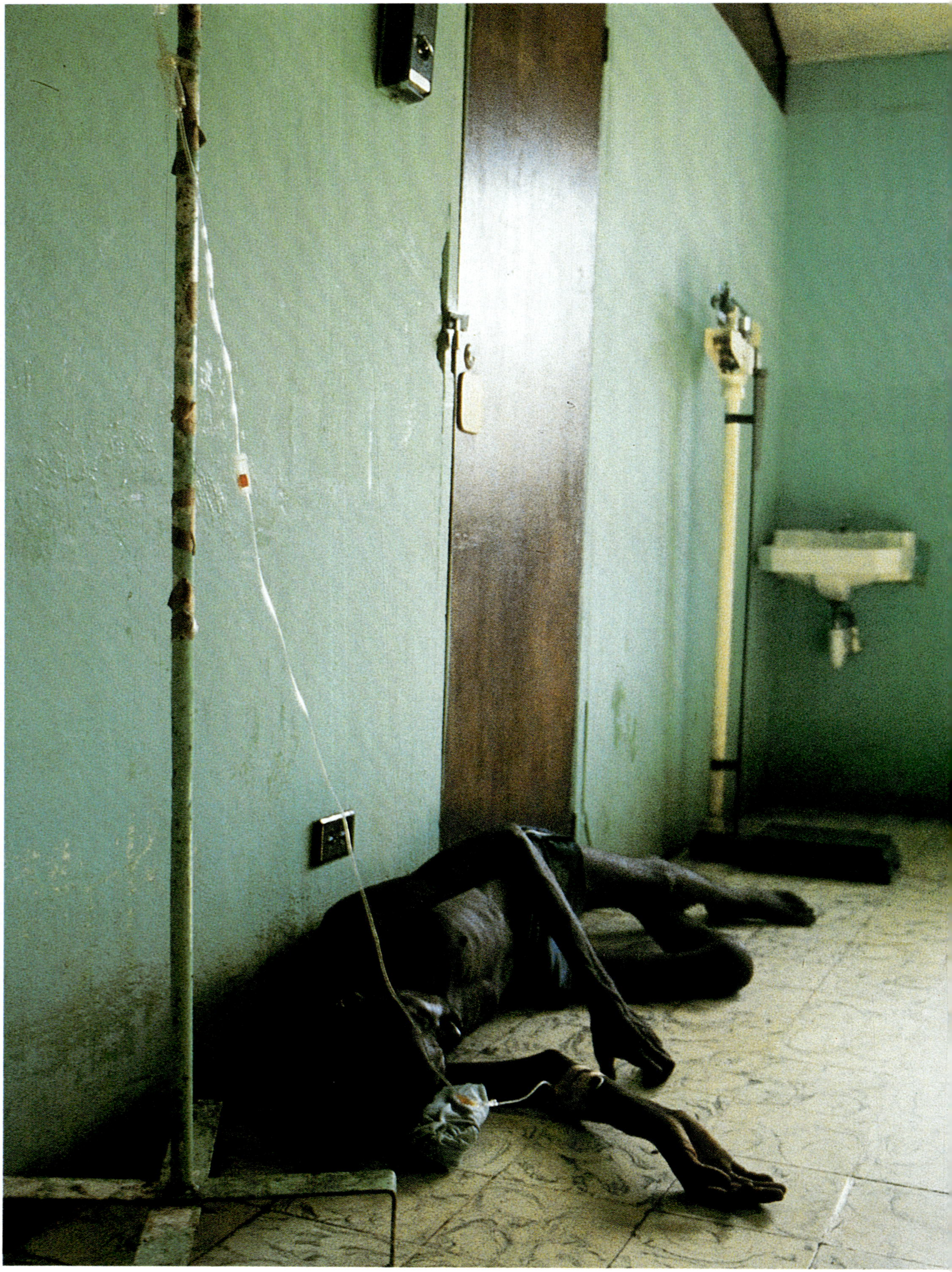

Eine Krankheit ohne Grenzen

Längst gilt Aids nicht mehr als amerikanische Seuche, wie viele Experten zu Beginn der achtziger Jahre vermutet hatten. Zwar melden die USA auch heute noch die größte Zahl von Aids-Fällen an die Weltgesundheitsorganisation. Aber das liegt vor allem an den gut ausgebauten Informationssystemen. In Wahrheit ist Zentralafrika die am schwersten betroffene Region der Welt. Im Süden Ugandas liegen ganze Dörfer im Sterben. Bei einer Untersuchung im Mama-Yemo-Hospital in Kinshasa, der Hauptstadt Zaires, waren ein Viertel der stationären männlichen Patienten und jede zweite Frau mit dem Aids-Erreger HIV infiziert. Fanden Forscher in der kenianischen Hauptstadt Nairobi bei nachträglichen Untersuchungen tiefgefrorenen Blutes von Prostituierten für 1981 noch keine Infizierte, hatten sich 1982 bereits fünf Prozent angesteckt. Heute gelten mehr als 60 Prozent von ihnen als Virus-Träger.

Schon in den reichen Ländern der Welt wissen die Ärzte kaum, wie sie ihren Aids-Patienten helfen können. Die Ärzte Afrikas, Brasiliens oder Haitis stehen der Seuche machtlos gegenüber. Ihnen fehlt Geld für Labors, ihnen fehlt qualifiziertes Personal, und die Medikamente sind nicht zu bezahlen. Denn die Behandlung eines einzigen Aids-Patienten mit dem Mittel „Retrovir", das den Aids-Erreger stoppen kann, kostet pro Jahr 100 000 Mark.

Hinzu kommt ein anderes Problem. Viele Regierungen weigern sich bis heute, die Seuche als ernste gesundheitliche Bedrohung zu sehen. Sei es, weil weit mehr Menschen an Typhus, Lepra oder Malaria sterben, sei es, weil sie fürchten, Touristen könnten aus Angst vor Aids nicht mehr in ihre Länder reisen – damit würden die dringend benötigten Devisen ausbleiben. Allein Uganda betreibt eine vorbildliche Aufklärung im ganzen Land. Auf Schaubildern lernen Analphabeten, wie sie sich vor Aids schützen können. Und denen, die ein Fernsehgerät besitzen, wird der Spruch eingehämmert: Sicher ist der Büffel, der zu Hause grast.

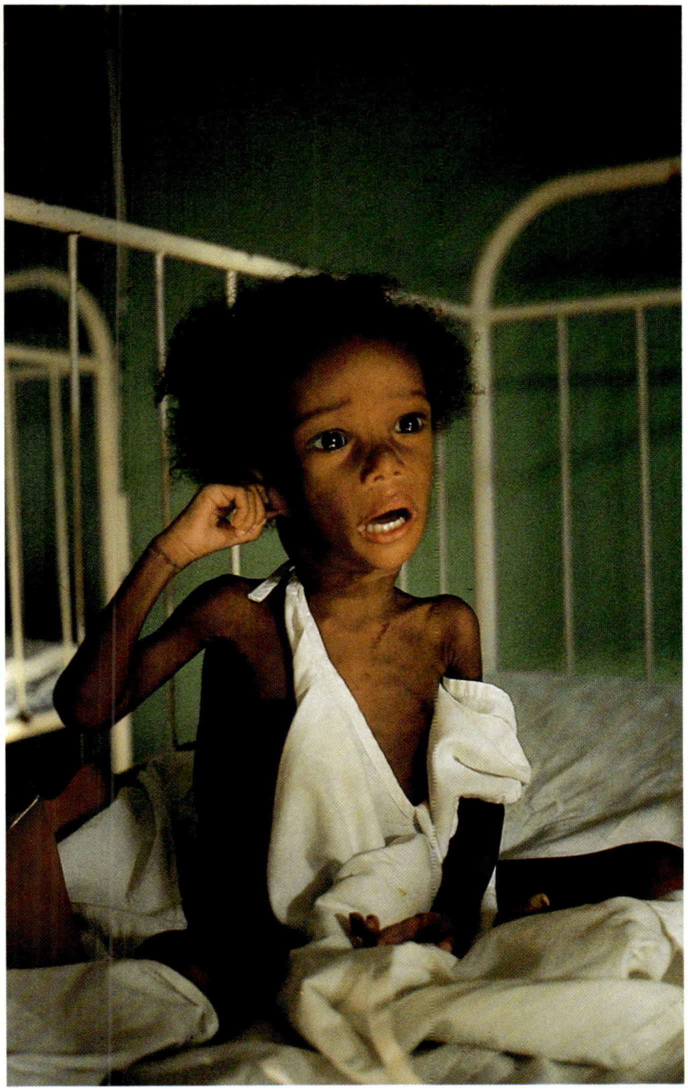

Ein Aids-Kranker liegt auf dem Fußboden eines Krankenhauses in der haitianischen Hauptstadt Port-au-Prince. Ausgezehrt von Infektionen, die nach dem Eindringen des Aids-Virus in den Körper zum Ausbruch gekommen sind, haben viele Patienten kaum mehr eine Chance, angemessen behandelt zu werden. Nicht einmal alle Kinder, die sich bereits im Mutterleib oder während der Geburt mit dem tödlichen Erreger angesteckt haben, finden einen Platz in den überfüllten Kliniken des Landes. Denn Haiti ist arm, ein Krankenhausbett teuer, und die Behandlung eines Aids-Kranken unerschwinglich. Aus Furcht, von Aids-Patienten überrannt zu werden, weigern sich inzwischen manche Kliniken, noch Patienten anzunehmen. Denn nach den Staaten Zentralafrikas gilt die Karibikinsel Haiti als eines der am schlimmsten betroffenen Länder der Erde.

Wenn der ganze Körper strahlt

Um Tumore in den Knochen aufzuspüren, setzen Ärzte heute eine „Gamma-Kamera" ein. Dem Patienten wird vorher radioaktives Technetium 99, das an eine Trägersubstanz gekoppelt ist, eingespritzt. Der Träger enthält Phosphor, das sich besonders in den Knochenzellen ablagert. Wo nach Brüchen oder beim Krebs im Knochen erhöhte Aktivität herrscht, ist auch die Strahlung am größten. Sie läßt sich durch die Kamera aufnehmen und ins Bild umsetzen. Das kurzlebige radioaktive Element Technetium wird vollständig über die Harnwege ausgeschieden. Diese Aufnahme ist der „Scan" einer Frau nach einer Brustkrebsoperation. Die Ärzte wollten wissen, ob sich im Skelett Tochtergeschwülste gebildet haben. Sie würden sich als dunkle Flecken abzeichnen. Die Patientin konnte aufatmen. Ihr Krebs hatte nicht gestreut.

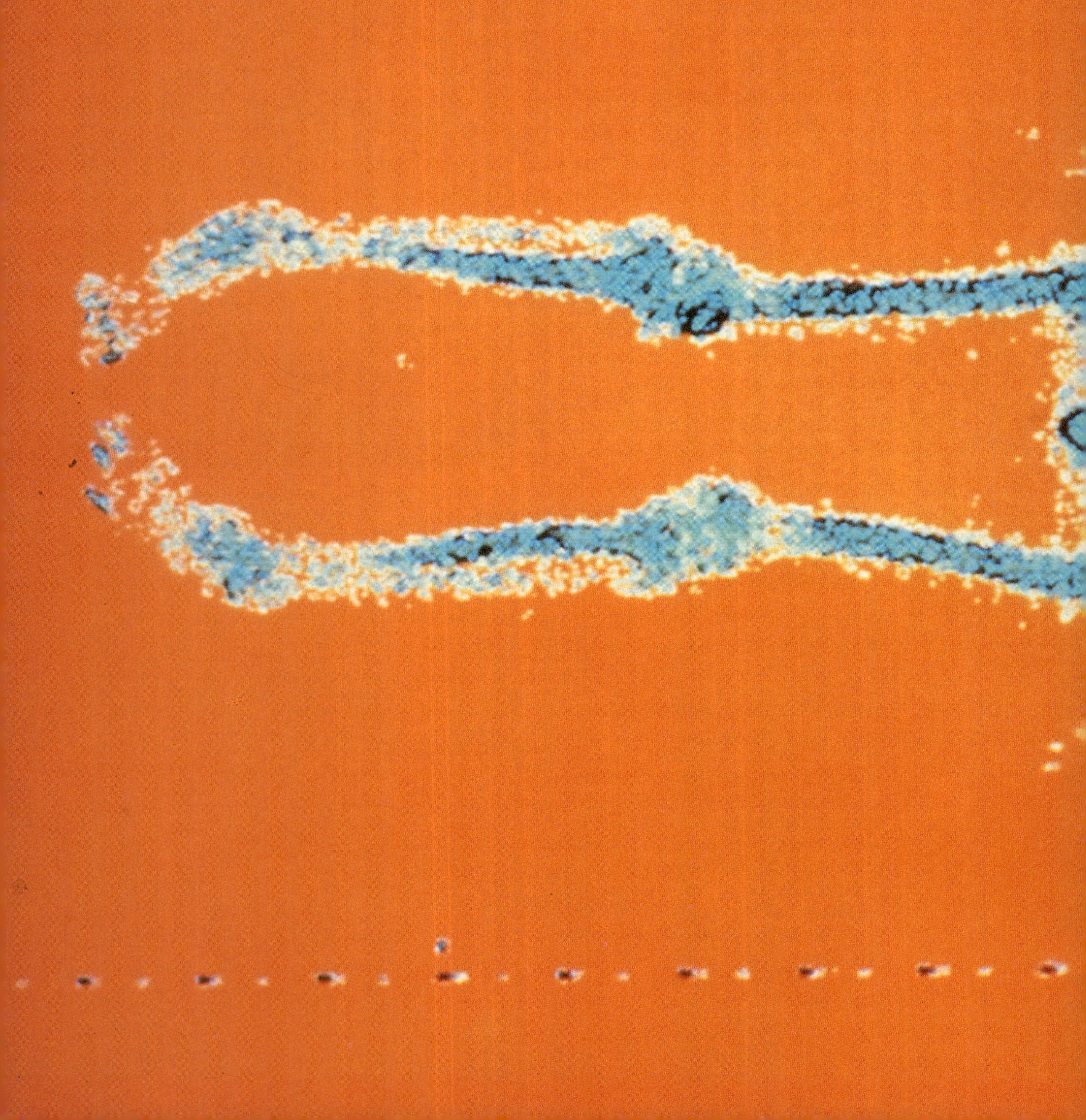

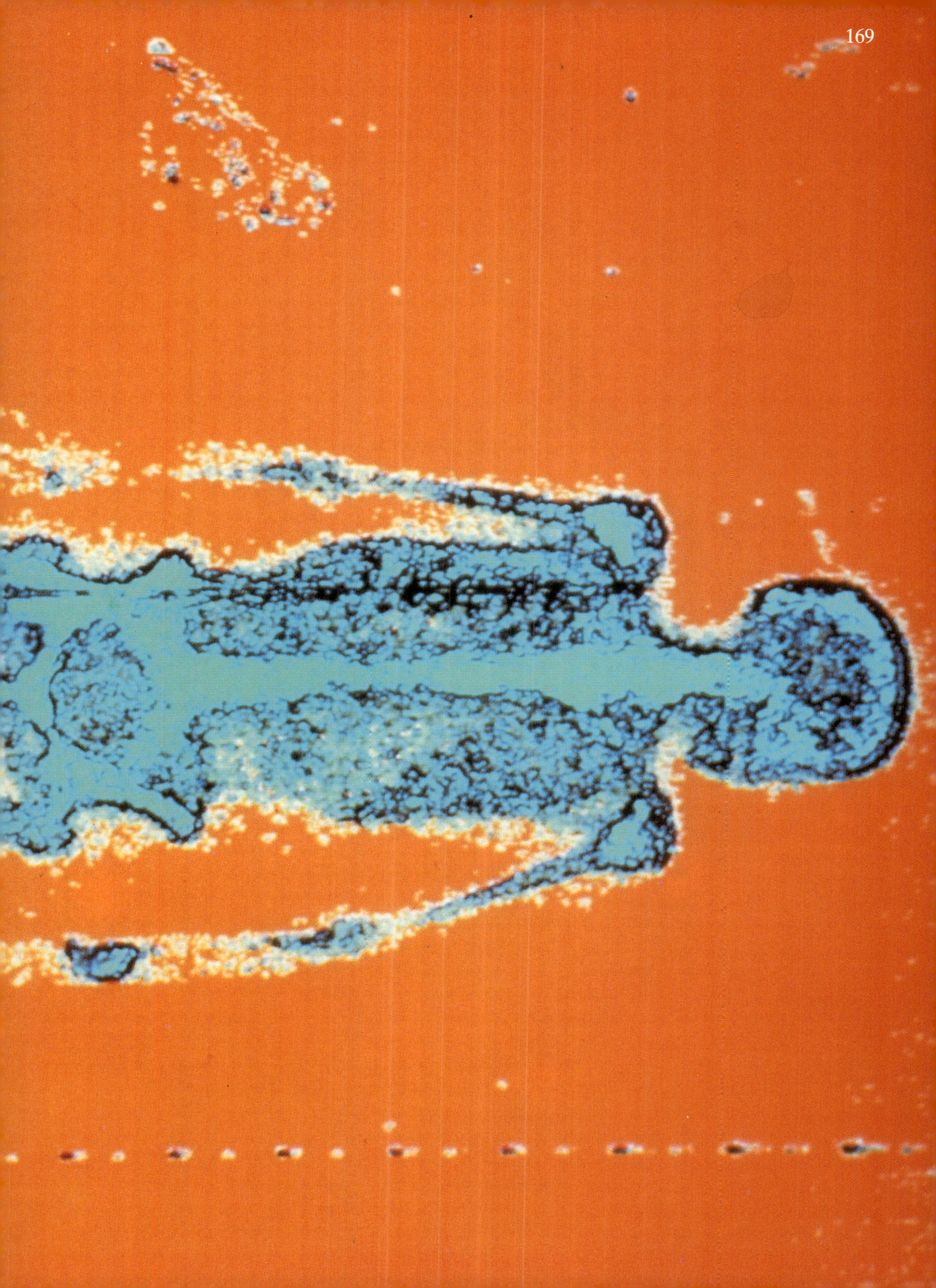

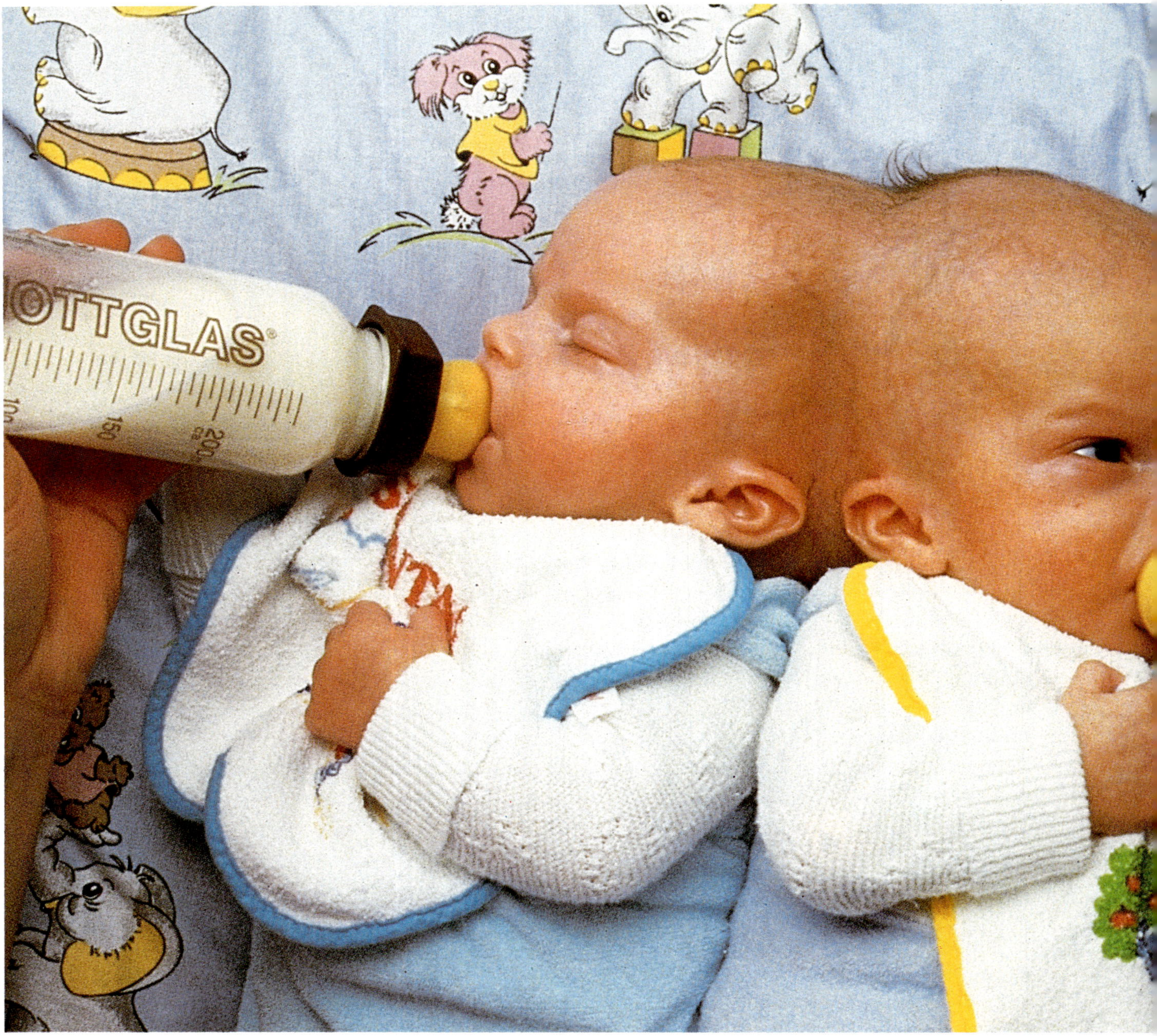

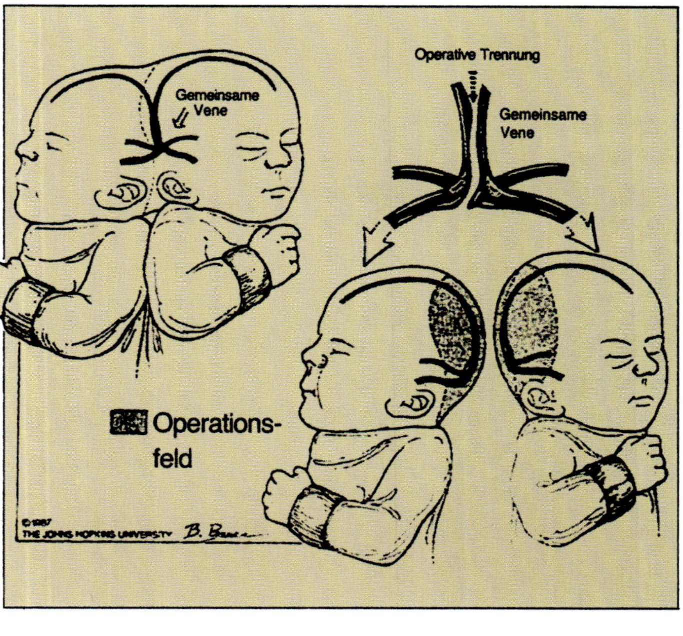

Die Zwillinge vor und nach der Trennung. Das Blut aus beiden Gehirnen fließt über eine gemeinsame Vene zum Herzen. Nachdem die Kinder durch Unterkühlung in einen künstlichen Winterschlaf versetzt worden waren, modellierten Gefäßchirurgen aus Stücken vom Herzbeutel für jedes Baby eine eigene Gehirnvene. Schwierigkeiten machten die klaffenden Schädeldekken. Weil die Gehirne nach dem Eingriff stark angeschwollen waren, mußten die Operateure mit dem Verschluß warten. Später ersetzten sie den fehlenden Knochen durch Körbchen aus Titan, deren Maschen mit einem Brei aus körpereigenem Knochenmehl gefüllt sind. Der Schädelersatz soll mitwachsen.

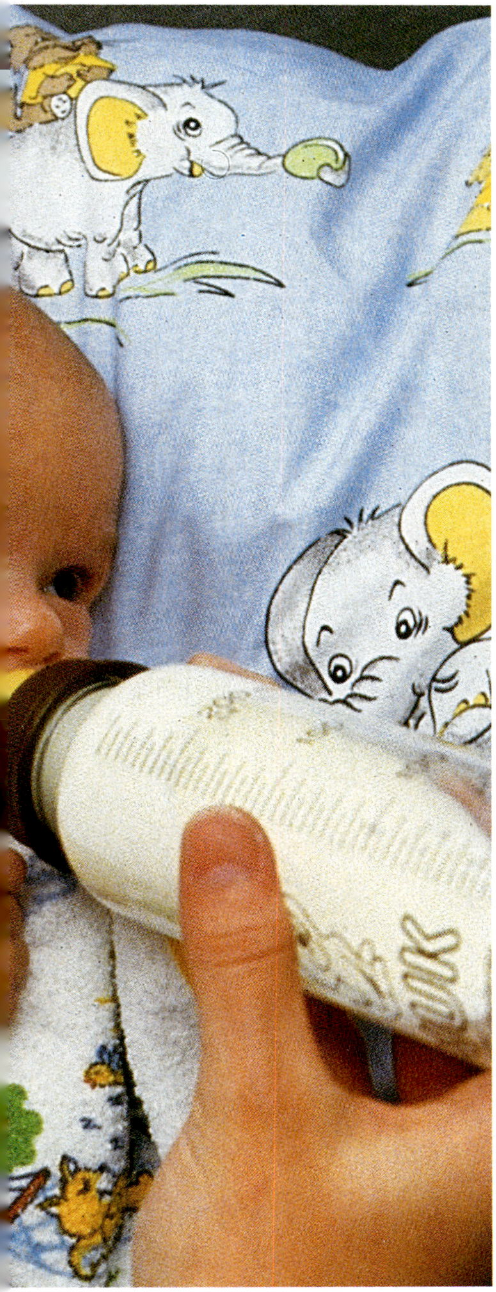

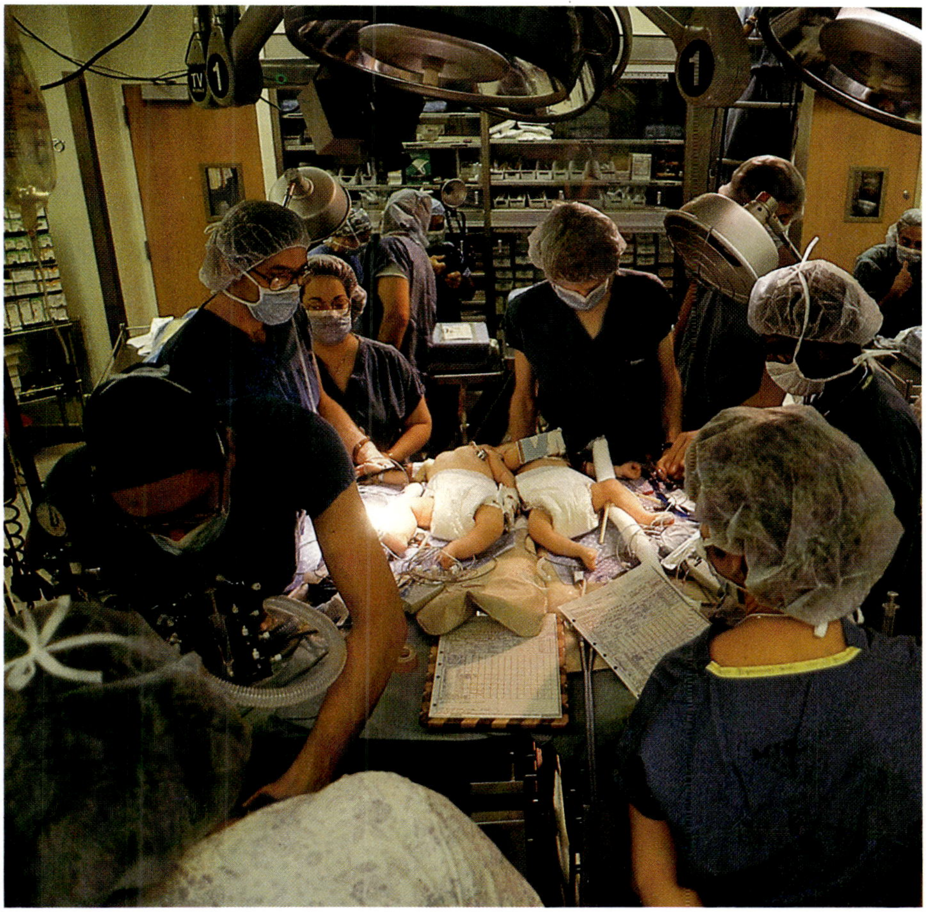

Geteiltes Leid?

Für die Chirurgen am Johns Hopkins Hospital zu Baltimore, USA, war es die komplizierteste Operation in der 98jährigen Geschichte ihrer Klinik. Als sie sich nach Sonnenaufgang die Gummihandschuhe von den Fingern streiften, hatte ein Heer von Spezialisten – rund 70 Experten, Herz-, Hirn- und Gefäßchirurgen, Neurologen und Anästhesisten – sich am Operationstisch abgelöst und in 22 Stunden die sieben Monate alten Siamesischen Zwillingsbrüder Patrick und Benjamin Binder aus Ravensburg getrennt.

Nur in seltenen Fällen war es Medizinern bisher gelungen, am Kopf zusammengewachsene Zwillinge ohne Schäden auseinanderzuschneiden. Viele Kinder mit dem gleichen Schicksal blieben bis zum Tod zur Körpergemeinschaft verurteilt. Lebenswichtige Organe wie Herz, Leber, Magen und Darmtrakt gab es bei ihnen nur einmal. Und wenn es Chirurgen bei einigen doch gewagt hatten, das Fehlende zu ersetzen, überlebte oft nur einer von beiden und dann noch mit Behinderungen.

Um bei Patrick und Benjamin möglichst unblutig operieren zu können, hatten die Narkoseärzte die Körpertemperatur der Kinder auf 20 Grad Celsius gesenkt. In diesem winterschlafähnlichen Zustand, in dem das Herz stehenbleibt und das Hirn nur noch auf Sparflamme arbeitet, ließ sich für eine knappe Stunde das Blut aus den Adern absaugen. Denn eine lebenswichtige große Vene gab es bei den Kindern nur einmal. Während Neurochirurgen gemeinsames Hirngewebe der Zwillinge trennten, mußten Gefäßspezialisten mit Stücken vom Herzbeutel der Kinder einen neuen Abfluß vom Gehirn zum Herzen (sinus sagittalis superior) modellieren (siehe Zeichnung).

Ob das Kunststück, auf das die Ärzte in Baltimore noch stolz sind, wirklich eines ist, wird sich erst mit der Zeit herausstellen, wenn die Mediziner am Verhalten der Kinder sehen, ob nicht doch Hirnteile dem Skalpell zum Opfer gefallen sind. Die Trennungswunden am Hinterkopf sind groß. Möglicherweise werden die Zwillinge Probleme mit dem Gleichgewicht, dem Tastsinn und den Augen haben.

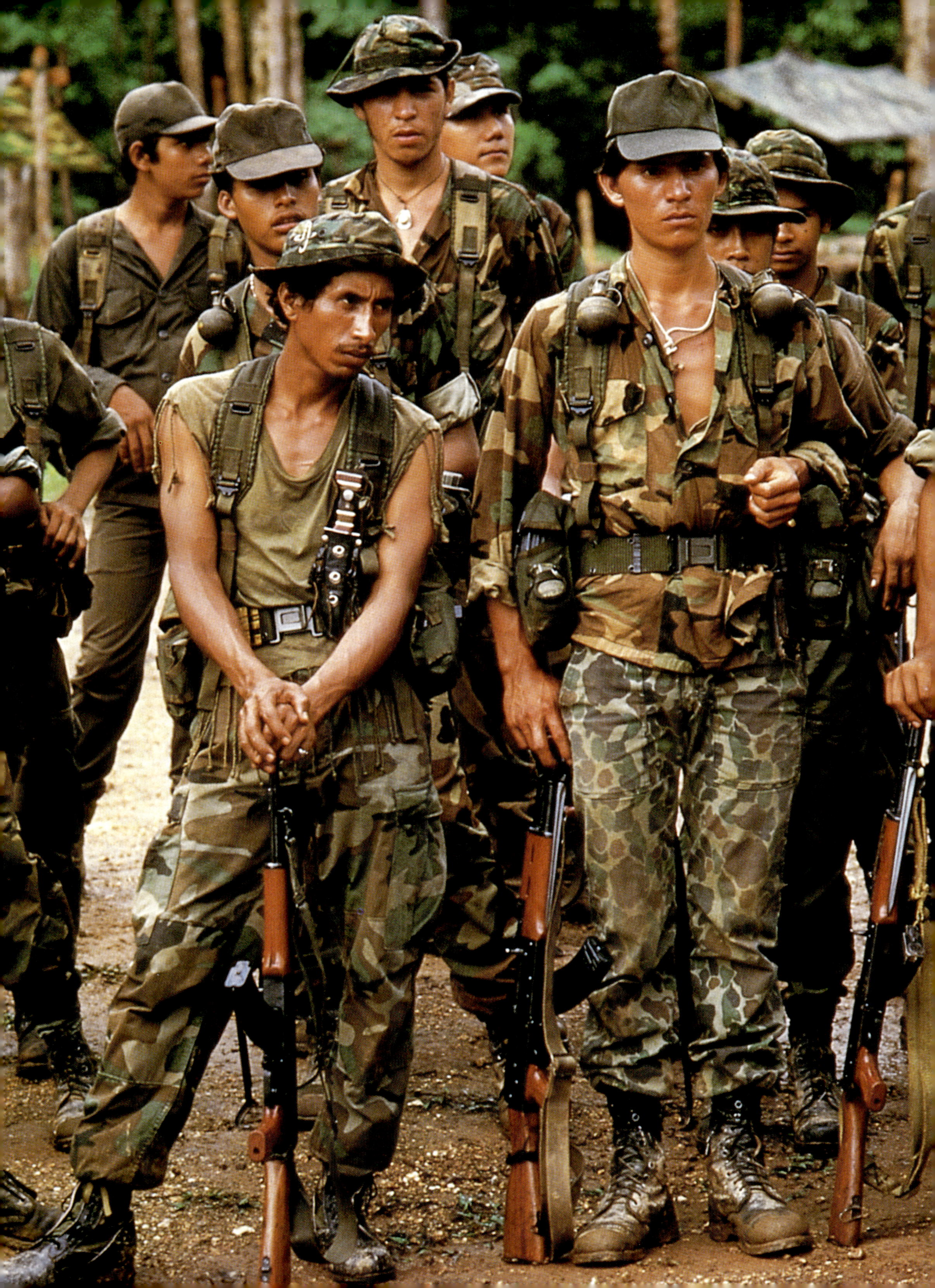

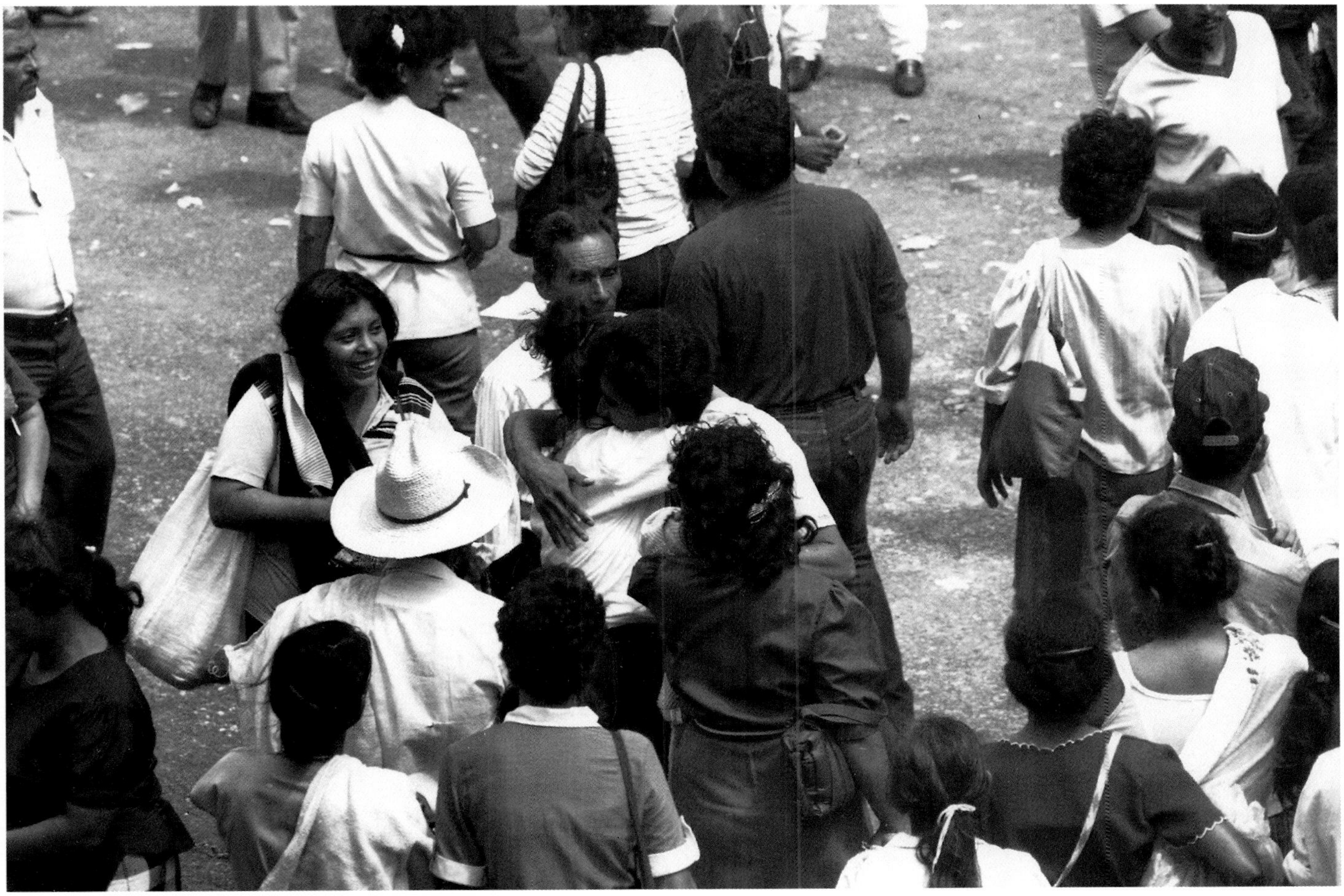

Geheimdiplomatie in Washington

Der Mann, der im Washingtoner Herbst 1987 den Ton in Sachen Mittelamerikapolitik angab, hieß nicht Ronald Reagan, sondern Jim Wright. Der ausgebuffte Demokrat aus Texas, hauptamtlich Sprecher des Repräsentantenhauses, war die bornierte Art leid, mit der sein Präsident die Contras aufpäppelte und gleichzeitig einen Frieden im „Hinterhof" der USA blokkierte. Kurzentschlossen riß Demokrat Wright die Macht an sich. Hinter dem Rücken des Weißen Hauses verhandelte er in Washington mit Nicaraguas Staatschef Daniel Ortega, dem Contra-Führer Adolfo Calero und dem von beiden Seiten anerkannten Vermittler Miguel Obando y Bravo.

Die Republikaner im Weißen Haus wollten ihren Augen nicht trauen: „Wir haben keine Ahnung, was da läuft", gestand ein Regierungssprecher.

In Wirklichkeit reparierte Wright nur das, was Kommunistenhasser Reagan in sieben Jahren Nicaragua-Politik zerschlagen hatte. Gemeinsam mit der CIA hatte Reagan den Contras unzählige Millionen Dollar zugesteckt. Wie weit der Präsident über die Umleitung der Gelder aus dem Iran-Waffenhandel auch informiert gewesen sein mag, der Millionen-Deal mit den Contras lag eindeutig auf seiner Linie. Reagan trachtete den Sandinisten nach dem Leben und gab sich keine Mühe, das zu verbergen.

Freilich wurde nach dem Ausbruch der gigantischen Iran-Affäre vieles anders. Der angeschlagene US-Führer mußte sich von seinen Dschungelkämpfern verabschieden. Doch das machte weder ihn noch seine Helfer zu Freunden eines mittelamerikanischen Friedens. Mitten in diesem Chaos einigten sich Reagan und Parlamentssprecher Wright dann am 5. August auf einen gemeinsamen Friedensplan – doch der war das Papier nicht wert, auf dem er stand. Blitzstratege Wright hatte längst Kontakte zu Costa Ricas Staatschef Oscar Arias geknüpft und ihn wissen lassen, er, Wright, werde jeden Friedensplan stützen, den die fünf mittelamerikanischen Länder aus eigener Kraft hervorbrächten. Der greise Reagan schnaubte vor Wut. Doch er konnte nicht verhindern, daß dort Frieden entstand, wo er Krieg gesät hatte.

Nur mit Dollar-Millionen aus den USA konnten sich die rechten Contras in Nicaragua über Wasser halten. Daß jedoch Gewalt nur Gegengewalt erzeugt und am Ende zu nichts führt, sahen auch die Contras ein. Sie einigten sich mit Staatschef Daniel Ortega auf einen gemeinsamen Vermittler, den anerkannten Bischof Obando y Bravo. Der Auftritt der beiden in Washington (unten) war ein voller Erfolg. Reagan hatte Ortegas Friedenswillen unterschätzt: Der Mittelamerikaner öffnete zeitweise sogar die Grenze zwischen Nicaragua und Honduras (oben). Viele getrennte Familien kamen so wieder zusammen.

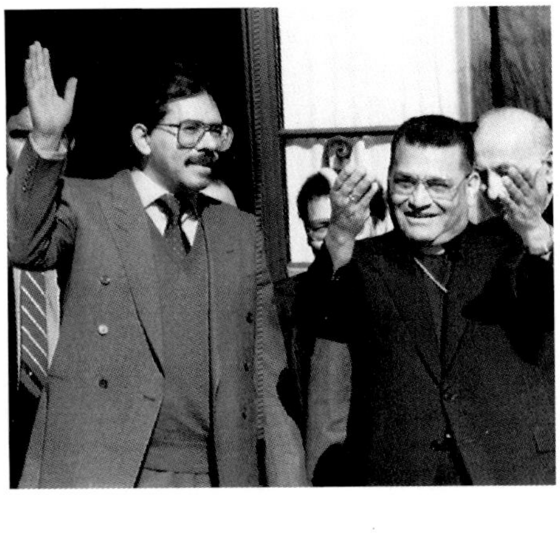

Frieden ist machbar, Herr Nachbar

Vierzehn Monate lang hatte die unabhängige Presse Nicaraguas stillgestanden. Die oppositionelle „La Prensa“ mußte im Juni 1986 dichtmachen, weil ihr Kurs den Sandinisten nicht ins Konzept paßte. Im August 1987 aber kehrten die Redakteure plötzlich an ihre Schreibtische zurück, Drucker ölten die Maschinen, und Papier rollte per Lastwagen gleich tonnenweise herbei. „La Prensa“ durfte wieder erscheinen. Mit der neugewährten Pressefreiheit holte sich Sandinisten-Chef Daniel Ortega wichtige Sympathiepunkte. Internationale Anerkennung brauchte er wie nie zuvor, um seinen Friedenswillen zu unterstreichen. Zur Jahresmitte nämlich hatten Mittelamerikas Staatschefs unter der Führung von Oscar Arias (Costa Rica) den langen Marsch zur guten Nachbarschaft angetreten. Und wer da mithalten wollte, mußte – wie Ortega – das Image des Krawallbruders loswerden.
Mit dem Fünferplan von Nicaragua, Costa Rica, Honduras, Guatemala und El Salvador verpflichteten sich die Regierungen, einen Waffenstillstand zu verkünden, Rebellen freizulassen und Friedensverhandlungen aufzunehmen. Außerdem beteuerten die Unterzeichner, daheim politischen Pluralismus zuzulassen und mehr auf die Menschenrechte zu achten.
Dieser Plan war so revolutionär, daß Präsident Ronald Reagan zunächst eine Falle witterte.
Zur Überraschung der US-Strategen beließen es die fünf Mittelamerikaner, allen voran Ortega, nicht bei bloßen Worten. Alle Konditionen des Kontrakts wurden gewissenhaft erfüllt. So weit, daß auch die Contras einlenkten und erklärten: „Wir akzeptieren den Friedensplan der mittelamerikanischen Präsidenten.“ Ein Erfolg, für den Initiator Arias den Friedensnobelpreis bekam.

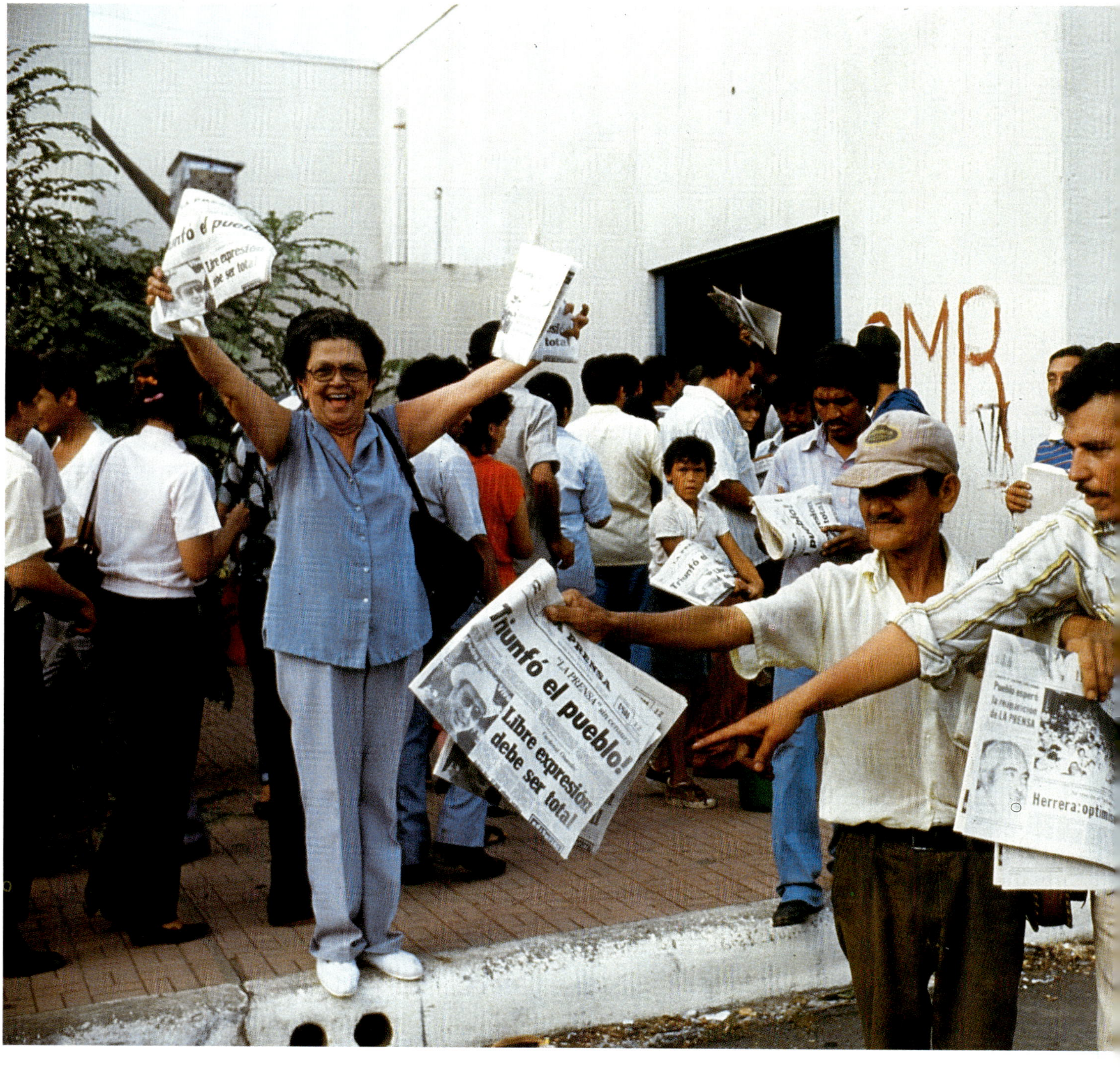
LA PRENSA
Triunfó el pueblo!
Libre expresión debe ser total

Schlange stehen für die Meinungsvielfalt: An dem Tag, an dem „La Prensa“ nach langer Pause wieder gedruckt werden durfte, rannten Hunderte von Bürgern dem Verlag die Türen ein, um ein druckfrisches Exemplar zu ergattern. Möglich wurde Nicaraguas neue Bürgerfreiheit jedoch nur durch Costa Ricas Präsident Oscar Arias (rechts), dessen Friedensvision die ganze Region ansteckte. Viele Mittelamerikaner nennen ihn seitdem liebevoll „Don Oscar“. Der flinke Aufsteiger studierte im britischen Essex und machte seinen Doktor an der berühmten London School of Economics mit der Studie: „Wer regiert Costa Rica?“

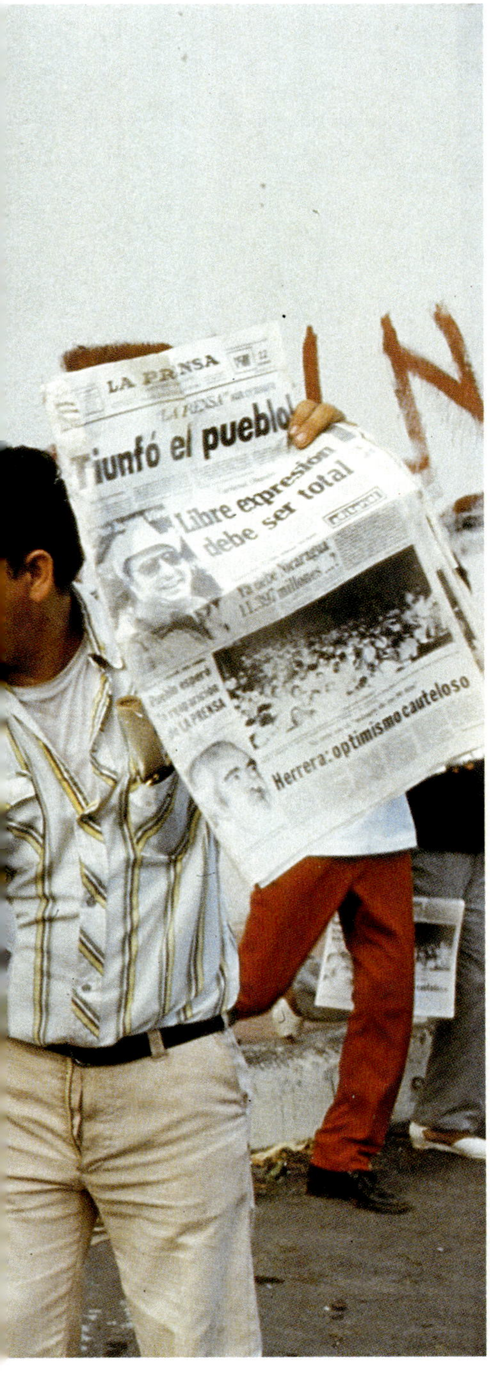
LA PRENSA
Tiunfó el pueblo
Libre expresion debe ser total
Herrera: optimismo cauteloso

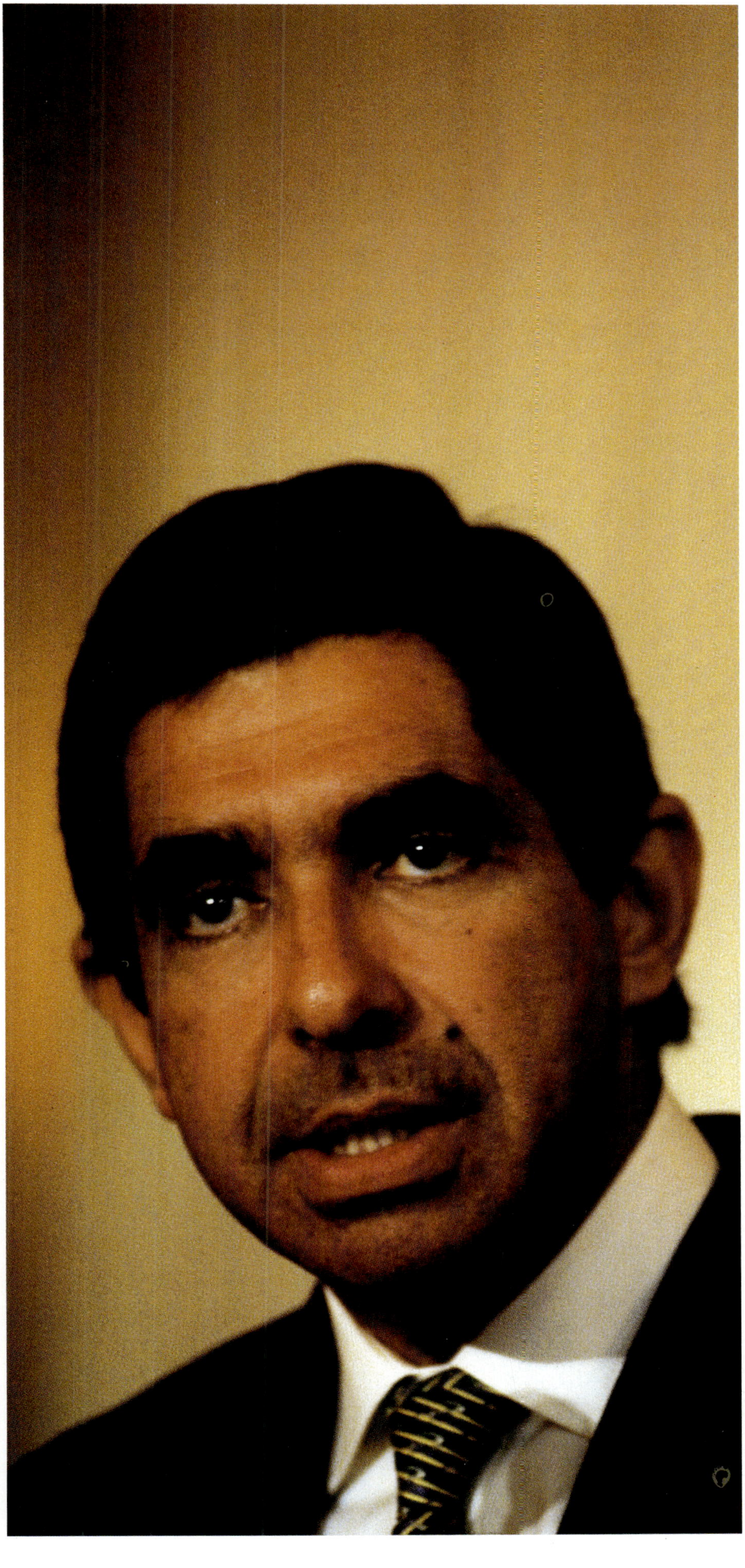

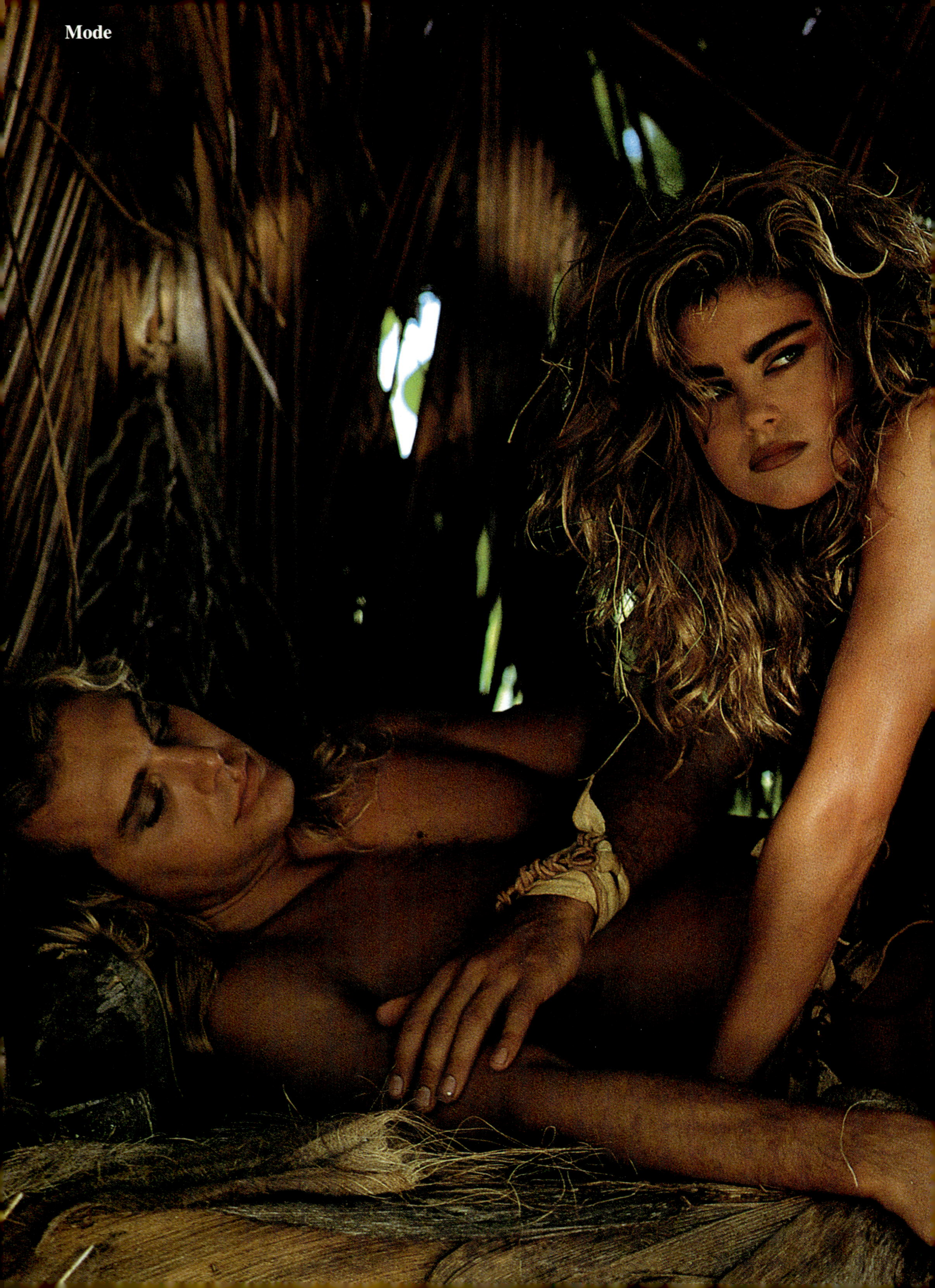

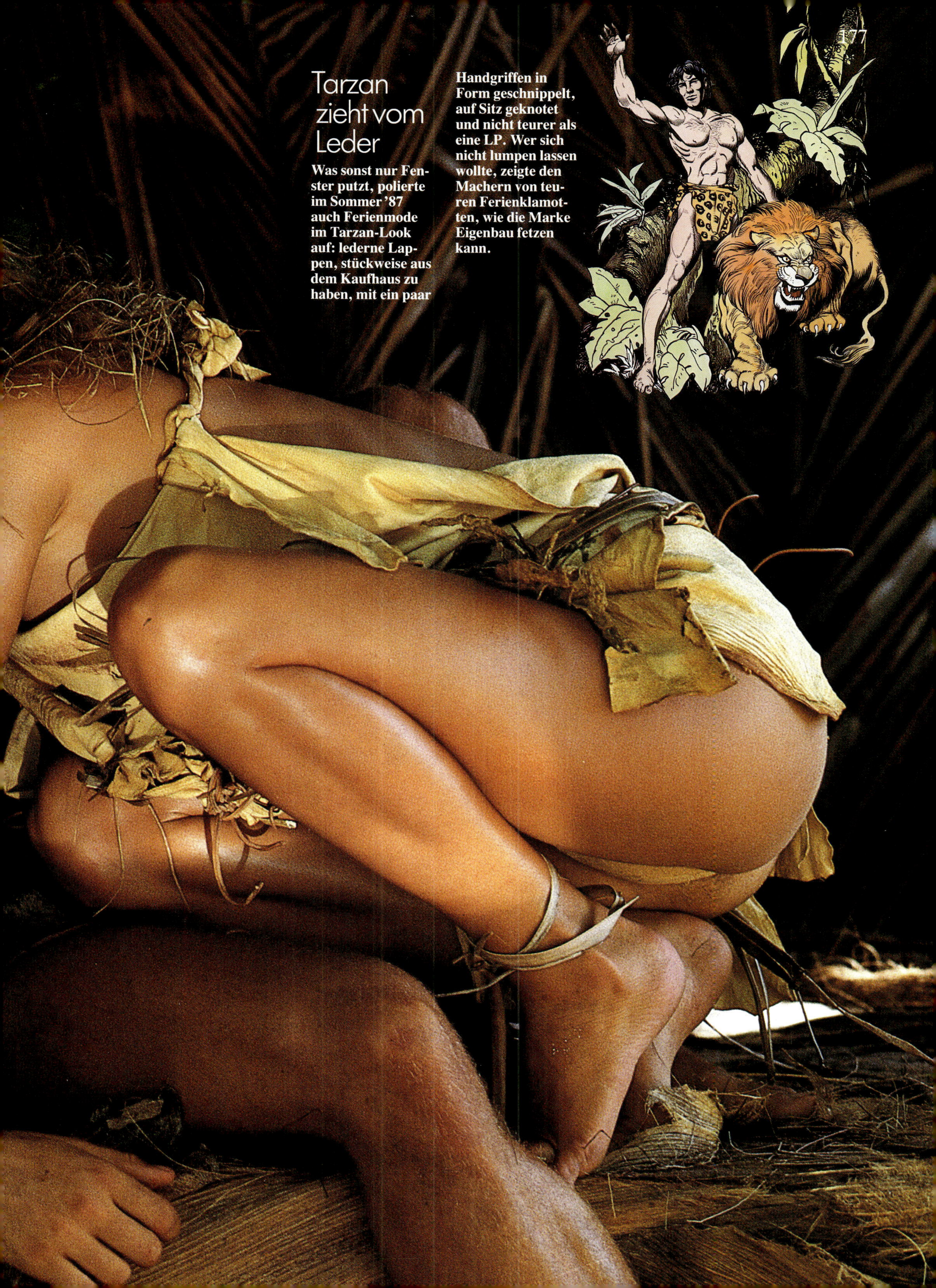

Tarzan zieht vom Leder

Was sonst nur Fenster putzt, polierte im Sommer '87 auch Ferienmode im Tarzan-Look auf: lederne Lappen, stückweise aus dem Kaufhaus zu haben, mit ein paar Handgriffen in Form geschnippelt, auf Sitz geknotet und nicht teurer als eine LP. Wer sich nicht lumpen lassen wollte, zeigte den Machern von teuren Ferienklamotten, wie die Marke Eigenbau fetzen kann.

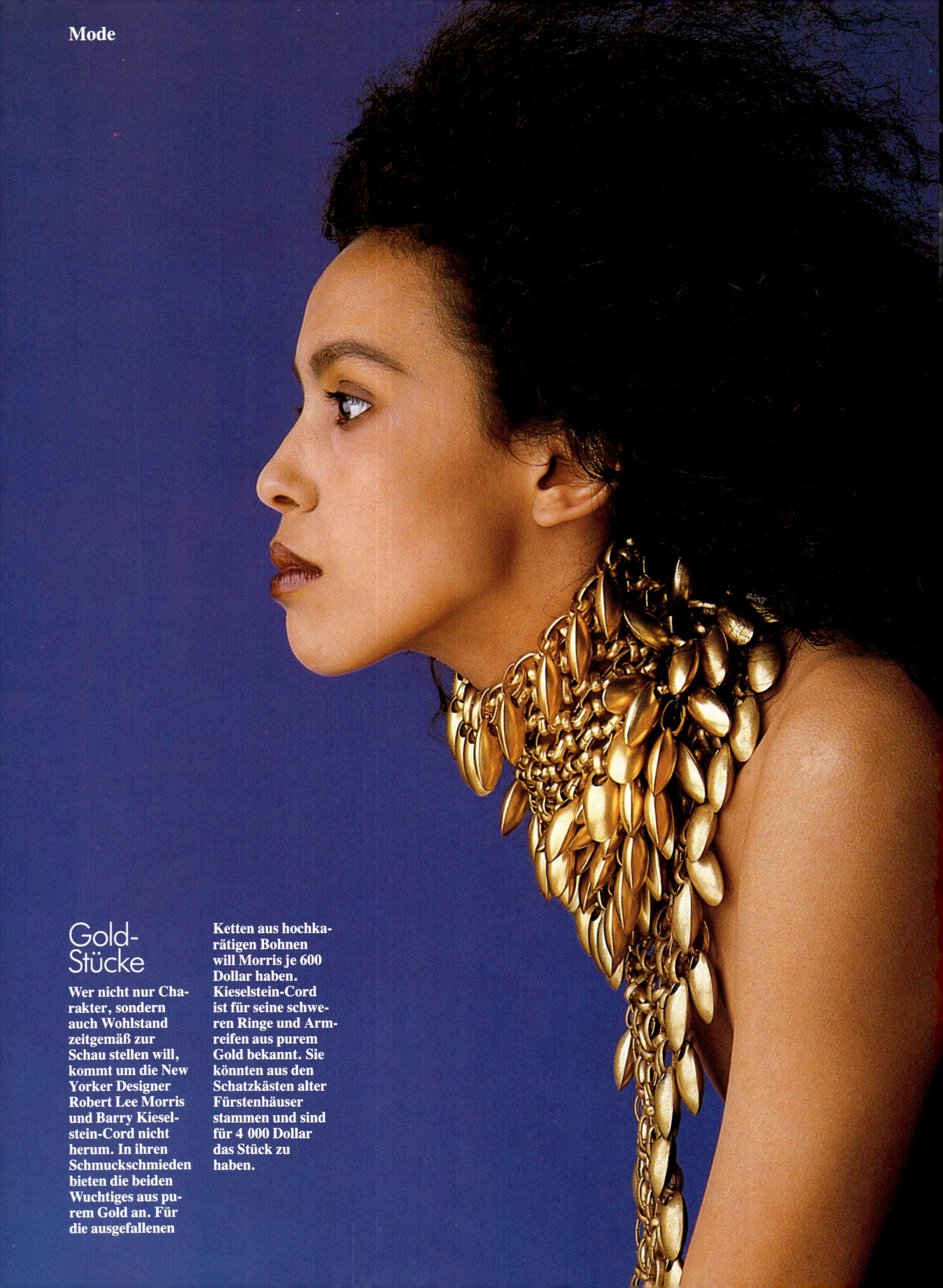

Gold-Stücke

Wer nicht nur Charakter, sondern auch Wohlstand zeitgemäß zur Schau stellen will, kommt um die New Yorker Designer Robert Lee Morris und Barry Kieselstein-Cord nicht herum. In ihren Schmuckschmieden bieten die beiden Wuchtiges aus purem Gold an. Für die ausgefallenen Ketten aus hochkarätigen Bohnen will Morris je 600 Dollar haben. Kieselstein-Cord ist für seine schweren Ringe und Armreifen aus purem Gold bekannt. Sie könnten aus den Schatzkästen alter Fürstenhäuser stammen und sind für 4 000 Dollar das Stück zu haben.

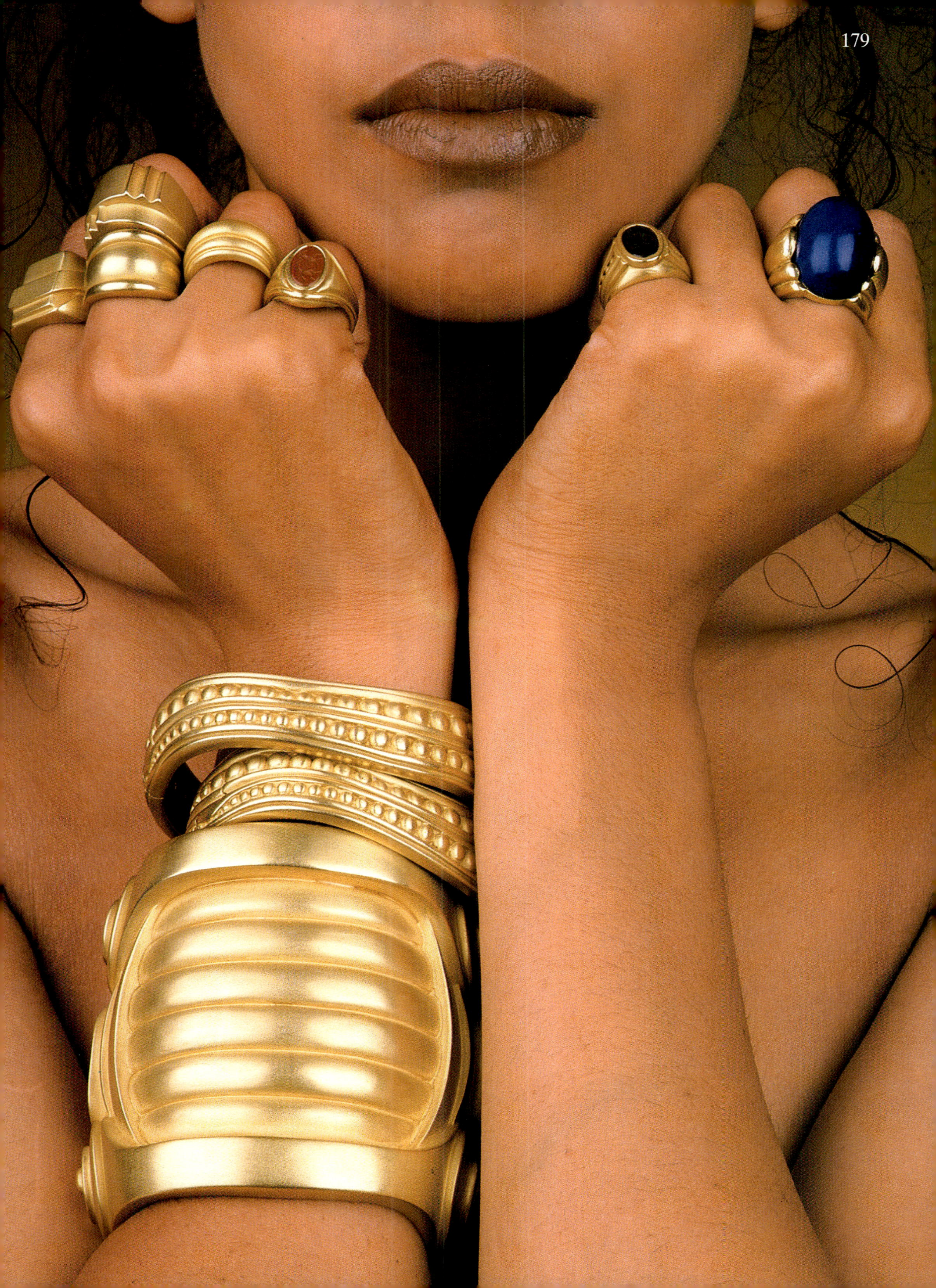

Die Giganten

Calvin Klein und Ralph Lauren sind die erfolgreichsten Modemacher aus New York. Sie verkaufen Mythen: Jeans und Jackets wie aus dem Wilden Westen, Spitzenkleider wie aus dem Saloon – zeitlos simple Modelle aus Luxus-Qualität und perfekt verarbeitet. Damit machen die beiden Designer in USA Milliarden-Dollar-Umsätze. Die Illusion vom alten Amerika soll jetzt auch die jungen Europäer verführen.

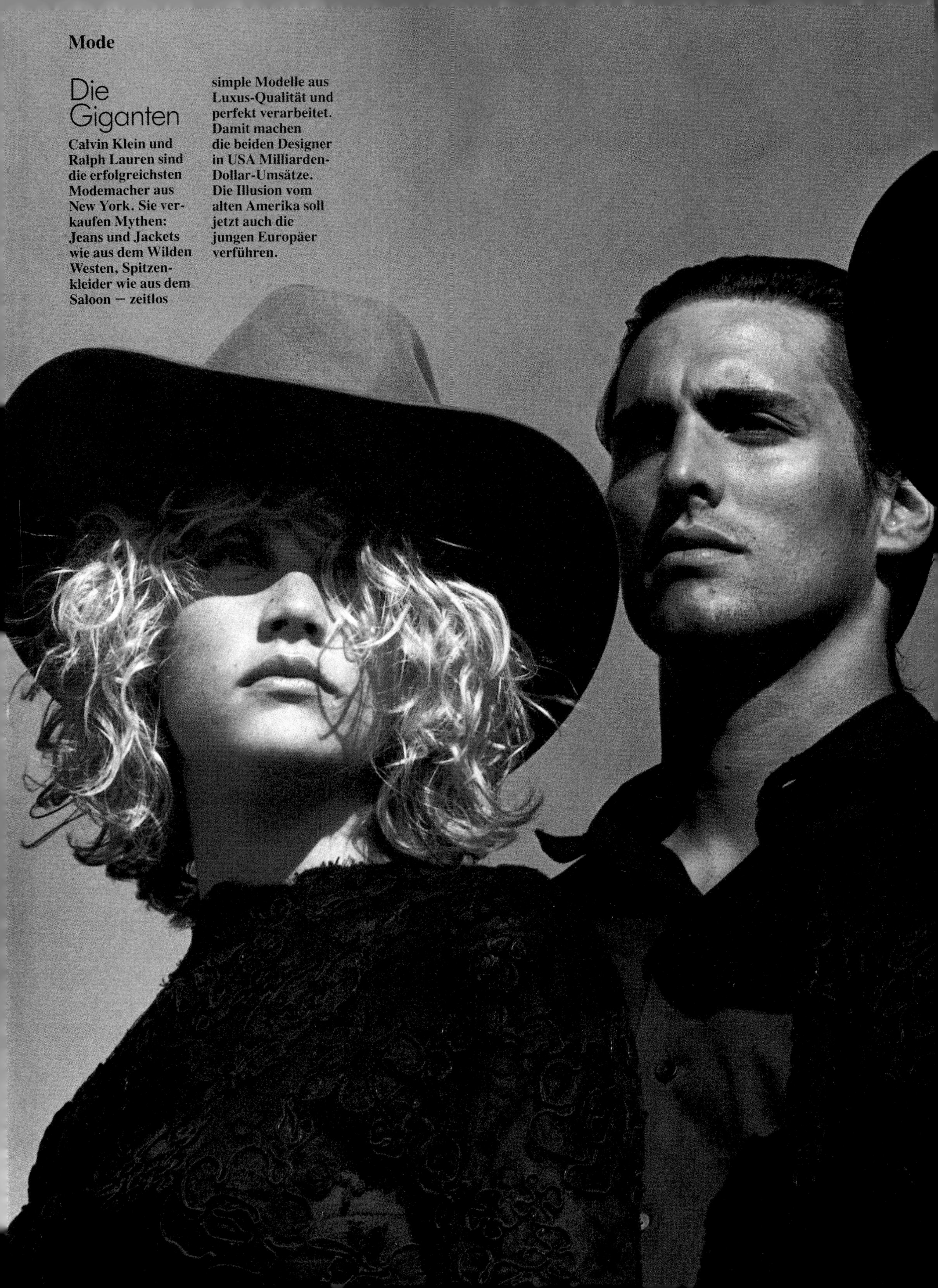

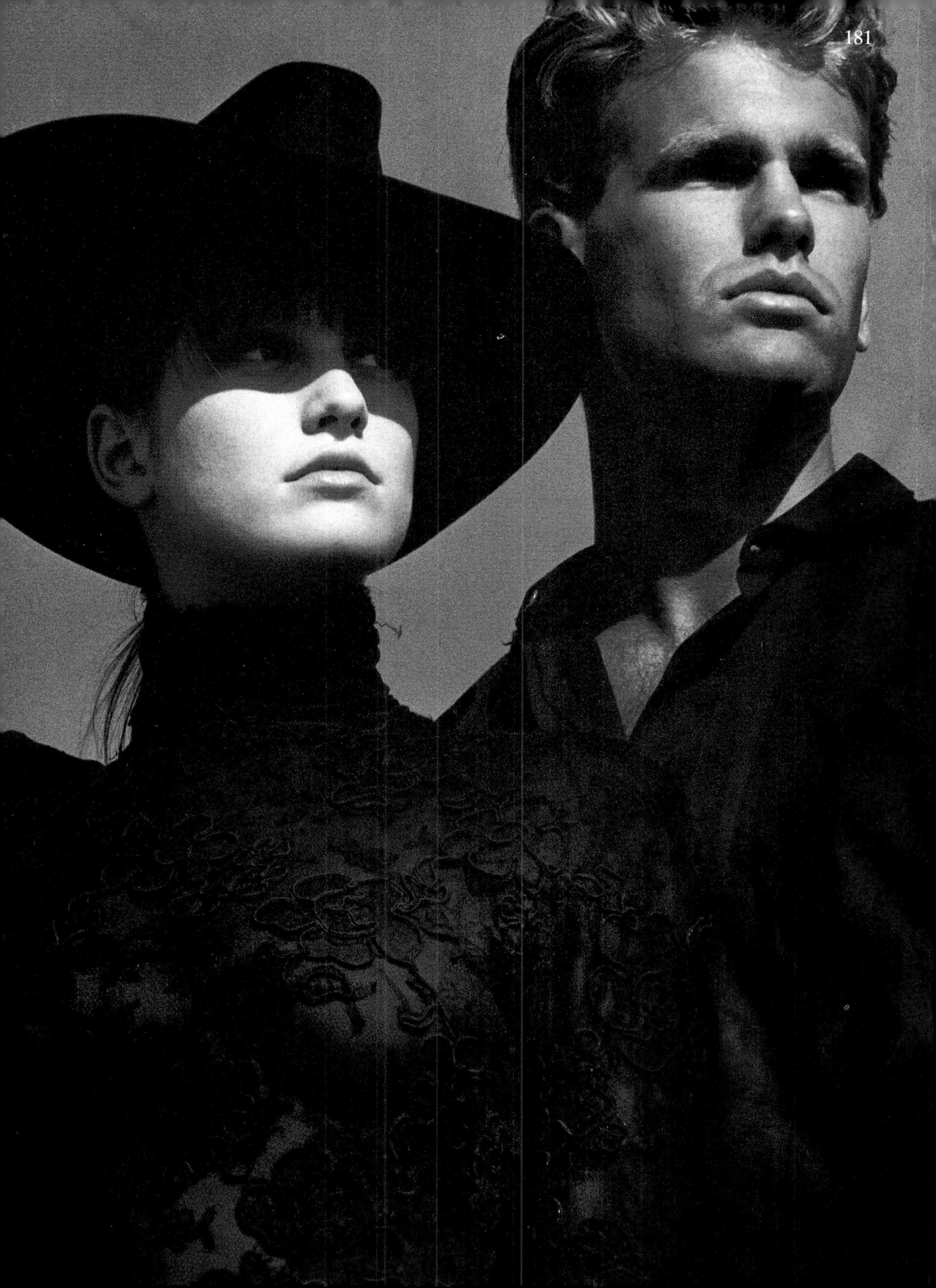

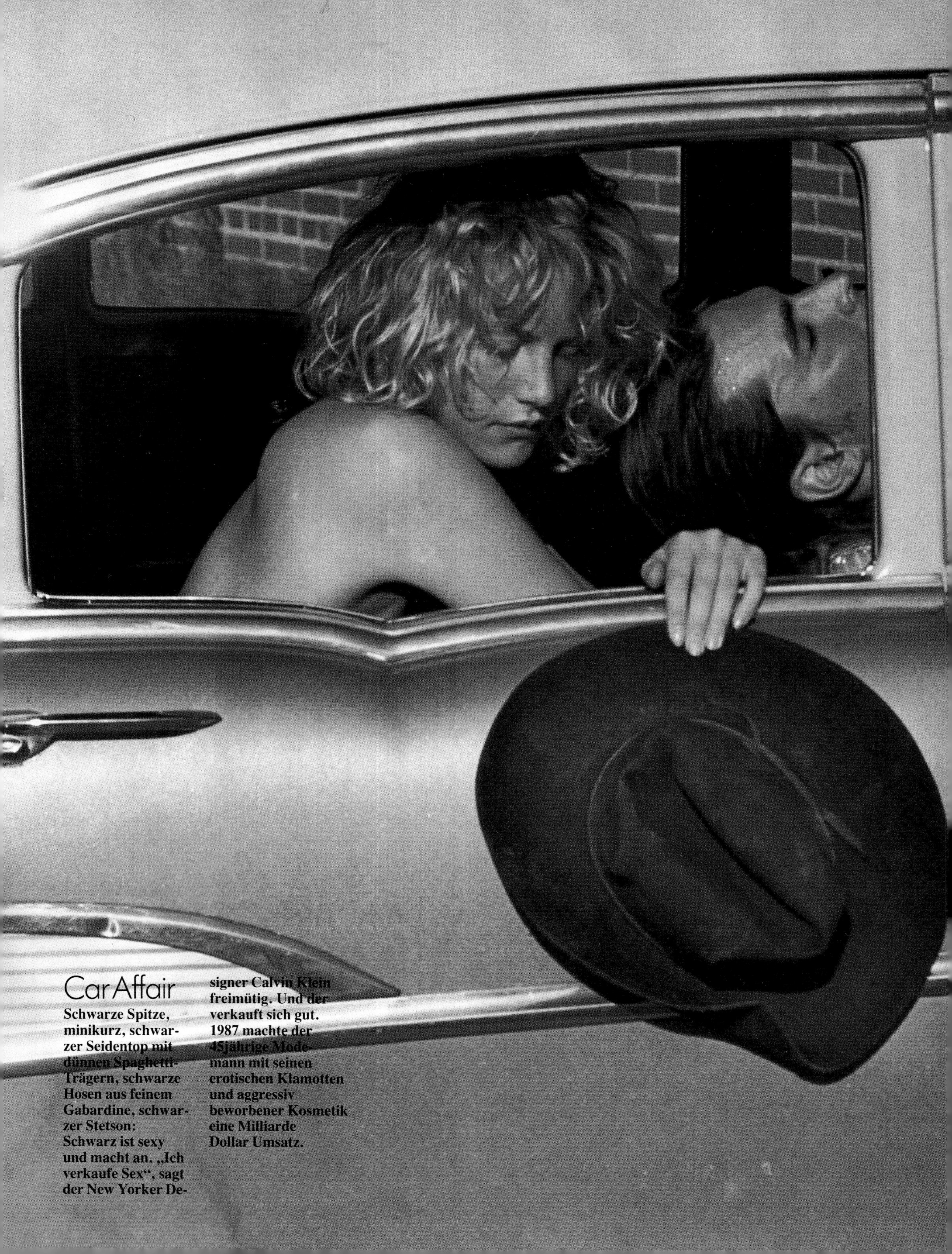

Car Affair

Schwarze Spitze, minikurz, schwarzer Seidentop mit dünnen Spaghetti-Trägern, schwarze Hosen aus feinem Gabardine, schwarzer Stetson: Schwarz ist sexy und macht an. „Ich verkaufe Sex“, sagt der New Yorker Designer Calvin Klein freimütig. Und der verkauft sich gut. 1987 machte der 45jährige Modemann mit seinen erotischen Klamotten und aggressiv beworbener Kosmetik eine Milliarde Dollar Umsatz.

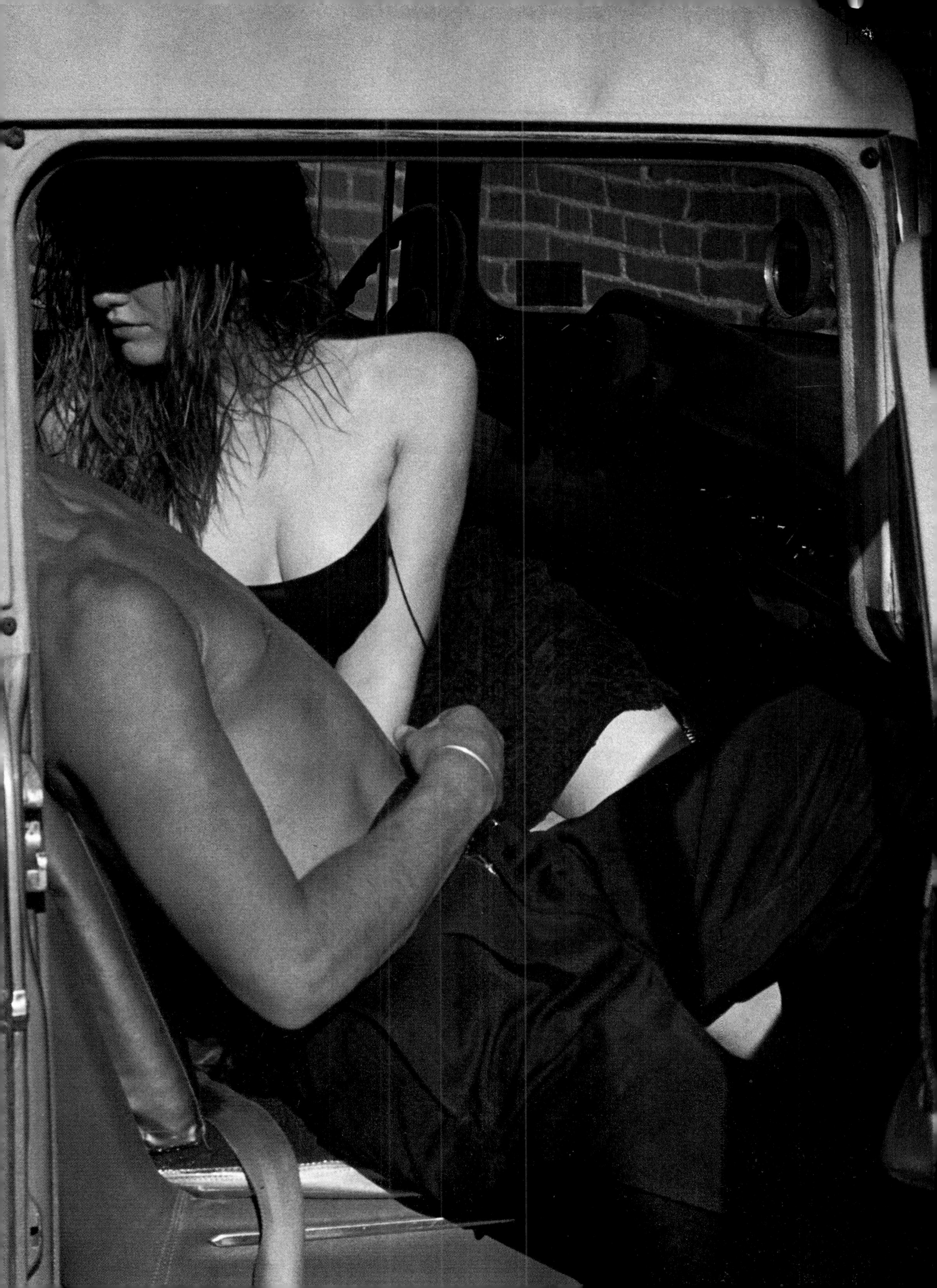

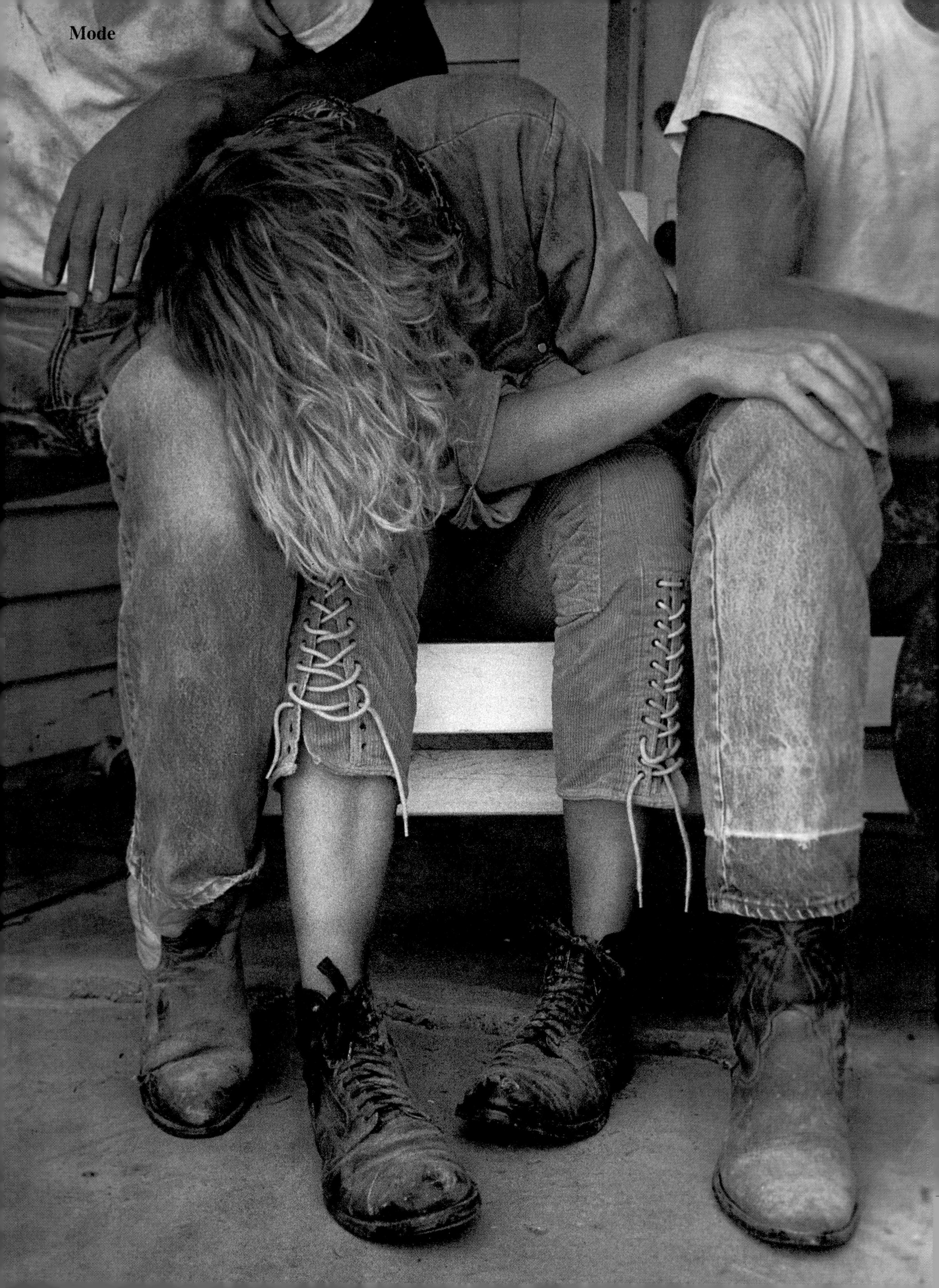

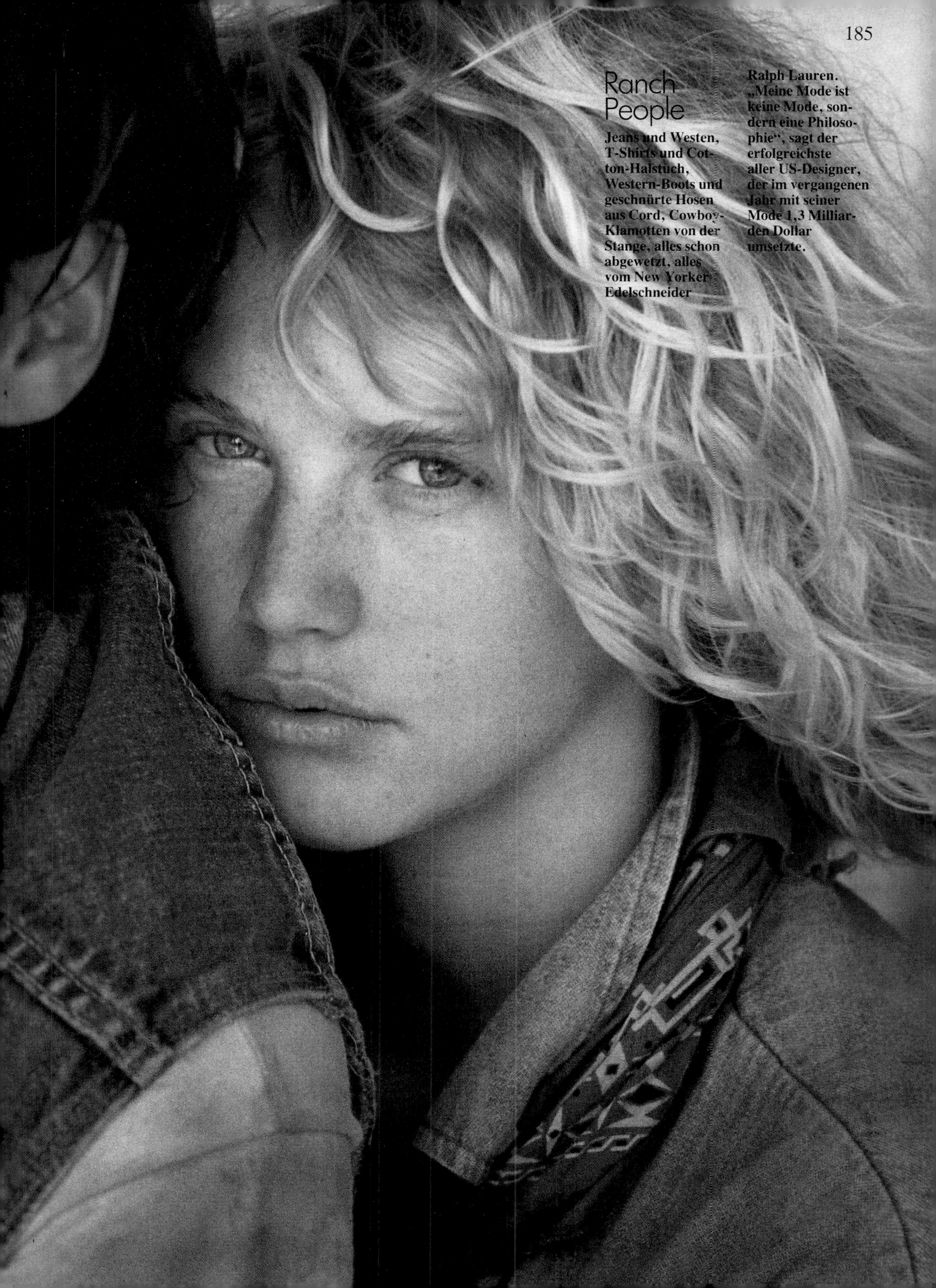

Ranch People

Jeans und Westen, T-Shirts und Cotton-Halstuch, Western-Boots und geschnürte Hosen aus Cord, Cowboy-Klamotten von der Stange, alles schon abgewetzt, alles vom New Yorker Edelschneider Ralph Lauren. „Meine Mode ist keine Mode, sondern eine Philosophie“, sagt der erfolgreichste aller US-Designer, der im vergangenen Jahr mit seiner Mode 1,3 Milliarden Dollar umsetzte.

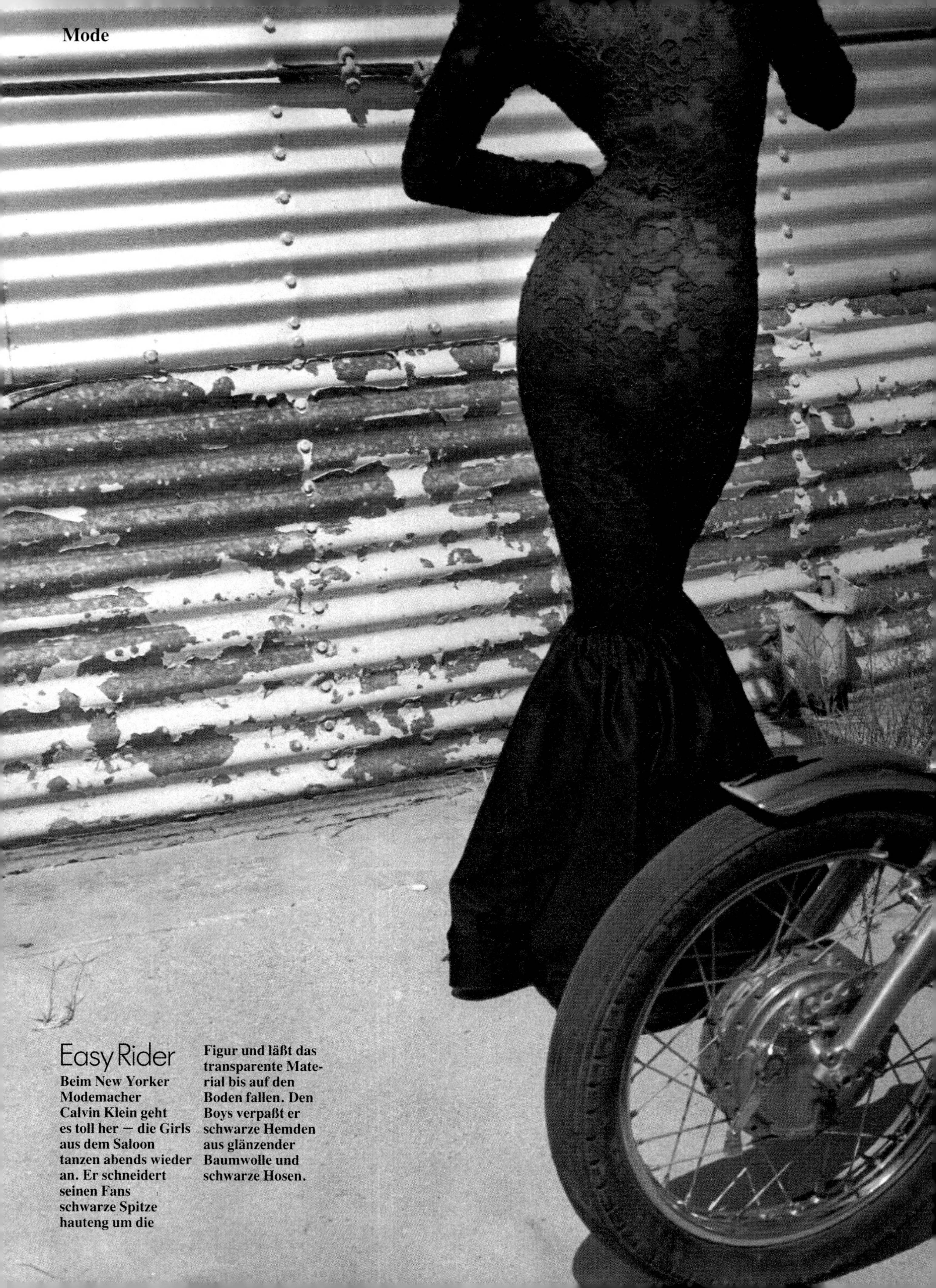

Easy Rider

Beim New Yorker Modemacher Calvin Klein geht es toll her – die Girls aus dem Saloon tanzen abends wieder an. Er schneidert seinen Fans schwarze Spitze hauteng um die Figur und läßt das transparente Material bis auf den Boden fallen. Den Boys verpaßt er schwarze Hemden aus glänzender Baumwolle und schwarze Hosen.

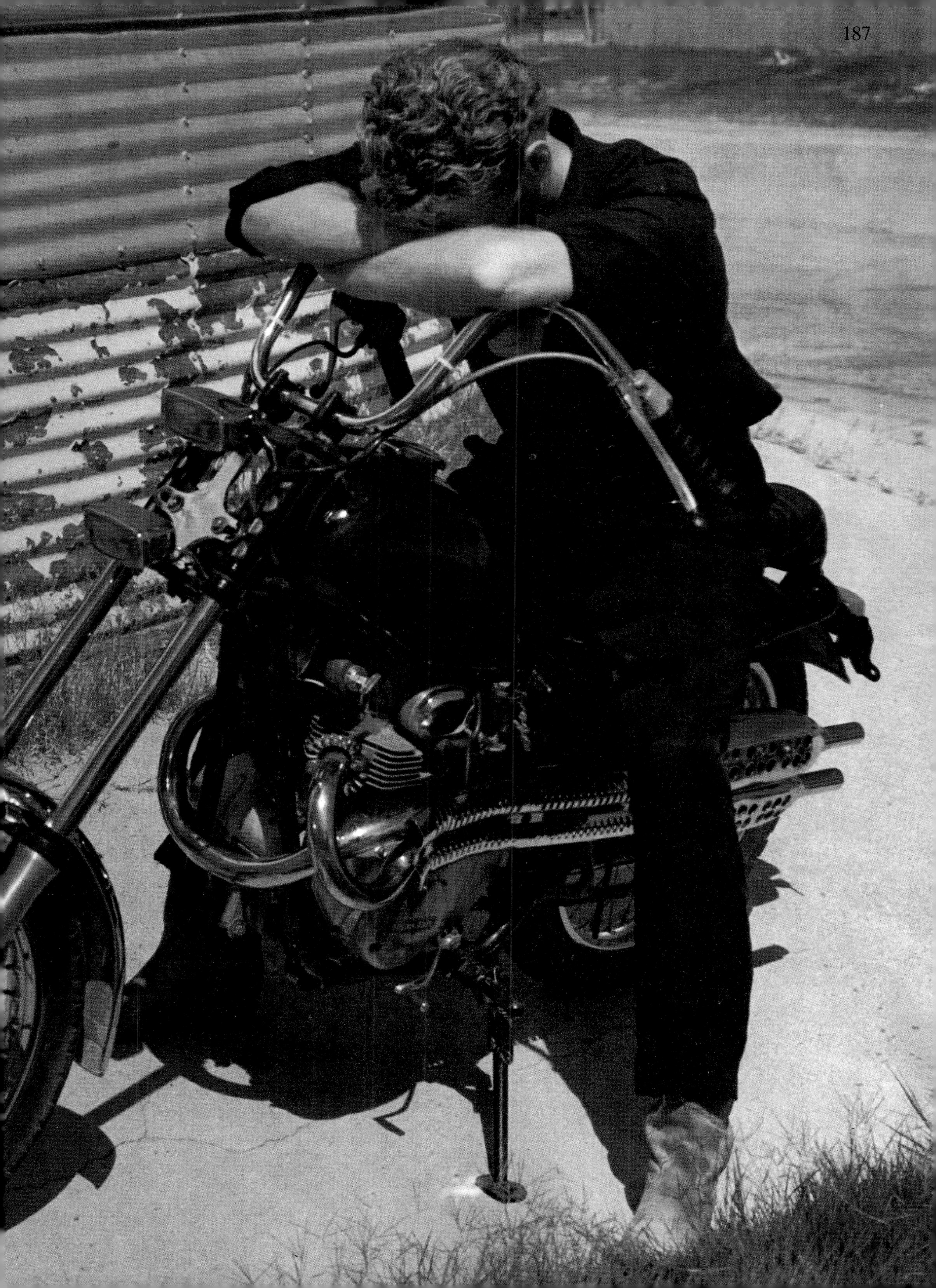

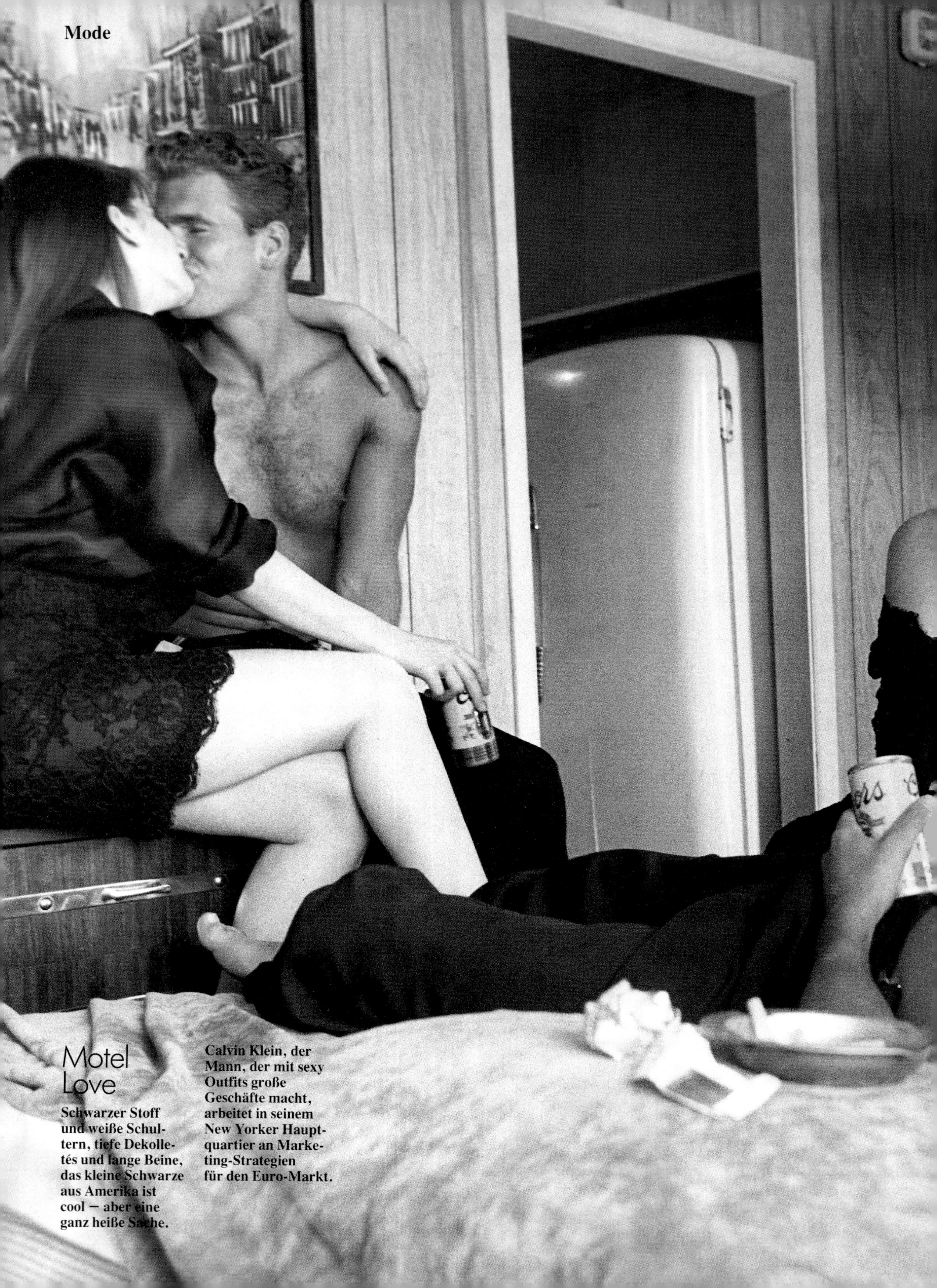

Motel Love

Schwarzer Stoff und weiße Schultern, tiefe Dekolletés und lange Beine, das kleine Schwarze aus Amerika ist cool – aber eine ganz heiße Sache.

Calvin Klein, der Mann, der mit sexy Outfits große Geschäfte macht, arbeitet in seinem New Yorker Hauptquartier an Marketing-Strategien für den Euro-Markt.

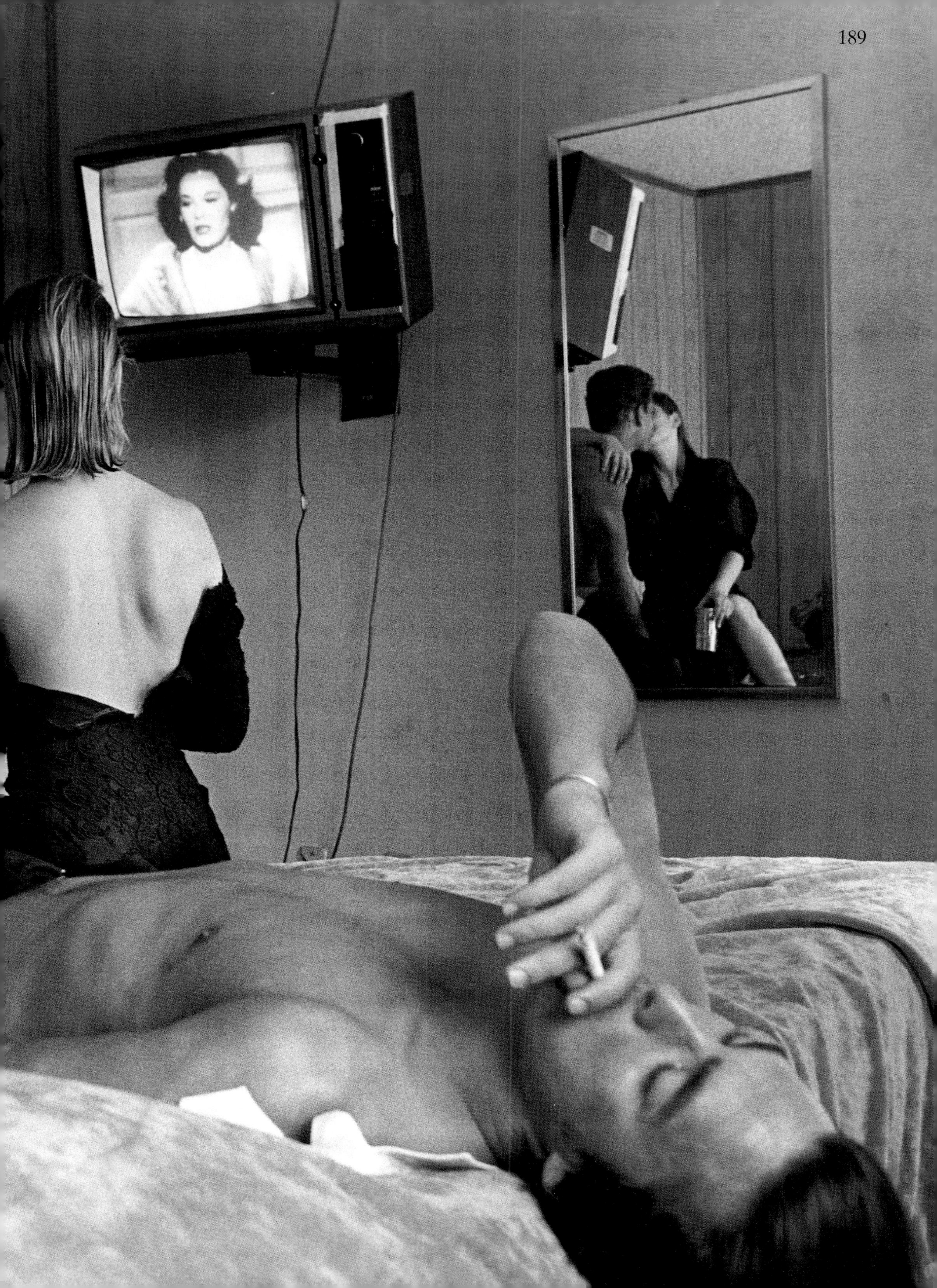

Gut getarnt für die große Show

Fürs Schrille hat der amerikanische Modemacher Stephen Sprouse immer was übrig. Als er 1983 seine erste Kollektion in New York vorstellte, schockte er mit Neon-Farben und Sechziger-Jahre-Klamotten. Er wurde der Darling der jungen New Yorker, seine Leuchtfarben wurden weltweit kopiert. Doch der Designer war ein lausiger Geschäftsmann: Er machte Pleite. Jetzt ist er wieder da, und wie. Seine Outfits mit knalligen Tara-Mustern verkauft er im eigenen Super-Laden in Downtown Manhattan.

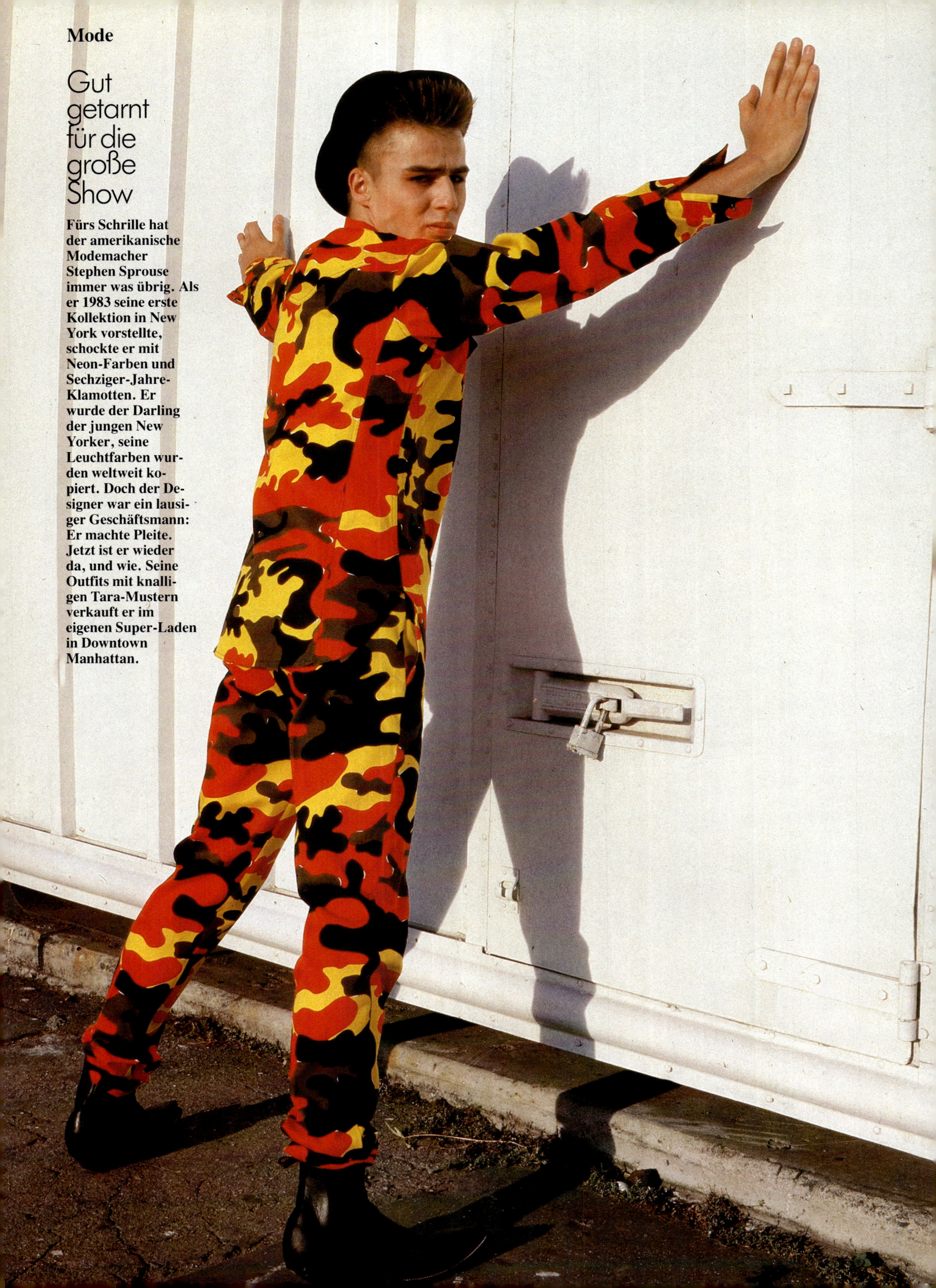

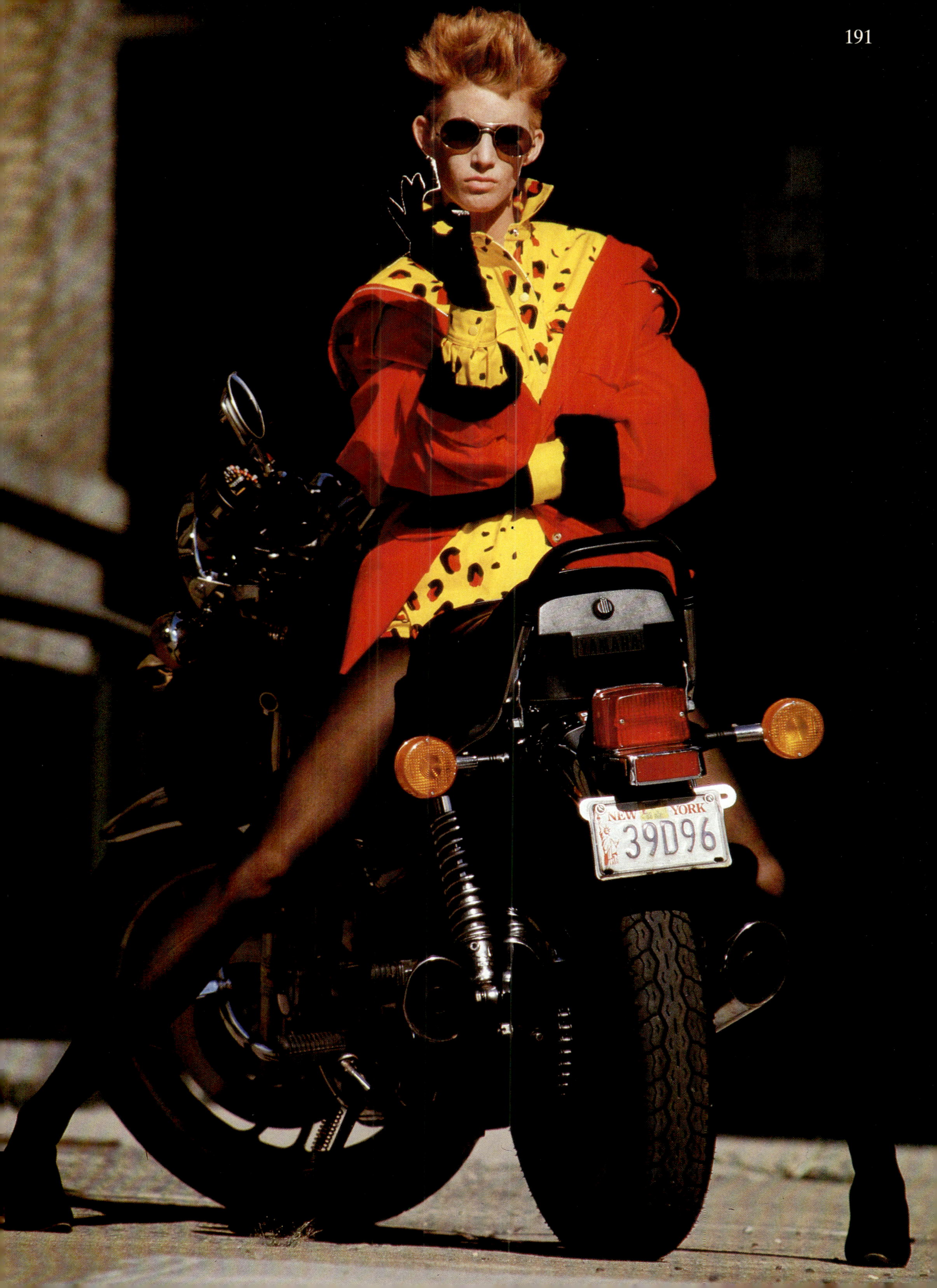
NEW YORK
39D96

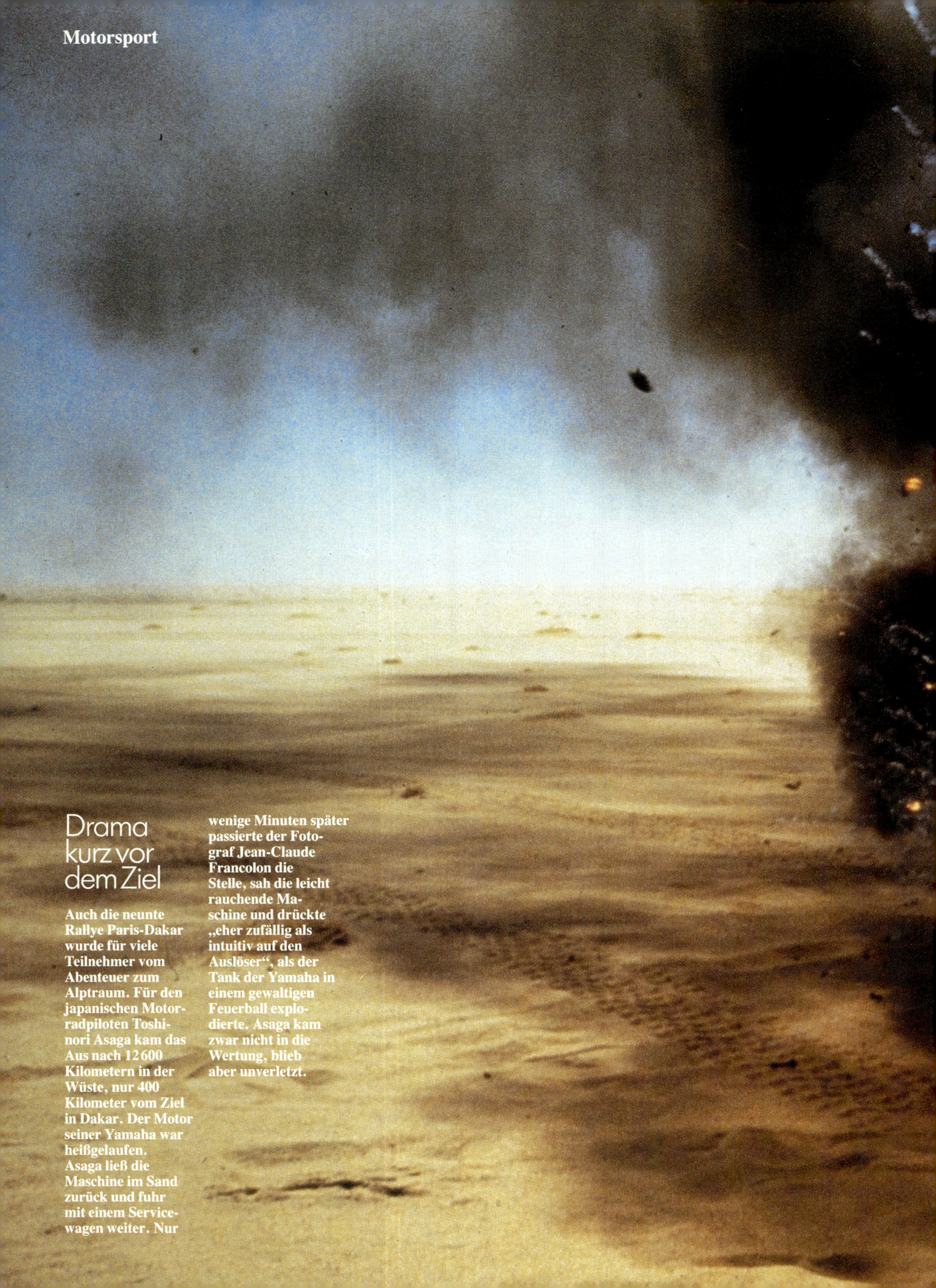

Drama kurz vor dem Ziel

Auch die neunte Rallye Paris-Dakar wurde für viele Teilnehmer vom Abenteuer zum Alptraum. Für den japanischen Motorradpiloten Toshinori Asaga kam das Aus nach 12600 Kilometern in der Wüste, nur 400 Kilometer vom Ziel in Dakar. Der Motor seiner Yamaha war heißgelaufen. Asaga ließ die Maschine im Sand zurück und fuhr mit einem Servicewagen weiter. Nur wenige Minuten später passierte der Fotograf Jean-Claude Francolon die Stelle, sah die leicht rauchende Maschine und drückte „eher zufällig als intuitiv auf den Auslöser", als der Tank der Yamaha in einem gewaltigen Feuerball explodierte. Asaga kam zwar nicht in die Wertung, blieb aber unverletzt.

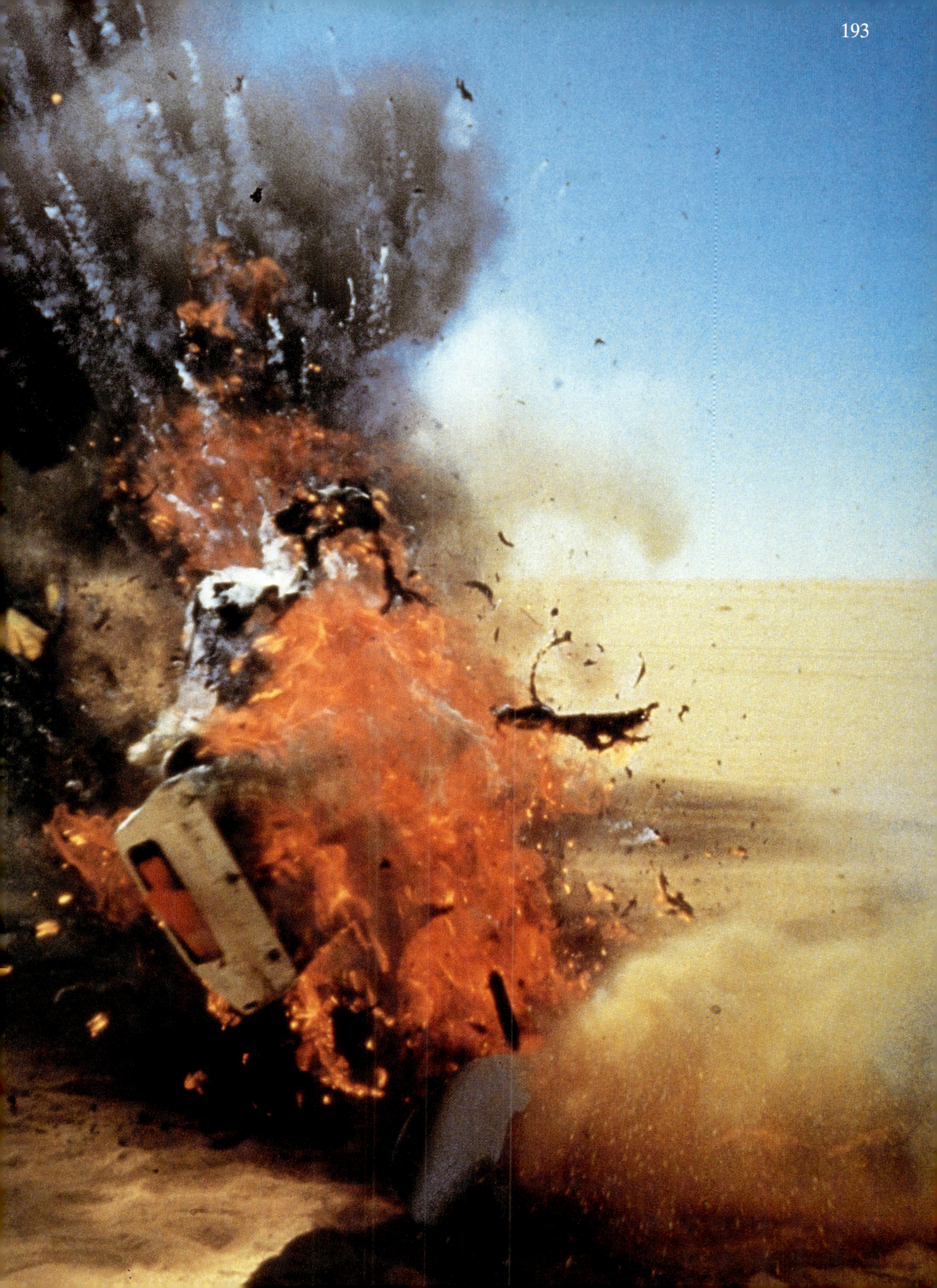

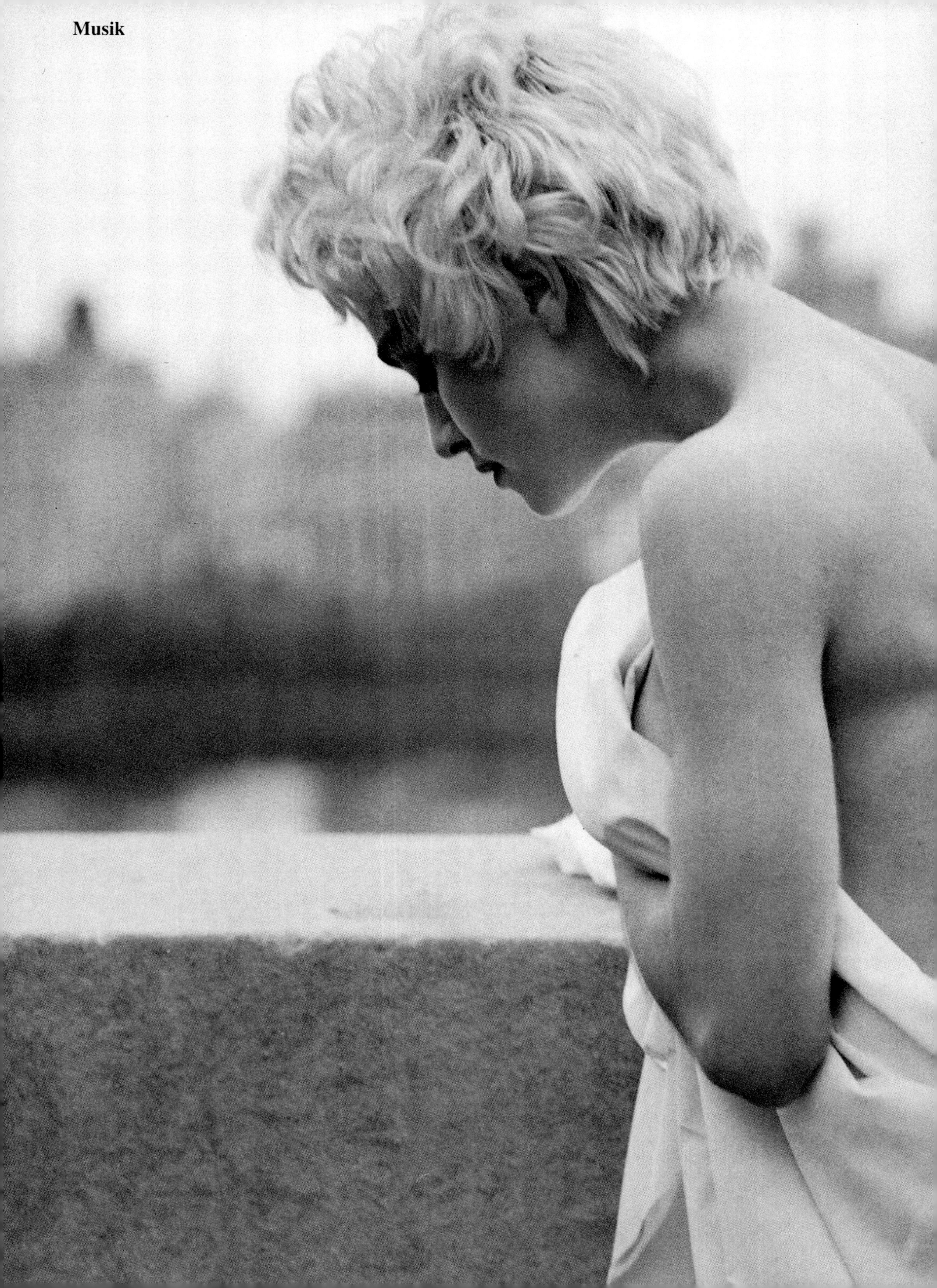

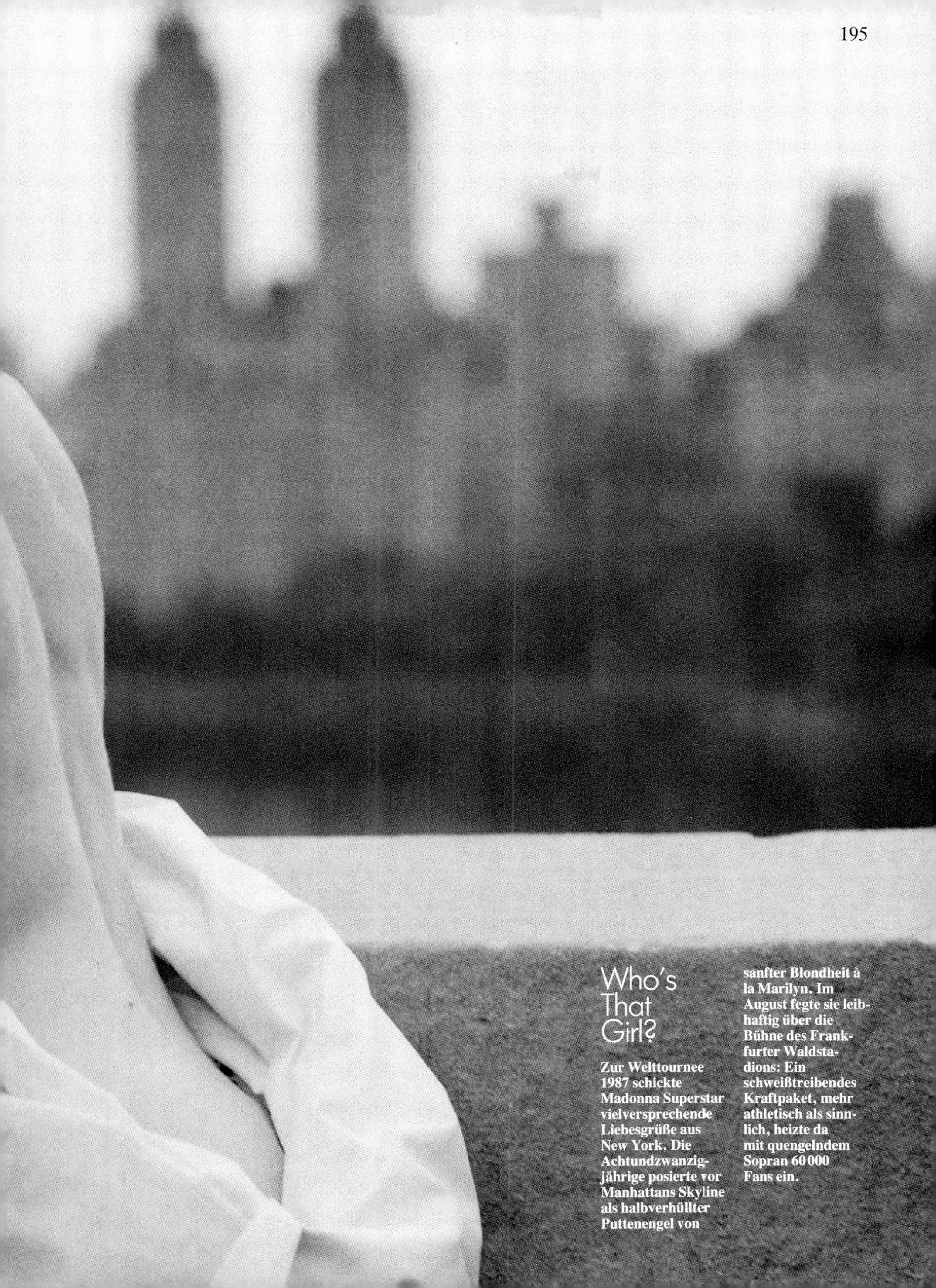

Who's That Girl?

Zur Welttournee 1987 schickte Madonna Superstar vielversprechende Liebesgrüße aus New York. Die Achtundzwanzigjährige posierte vor Manhattans Skyline als halbverhüllter Puttenengel von sanfter Blondheit à la Marilyn. Im August fegte sie leibhaftig über die Bühne des Frankfurter Waldstadions: Ein schweißtreibendes Kraftpaket, mehr athletisch als sinnlich, heizte da mit quengelndem Sopran 60 000 Fans ein.

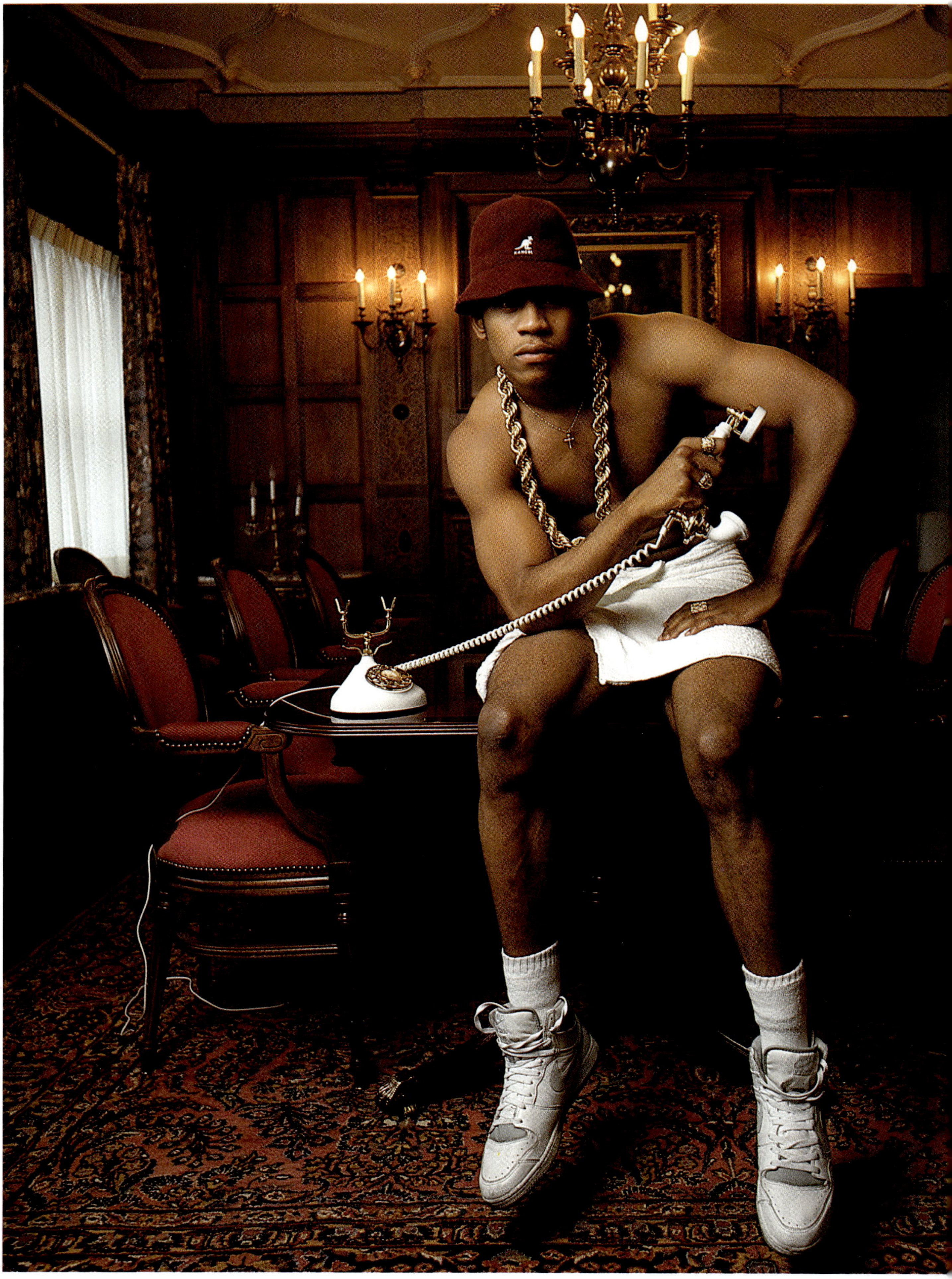

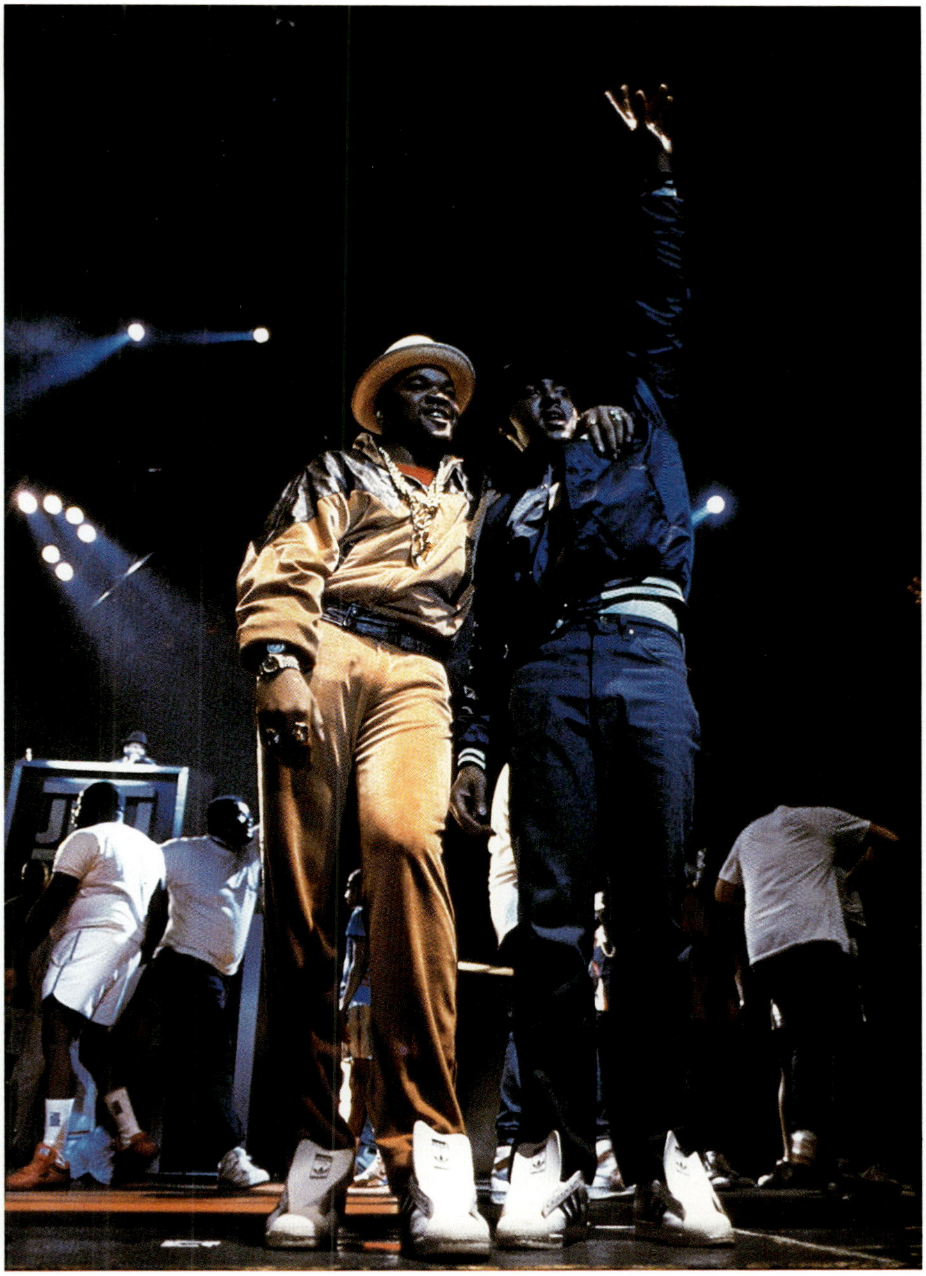

Die Rotzbengel machen Reibach

Sie sind der Alptraum aller Eltern. Sie sind brutal, schamlos und aggressiv – und scheffeln damit ein Vermögen. Der 19jährige LL Cool J (links), das kleinbürgerliche Kind aus dem New Yorker Vorort Queens, kann sich schon locker eine Wohnung im protzigen Barock-Kitsch leisten. Und die Gruppen Beastie Boys und Run DMC verkaufen ihre Platten in millionenfacher Auflage und ziehen ihre gemeinsame Show in ausverkauften Sälen ab (wie im Mai im Madison Square Garden, Foto oben). Mit ihrer Musik – einer Mischung aus dem schwarzen Sprechgesang Rap und weißem Heavy Metal-Rock – haben die Rotzbengel nach Meinung der Kritiker den Popmarkt revolutioniert. Mit ihrem provokanten Stil – frauenfeindliche Texte oder auch mal ein sieben Meter hoher Plastik-Penis als Bühnendekoration – sorgen sie bei den meisten ihrer Konzerte für Randale. Kein Wunder, daß die „Times" das „Ende der Zivilisation" herannahen sieht. Immerhin: Teile des Establishments profitieren ganz schön von den Wüstlingen. So der VW-Konzern, der den Fans der Beastie Boys in Inseraten kostenlos seine Embleme anbot. Die nämlich sind das Markenzeichen der garstigen Buben. Und deren Anhängerschaft reagierte brav: Über 30 000 Stück wurden schon geordert.

Meilen-weit für Miles

Was Miles Davis mit seiner Trompete macht, ist die Fortsetzung der Liebe mit anderen Mitteln. Immer schon, aber gerade auch bei seinem Comeback im Jahre 1987. Verlorene Klänge, die aus dem Nichts kommen, sammeln sich zu göttlichem Funk. Auf seinen neuen Platten klingt das eine Spur populärer und marktgerechter als früher. Doch der Altmeister kann's auch subjektiv: Er betont Nuancen und Facetten wie nie zuvor, er klingt intensiver, wenn auch seine technische Qualität nachzulassen scheint und er zeitweise vom eigenen Orchester überholt wird. Zu den Konzerten dieses Jahres pilgerten Abertausende und drängelten sich in Menschenmassen, um einen Blick auf das schwarze Kraftwerk zu erhaschen. Miles ist ein echter Held der Zeitgeist-80er: Kühl und heiß, verträumt und sachlich. Von allem etwas und trotzdem glasklar bei der Sache.

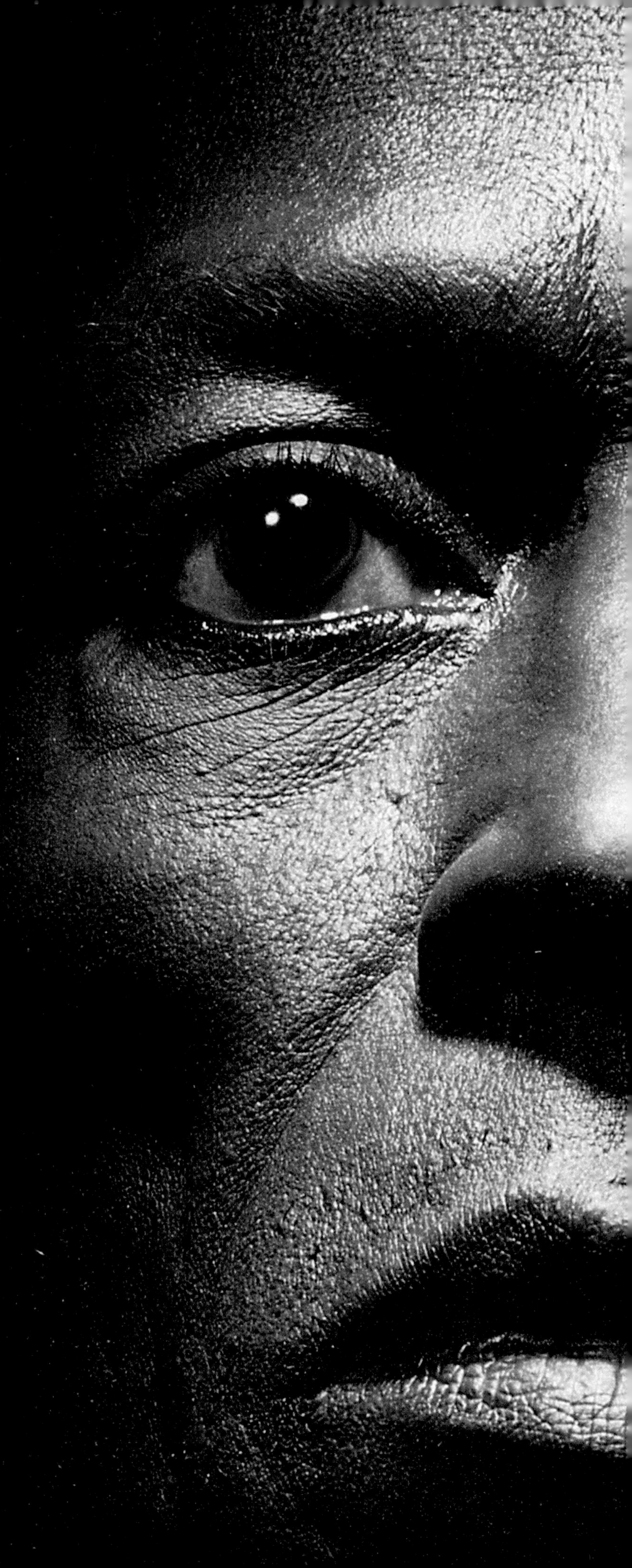

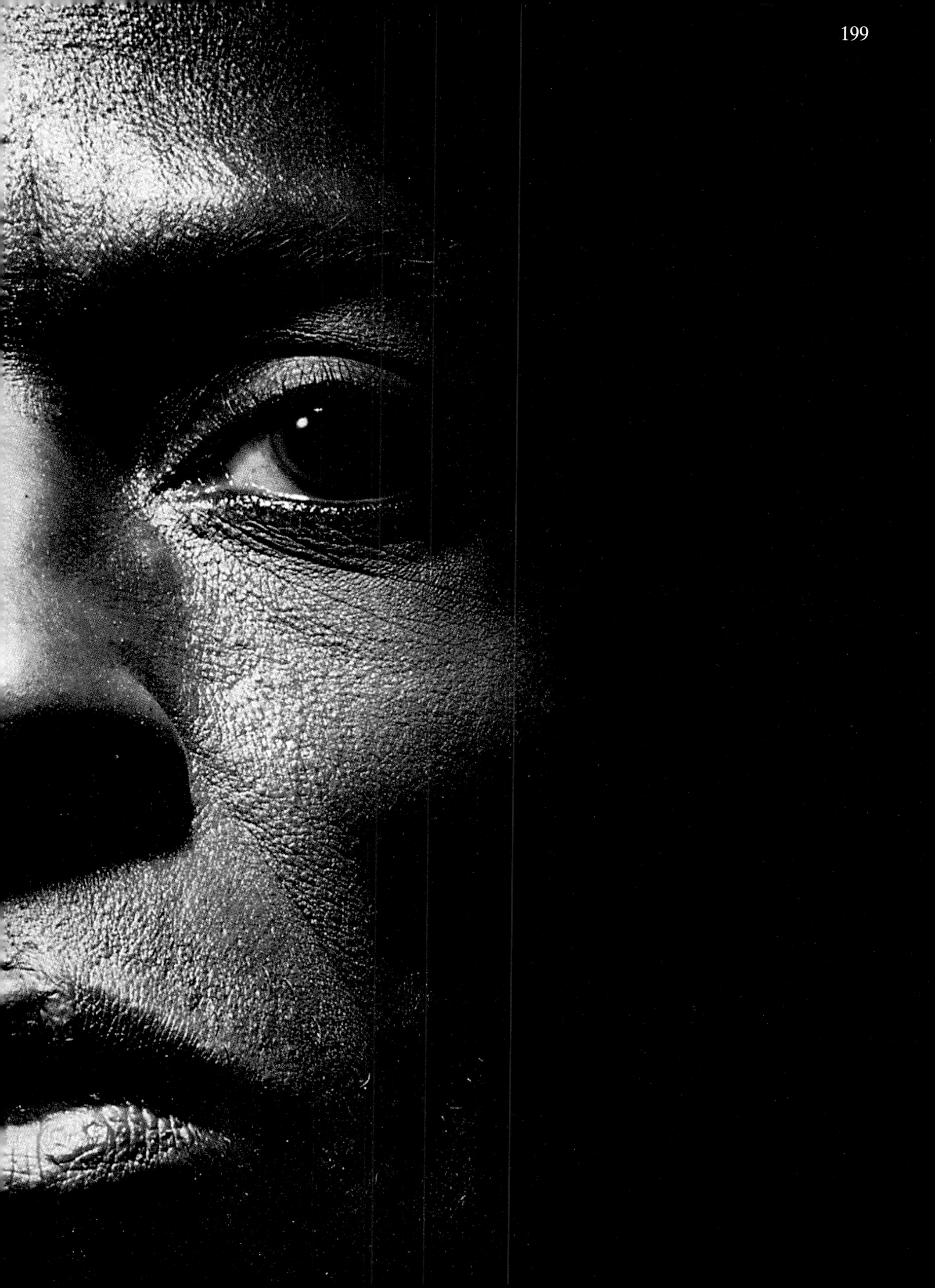

„Wir müssen lernen, mit dem Terror zu leben"

Nach jahrzehntelanger Bedrohung durch die Nachbarn muß Israel nun auch mit inneren Gefahren fertig werden. Was einst die Notgemeinschaft „Israel" war, droht in Zeiten relativen Friedens auseinanderzubrechen. Radikale Juden und Araber säen mit immer heimtückischeren Attentaten Furcht und Schrecken in der Bevölkerung. Blutfehden überziehen das Heilige Land, und der Staat zeigt sich unfähig, den Teufelskreis des Hasses zu durchbrechen. Selbst die jüdische Volksgruppe fällt in konservative Sittenwächter und progressive Reformer auseinander.

Die Eruption der Gewalt betrifft besonders die von Israel besetzten arabischen Gebiete. Im Lauf des Jahres kam es zu mehr als 3500 Zwischenfällen. Kleine oder große Kämpfe, bei denen Eiferer mit Messern, Äxten, Brecheisen oder Schraubenziehern um sich schlugen. Sensationellster Vorfall: Im November drang ein palästinensischer Kamikaze-Pilot per Flugdrachen in ein Israeli-Lager ein und feuerte mit Panzerfaust und Maschinengewehr auf die Soldaten. Acht Menschen kamen bei dem Anschlag ums Leben.

Stabschef Dan Schomron gab denn auch eine neue Parole aus: „Wir müssen lernen, mit dem Terror zu leben." Israels Kabinett und Parlament erwägen schon die Einführung der Todesstrafe für Terror-Mörder. Ähnlich wie im angsterfüllten „Deutschen Herbst" 1977 erlebt das Heilige Land eine ausgewachsene innenpolitische Hysterie. Jeder Politiker hat ein eigenes Patent-

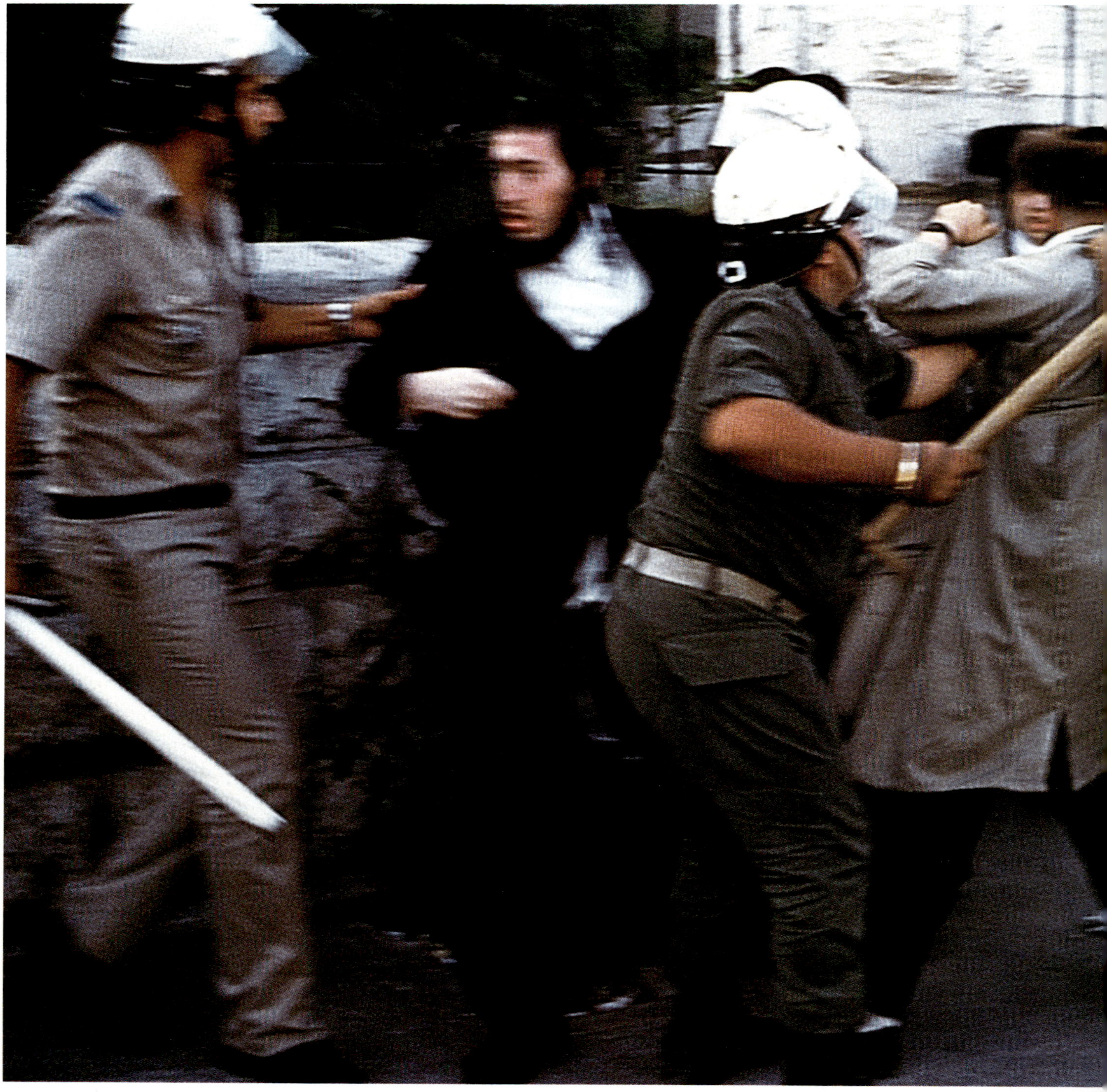

rezept parat; die Parteien überschlagen sich mit radikalen Lösungen. In dieser Hektik tut sich die jüdische Mehrheit schwer, die Probleme der arabischen Minderheit zu verstehen. „Denen geht's doch gut", lautet die einhellige Meinung, „wir haben denen Wohlstand gebracht." Soziologen warnen jedoch: „Man kann die Leute nicht einfach bestechen."
Viel ratloser steht der Staat dem Protest orthodoxer Juden gegenüber, die auf Einhaltung der strengen Sabbat-Regeln drängen. Für das Verbot jeder Form von Arbeit am Ruhetag versammelten sich im September Hunderte von Rabbis in der Altstadt von Jerusalem. Bis die Polizei einschritt und die Demonstration mit Schlagstöcken auflöste. Nie wurde der Wertewandel des modernen Staates deutlicher: Knüppel gegen die Männer Gottes. Das war für viele Israelis der Beginn eines neuen Zeitalters.

Überlegen an Körperkraft, aber schwächer in der moralischen Argumentation: Gegen den Protest orthodoxer Juden in der Altstadt von Jerusalem wußte sich die Regierung nicht anders als mit Polizeiknüppeln zu wehren. Kurze Zeit verschwand der Unmut dadurch von der Straße, aber in den Synagogen und religiösen Universitäten gärt er unvermindert weiter. Droht eine ideologische Spaltung des Staates?

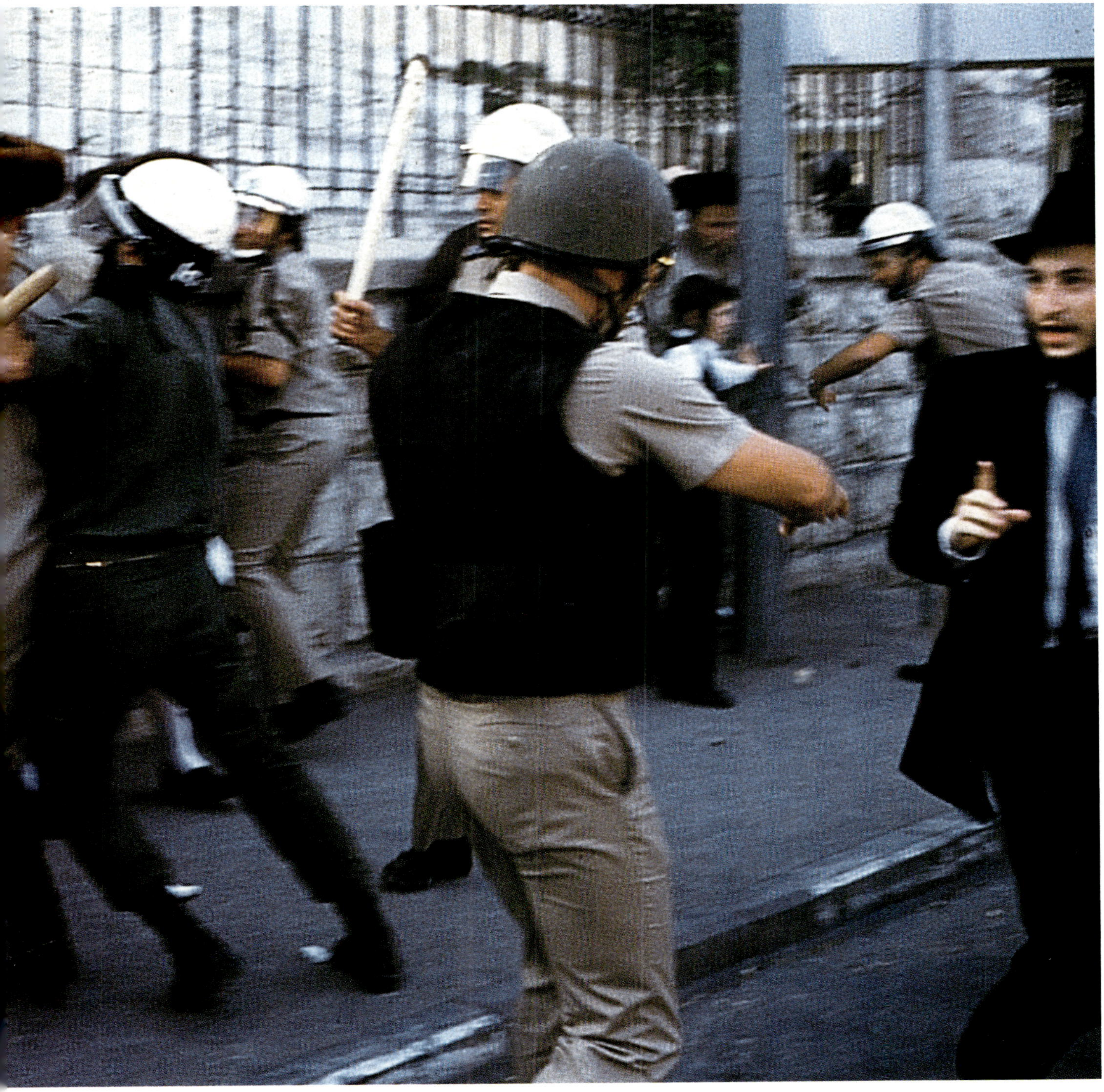

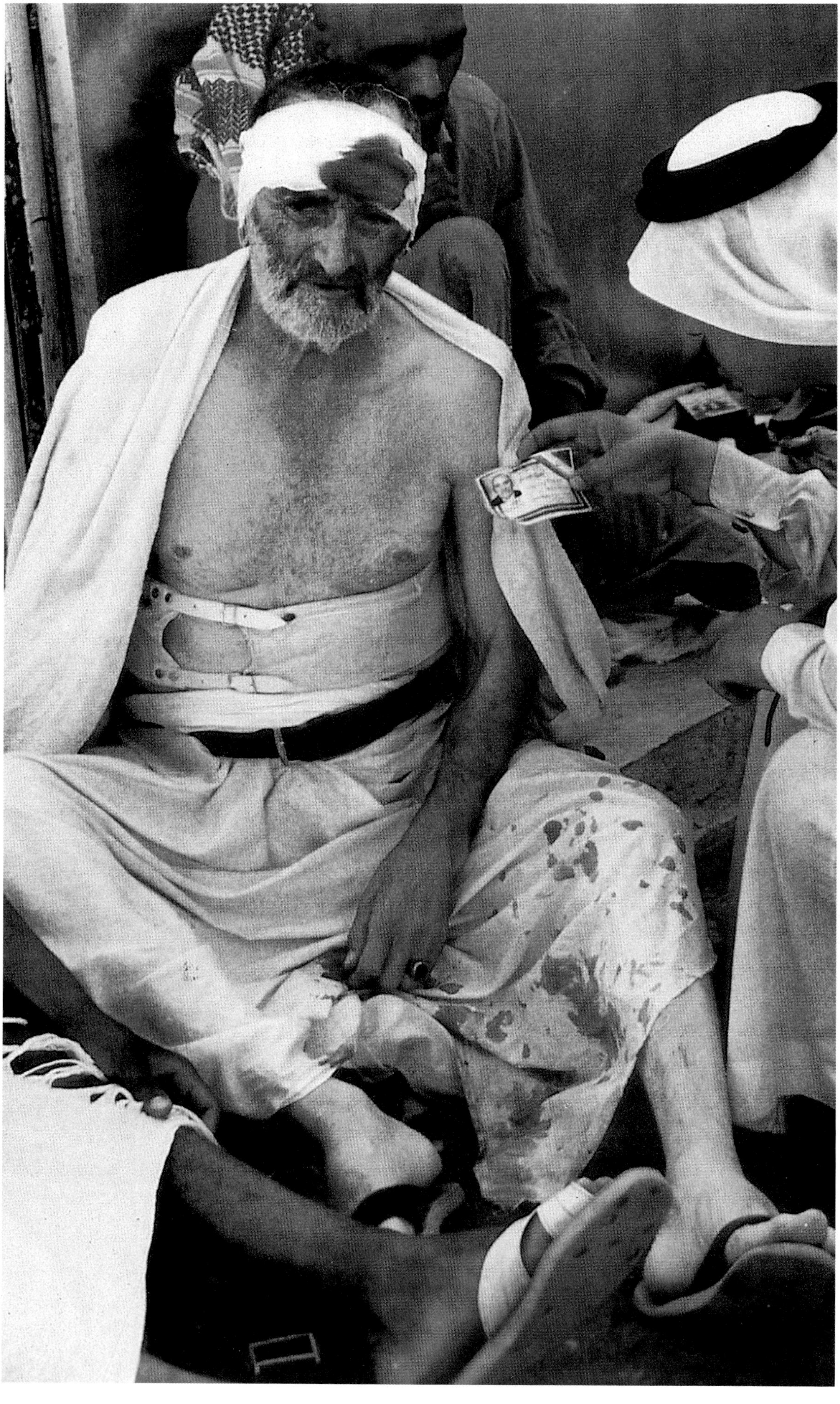

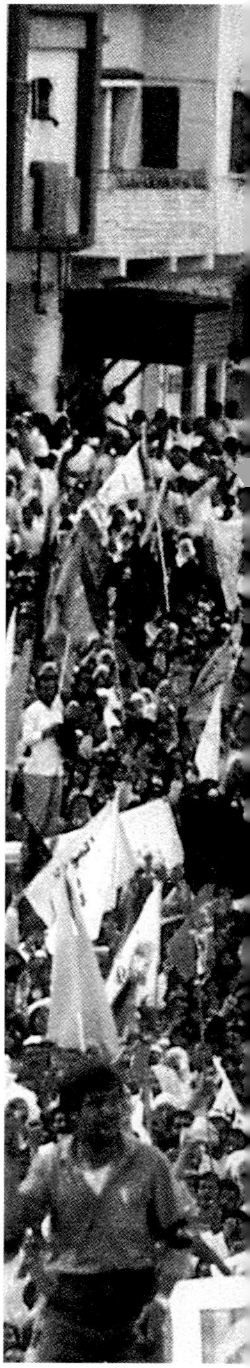

Bei der Schießerei an der Großen Moschee wurden nach offiziellen Angaben der Saudis 402 Menschen getötet. Wer Glück hatte, entkam dem Hexenkessel mit leichten Blessuren. Betroffenheit löste das Massaker überall aus, nur nicht im Iran: Dort gingen Hunderttausende für die Politik des Ajatollah auf die Straße.

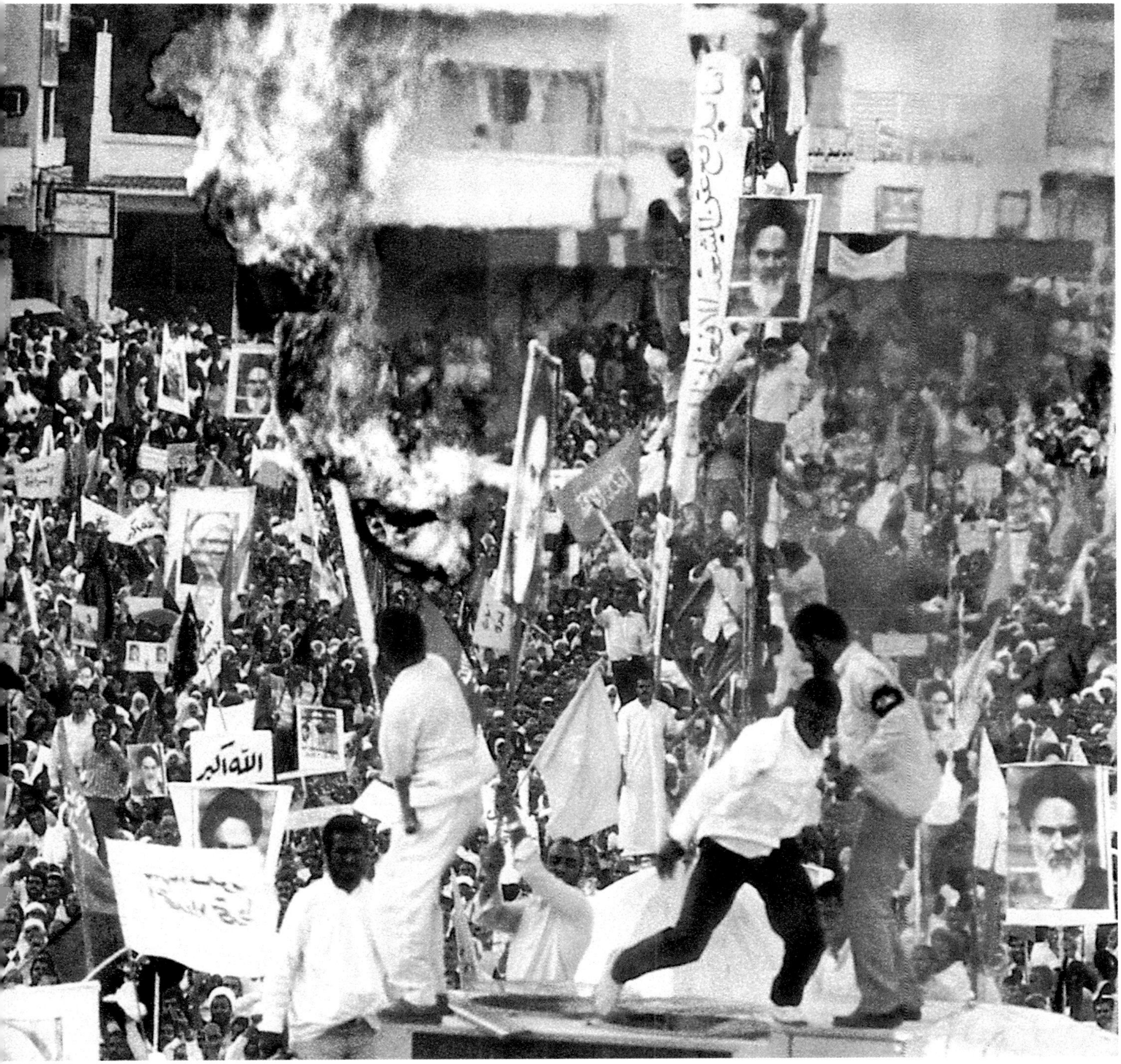

Schlacht am Tempel des Propheten

Aus seinen Plänen hat der Ajatollah Ruhollah Khomeini noch nie einen Hehl gemacht. Schon im Februar 1979, zu Beginn seiner Herrschaft über den Iran, sagte er dem Feind im westlichen Ausland, aber auch den religiösen Gegnern im eigenen Lager den Kampf an. Niemand nahm den greisen Khomeini damals richtig ernst – aus heutiger Sicht ein Fehler. Denn der Glaubenspurist entfachte in seiner Gefolgschaft einen beispiellosen Fanatismus. Und der führte im August zu einer Glaubens-Schlacht ausgerechnet an dem Ort, der den Moslems am heiligsten ist: In Mekka starben mindestens 400 Gläubige, über 650 wurden schwer verletzt.

Zu keinem anderen Zeitpunkt im Jahr herrscht in der heiligen Stadt der Moslems eine solche spannungsgeladene Atmosphäre. Zwei Millionen Moslems aus der ganzen Welt pilgern zur Großen Moschee mit der Kaaba – dem heiligsten aller islamischen Heiligtümer –, eine Reise, die jeder Gläubige mindestens einmal im Leben auf sich nehmen muß. Mitten in das gigantische Ereignis platzten rabiate iranische Eiferer mit dem Versuch, die Große Moschee einzunehmen.

Panik, Wut, Rassismus und falsch verstandene Frömmigkeit entluden sich blitzartig in einem Massaker, das die gesamte islamische Welt auf den Kopf stellte. Schüsse prasselten auf die Masse hilfloser Pilger ein, die in der Enge und dem Gedränge nicht mehr flüchten konnten. Männer, die noch Minuten zuvor friedlich gebetet hatten, sanken blutüberströmt in sich zusammen. Nur einen konnte das nicht schrecken. Khomeini, der eine Universalherrschaft über alle Glaubensrichtungen anstrebt, hatte schon früher die Parole ausgegeben: „Je mehr Menschen für unsere Sache sterben, desto stärker werden wir.“

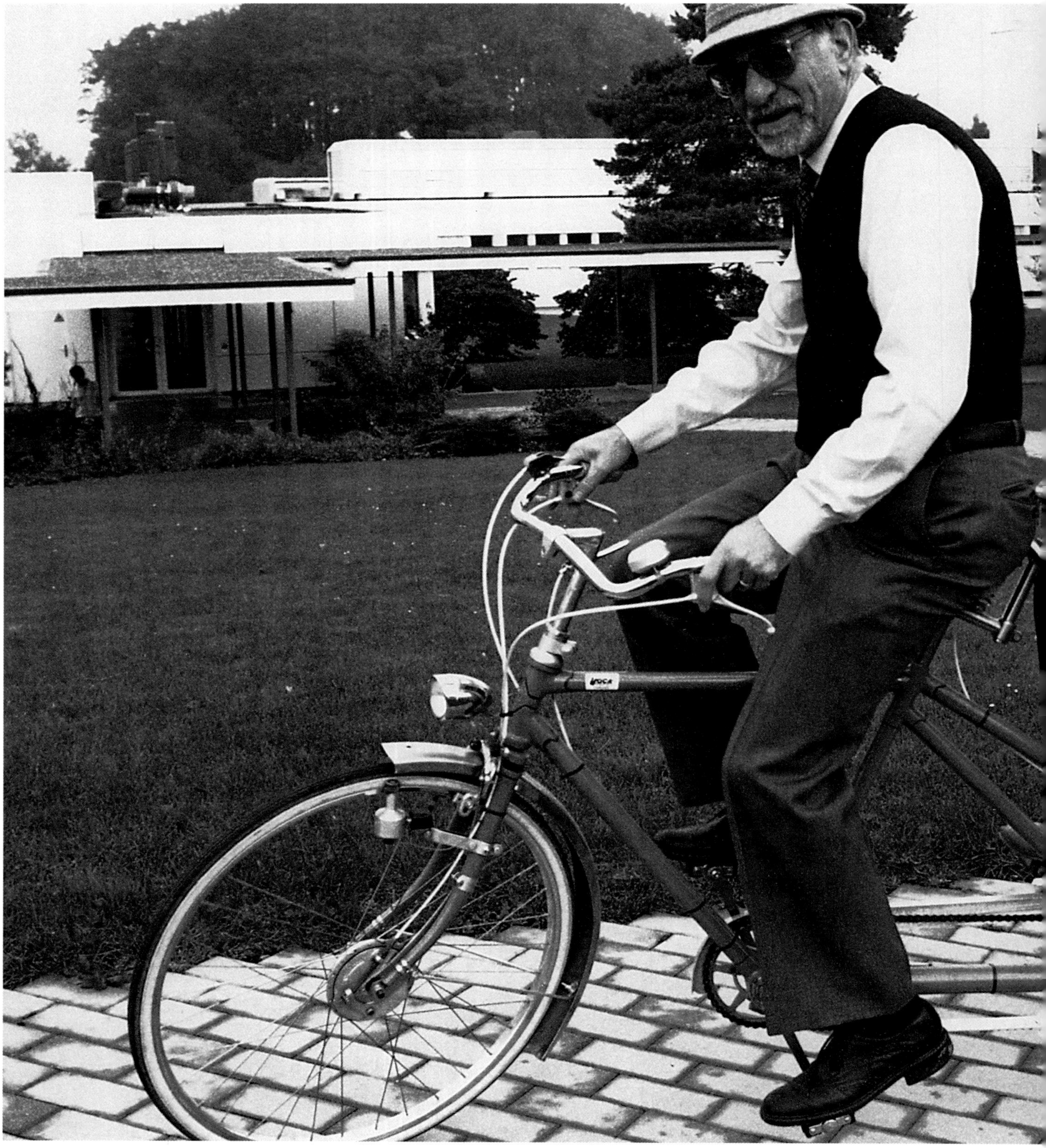

Nobelpreis für die Supraleitung

Am 10. Dezember krönte ein König zwei Forscherleben. Aus der Hand Carl Gustafs von Schweden erhielten Karl Alex Müller und Johannes Georg Bednorz in Stockholm den Nobelpreis für Physik. Die beiden Wissenschaftler hatten für eine Entwicklung gesorgt, die Kollegen als „die wichtigste seit der Erfindung des Transistors" bewerten. Supraleitung heißt das Zauberwort. Elektrischer Strom kann, so hatte schon im Jahre 1911 der niederländische Physiker Heike Kamerlingh Onnes herausgefunden, völlig ohne Widerstand und verlustfrei fließen, allerdings nur bei extremer Kälte – bei minus 269 Grad. Ein dreiviertel Jahrhundert lang war das Phänomen, daß Metalle nur in der Nähe des absoluten Nullpunktes – das sind minus 273 Grad Celsius – „supraleitend" werden, eine felsenfeste Erkenntnis.
Dann berichteten in der Septemberausgabe 1986 der „Zeitschrift für Physik" Müller und Bednorz über ihre sensationelle Entdeckung: Die beiden Physiker hatten ein Keramik-Material

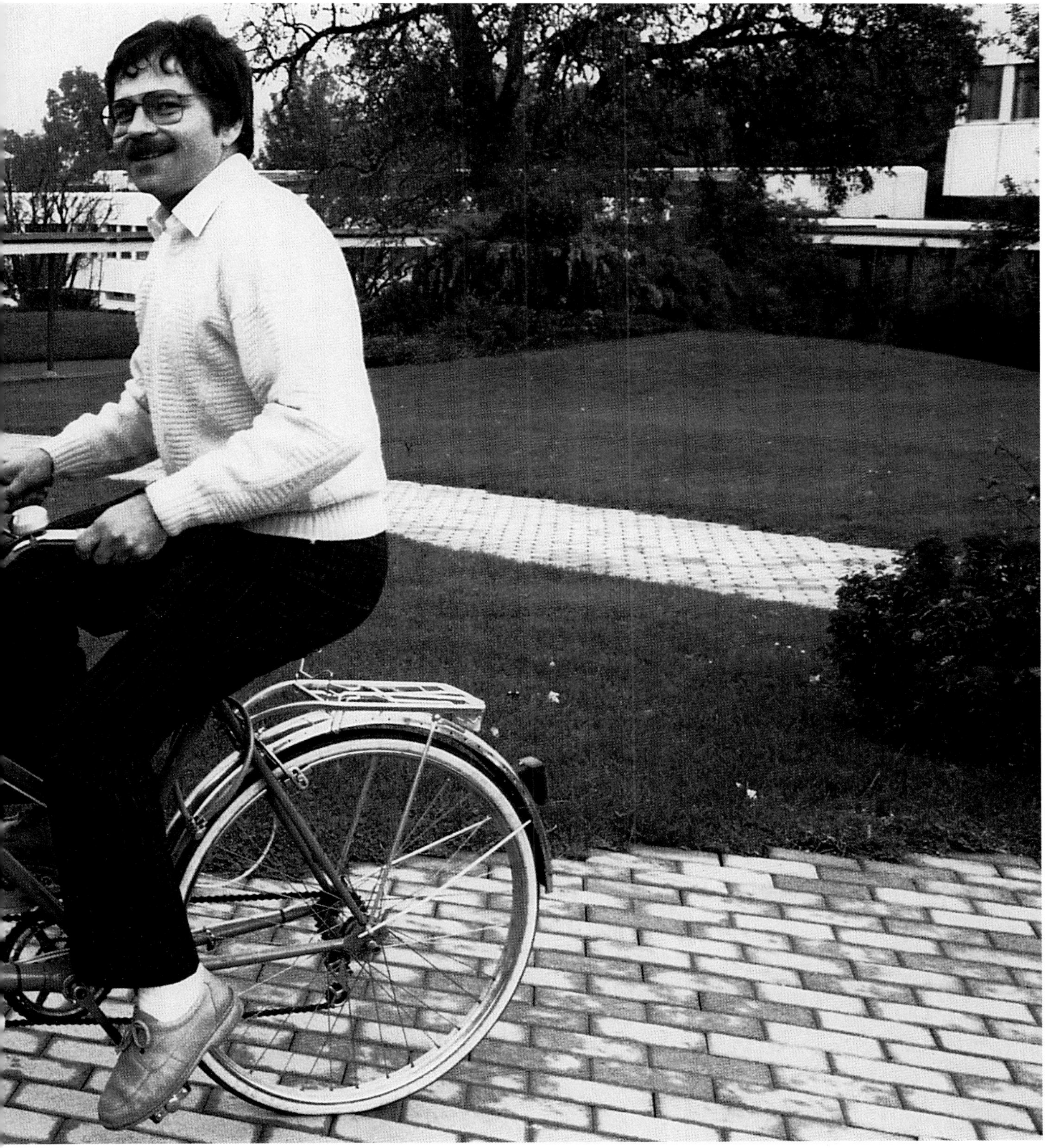

gefunden, das schon bei Abkühlung auf „nur“ minus 238 Grad seinen elektrischen Widerstand verliert.
Inspiriert durch diese Entdeckung forschten überall auf der Welt Wissenschaftler – und meldeten Supraleitung bei immer höheren Temperaturen.
Die elektrotechnischen Konsequenzen dieser Entwicklung scheinen phantastisch. Denn Supraleitung, bislang wegen des enormen Kühlaufwandes nur auf Labormaßstab beschränkt, wird nun auch im Großen möglich. Durch supraleitende Überlandkabel ließen sich etwa 20 Prozent Energie einsparen. Elektromotoren könnten kleiner und wirtschaftlicher, Magnete in unbegrenzter Größe gebaut werden. Außerdem ließen sich noch leistungsfähigere Computer entwickeln.

Teamarbeit führte zum Nobelpreis. Der Schweizer Karl Alex Müller und der Deutsche Johannes Georg Bednorz vom IBM-Labor in Rüschlikon bei Zürich: Freude über die Ehrung und das Preisgeld von rund 630 000 Mark.

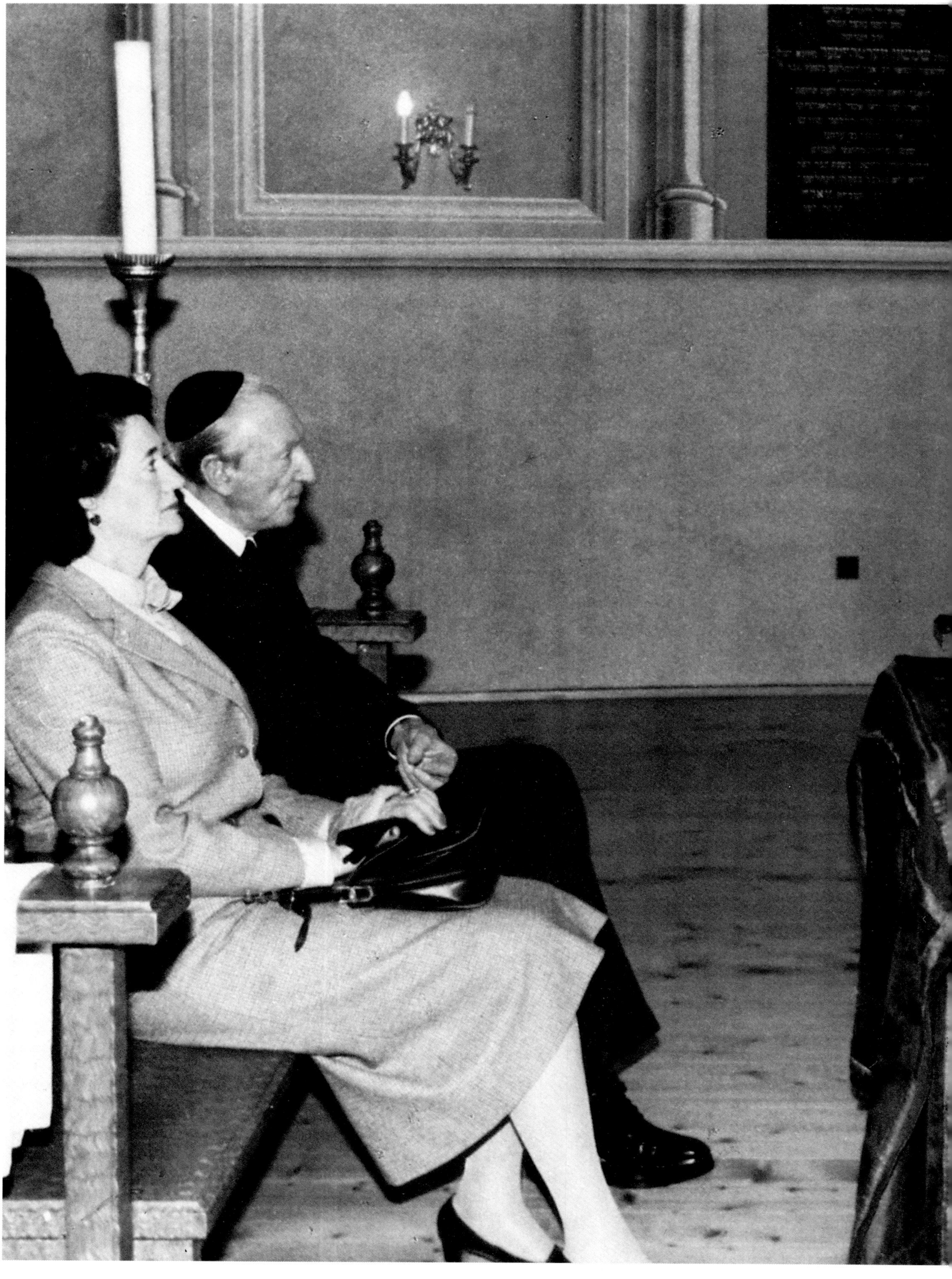

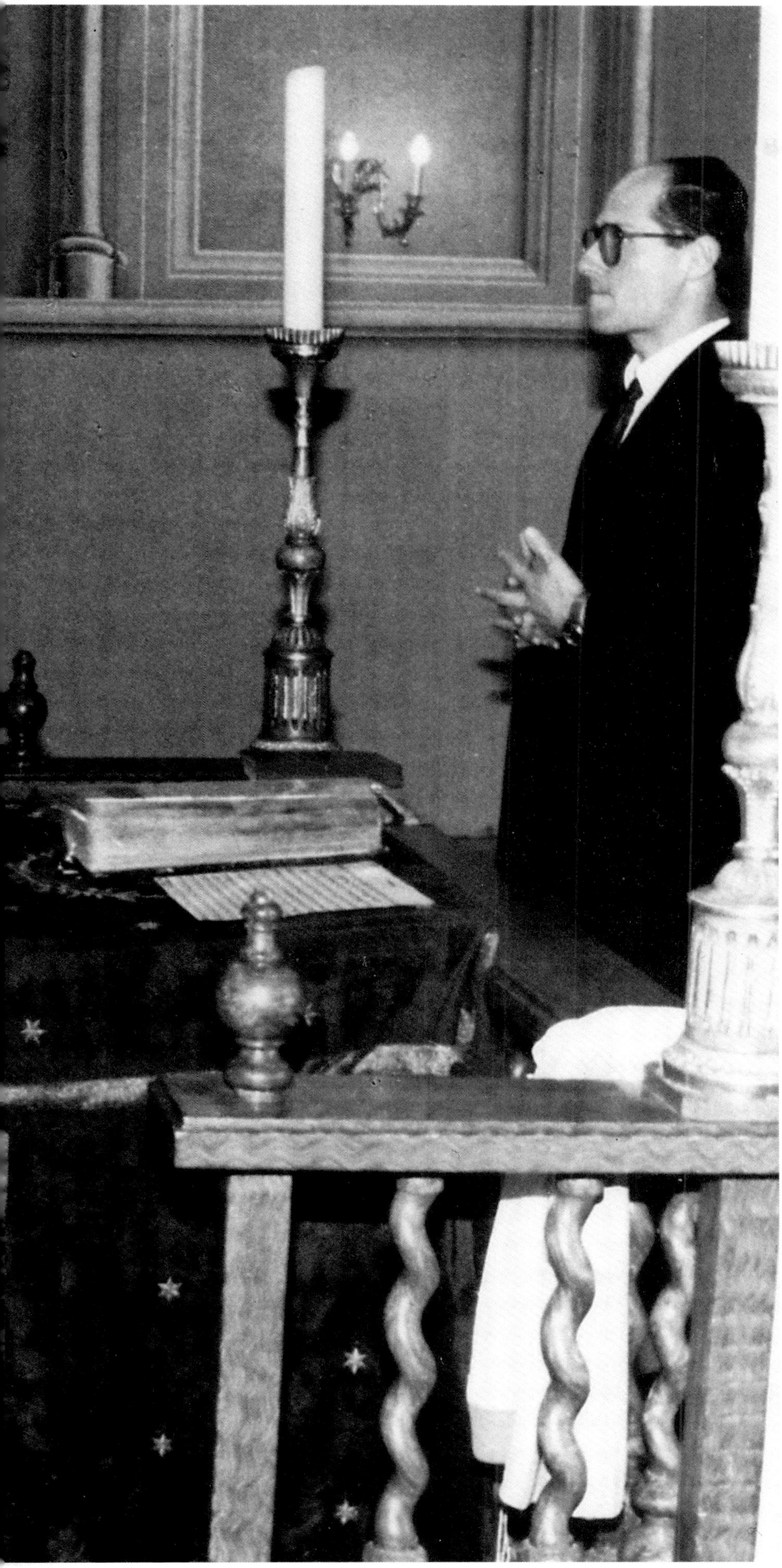

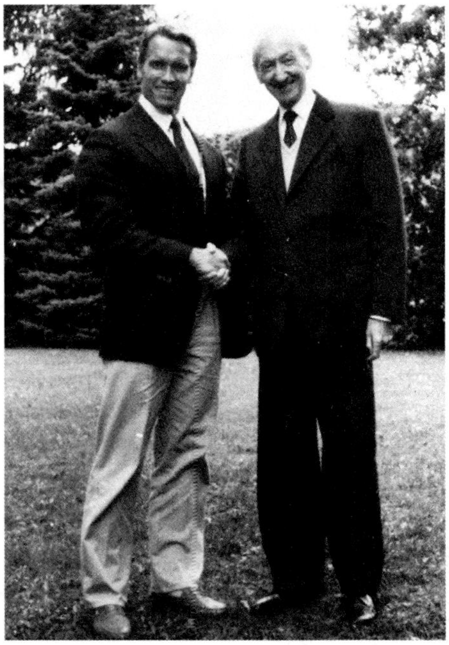

Mann ohne Gedächtnis

Kurt Waldheim ist ein Phänomen. Vom 18. Oktober 1939 bis zum Kriegsende war er Soldat, zuletzt als Oberleutnant in der für „Feindaufklärung" und „Sonderaufgaben" zuständigen Abteilung Ic des Stabes der Heeresgruppe E auf dem Balkan – und hat von deutschen Kriegsverbrechen dennoch nichts gesehen, nichts gehört, nichts gewußt, vor allem aber „nichts anderes getan als Hunderttausende anderer Österreicher, nämlich meine Pflicht als Soldat erfüllt". Doch Waldheims Gedächtnis hat beträchtliche Lücken. Denn zu seiner „Pflichterfüllung" gehörte beispielsweise auch die Weitergabe von Hinrichtungsbefehlen und von Deportationsanordnungen. Trotzdem wählten die Österreicher den heute 70jährigen am 8. Juni 1986 zum Bundespräsidenten. Ein Dreivierteljahr später setzte ihn das amerikanische Justizministerium auf die „watch list" unerwünschter Ausländer, d. h. als Privatperson ist ihm die Einreise in die USA verboten. Wenige Tage darauf ließen sich er und seine Frau Elisabeth im jüdischen Museum von Eisenstadt über das Schicksal der jüdischen Gemeinde berichten – ein Foto, das Gutwetter schaffen sollte und nur peinlich war. Genauso wie der Händedruck mit dem österreichischen Supermann Arnold Schwarzenegger – ein magerer Ersatz für staatsmännische Auftritte im Ausland. Lediglich Jordanien ließ Waldheim im vergangenen Jahr ins Land.

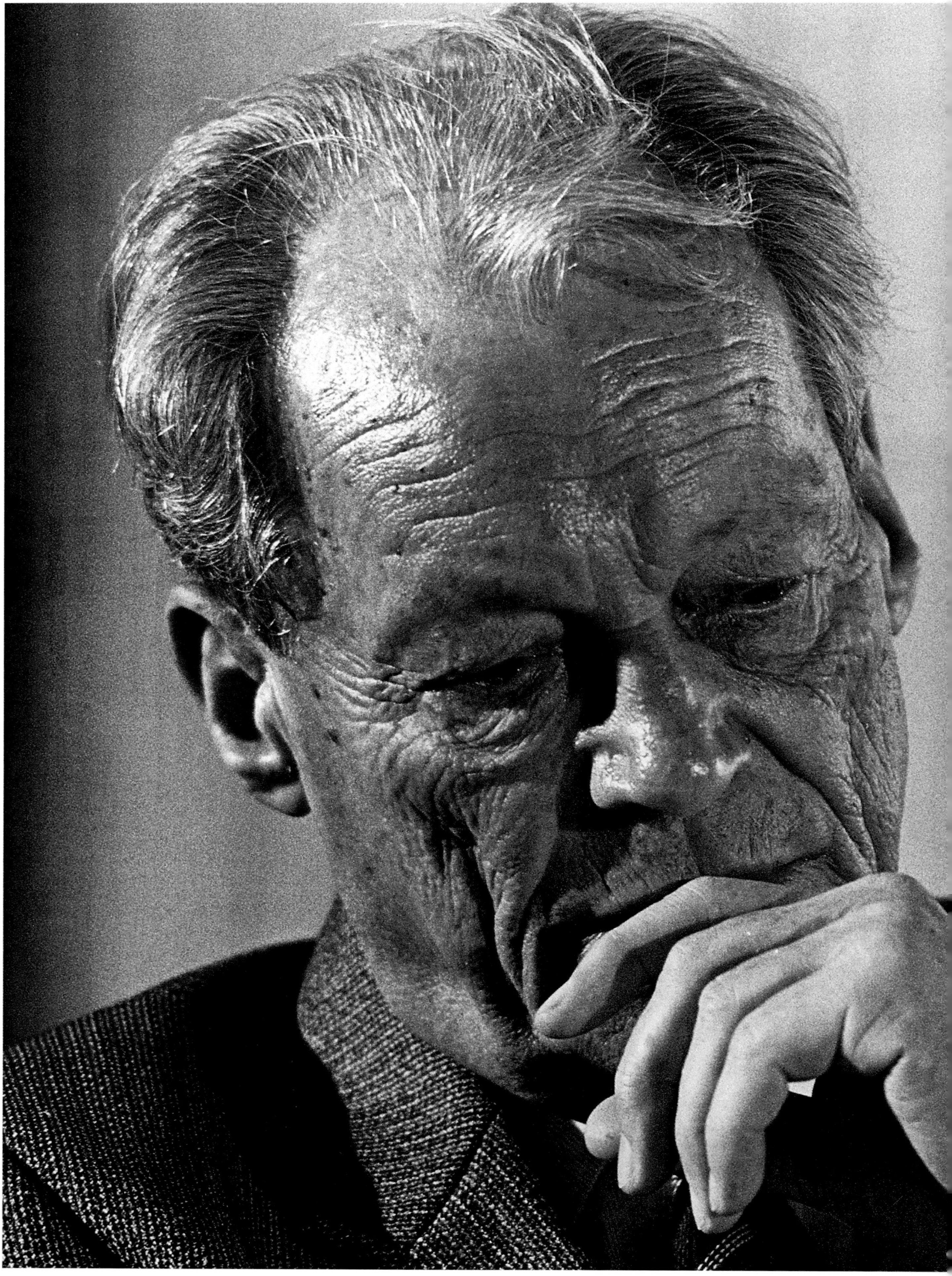

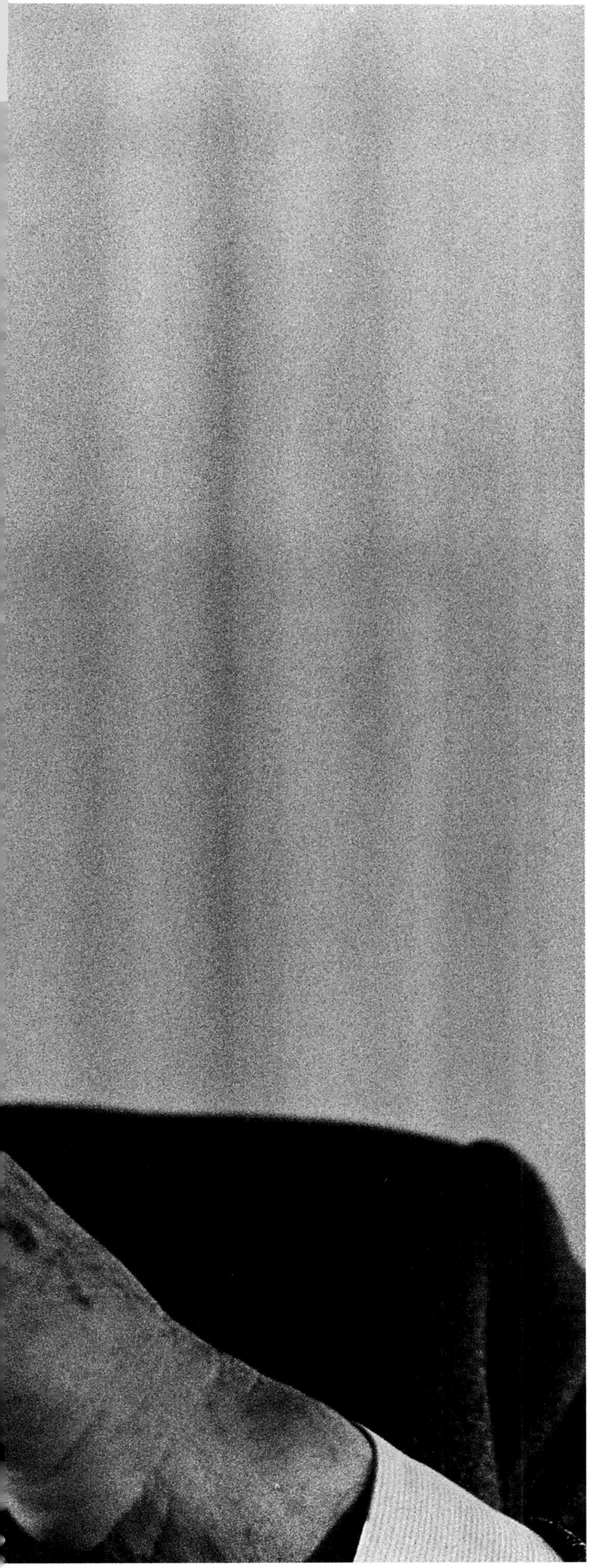

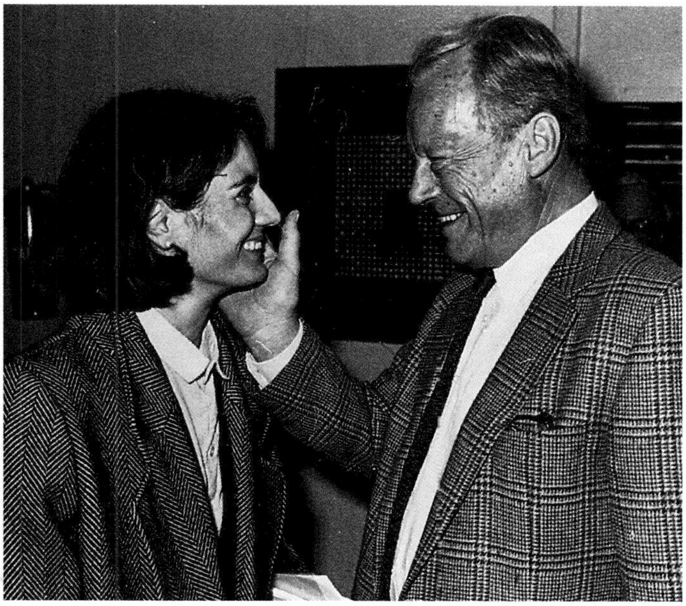

Eine gutaussehende junge Frau sollte künftig die SPD-Sprecherin sein: Margarita Mathiopoulos kannte die Partei nicht von innen, war nicht einmal Mitglied und besaß nur das Vertrauen des Vorsitzenden Willy Brandt, der sie als Freundin seiner Frau Brigitte schätzen gelernt hatte. Ein Teil der Partei schäumte vor Empörung, ein anderer schüttelte nur noch mit dem Kopf. Nach 23 Jahren legte Brandt den Parteivorsitz nieder. Nachfolger wurde Hans-Jochen Vogel, der Vorsitzende der SPD-Bundestagsfraktion. Was ihm zu Anfang nur wenige zugetraut hatten: Er verstand es, der Partei neuen Optimismus zu geben.

Ein großer Mann tritt ab

Der Satz sagt sich so leicht dahin: Ein Denkmal demontiert sich selbst. Man hörte ihn in den letzten Regierungsjahren Konrad Adenauers, des ersten Kanzlers dieser Republik, als ihn die „Koalitionsfreunde" von der FDP und die CDU-eigenen, selbsternannten Nachfolger längst jagten.
Der Satz war zu hören, als Herbert Wehner, dieser gefürchtete Zuchtmeister der SPD-Bundestagsfraktion, von Alter und Krankheit gebeugt, die Knute längst hätte aus der Hand legen sollen und den Abschied doch immer wieder hinausschob. Und nun also, im März, gab Willy Brandt Anlaß.
Der Anlaß scheint banal: Auf Betreiben des Parteivorsitzenden Brandt sollte die 31jährige Griechin Margarita Mathiopoulos zur neuen Sprecherin der SPD berufen werden – gegen Widerstand und Verständnislosigkeit in der Partei; die neue Parteisprecherin war nicht einmal Mitglied dieser Partei. Es war eine vergleichsweise bedeutungslose Episode, doch sie genügte, weil die Partei mit sich selbst nicht mehr im reinen war. Weil der Machterhalt zur alleinigen Richtschnur geworden war, mußte die SPD den Preis dafür mit geistiger Unbeweglichkeit zahlen. Und konnte doch trotz weitgehender Preisgabe ihrer Identität die FDP nicht in der Koalition halten, die Wende nicht verhindern und nicht den Kanzler Helmut Kohl. Brandt sah, daß der Neuanfang mit ihm nicht mehr möglich war, und ging.

Szenenwechsel an der Spitze der SPD. Der designierte Parteivorsitzende Hans-Jochen Vogel, gut beschirmt von dem Bundestagsabgeordneten Günter Verheugen. Der einstige FDP-Generalsekretär, der nach der 82er Wende die Front wechselte, hatte nach dem Rücktritt des früheren Parteisprechers Wolfgang Clement provisorisch dieses Amt übernommen und mußte, nachdem Margarita Mathiopoulos als Nachfolgerin gescheitert war, bis zum September weitermachen. Belohnt wurde er für seinen selbstlosen Einsatz mit dem Chefredakteurs-Posten beim parteieigenen Wochenblatt „Vorwärts“.

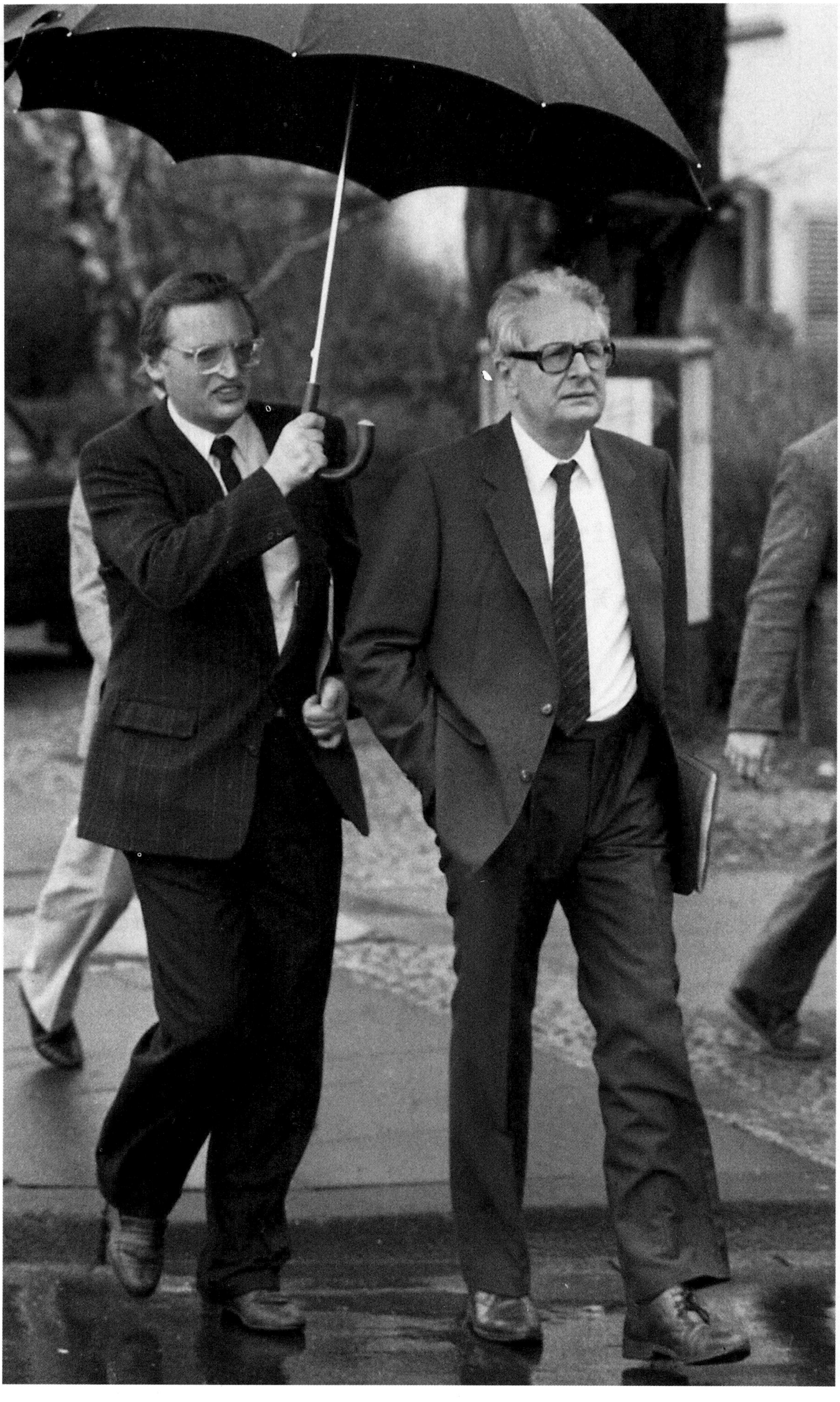

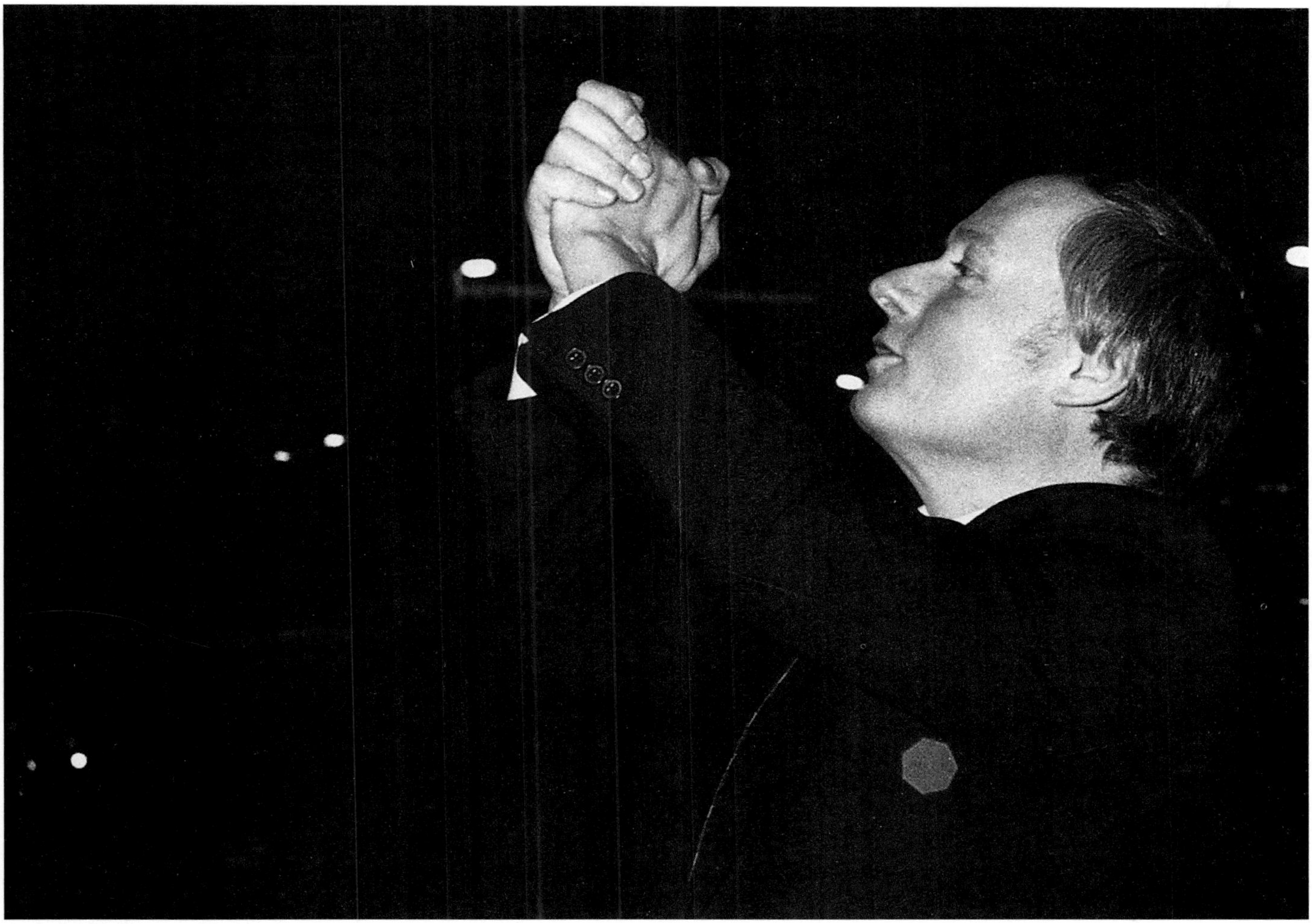

Dank an die enttäuschten Fans: Oskar Lafontaine am Abend des Brandt-Rücktritts vor der Parteizentrale. „Willy, Willy!" und „Oskar, Oskar!" hatten Jungsozialisten skandiert. Doch ihr Oskar war gar nicht erst angetreten im Kampf um die Nachfolge des zurückgetretenen Vorsitzenden. Er hatte Vogel das Feld überlassen. Dabei hatte der Saarländer große Erwartungen geweckt, als er nach dem düsteren Tag der Bundestagswahl als erster das Wort ergriffen und Kurskorrektur verlangt hatte. Lafontaine begründete seinen Verzicht mit der Bürde des Landeschefs an der Saar, intern aber gab er zu, daß er sich der Aufgabe, die Partei zu führen, nicht gewachsen fühle – noch nicht.

Siegeszug der Klarsichthülle

Mit dem abrupten Abgang Willy Brandts hat sich das Bild der SPD im Jahre 1987 gewandelt. Die neue, schon am 23. März nominierte Führung wurde am 15. Juni auf einem außerordentlichen Parteitag in der Bonner Beethovenhalle gewählt.

Hans-Jochen Vogel erhielt 404 von 423 Stimmen – ein deutliches Zeichen, daß sich der Mann, der in den 70er Jahren die innerparteiliche Polarisierung vorangetrieben hatte, zum Integrator gewandelt hat. Aus dem rechten Lager der Partei kommend, hatte der Oppositionsführer im August 1986 auf dem Bundesparteitag wesentlich die „Nürnberger Beschlüsse" mit angeschoben.

Oskar Lafontaine mußte sich mit 353 Delegiertenstimmen zufriedengeben, um als stellvertretender Parteichef (neben Johannes Rau) für Vogel aufzurücken. Es war der Denkzettel für einen Coup, den sich der Saarländer im Februar geleistet hatte, als der Parteivorstand einen neuen Schatzmeister bestimmen mußte. Zwei Kandidaten standen Tage vorher zur Auswahl, doch als es soweit war, kam Lafontaine mit dem Vorschlag Hans-Ulrich Klose hervor – und siegte.

Vogel, Rau, Lafontaine, Klose – und dann die Nummer fünf in der SPD-Führungsrunde, Anke Fuchs. Sie hatte die Regel mißachtet, wonach man sich für das Amt des Bundesgeschäftsführers nicht öffentlich bewirbt, und Volker Hauff, Wunschkandidat von Brandt wie Vogel, hatte das Nachsehen. Die Ex-Familienministerin vom rechten Flügel präsentierte sich als hemdsärmeliges Kontrastprogramm zu ihrem Vorgänger Peter Glotz.

In der Furcht ihres neuen Herrn zeigten sich die SPD-Flügel friedfertig wie noch nie. Politische Langeweile zog ein, doch die Stabilisierung und gar Verbesserung im Ansehen der Wähler – am 13. September in Bremen und Schleswig-Holstein – schien diesen Kurs zu bestätigen. Nur der Machtverlust in Hessen schmerzte. Vogel, als Bürokrat verschrien, sorgte aber auch im Parteiapparat für Ordnung: Der „Mann mit der Klarsichthülle" führte das Wiedervorlagesystem ein.

Machterhalt statt Profil

Unbestrittener Spitzenmann der CDU ist und bleibt der Kanzler. – Helmut Kohl hat sorgsam darauf geachtet, daß ihm in der Union niemand in die Quere kommen kann. Mit einer feinen Witterung für Nebenbuhler, die ihm gefährlich werden könnten, hat er ernstzunehmende Rivalen beizeiten gestutzt. Das begann mit dem „sehr erfolgreichen“ Finanzminister Gerhard Stoltenberg, der während der Koalitionsverhandlungen aus der Zeitung erfahren durfte, daß sein Sessel Franz Josef Strauß angeboten worden war – von Kohl. Als es um die Steuerreform, um Subventionsabbau und Dollarverfall

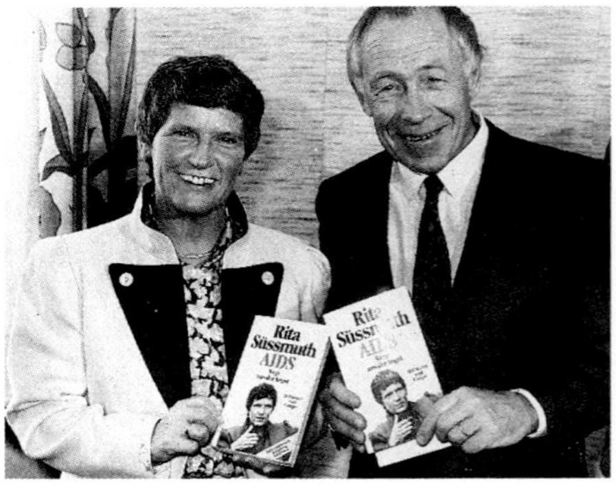

ging, ließ der Kanzler seinen Finanzminister allein.

In der Nische stehend verfolgte Kohl genüßlich, wie Stoltenberg mit den Problemen nicht fertig wurde und an politischem Renommee verlor. Endgültig beschädigt wurde das Ansehen des kühlen Norddeutschen durch die Barschel-Affäre: Erst stellte sich der schleswig-holsteinische Landesvorsitzende vor seinen gebeutelten Ministerpräsidenten, dann ließ er ihn wie eine heiße Kartoffel fallen, als sich die Indizien gegen Barschel häuften, und schließlich konnte sich der eiskalte Stoltenberg nicht zu einer Entschuldigung gegenüber der SPD und ihrem Spitzenmann Björn Engholm durchringen. Heute hat er in Bonn nur noch den Stellenwert eines Buchhalters; die Kanzlerträume sind verflogen.

Viel besser steht auch Kohl-Kritiker Lothar Späth nicht da. Zwar ist er nicht in peinliche Affären verwickelt, hat als Ministerpräsident die Probleme des Landes Baden-Württemberg auch weitgehend gelöst, aber er muß damit rechnen, bei der kommenden Landtagswahl 1988 die absolute Mehrheit zu verlieren – wegen des Bürgerunwillens über die Regierung Helmut Kohl.

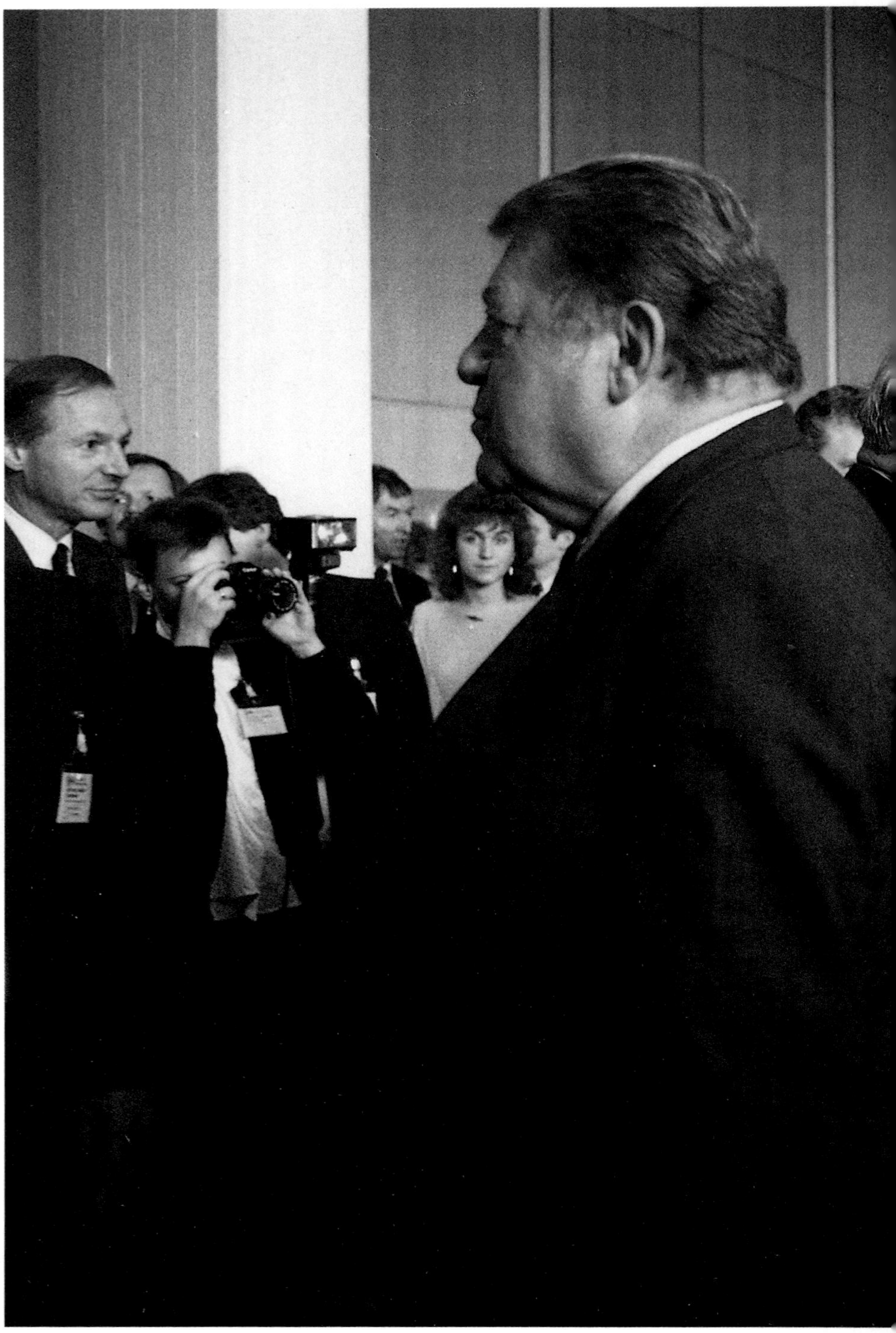

Der Kanzler kann also zufrieden sein; die eigene Macht ist ungefährdet, die der Partei dagegen nicht. Denn stets nur an Machterhalt zu denken, kostet Profil. Wie hoch dieser Preis ist, hat die CDU bei den Landtagswahlen in Rheinland-Pfalz und Schleswig-Holstein erfahren müssen: Spürbare Einbrüche setzten die Kette von Wahlschlappen fort. Doch Kohl will die Warnungen nicht ernstnehmen.

Die vom Generalsekretär Heiner Geißler initiierte Diskussion über die richtige Politik der Mitte ist in seinen Augen „überflüssig wie ein Kropf“. Von einem Schwenk zu den Wählerschichten der SPD hält er nichts. Die Partei steht heute ohne Konturen da und ist im allgemeinen Erscheinungsbild zum „Machterhaltungsverein“ (Kurt Biedenkopf) verkommen.

In der Außen- und Wirtschaftspolitik, einst klassische Kompetenzfelder der Union, haben die Christdemokraten inzwischen jeden Sachverstand verloren. Die Außenpolitik bestimmt der heimliche FDP-Chef, Außenminister Hans Dietrich Genscher; die Wirtschaftspolitik in Bund und Ländern wird ebenfalls (freilich eher schlecht

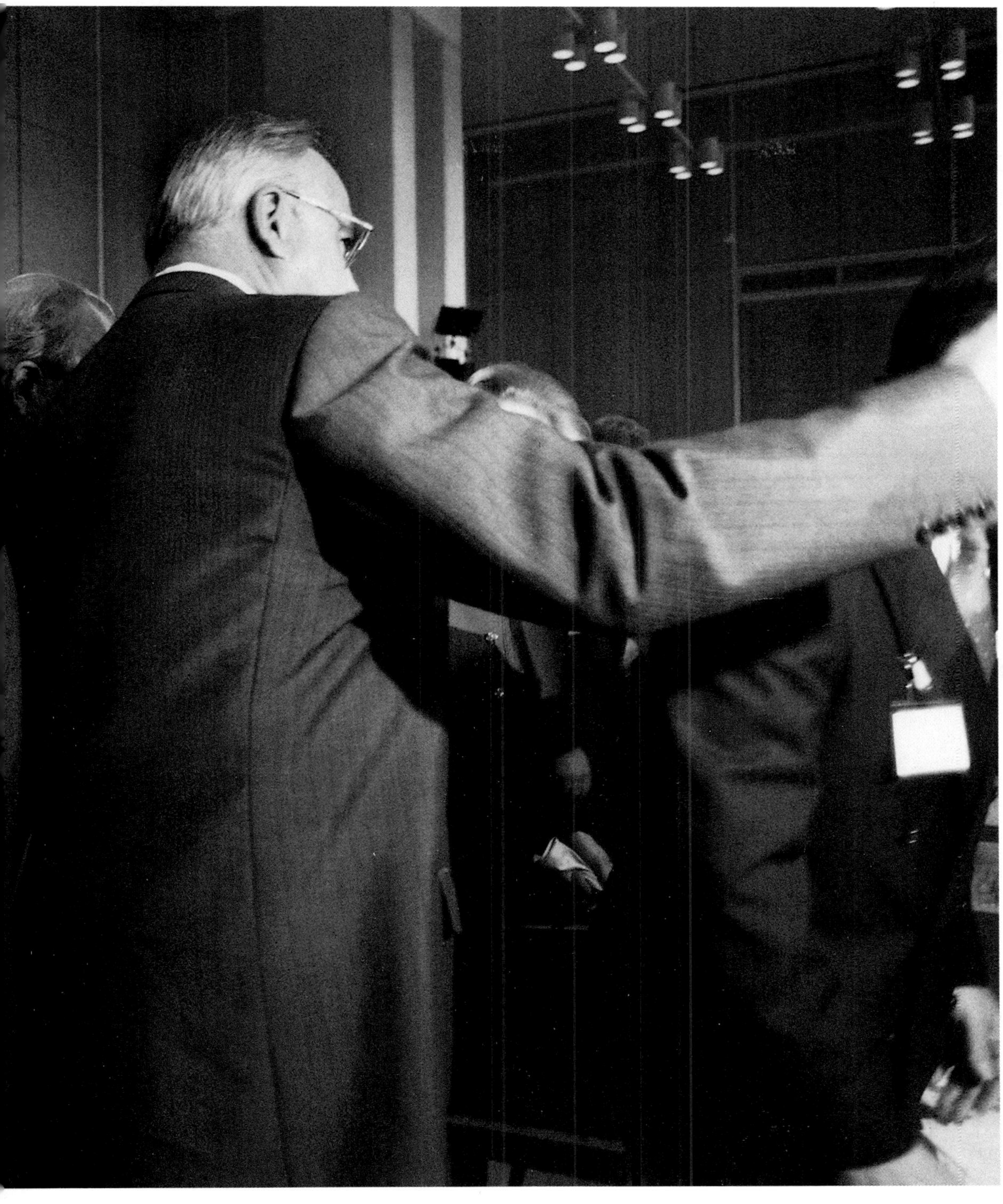

Den Rücken zugekehrt: das Foto trifft die „Männerfreundschaft". Franz Josef Strauß, CSU-Chef und bayerischer Ministerpräsident, und Helmut Kohl, CDU-Vorsitzender und Bundeskanzler, funken nicht auf gleicher Wellenlänge. Strauß nimmt dem Bonner Regierungschef übel, daß er nur an den eigenen Machterhalt denkt und dabei das Profil der Christen-Union verspielt. Außerdem wirft er ihm vor, zu nachgiebig gegenüber den ungeliebten Liberalen zu sein. So berechtigt diese Vorwürfe sein mögen, so sehr lenken sie vom eigentlichen Grund für das Zerwürfnis ab: Strauß kann nicht verwinden, daß nicht er, der mit allen Wassern gewaschene, hochintelligente Vollprofi Bundeskanzler geworden ist, sondern der politisch leichtgewichtige Mensch aus Oggersheim.

als recht) von den Liberalen dominiert. Das Defizit an Inhalten, festen Programmpunkten und überzeugenden Persönlichkeiten ist noch deutlicher geworden, seit die Barschel-Affäre das Streben nach Machterhalt obsolet gemacht hat. Zutreffend analysiert Christoph Böhr, Chef der Jungen Union: „Die CDU hat sich zu einer Allerweltspartei entwickelt, die in wesentlichen Teilen nicht weiß, was sie will."
Einen klaren Kurs vorzugeben, ist bislang auch Geißler nicht gelungen. Die von ihm favorisierte Sozialpolitik hat der Partei bisher noch nicht die ersehnten neuen Wähler beschert. Allerdings operiert die CDU auch ungeschickt, wenn sie Reformvorhaben beschließt. Großmundig wird eine umfassende Steuerreform angekündigt, dann zerredet, schließlich verabschiedet – der inzwischen irritierte Bürger aber glaubt nicht an eine Steuersenkung, sondern fürchtet eine Mehrbelastung. Ständig wird über die Sicherung der Rente debattiert, aber beim Bürger herrscht Angst um die Altersversorgung. Und wenn die CDU sich um das Gesundheitssystem sorgt, dann bleibt bei den Leuten hängen, daß Rita Süssmuth ihnen das Rauchen verbieten will.
Da tut sich die Schwesterpartei CSU leichter. Das bayerische Weltbild ist ungetrübt, die Wahlerfolge eindeutig und der konservative Kurs auch. Kein Wunder, daß sich Franz Josef Strauß und Helmut Kohl nicht viel zu sagen haben. Kein Wunder auch, daß Strauß den ungeliebten Kanzler bei jeder Gelegenheit vorführt; deutlich macht, daß nur er, Strauß, die Fähigkeit besitzt, die Bundesrepublik zu regieren, und zwar erfolgreich. Bitter allerdings, daß der Wähler das ganz anders sieht.

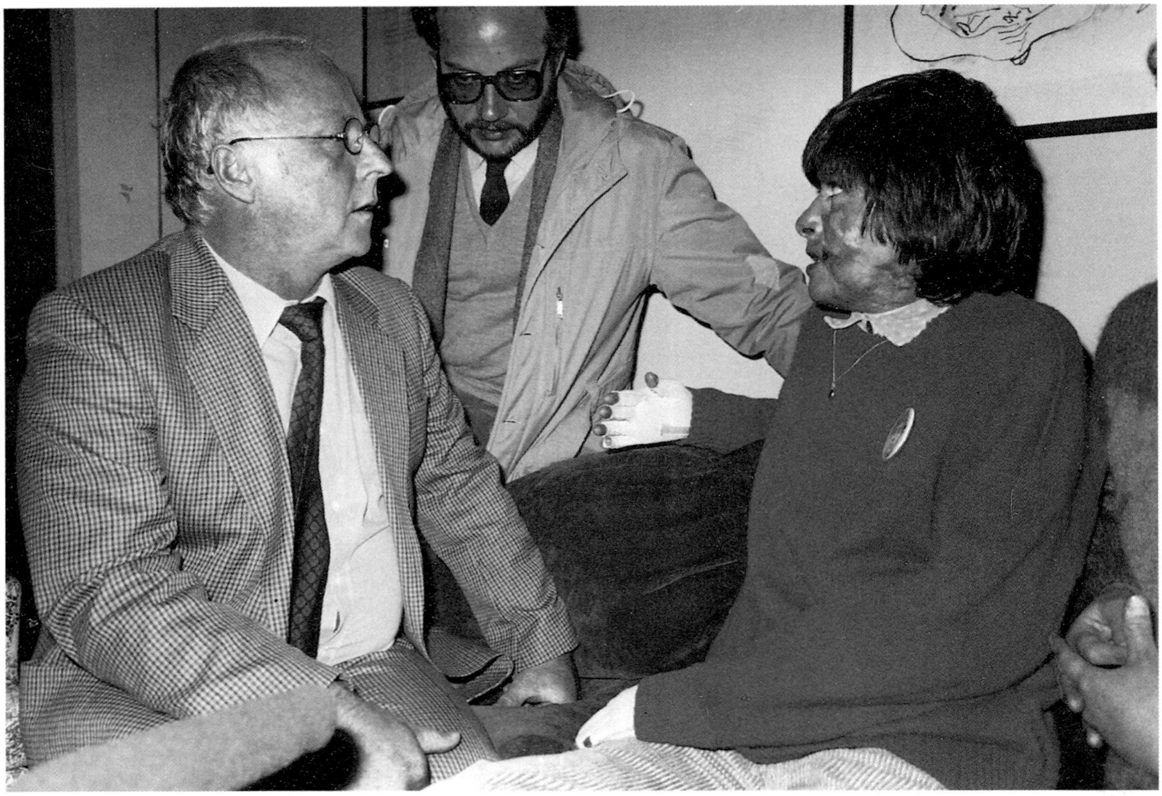

Mit einer Reise nach Chile setzte Bundesarbeitsminister Norbert Blüm in der Union eine heftige Diskussion über Menschenrechte in Gang. Während Blüm in Santiago die Studentin Carmen Gloria Quintana traf (Bild oben), die von Pinochet-Soldaten zusammengeschlagen und mit Benzin angezündet worden war, bezeichnete Franz Josef Strauß die Folterungen in Chile als „unfein“. Wochenlang stritten sich Blüm und CDU-Generalsekretär Heiner Geißler mit Bundesinnenminister Friedrich Zimmermann und Franz Josef Strauß darüber, ob 14 zum Tode verurteilte Regime-Gegner in der Bundesrepublik aufgenommen werden sollten. Am Ende stand ein Kabinettsbeschluß, daß derzeit „kein Handlungsbedarf“ bestehe.
Den Beschluß setzte Bundeskanzler Helmut Kohl durch, der sich in dem Unions-Streit nie eindeutig festgelegt hatte. Im November zeigte Kohl in Afrika, wie er sich Diplomatie vorstellt. Publicitywirksam nahm er Kinder auf den Arm (Bild rechts), umarmte dunkelhäutige Sängerinnen und winkte den Massen. Über den Apartheid-Staat Südafrika fiel kein böses Wort.

Hauskrach um Menschenrechte

Wochenlang hatte Bundesarbeitsminister Norbert Blüm die Reise vorbereitet. Im Juli war es dann soweit: Der kleinste Mann in Kohls Kabinett trat in Chile groß auf. Auge in Auge mit Diktator Pinochet forderte Blüm die Rückkehr zur Demokratie und die Einhaltung der Menschenrechte („Herr Präsident, machen Sie Schluß mit der Folter!“). Gleichzeitig setzte er sich dafür ein, 14 zum Tode verurteilte Regime-Gegner in der Bundesrepublik aufzunehmen.

Blüms Chile-Auftritt sorgte in der Union für einen Hauskrach, der wochenlang den Spielplan des Bonner Sommertheaters beherrschte. Bundesinnenminister Zimmermann (CSU) lehnte die Aufnahme der „Terroristen“ ab, und auch Franz Josef Strauß wollte die gefolterten Regime-Gegner nicht ins Land lassen. Denn: „Sicherlich sind Geständnisse mit Gewalt erpreßt worden, das heißt aber noch lange nicht, daß die Geständnisse falsch sind.“

Die Auseinandersetzungen um die Blüm-Reise wurden auch deshalb so erbittert geführt, weil es für die Union wieder einmal um eine prinzipielle Strategie-Frage ging: Wo sollen CDU und CSU ihre Wähler werben – in der Mitte, wie CDU-Generalsekretär Heiner Geißler und Norbert Blüm meinen, oder an Straußens rechtem Rand? Der Kanzler und CDU-Chef Helmut Kohl legte sich nicht fest. Er will zwar „Menschenrechte überall“, aber – wenn's geht – ohne Druck auf die Diktatoren. Auf einer Afrika-Reise Mitte November machte Kohl in Kenia, Kamerun und Mosambik klar, daß es keine Wirtschaftssanktionen der Bundesrepublik gegen den Apartheid-Staat Südafrika geben wird. Statt dessen setzte der Kanzler auf den „friedlichen Weg des Dialogs“ zwischen den verfeindeten Parteien. Als Vermittler brachte Kohl einen Mann ins Gespräch, der schon seit Jahrzehnten an der Bonner Afrika-Politik herummotzt und über hervorragende Kontakte nach Pretoria verfügt: Franz Josef Strauß.

Norbert Blüm, der ursprünglich nach Südafrika hatte reisen wollen, „um auch dort ein paar deutliche Worte zu sagen“, wurde von Helmut Kohl zurückgepfiffen.

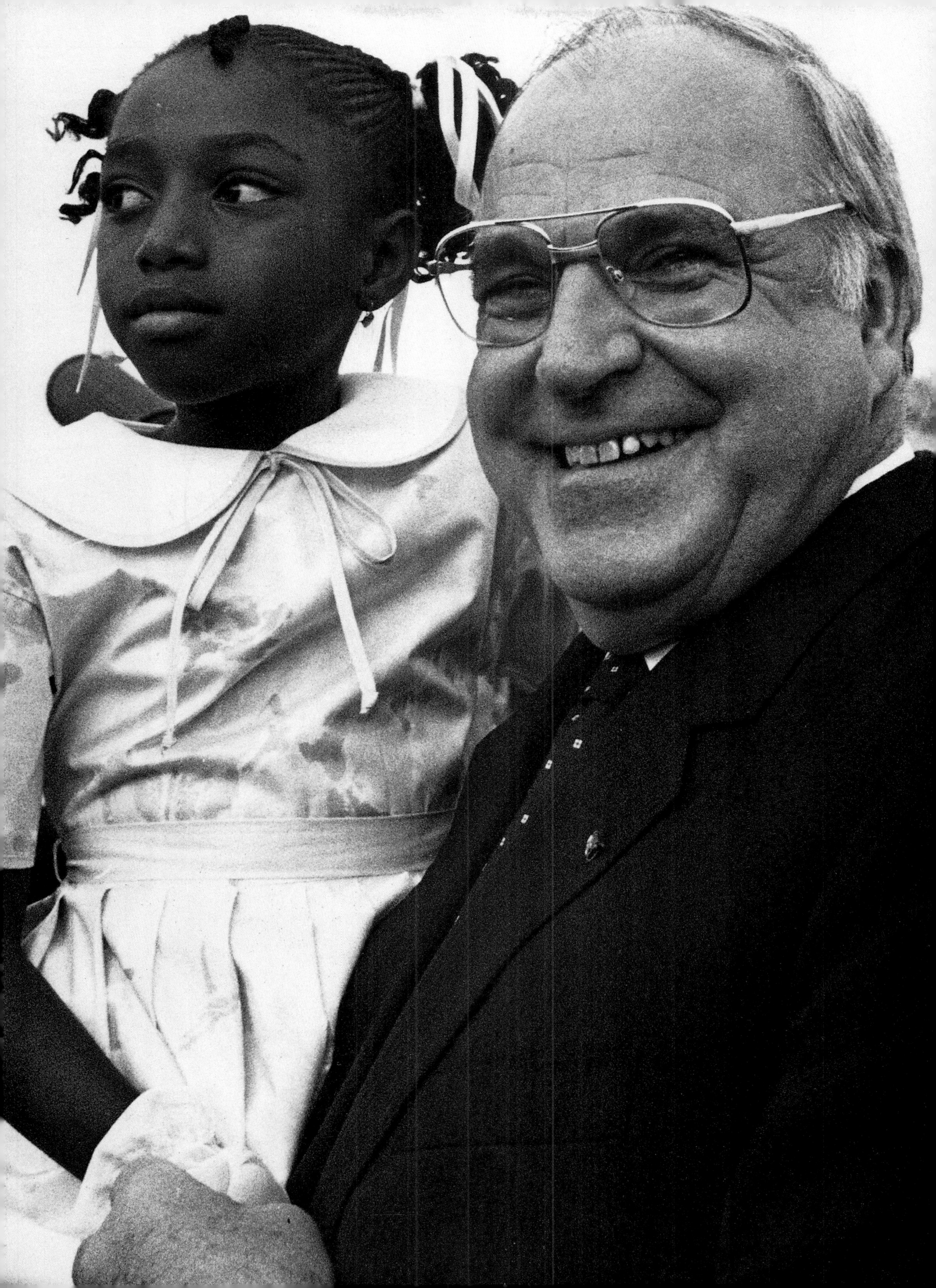

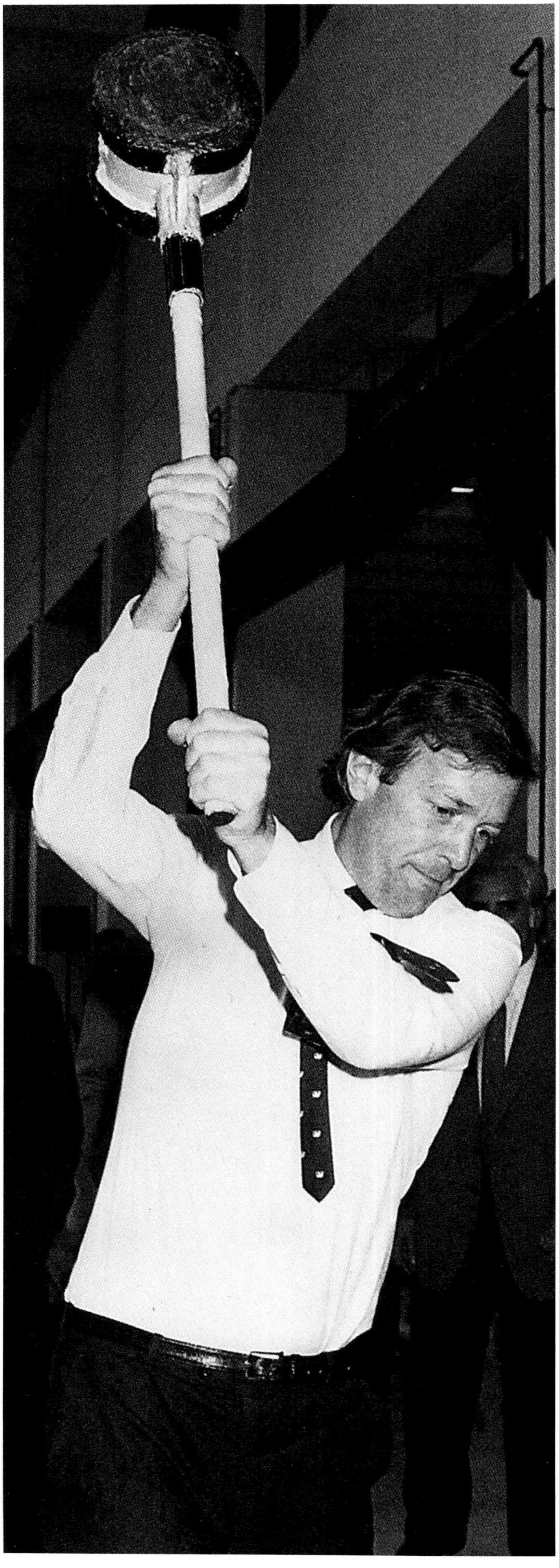

Liberale Wende: vorwärts-rückwärts

„Was immer auch sei, die FDP ist dabei", lautet ein Spottspruch über die drittkleinste Partei der Bundesrepublik. Seit Gründung der Bundesrepublik im Jahre 1949 schafften es die Liberalen immerhin 33 Jahre, in Bonn mit auf der Regierungsbank zu sitzen. Im Jahre 1987 bestätigten die Liberalen ihre Fähigkeit zum Machterhalt.

Wende vorwärts: Nach der Bundestagswahl im Januar traten die Liberalen gestärkt (1983: 7 Prozent, 1987: 9,1 Prozent) mit drei Ministern in eine CDU/CSU-FDP-Regierung ein. Vorbei schien die Zitterpartie entlang des parlamentarischen Aus unter der Fünf-Prozent-Hürde nach dem Flick-Skandal, der zum Rücktritt und zur gerichtlichen Verurteilung des FDP-Vorstands Otto Graf Lambsdorff geführt hatte. Die hessischen Liberalen wurden nach der Landtagswahl im April (7,8 Prozent) Juniorpartner in einer CDU-geführten Landesregierung. Nach dem Verlust des „roten Hessen" schien sich die politische Landkarte der Bundesrepublik weiter gelb-schwarz einzufärben. In Rheinland-Pfalz kamen die Wende-Liberalen im April ebenfalls auf 7,3 Prozent.

Wende rückwärts: In Hamburg ging die FDP mit einer „offenen Bündnisaussage" in die Bürgerschaftswahl im Mai (6,5 Prozent). Im Senat von SPD-Bürgermeister Klaus von Dohnanyi stellen die Elb-Liberalen zwei Senatoren. Die erste Neuauflage einer sozialliberalen Koalition in einem Bundesland wurde von FDP-Außenminister Hans Dietrich Genscher gegen den Widerstand von FDP-Chef Martin Bangemann gefördert. Die Botschaft von „Genschers Joker" an Helmut Kohl: Wir können auch anders.

In Schleswig-Holstein ging dagegen gar nichts mehr. Nach einem parlamentarischen Patt im September hielt die FDP an einer Koalitionsaussage zugunsten der CDU-Regierung Barschel fest. Mit der Aufdeckung von „schmutzigen Tricks" („Spiegel") im Wahlkampf und nach seinem Rücktritt ließ ihn auch die Landes-FDP fallen. Nach dem Tod von Uwe Barschel in Genf stehen im Norden im nächsten Jahr Neuwahlen an. Die Liberalen an der Küste denken schon über neue Partner nach. Wende wie gehabt.

„Hau den Lukas" probt der hessische FDP-Vorsitzende Wolfgang Gerhardt im Landtagswahlkampf. Geschlagen wurde von Schwarz-Gelb im April schließlich ein rot-grünes Bündnis mit mageren 1502 Stimmen Vorsprung. Der rheinland-pfälzische FDP-Vorstand Rainer Brüderle zeigte sich siegesgewiß. Die Unzufriedenheit von Winzern und Landwirten führte für die CDU

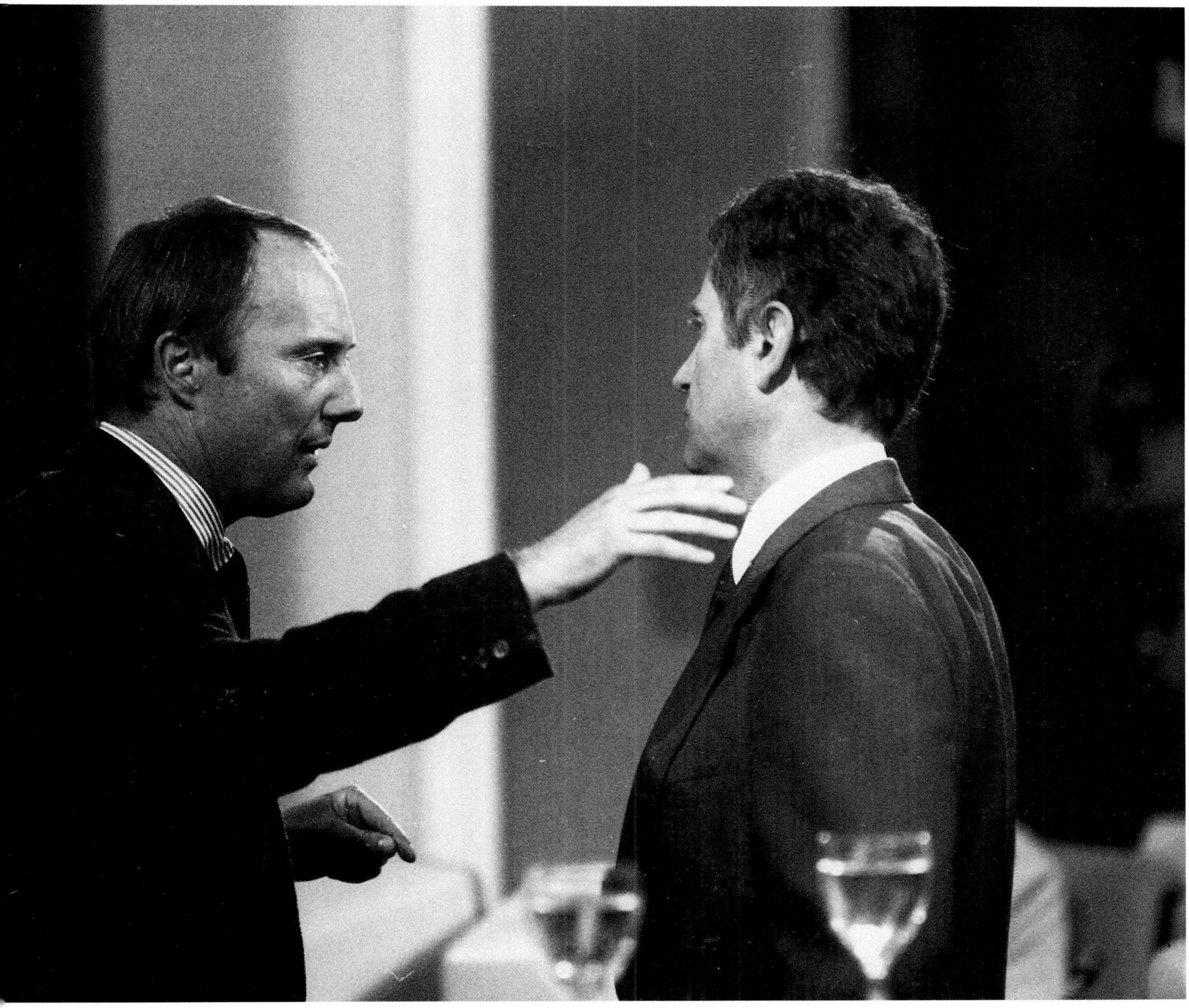

zum Verlust der absoluten Mehrheit. Der Hamburger FDP-Senator für Kultur und Wissenschaft, Ingo von Münch, muß in seiner eigenen Partei um den sozial-liberalen Kurs kämpfen. Mit Schulterschlag begrüßte der schleswig-holsteinische FDP-Vorsitzende Wolf-Dieter Zumpfort in Kiel den ehemaligen CDU-Ministerpräsidenten Uwe Barschel. Nach der Aufdeckung der Wahl-Affäre wollte sich der Liberale nicht einmal mehr mit dem designierten Regierungspartner zusammen fotografieren lassen. 28 Tage nach diesem Foto starb Barschel in Genf.

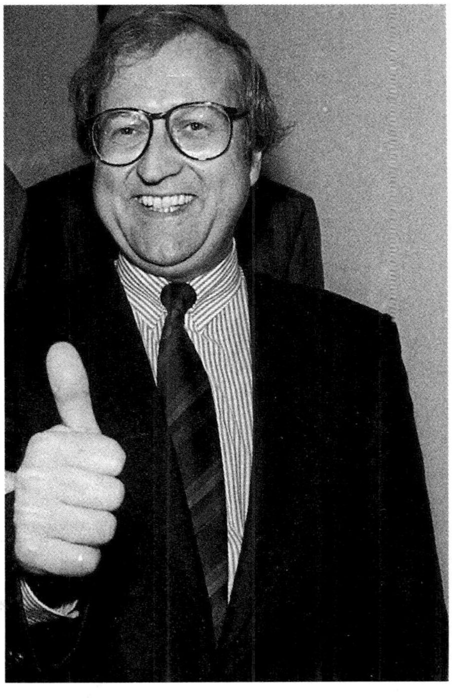

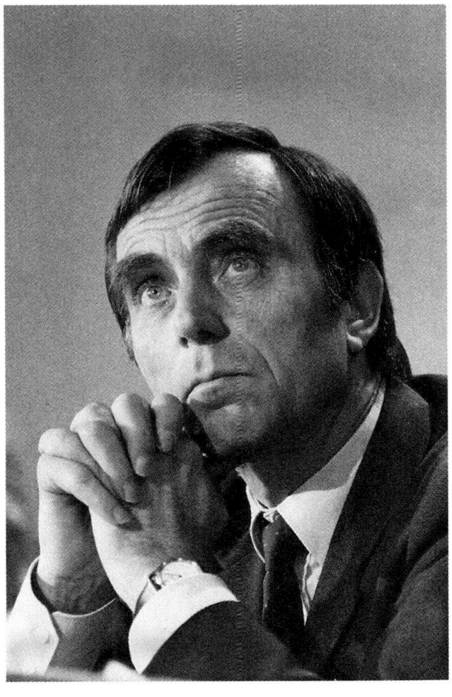

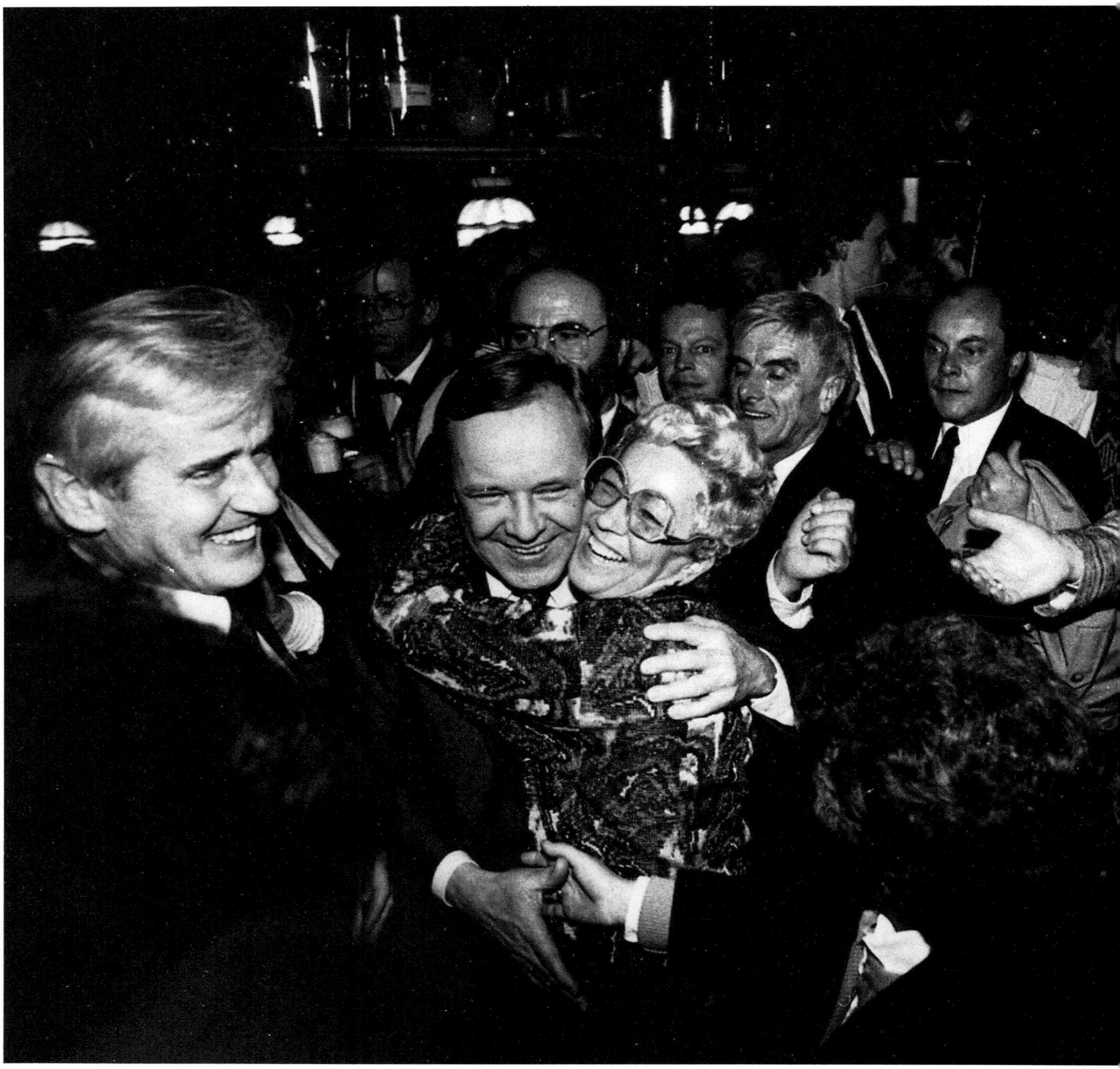

Wende nach vierzig Jahren

Ein paar tausend Stimmen reichten für die Wende. Walter Wallmann, christdemokratischer Oberbürgermeister von Frankfurt und nach Tschernobyl erster Umweltminister der Bundesrepublik, machte in der Nacht zum 6.4.87 das einst rote Hessen schwarz. Nach 40 Jahren ununterbrochener Herrschaft hatten die Sozialdemokraten die Macht am Main an eine konservativ-liberale Koalition verspielt. Das Ergebnis von Hessen ist atypisch für die Serie von Landtagswahlen in diesem Jahr. In Hamburg und Bremen, in Schleswig-Holstein und in Rheinland-Pfalz gab es jeweils herbe bis katastrophale Verluste für die Union, bescheidene bis große Gewinne für die SPD.

Überall sonst gaben die Wähler der Bundesregierung von Helmut Kohl die Quittung für hohe Arbeitslosigkeit, den schlingernden Kurs in der Abrüstungspolitik, den Dauerkrach zwischen der bayerischen CSU und der von Heiner Geißler gemanagten CDU. Nur in Hessen, dem sozialdemokratischsten aller Bundesländer, profitierte die SPD nicht von der dauerhaften Formschwäche der Konservativen. Da lag es nahe, daß sie die Schuld an der Niederlage bei sich suchte.

Den Anfang vom Ende hatte Holger Börner provoziert. Entnervt vom Dauerkrach in der ersten rot-grünen Versuchs-Koalition, hatte er im Februar seinen grünen Umweltminister Joschka Fischer fristlos gefeuert. Gesundheitlich schwer angeschlagen, warf der populäre Sozialdemokrat das Handtuch und überließ es dem farblos-biederen Finanzminister Hans Krollmann, als Verlegenheitskandidat die verdorbene Suppe auszulöffeln. Der verlor die Wahl schließlich, weil ein Teil der SPD-Stammwähler Stimmenthaltung übte.

Ihnen war das, was Börner und sein Turnschuhminister Joschka Fischer da

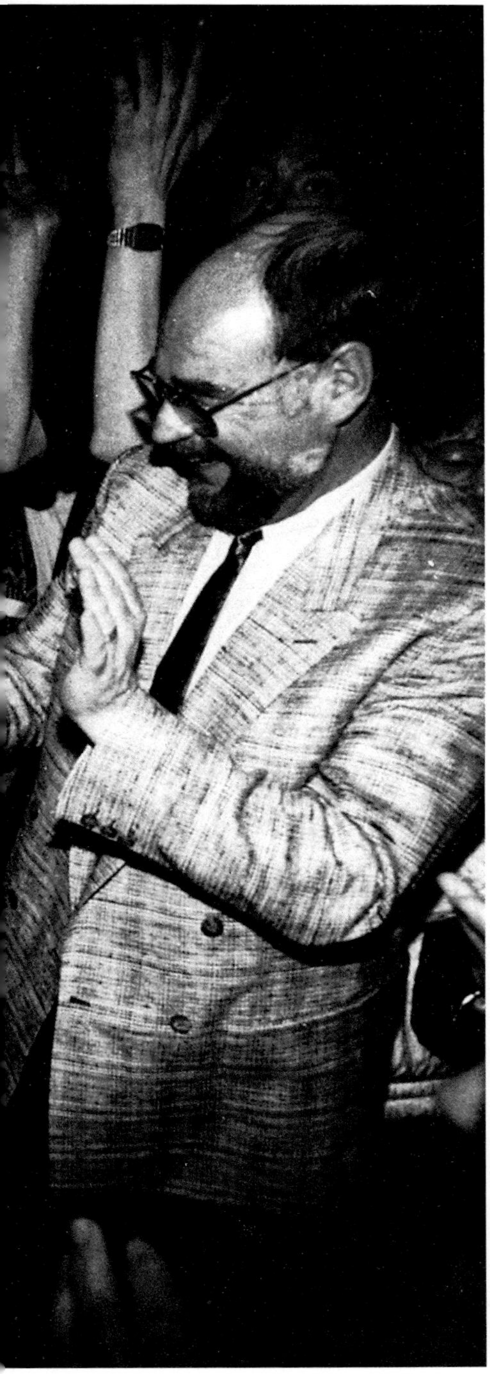

Überglückliche Parteifreunde feiern den Wahlsieger Walter Wallmann bei der CDU-Wahlparty in der Wiesbadener Gaststätte „Gambrinus“. Die erste politische Tat des neuen hessischen Ministerpräsidenten: Er zog die Verfassungsklage des Landes gegen die Hanauer Plutonium-Firma Alkem zurück. Am Streit um diese Werkstätte, in dem mit dem Stoff umgegangen wird, aus dem die Bombe ist, war schließlich die erste rot-grüne Koalition der Republik zerbrochen.

Nach der Wahl sprach der gefeuerte grüne Umweltminister Joschka Fischer vom „politischen Super-Gau“, dem größten anzunehmenden Unfall für das sozial-ökologische Experiment. Für die verheerende Schlappe übernahm ein kranker und tief deprimierter Ministerpräsident Holger Börner „auch persönlich die volle Verantwortung“. SPD-Kandidat Hans Krollmann mußte sich mit der Rolle des ersten sozialdemokratischen Oppositionsführers in Hessen begnügen.

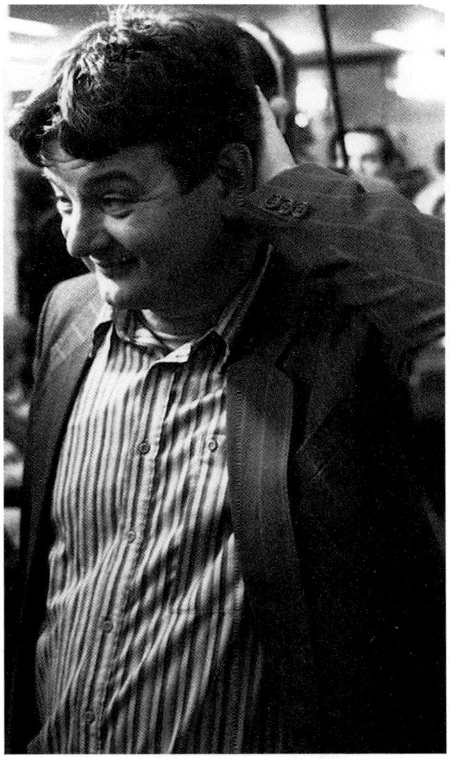

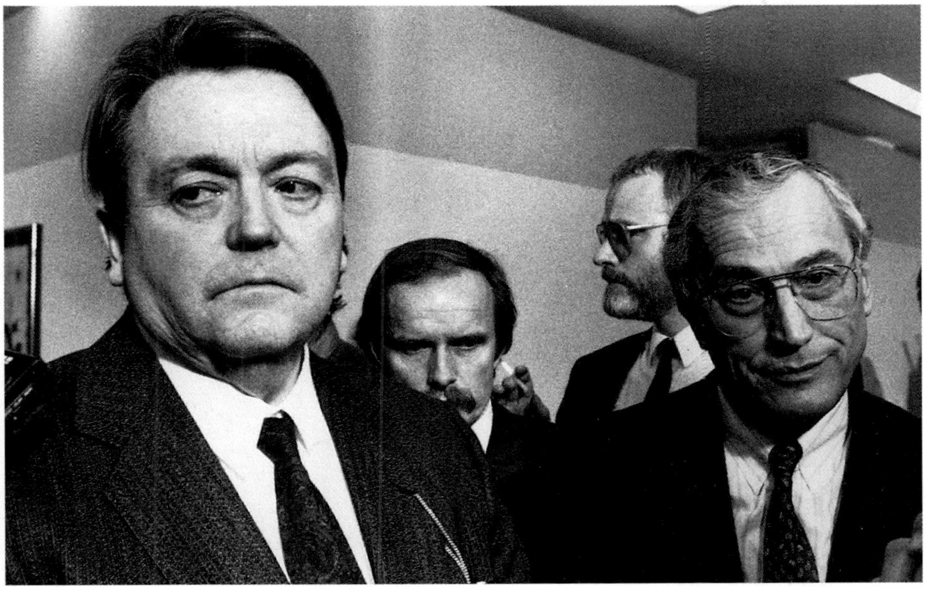

miteinander und gegeneinander getrieben hatten, unheimlich. Ein neues Team Krollmann-Fischer wollten sie nicht.

Damit scheiterte ein politisches Experiment, in das viele Bundesbürger große Hoffnungen gesetzt, vor dem sich aber offenbar noch mehr gegrault hatten.

Helmut Kohl durfte sich freuen – konnte er sich doch nach der Hessen-Wende auf ein kräftiges Stimmenpolster in Bundestag und Bundesrat stützen und völlig ungestört seine Art von Führungskunst demonstrieren.

Beinahe hätten es seine Parteifreunde auch in Hamburg geschafft, die SPD abzulösen. Bei der Landtagswahl im Herbst 1986 war die CDU mit ihrem Spitzenkandidaten Hartmut Perschau die stärkste Partei in der Bürgerschaft geworden. Weil aber die FDP an der Fünf-Prozent-Hürde gescheitert war, gab es keinen Partner für die Union und für keine Partei eine Parlamentsmehrheit. Bürgermeister von Dohnanyi, SPD, setzte alles auf eine Karte und stellte im Mai 1987 bei vorgezogenen Neuwahlen den alten Abstand zu seinen Herausforderern wieder her: 45 zu 40,5 Prozent.

Noch deutlicher war die Niederlage der CDU in Bremen. Mit nur 23,4 Prozent (nach 33,3 Prozent) sackte sie beinahe auf den Rang einer Splitterpartei. Der junge SPD-Bürgermeister Klaus Wedemeier konnte dagegen überraschend die absolute Mehrheit verteidigen. Wermutstropfen dieser Wahl: Die rechtsradikale DVU schaffte in Bremerhaven mehr als fünf Prozent. Jetzt sitzt erstmals seit den Zeiten der NPD wieder ein Rechtsaußen in einem Landesparlament.

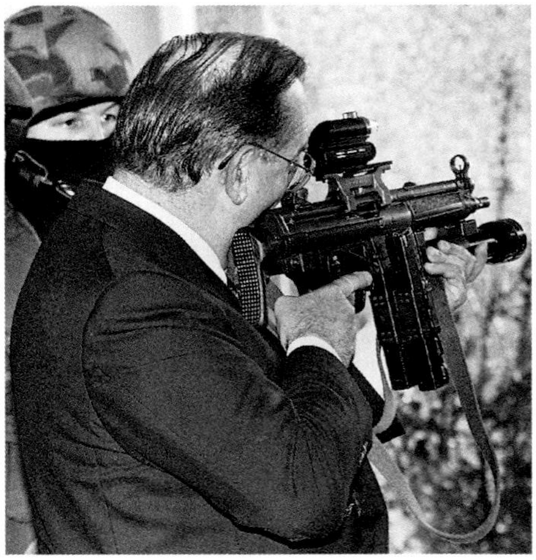

Im Süden nichts Neues

Der Streit ist so alt wie die Bonner Koalition. Auch 1987 gerieten CSU und FDP immer dann aneinander, wenn es um innere Sicherheit und Freiheitsrechte der Bürger ging. Ob Asylrecht oder Polizeibewaffnung, ob Datenschutz oder die Zusammenarbeit zwischen Polizei und Geheimdiensten, ob Vermummungsverbot oder Verschärfung des Landfriedensbruch-Paragraphen – in der Koalition krachte es jedesmal. Vor allem die Frage, ob Vermummung künftig nicht mehr nur als Ordnungswidrigkeit, sondern als Straftat zu bewerten sei, wurde für die zerstrittenen Regierungsparteien zur Prestige-Angelegenheit.

An Prestige verlor die FDP, deren Vorsitzender Martin Bangemann nach den tödlichen Schüssen auf zwei Polizeibeamte an der Frankfurter Startbahn West der Strafbewehrung zustimmte. Gewonnen hatten Bundesinnenminister Friedrich Zimmermann und die CSU.

Gleichzeitig wurde deutlich, wieviel Einfluß und Durchsetzungskraft die Alt-Liberalen wie Gerhart Baum und

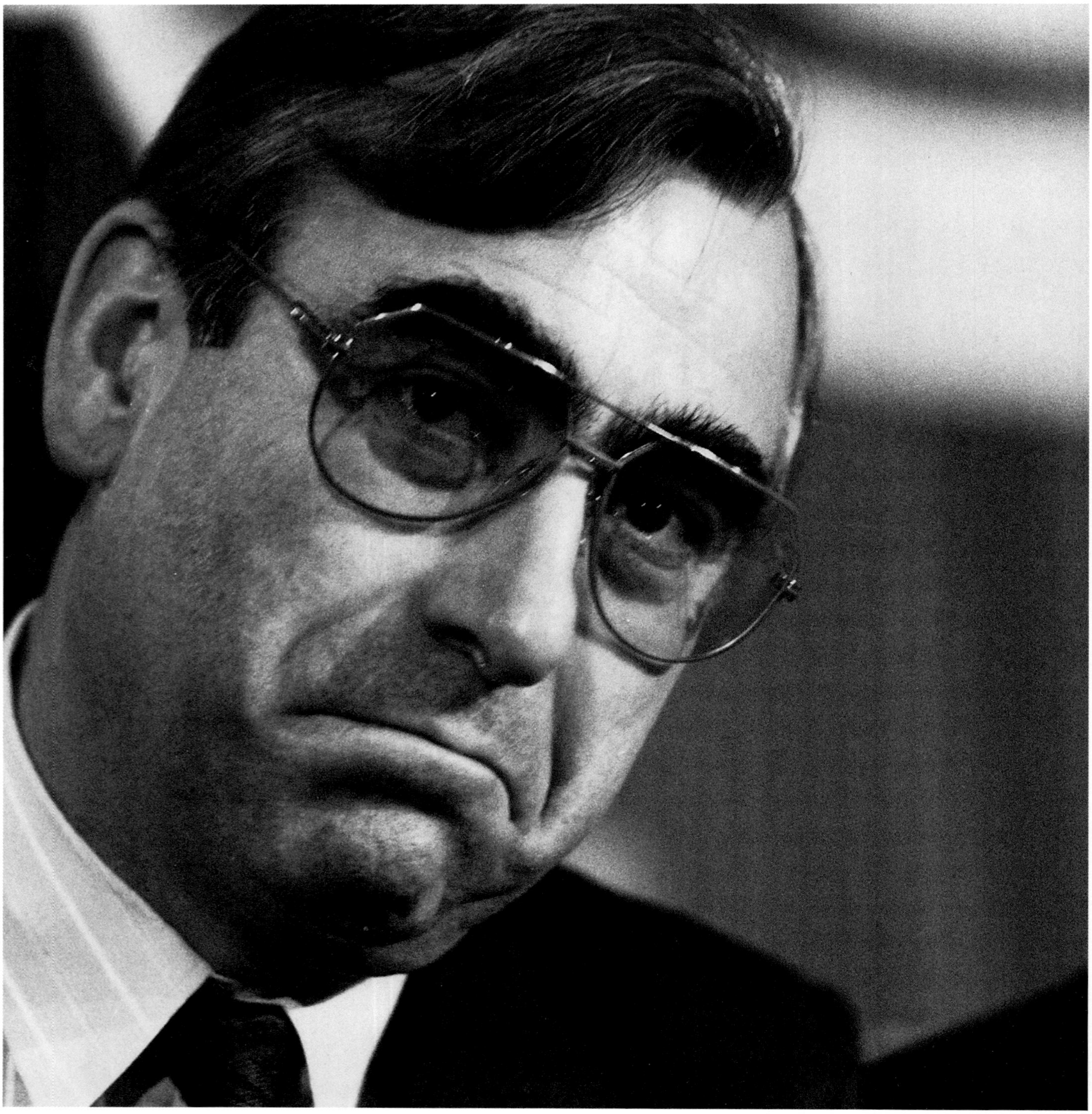

Burkhard Hirsch verloren hatten. Gegen ihren erbitterten Widerstand begann die FDP, Grundpositionen aufzugeben.
Daß sich dagegen die CSU auch in Zukunft treu bleiben wird – dafür wollen vor allem Landesgruppenchef Theo Waigel und Generalsekretär Gerold Tandler sorgen. Das Duo spielte sich dieses Jahr innerparteilich so geschickt in den Vordergrund, daß beide Politiker in Bayern als Favoriten für die Strauß-Nachfolge gelten. Theo Weigel als künftiger Parteichef. Gerold Tandler als Ministerpräsident.

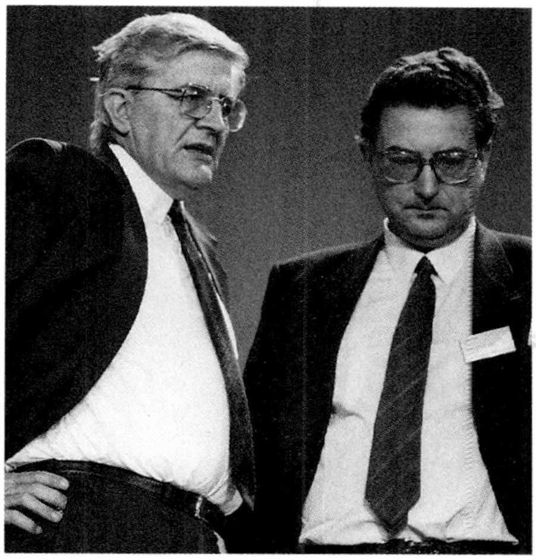

Die Auseinandersetzungen zwischen Bundesinnenminister Friedrich Zimmermann (links außen beim Schießen) und den FDP-Politikern Baum und Hirsch (links) machten auch 1987 Schlagzeilen. Ende des Jahres konnte Zimmermann einen Erfolg verbuchen: FDP-Chef Martin Bangemann stimmte gegen den Widerstand von Baum und Hirsch einem verschärften Vermummungsverbot zu. Die CSU war sich – wie so oft – einig. Landesgruppenchef Waigel und Generalsekretär Tandler (unten) wollen dafür sorgen, daß die Linie der bayerischen Partei auch nach Franz Josef Strauß hart und klar bleibt.

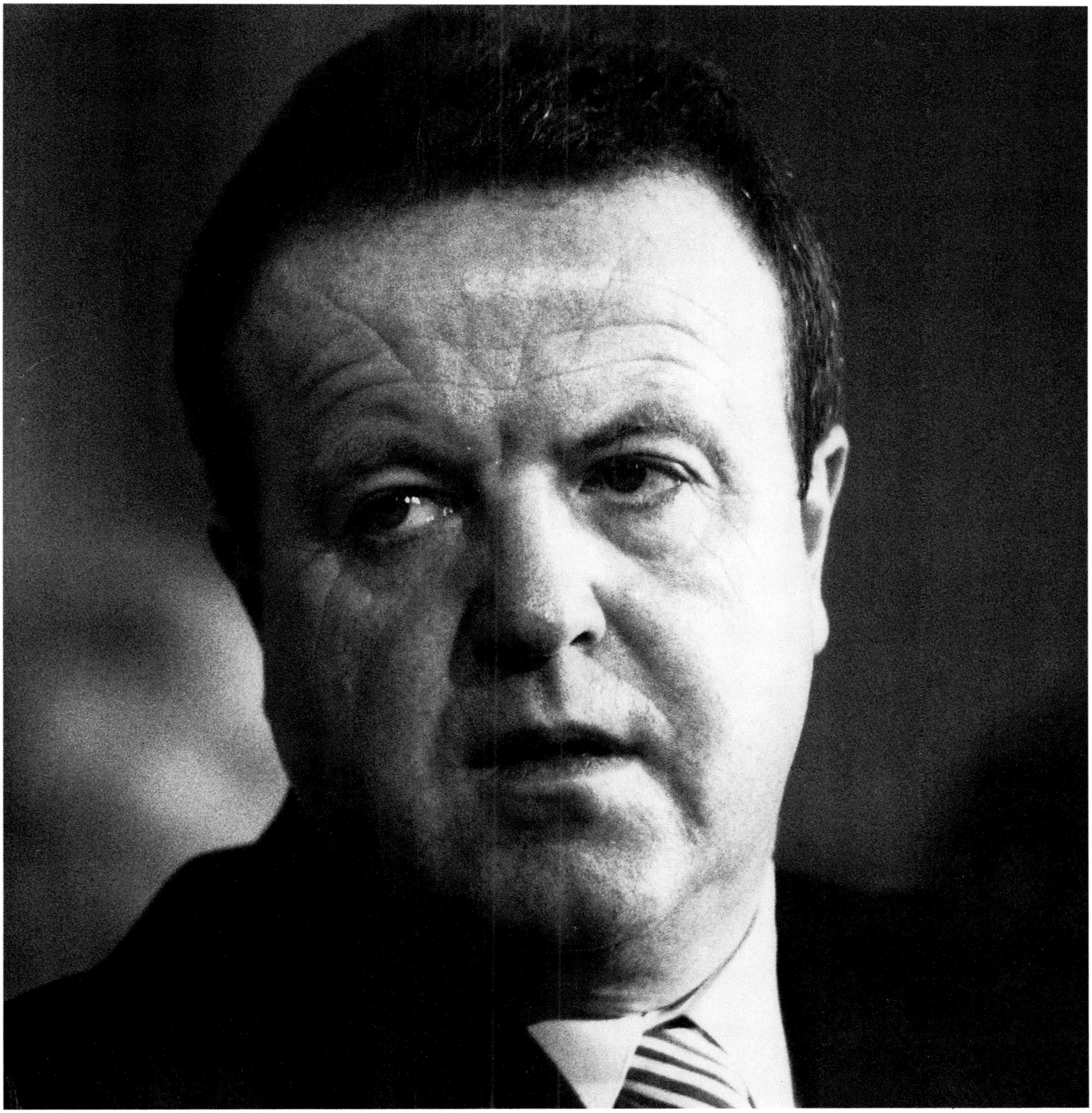

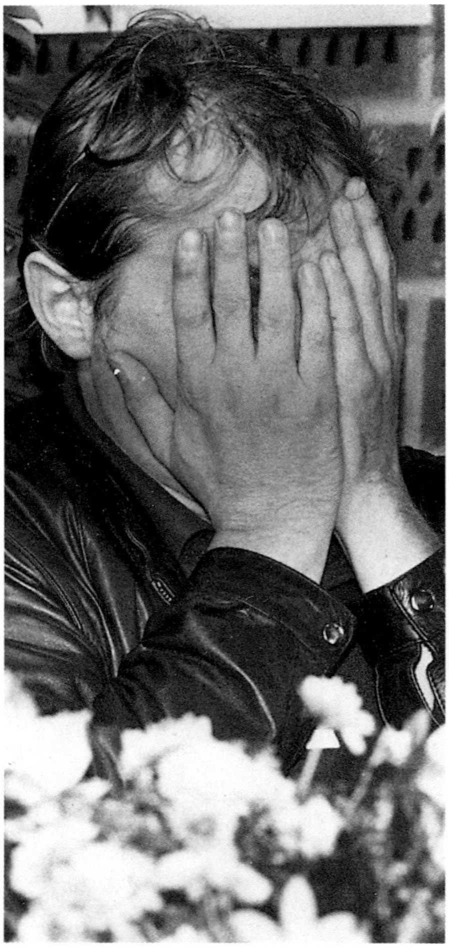

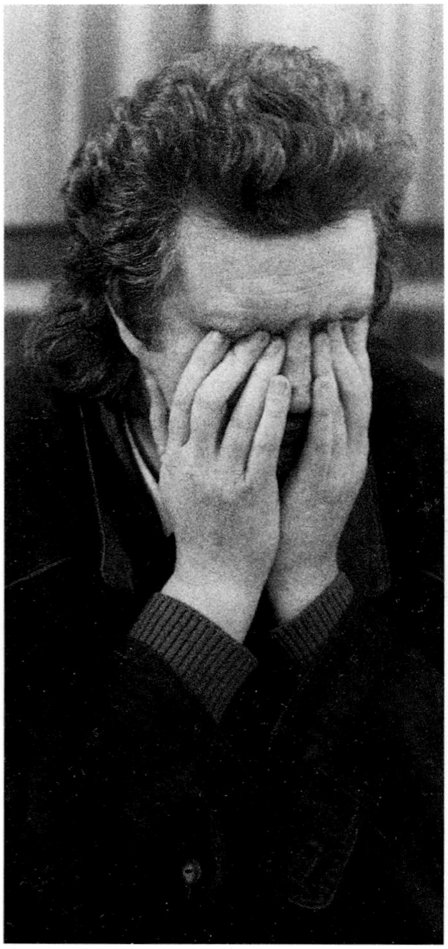

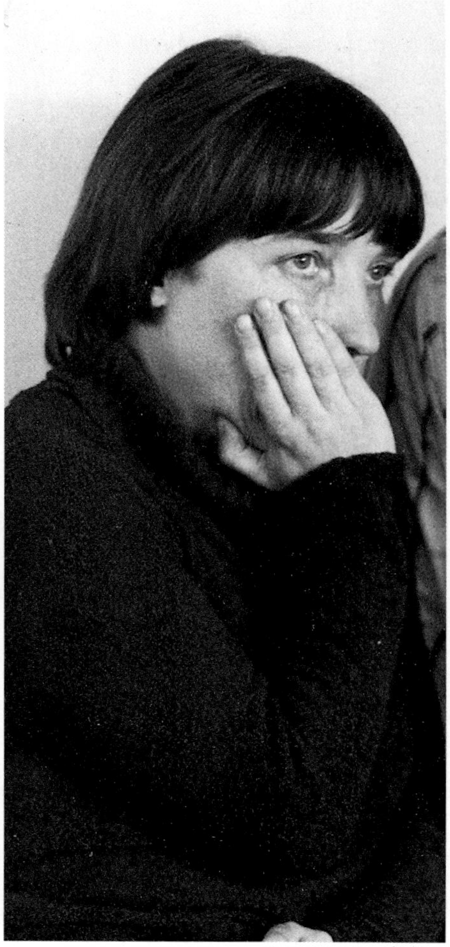

Das verflixte siebte Jahr. In der Bundestagsfraktion der Grünen kam es dieses Jahr zur bisher schärfsten Auseinandersetzung zwischen den „Fundis", „Realos" und „Neutralos". Der parlamentarische Geschäftsführer Hubert Kleinert, Fraktionsvorstand Thomas Ebermann, Abgeordnete Antje Vollmer, Thomas Wüppesahl, Parteivorstand Jutta Ditfurth und Otto Schily (von links) lieferten sich eine Zerreißprobe. Die Anlässe waren umstrittene Äußerungen einer Grünen-Delegation in Israel zur Palästinenserfrage. Im Kern ging es um das Grundproblem einer bunten Partei mit vielen Gesichtern und politischen Strömungen. Geübter Ausweg aus der „Krise": Ein Sonderparteitag im nächsten Frühjahr.

Au Backe – die streitbaren Grünen

Eigentlich fing das Jahr für die Grünen ganz gut an. Die Ökologen holten bei der Bundestagswahl am 27. Januar als drittstärkste Partei 8,3 Prozent (1983: 5,6 Prozent). Die Fraktion der Anti-Wachstumspartei legte von 28 auf 44 Mandate zu. 950000 Wähler mehr – davon 60000 ehemalige CDU-Anhänger – hatten sich für die Grünen entschieden. Bei einigen Magnum-Flaschen „Fürst Metternich" feierten am Wahlabend in der Bonner Biskuithalle Vorstandsmitglied Jutta Ditfurth und Abgeordneter Otto Schily flügelübergreifend die „Wahnsinns-Wahl". Die schärfsten Kritiker der etablierten „Alt-Parteien" waren damit in Bonn selbst fest etabliert.

In Bund und Land sowie den Kommunen arbeiteten über dreitausend grüne Parlamentarier für eine „andere Republik" (Grundsatzprogramm) oder den „Umbau der Industriegesellschaft" (Wirtschaftsprogramm). Demoskopen und Parteienforscher attestierten den im Januar 1980 gegründeten Grünen auch in ihrem siebten Jahr eine sichere Zukunft im Vier-Parteien-System.

Doch dann ging es – nach grüner Schlachtordnung – Schlag auf Schlag. In Hessen zerfleischten sich die Parteiflügel bei der Aufstellung von Kandidaten für die Landtagswahl. Der im Dezember des Vorjahres zurückgetretene Umweltminister Joschka Fischer paukte gegen den Widerstand der „Fundis" eine reine „Realo-Liste" durch. Nach einer Wahlaussage für ein neues rot-grünes Bündnis in Wiesbaden bekamen die Landesgrünen im April zwar satte 9,7 Prozent. Das magere Abschneiden der Sozialdemokraten führte jedoch zum Verlust der Macht an eine CDU/FDP-Koalition des Ministerpräsidenten Walter Wallmann. Vorbei war damit der Traum von grünen Ministersesseln, die bei den Hessen-Grünen schon fest eingeplant waren. Oppositionspolitiker Fischer: „Wir werden das grüne Pflänzchen wieder zum Blühen bringen."

In Hamburg votierte die „Grün-Alternative Liste" (GAL) gegen ein Bündnis mit den Sozialdemokraten, wenn nicht strikte Bedingungen wie Atomausstieg oder Sondermüll-Stopp ak-

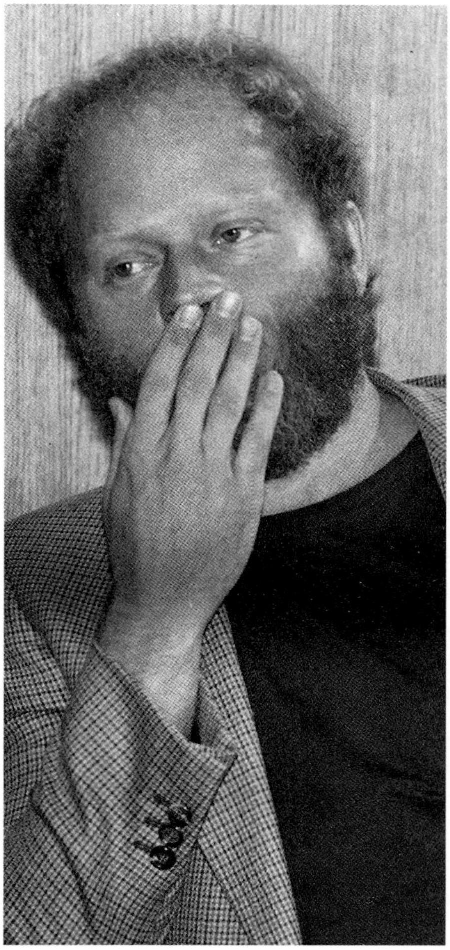 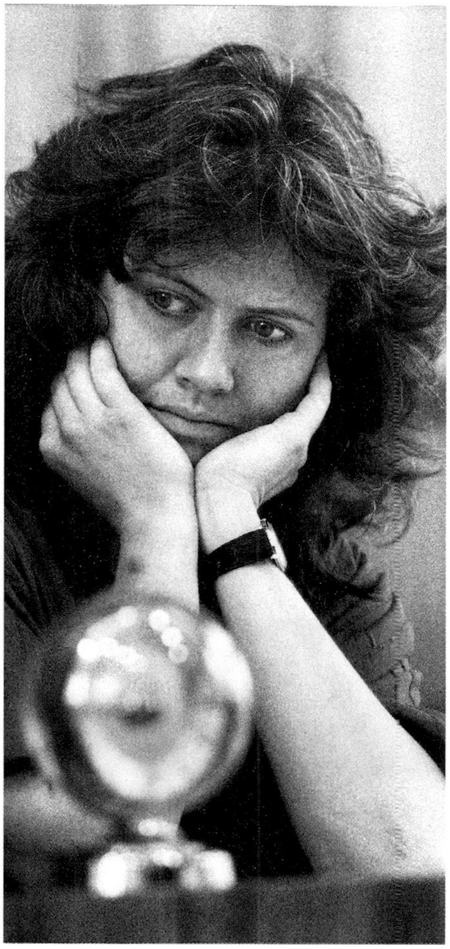 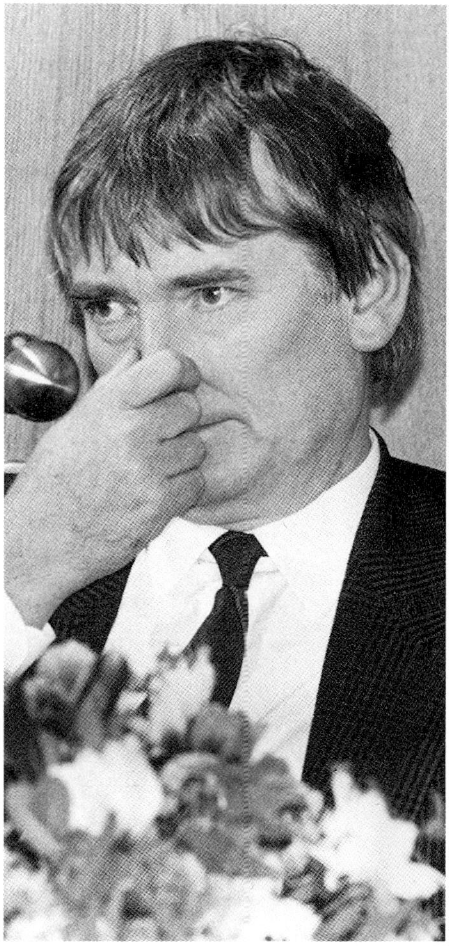

zeptiert würden. (SPD: „Folterkatalog.") Eine reine Frauenliste – zweite Auflage – zog am 17. Mai geschwächt mit 7,0 Prozent auf die Oppositionsbank der Bürgerschaft. An der Elbe regierten wieder die Sozial-Liberalen. Auch bei den Landtagswahlen in Schleswig-Holstein (3,9 Prozent) und Rheinland-Pfalz (5,9 Prozent) spürten die Grünen den politischen Gegenwind.

Mit den Mißerfolgen wuchsen die innerparteilichen Flügelkämpfe. Auf der Bundesversammlung der Grünen in Duisburg wählten die 900 Delegierten im Mai einen fundamentalistisch orientierten neuen Bundesvorstand. Die Radikalökologin Ditfurth wurde im Sprecheramt bestätigt; der Hamburger Öko-Sozialist Christian Schmidt und die Feministin Regina Michalik rückten neu in das Dreier-Gremium auf. Gemäß den Partei-Statuten über die Begrenzung von Amtsperioden mußten Rainer Trampert und Lukas Beckmann ausscheiden. Der langjährige Bundesgeschäftsführer sieht auch „bei der CDU und beim Christentum der FDP und dem Liberalismus sowie bei den Landwirten" zukünftige Bündnispartner für seine Partei.

Zum weiteren Streitpunkt entwickelte sich die Gründung einer „Grünen-Stiftung", die jährlich rund 60 Millionen Mark Zuschüsse aus der Staatskasse zu erwarten hätte. Nach monatelangem Tauziehen bildete sich schließlich in Köln mit privater Initiative eine „Heinrich-Böll-Stiftung", benannt nach dem verstorbenen Schriftsteller. Eine grüne Stiftungskommission grübelte weiter über „internationale Projekte" und den Ausbau der bereits bestehenden dezentralen „Bildungswerke". Dort fließen bereits öffentliche Gelder in grün-nahe Organisationen.

Kein Jahr ohne Gewaltdebatte. Die Grünen-Abgeordnete Antje Vollmer forderte den Dialog mit inhaftierten ehemaligen Mitgliedern der „Roten Armee Fraktion". Otto Schily votierte dagegen für die „volle Härte des Staates" gegenüber den „Feinden der Gesellschaft". Das „staatliche Gewaltmonopol" bei Demonstrationen an der Startbahn West, Wackersdorf oder der Hafenstraße ist für den ehemaligen RAF-Verteidiger unabdingbar. In der Broschüre „Grüne und Gewalt" suchte die CDU/CSU schon vor der Bundestagswahl die Ökologen als „linkssozialistische Kaderorganisation" darzustellen. CDU-Vorstand Stoltenberg: „Eine Terrororganisation."

Den eigenen Terror bereitete sich die Bundestagsfraktion im Herbst dieses Jahres. Rücktrittsdrohungen, Austrittsankündigungen, Beschuldigungen prägten die Tagesordnung der Volksvertreter. In ihrer bewegten Geschichte des Dauerstreits waren die Grünen noch nie einer Spaltung so nahe. In einer Unterschriftenliste sprach sich schließlich die Mehrheit der Abgeordneten gegen eine Urabstimmung über den grundsätzlichen Kurs der Partei aus. Beide Flügel können nur gemeinsam fliegen. Die Grünen blieben sich in einem treu: Der Streit wird nicht hinter verschlossenen Türen ausgetragen. Die „neue politische Kultur" hat eben ihren Preis.

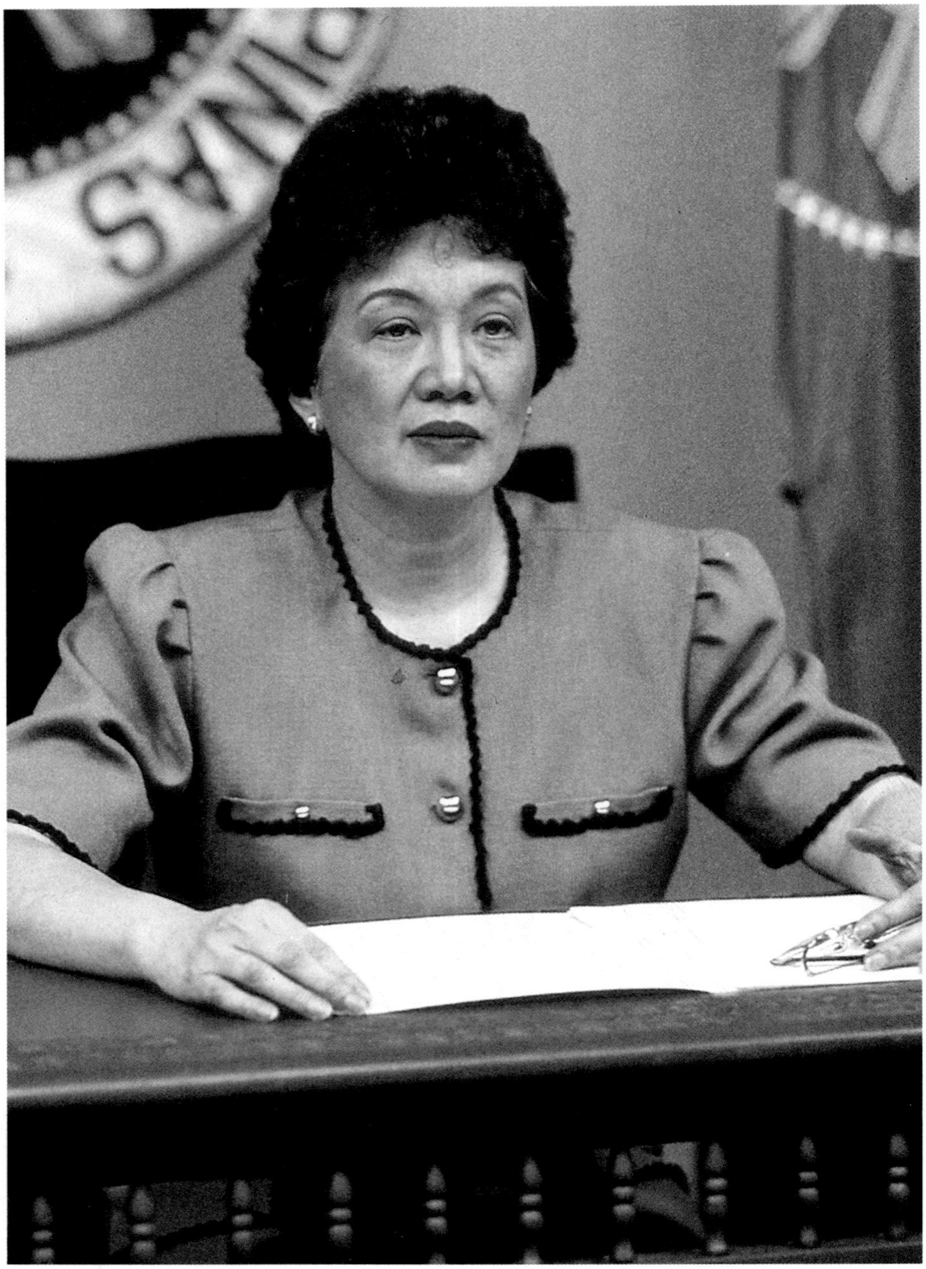

Die schrecklichste Stunde für Corazon Aquino war gekommen, als ihren eigenen Militärs bei einer Demonstration die Nerven durchgingen und sie wahllos in die Menschenmenge feuerten. 18 Demonstranten starben auf der Mendiola-Brücke in Manila. Für die Öffentlichkeit trug die Präsidentin daran zumindest eine Teilschuld. Kurz darauf besetzten rebellierende Soldaten drei Tage lang einen Fernsehsender. In der Hauptstadt glaubte kaum jemand mehr, Cory könne die Zügel weiter in der Hand halten. Als dann im August eine blutige Revolte vor dem Präsidentenpalast ausbrach (Bild gegenüber), trat das gesamte Kabinett zurück, um Corazon Aquino die Bildung einer neuen – dem Militär genehmen – Regierung zu ermöglichen (oben). In den Augen vieler Wähler wandelte sich Cory dadurch von einer freien Volksheldin in eine Geisel des Militärs – wie so viele vor ihr.

Aufstand gegen den Unschuldsengel

„Wer gegen Cory kämpft, kämpft gegen den Himmel." Das glauben Millionen Filipinos überall in dem weitläufigen Inselreich. Mythen sind das politische Kapital der Corazon Aquino. Und der Mythos von Unschuld und Unerschütterlichkeit ist es besonders, der die zierliche Frau an der Macht hält. Doch 1987 bekam diese Polit-Ikone schwere Kratzer ab.

Dabei hatte sich Cory für das Jahr eins nach dem großen Sieg Entscheidendes vorgenommen: Gleich zu Jahresbeginn ließ sie ihr Volk über eine neue Verfassung abstimmen. „Sagt ja zur neuen Verfassung", rief Cory ihren Landsleuten zu – und erntete mit dem Plebiszit einen gewaltigen Erfolg: 80 Prozent Zustimmung.

Wenig später rief Cory zu den „freiesten und ehrlichsten Parlamentswahlen seit der Unabhängigkeit vor 41 Jahren" auf. Ex-Verteidigungsminister Juan Ponce Enrile kandidierte gegen sie, bezeichnete den Urnengang jedoch als „Farce" und lehnte ein eventuelles Mandat kategorisch ab. Statt dessen trommelte er 25 000 Konservative zusammen und demonstrierte für die Rückkehr des gestürzten Diktators Marcos. Vergebens: Cory wurde mit stolzer Mehrheit im Amt bestätigt.

Doch im Inselparadies braute sich eine Katastrophe zusammen: Die kommunistische „New People's Army" (NPA), eine gut gedrillte Guerilla-Truppe, mordete immer wieder aus dem Hinterhalt, um Cory zu erschüttern. Gleichzeitig scharte der ultrarechte Enrile revolutionswillige Militärs um sich, und Cory mußte an zwei Fronten kämpfen. Am 28. August war die offene Revolte da: In ganz Manila, besonders auf dem Platz vor dem Regierungs-Palast, kam es zu blutigen Gefechten, bei denen auch der Sohn der Präsidentin verletzt wurde. Nur mit Mühe konnten loyale Truppen den Aufstand niederschlagen. Doch trotz ihres Sieges verlor Cory viel Mut, Überzeugungskraft und mehr noch von ihrem Mythos. Felix Bautista, ein bedeutender Publizist, wirft ihr vor: „Sie hat eine große Chance vertan. Sie traute sich nicht. Sie führte nicht. Die Philippinen sind wie ein Flugzeug, das auf automatische Steuerung geschaltet ist. Wir könnten bald abstürzen."

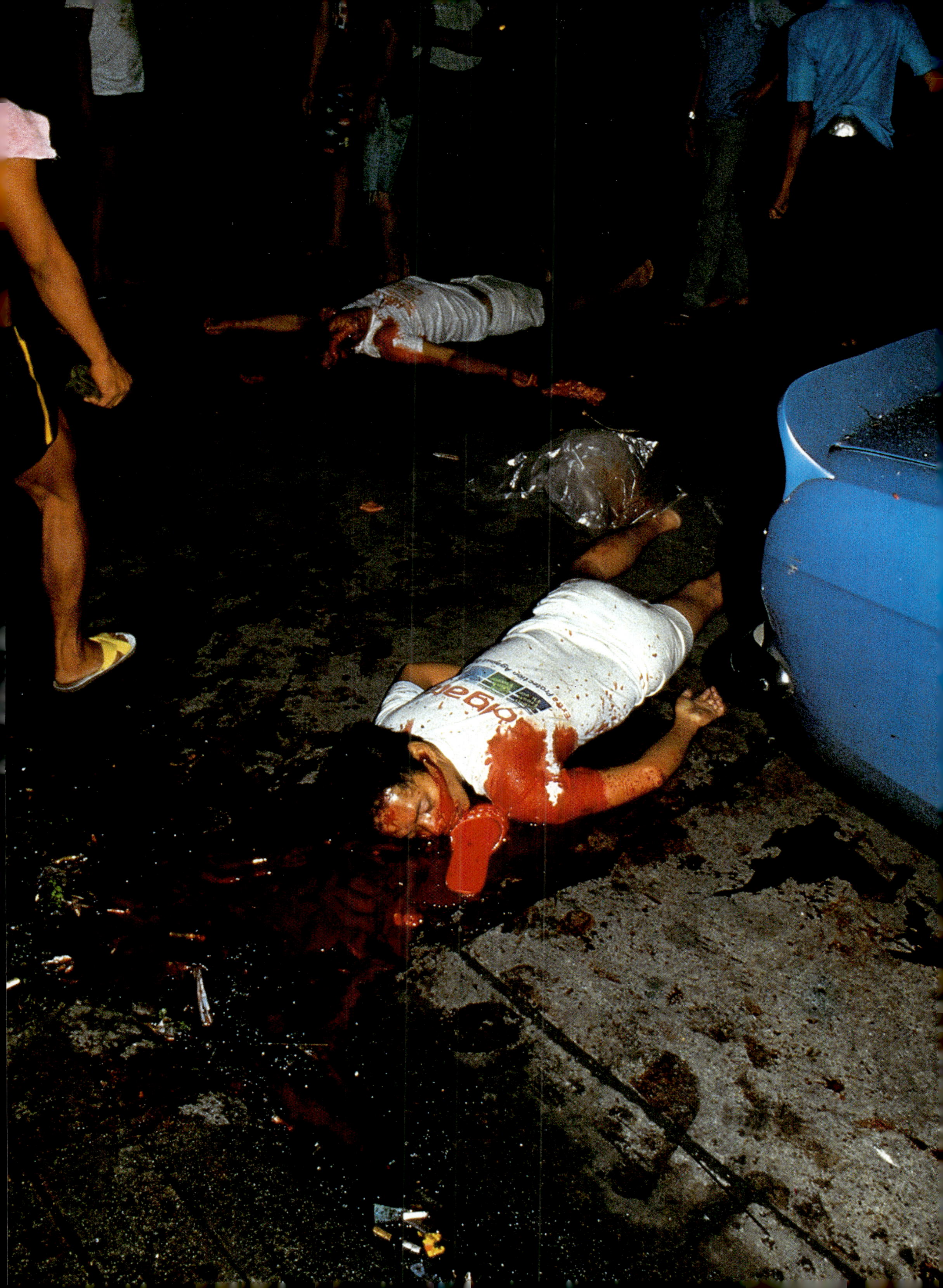

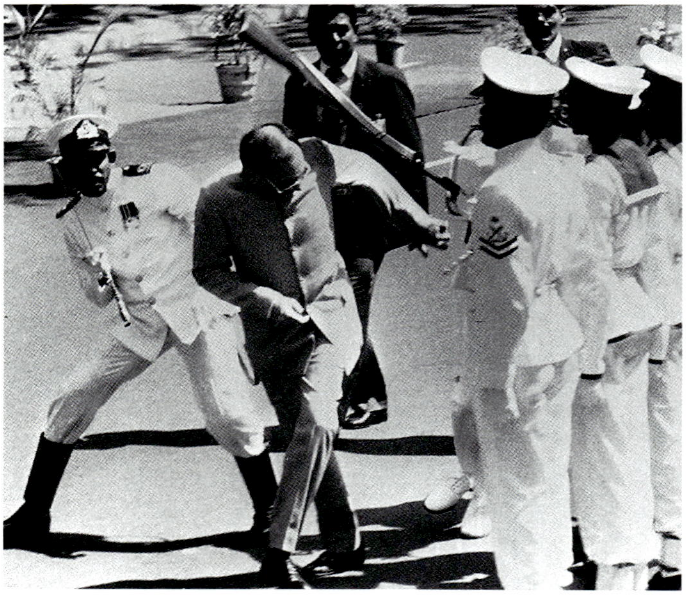

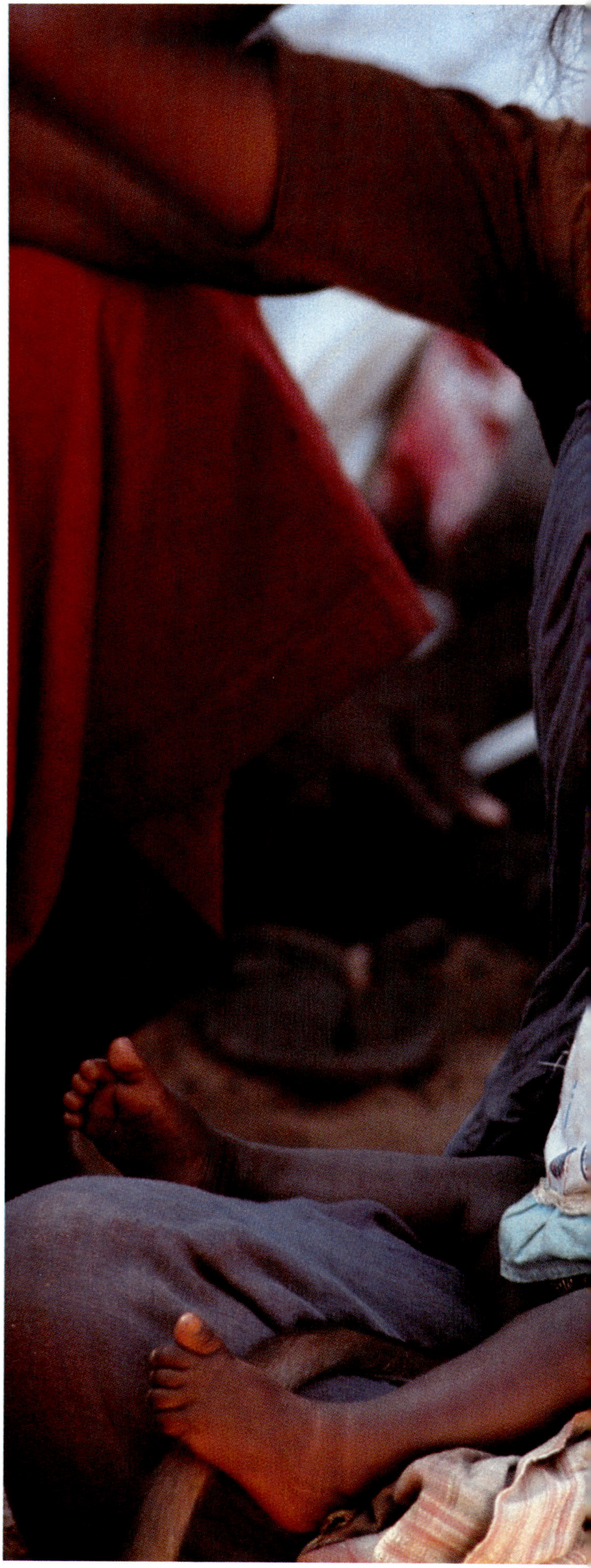

Rettungsanker oder nationaler Ausverkauf?

War Indiens Premierminister Rajiv Gandhi nun gekommen, um Frieden zu stiften, oder um Sri Lanka mit einer perfiden Taktik seinem Reich einzuverleiben? Niemand auf der kleinen Insel am Fuße Südindiens wußte eine endgültige Antwort, und der Disput um diese Frage entfesselte neue, blutige Aufstände. Nach vier Jahren Bürgerkrieg mit weit über 6000 Toten hatte sich Sri Lankas Präsident Junius Richard Dschajawardene in eine verzwickte Lage manövriert. Auf Druck Indiens ließ er die Stationierung indischer „Friedenskräfte" in seinem Reich zu. 3000 Soldaten setzten sofort auf das Eiland über, 5000 Mann warteten daheim Gewehr bei Fuß.

Die Truppe sollte den Bruderkrieg zwischen den hinduistischen Tamilen und der buddhistisch-singhalesischen Bevölkerungsmehrheit stoppen. Viele Buddhisten sahen damit jedoch das Ende ihrer Souveränität gekommen und erhoben sich zum Widerstand. In der Hauptstadt Colombo liefen Tausende Amok, eine Welle von Gewalt und Haßausbrüchen überzog das krisengeschüttelte Land. Präsident Dschajawardene galt bei vielen Landsleuten plötzlich als Verräter und sah ein, daß er mit dem Befriedungsplan sein eigenes Schicksal aufs Spiel gesetzt hatte.

Nur einer kann sich nach der „Operation Sri Lanka" als Sieger fühlen: Rajiv Gandhi schob seine Truppen mit dem Deal unauffällig auf die Insel vor.

Der Bürgerkrieg auf Sri Lanka treibt immer mehr Menschen beider Glaubenslager in die Flucht. Oft können sie nur – wie diese Singhalesin – das Notwendigste zusammenraffen, um dann auf unbestimmte Zeit zu verschwinden, bis randalierende und mordende Fanatiker ihren Ort hinter sich gelassen haben. Trotz des Bürgerkrieges wird die Schutztruppe Indiens nicht gern gesehen. Als Premier Gandhi vor seiner Rückreise von der Vertragsunterzeichnung die Ehrenformation in Colombo abschritt, holte ein Soldat blitzschnell mit seinem Gewehrkolben zum Schlag aus. Gandhi versuchte, durch Dukken auszuweichen, wurde aber hart am Nacken getroffen. Sicherheitsbeamte überwältigten den Soldaten auf der Stelle.

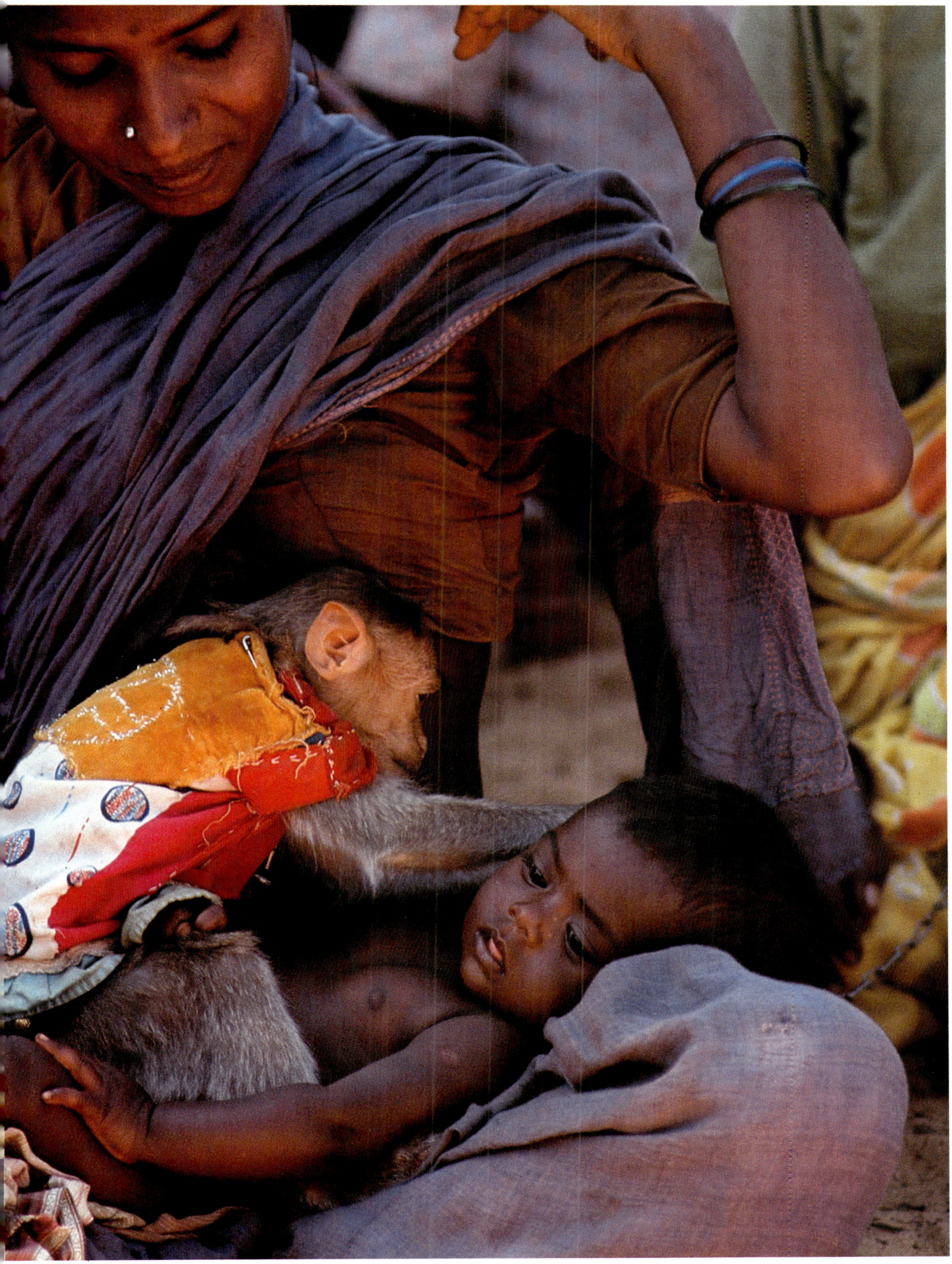

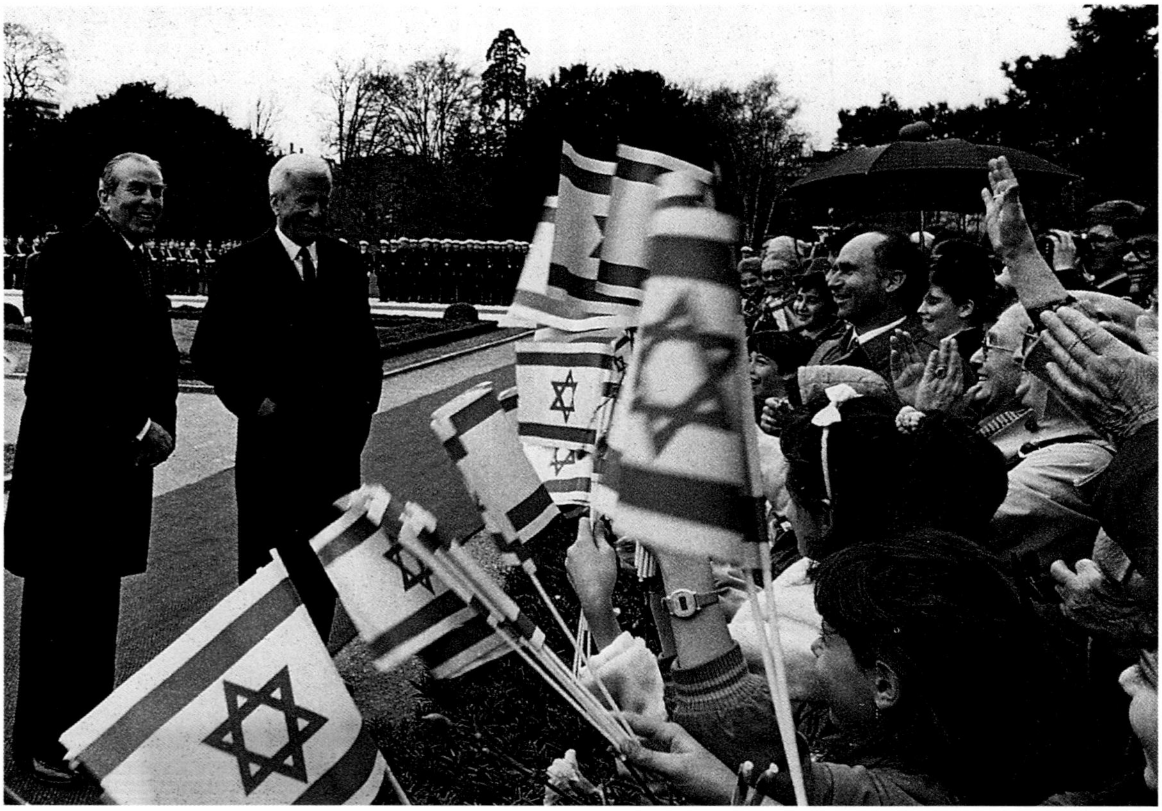

Begrüßung im Park der Villa Hammerschmidt in Bonn durch Bundespräsident Richard von Weizsäcker. Kinder der israelischen Kolonie in Bonn bereiten ihrem Staatspräsidenten einen herzlichen Empfang. Am jüdischen Mahnmal im ehemaligen KZ Bergen-Belsen legte Herzog einen Kranz nieder.

Die „besondere Beziehung"

„Kein Verzeihen habe ich mitgebracht – und kein Vergessen. Nur die Toten haben das Recht zu verzeihen, und den Lebenden ist nicht erlaubt zu vergessen!" Das erklärte Chaim Herzog, Israels Staatspräsident, bei seinem besuch im ehemaligen KZ Bergen-Belsen. Herzog war im April als erstes israelisches Staatsoberhaupt in die Bundesrepublik gekommen. Seine Visite wurde im Vorfeld in Israel kritisiert. Doch Herzog ließ es sich nicht nehmen, den Staatsbesuch von Bundespräsident Richard von Weizsäcker in Israel zu erwidern. In Bonn sagte Herzog: „Unsere gegenseitigen Staatsbesuche zeugen von einer neuen Beziehung, die sich wie durch ein Wunder zwischen unseren beiden Völkern entwickelt hat – wenn auch das Trauma noch vorhanden ist." Das Verhältnis Israels zur Bundesrepublik werde nie normal und „immer eine besondere" Beziehung sein.

In Bergen-Belsen wurde Herzog von Abgeordneten des israelischen Parlaments, vom ersten israelischen Botschafter in Bonn, Asher Ben Nathan, und dem jetzigen diplomatischen Vertreter seines Landes, Yitzhak Ben Ari, begleitet. Herzog enthüllte einen Gedenkstein. Auf ihm sind die Worte aus Psalm 38 eingemeißelt: „Mein Schmerz steht beständig vor mir."

Herzog gehört zu denen, die aktiv an der Gründung des Staates Israel mitgewirkt haben. Geboren wurde er im nordirischen Belfast, wo sein Vater Oberrabbiner von Irland war. Mit 16 reiste er 1935 zum erstenmal nach Palästina. In London und Cambridge studierte er Jura. Im Zweiten Weltkrieg meldete er sich zur britischen Armee. Als britischer Offizier kam Chaim Herzog kurz nach der Befreiung des Lagers erstmals nach Bergen-Belsen. In den folgenden Wochen besuchte er die geretteten Häftlinge noch mehrmals. „Das war zwar nach dem Holocaust, aber die vielen Typhuskranken, die Massengräber – entsetzlich." Nach der Gründung Israels wurde er Chef des militärischen Nachrichtendienstes, ein Amt, das er noch einmal von 1959 bis 1962 bekleidete. Von 1975 bis 1978 war er Israels Botschafter bei den Vereinten Nationen. 1983 wurde Herzog, der Mitglied der Arbeiterpartei ist, zum Staatspräsidenten gewählt.

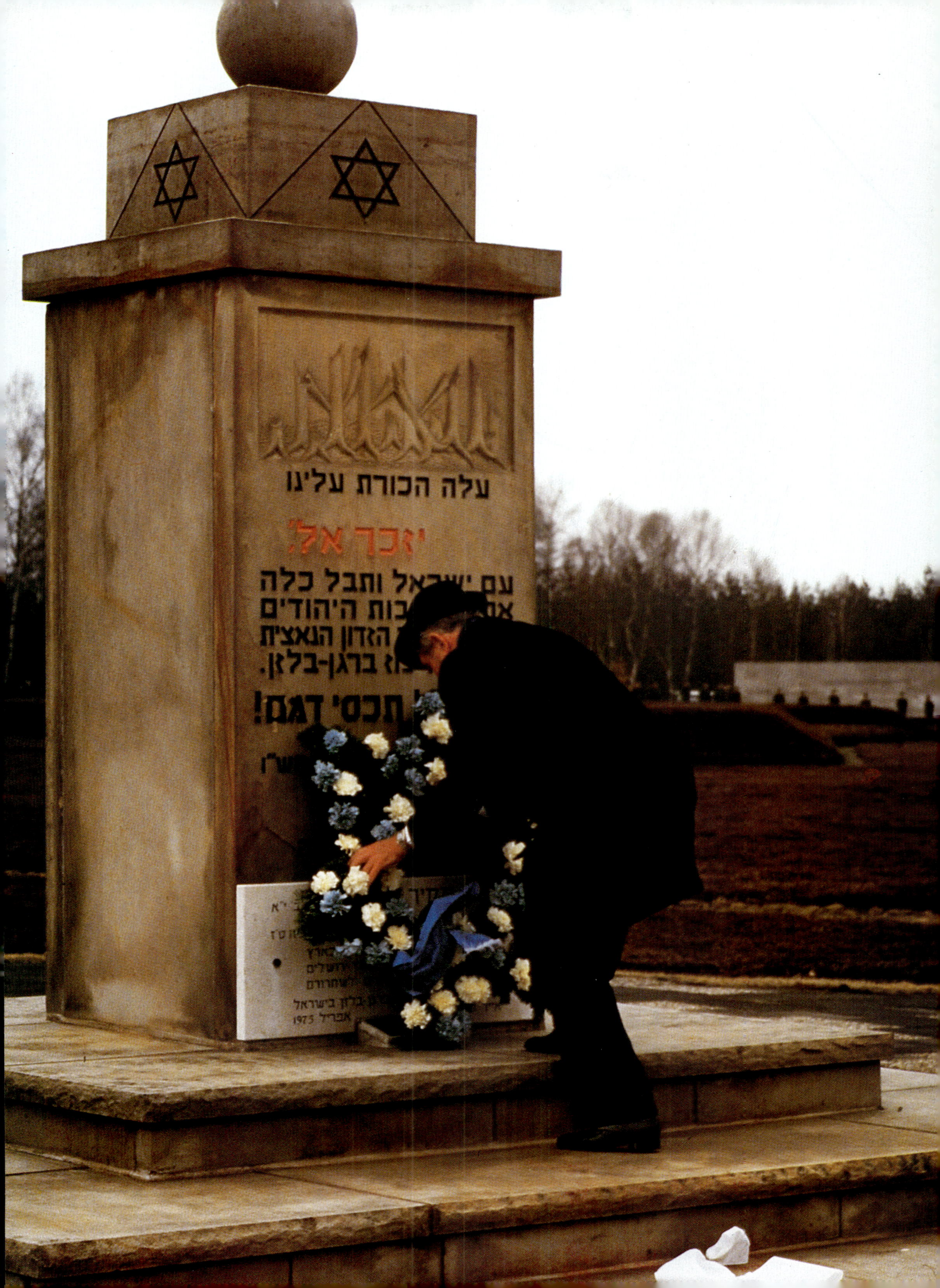
עלה הכורת עלינו
יזכר אל
עם ישראל ותבל כלה
הזדון הנאצית
ברגן-בלזן.
תכסי דמם!

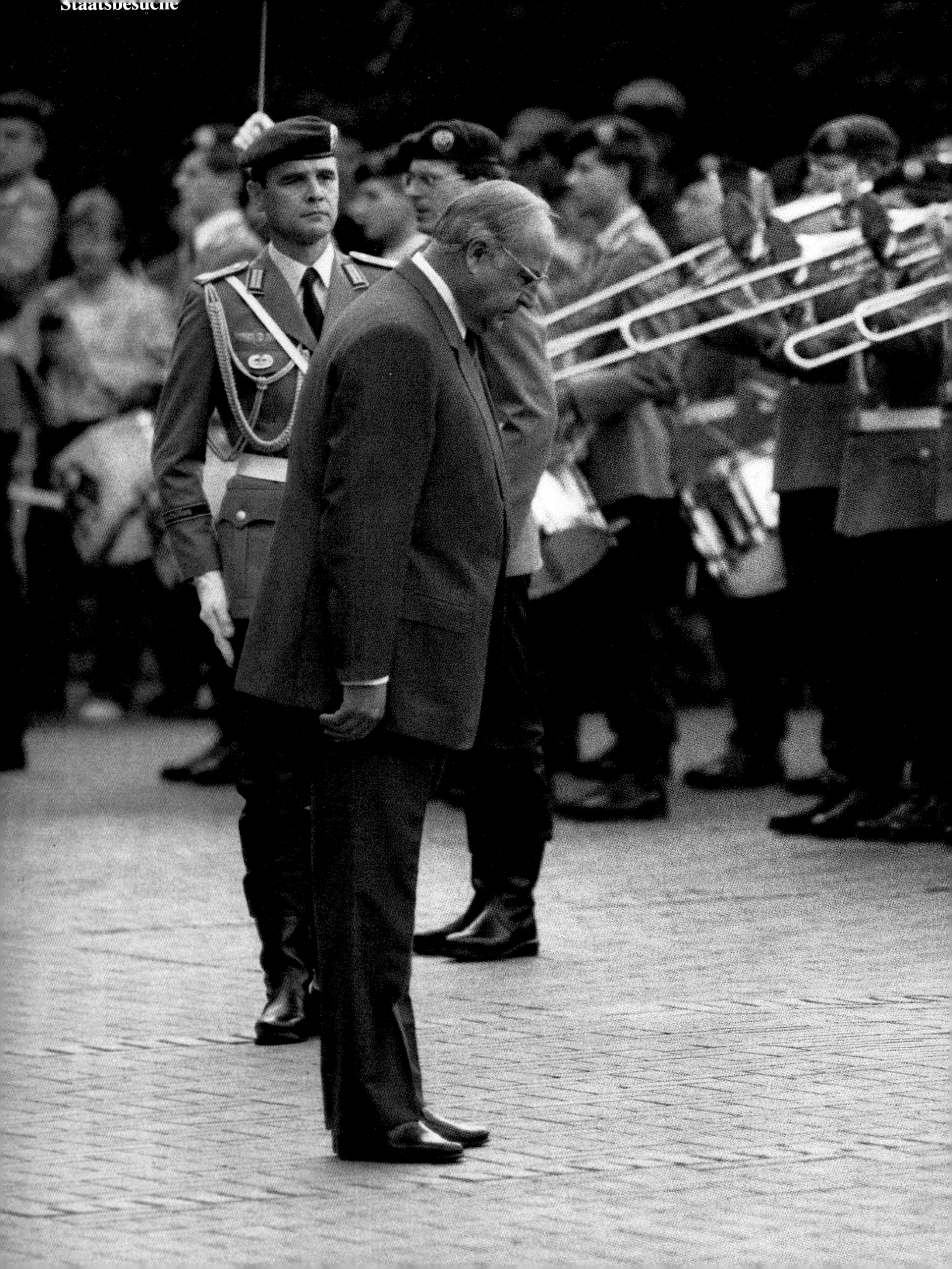

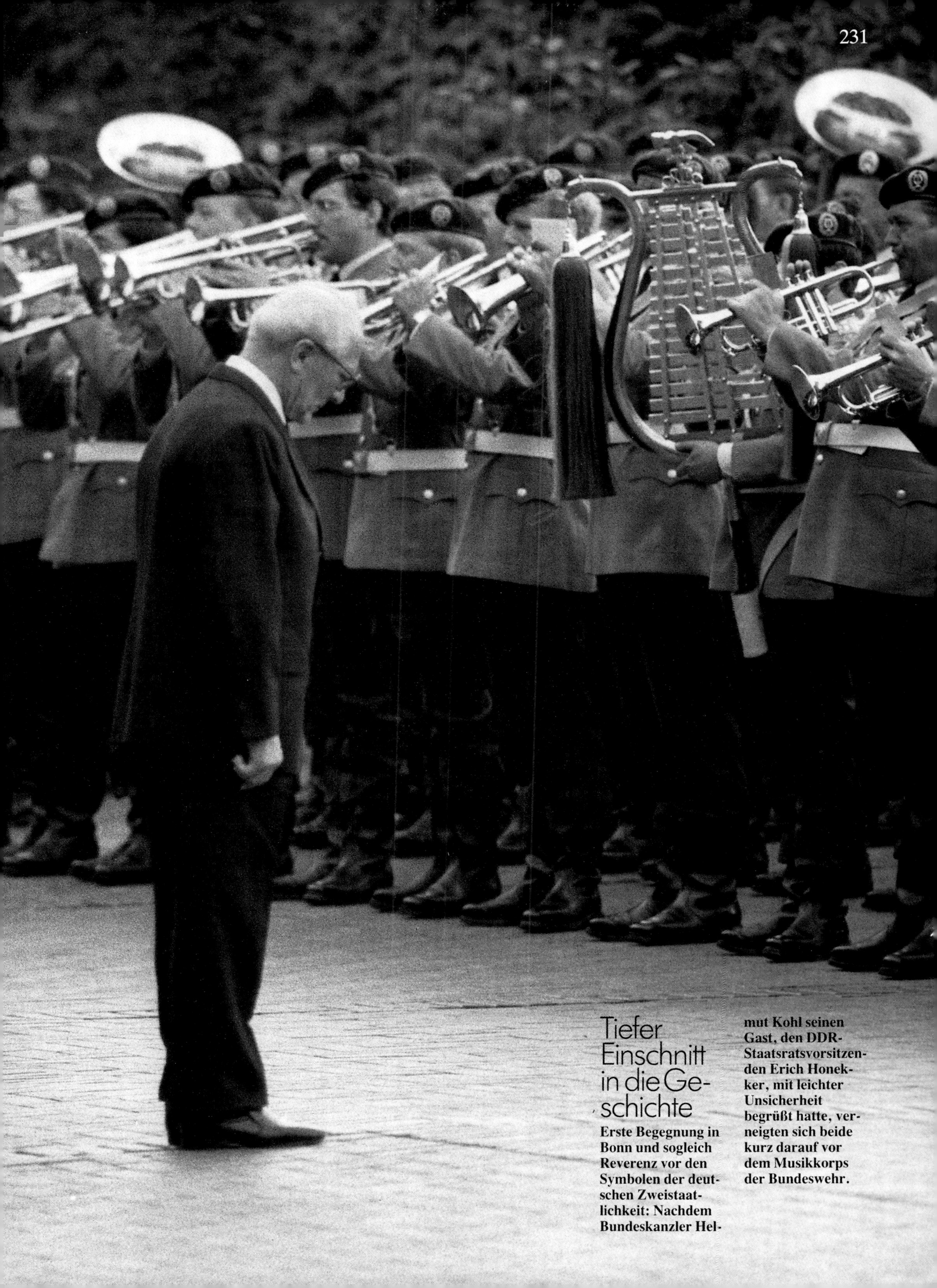

Tiefer Einschnitt in die Geschichte

Erste Begegnung in Bonn und sogleich Reverenz vor den Symbolen der deutschen Zweistaatlichkeit: Nachdem Bundeskanzler Helmut Kohl seinen Gast, den DDR-Staatsratsvorsitzenden Erich Honekker, mit leichter Unsicherheit begrüßt hatte, verneigten sich beide kurz darauf vor dem Musikkorps der Bundeswehr.

Ein ganz normaler Besuch

Als der Gast den roten Teppich vor dem Bonner Kanzleramt betreten hatte, beschlich den Gastgeber Helmut Kohl der Zweifel, ob die Visite des DDR-Staatsratsvorsitzenden Erich Honecker von den Anhängern der CDU/CSU wirklich akzeptiert werden würde. Immerhin wurde ihnen einiges zugemutet: Ausgerechnet ein konservativer Regierungschef hatte den Weg für Honecker freigeräumt, in der Bundesrepublik als gleichberechtigter Staatsgast auftreten zu können. DDR-Nationalhymne, Spalterflagge und Ehrenformation der Bundeswehr manifestierten die Zweistaatlichkeit Deutschlands. Zur Rechtfertigung dieses Entgegenkommens bekamen die Unions-Wähler zu hören, daß inzwischen wesentlich mehr DDR-Bürger die Bundesrepublik besuchen dürften als noch vor drei Jahren. Damals war Kohl nur zu einem Treffen mit Honecker ohne Protokoll und außerhalb Bonns bereit. Erich Honecker ließen die Sorgen seines Gastgebers unberührt. Er genoß die Ehrenbezeugungen: endlich anerkannt, endlich respektiert und nicht als der brutale rote Diktator gebrandmarkt. Je länger die Visite dauerte, desto stärker taute der spröde DDR-Chef auf. Vor allem in der Provinz, in den SPD- und CDU-regierten Bundesländern, zeigte er sich betont locker, bisweilen sogar jovial. Und in seiner Heimat, dem Saarland, wurde er sogar prophetisch, wagte er einen Blick in die Zukunft, in der „Grenzen uns nicht mehr trennen", sondern „vereinen".
„Die Lage ist doch so", sagte er – vom vorbereiteten Redetext abweichend – vor geladenen Gästen im Bürgerhaus

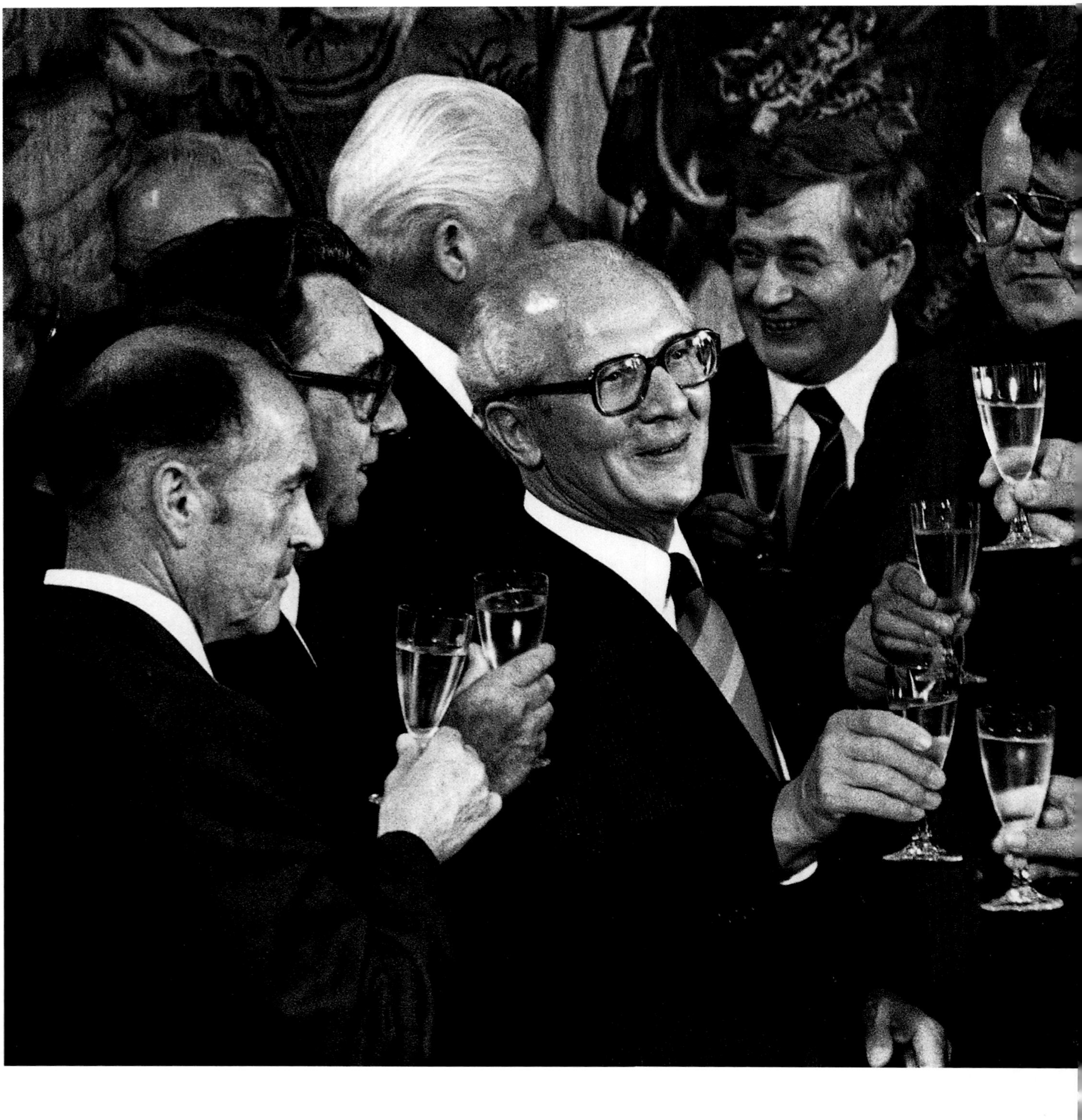

von Neunkirchen: Allen sei ja bekannt, daß es zwei deutsche Staaten gebe; auch, daß sie in zwei Blöcke eingebunden seien. Und „daß die Grenzen nicht so sind, wie sie sein sollten, ist nur allzu verständlich". Nun hätten Helmut Kohl und er in Bonn ein Kommuniqué unterzeichnet, dessen Inhalt vieles verändern könne, wenn es beherzigt werde. Dann könnte die Grenze zwischen den beiden Deutschlands eventuell so sein wie die zwischen der DDR und Polen.

Was sensationell klang, ist es bei genauer Betrachtung nicht. Denn die Grenze zwischen der DDR und Polen ist keineswegs offen, wie es die Bundesbürger von ihren westlichen Nachbarn gewohnt sind. Die Grenze darf im Augenblick nur mit Visum und außerdem nur auf Einladung überquert werden; der Reiseverkehr wird reglementiert. Aber immerhin: Minengräben und Schießbefehl gibt es an dieser Grenze nicht. Und wenn Honecker mit seinem Vergleich einen denkbaren Verzicht auf diese unmenschlichen Methoden andeuten wollte, dann darf gehofft werden.

So wohl er sich im Lande fühlte, so offen sich Honecker vor den West-Bürgern gab, zum Bonner Regierungschef hat er keinen Draht gefunden, zu gering ist (noch?) das gegenseitige Vertrauen. Zu verkrampft blieben die Bemühungen, stets das Trennende zu betonen, statt die wachsenden Gemeinsamkeiten im geregelten Nebeneinander herauszustellen. Trotzdem hat Erich Honecker von diesem Treffen profitiert. Gerade weil er nicht durchsetzbare Forderungen wie die nach Anerkennung der DDR-Staatsbürgerschaft gar nicht erst erhob, gewann er an Statur.

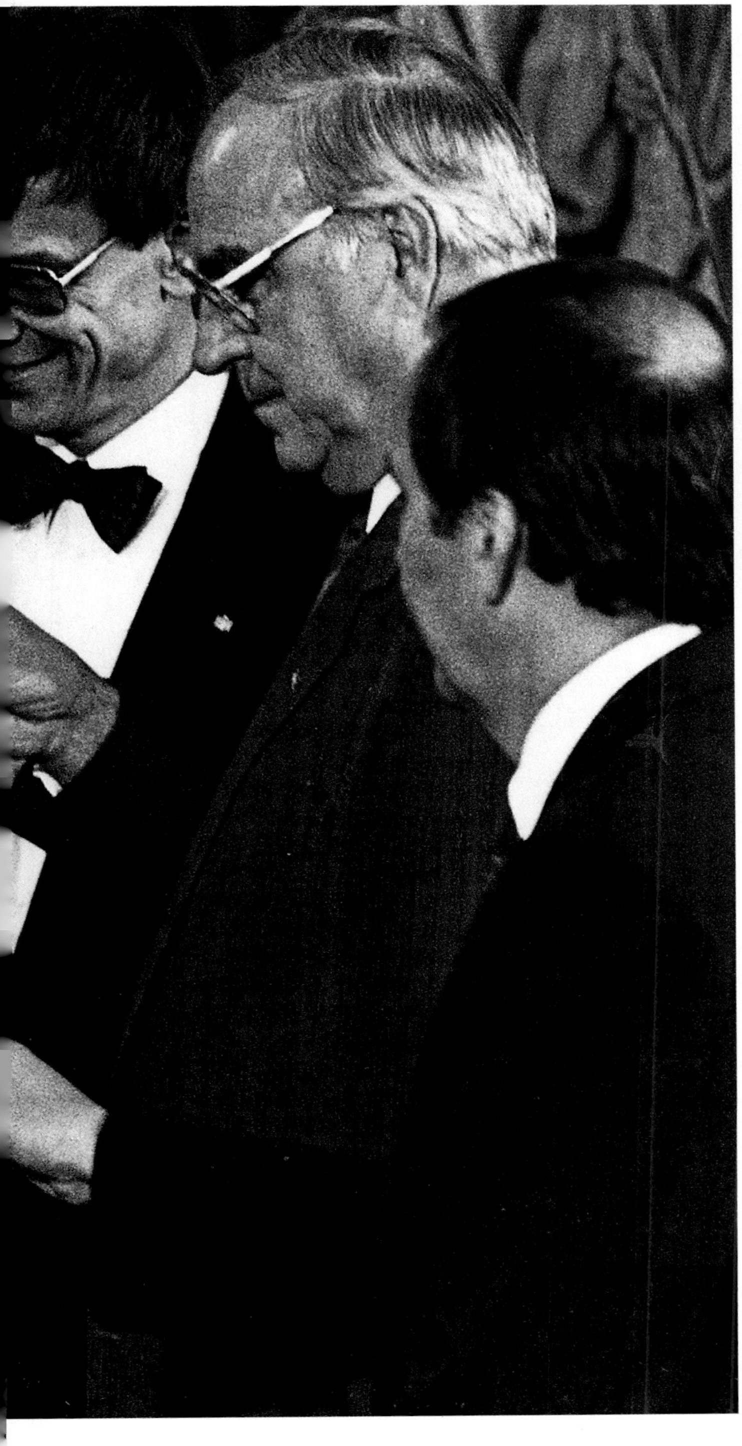

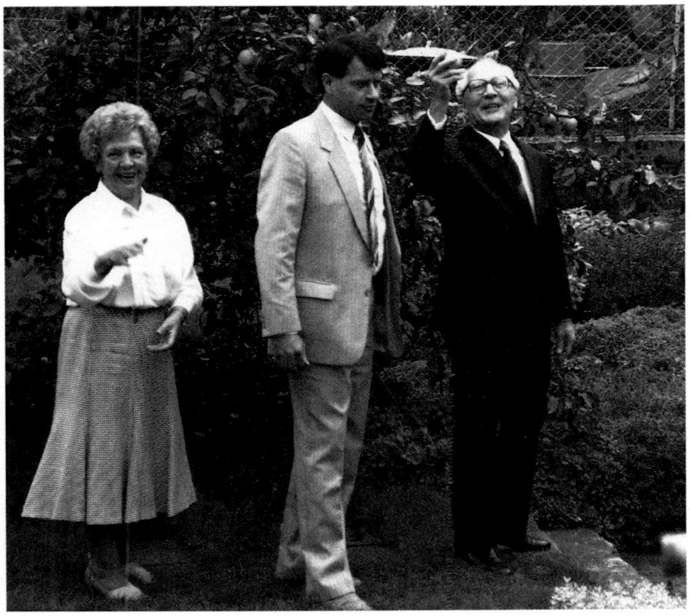

Ob nun beim hochoffiziellen Sektempfang in der Bundeshauptstadt oder beim Abstecher in die Provinz — stets gibt sich DDR-Chef Erich Honecker locker und aufgeschlossen. Der sonst so spröde mächtigste Mann der DDR taut während seiner Visite in der Bundesrepublik von Tag zu Tag mehr auf. Als er in seinem Geburtsort, dem saarländischen Wiebelskirchen, das Grab seiner Eltern besucht, ist er gerührt. Im Garten des Elternhauses, das einst sein Großvater gebaut hatte, pflückt er einen Apfel. Mit seiner Schwester zieht er sich zum Kaffee zurück, und mit alten KP-Getreuen tauscht er Erinnerungen aus. Auf der Straße vor dem Haus winken ihm Hunderte zu: „Erich, Erich", rufen einige, keineswegs nur Alt-Kommunisten. Hier im Saarland, hier in Wiebelskirchen, da ist Erich Honecker wirklich zu Hause.

Der Streik der schwarzen Kumpel

„Die Bosse werden immer reicher, die Arbeiter immer ärmer. Jetzt ist die Stunde gekommen.“ Das stand auf einem Flugblatt, mit dem die Bergarbeitergewerkschaft NUM (National Union of Mineworkers) Anfang August ihre Mitglieder zum Streik aufrief. Der Erfolg der erst fünf Jahre alten Organisation war überwältigend: 335 000 schwarze Kumpel lehrten nicht nur die Bosse der Gold- und Kohleminen am Kap, sondern auch die Regierung in Pretoria das Fürchten. Denn der Arbeitskampf wurde zur Machtprobe in einem Wirtschaftszweig, in dem 70 Prozent der Exporteinnahmen Südafrikas erarbeitet werden.

Beim längsten und teuersten Ausstand in der Geschichte des Landes ging es nicht nur um Löhne und Arbeitsbedingungen. Die Streikenden kämpften auch gegen das Apartheid-System, und mit ihrer Forderung nach 30prozentiger Lohnerhöhung wollte die NUM vor allem die Kluft zwischen weißen und schwarzen Grubenarbeitern verringern. Weiße Kumpel verdienen dreimal so viel wie ihre schwarzen Kollegen. Auch die Forderung nach Familien-Unterkünften rührt an ein ehernes Apartheid-Gesetz: Zehntausende der Kumpel sind Wanderarbeiter, die zusammengepfercht in Wohnheimen hausen und ihre Frauen und Kinder höchstens einmal im Jahr sehen können. Daß die NUM auch bessere Sicherheitsvorkehrungen und höhere Zahlungen im Todesfall verlangte, begründete sie mit einer traurigen Statistik: In Südafrikas Minen – den gefährlichsten der Welt – sterben bei Grubenunglücken durchschnittlich 700 Kumpel pro Jahr.

Während des Streiks gingen Sicherheitskräfte und bewaffneter Werkschutz immer wieder brutal gegen Streikende vor, Gewerkschaftssekretäre wurden verhaftet, die finanzielle Not der Arbeiter, die keinen Pfennig Streikgeld erhielten, wurde immer größer. Daß die Kumpel dennoch drei Wochen lang durchhielten, hatte niemand erwartet – am allerwenigsten die Arbeitgeber.

Daß der Streik so lange und trotz der vielen Provokationen auch so diszipliniert verlief, ist einem Mann zu verdanken, dem Generalsekretär der NUM, Cyril Ramaphosa. Der 34 Jahre alte Jurist – er stammt aus einer Bergarbeiterfamilie – hielt vom bescheidenen Hauptquartier im Zentrum Johannesburgs die Streikfäden in der Hand. Tage- und nächtelang verhandelte er geschickt mit den Vertretern der Bergwerksgesellschaften. Wenn die Streikfront bröckelte, machte er den Kumpels wieder Mut. Der junge Intellektuelle mit der sanften Stimme, der zu den Aktivisten des Soweto-Aufstands gehörte, erklärte Reportern nach Ende des Streiks: „Wir haben mit Lohnerhöhungen zwischen 17 und 23,4 Prozent unser Ziel nicht erreicht. Aber daß Hunderttausende so lange gestreikt haben, ist ein Sieg. Künftig muß man mit uns rechnen.“ Die Regierung in Pretoria jedenfalls muß die schwarzen Gewerkschaften von nun an ernst nehmen – und einen neuen charismatischen Führer der Schwarzen Südafrikas fürchten: den Bergarbeiter-Chef Cyril Ramaphosa.

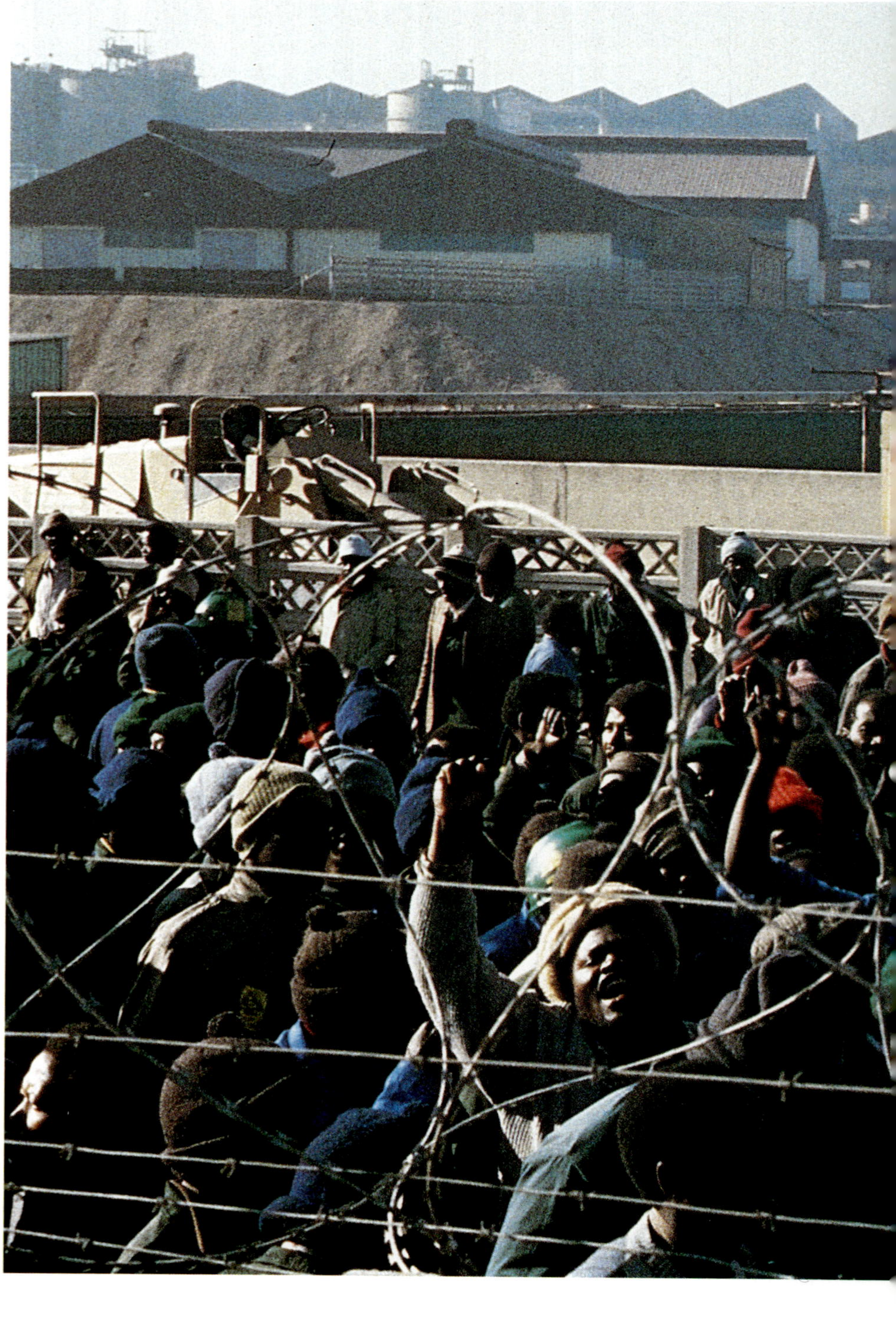

Machtprobe am Kap (hier im Ergo-Bergwerk von Brakpan bei Johannesburg): Der Streik von 335000 schwarzen Bergarbeitern hat Südafrikas Wirtschaft, aber auch das Regime in Pretoria erschüttert. Denn die Kumpel forderten nicht nur höhere Löhne und bessere Sozialleistungen, sondern auch die Abschaffung der Apartheid.

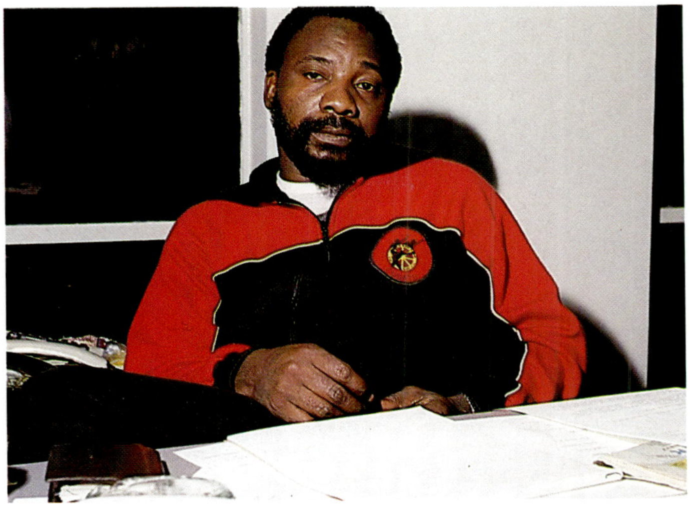

Geschickt hielt der Generalsekretär der schwarzen Bergarbeitergewerkschaft NUM, Cyril Ramaphosa, die Fäden des Streiks in der Hand. Er hielt die Arbeiter zur Disziplin an und machte ihnen Mut. Neben Bischof Tutu und dem inhaftierten ANC-Chef Nelson Mandela gilt der 34jährige Gewerkschaftsboß als neuer Führer der Schwarzen Südafrikas.

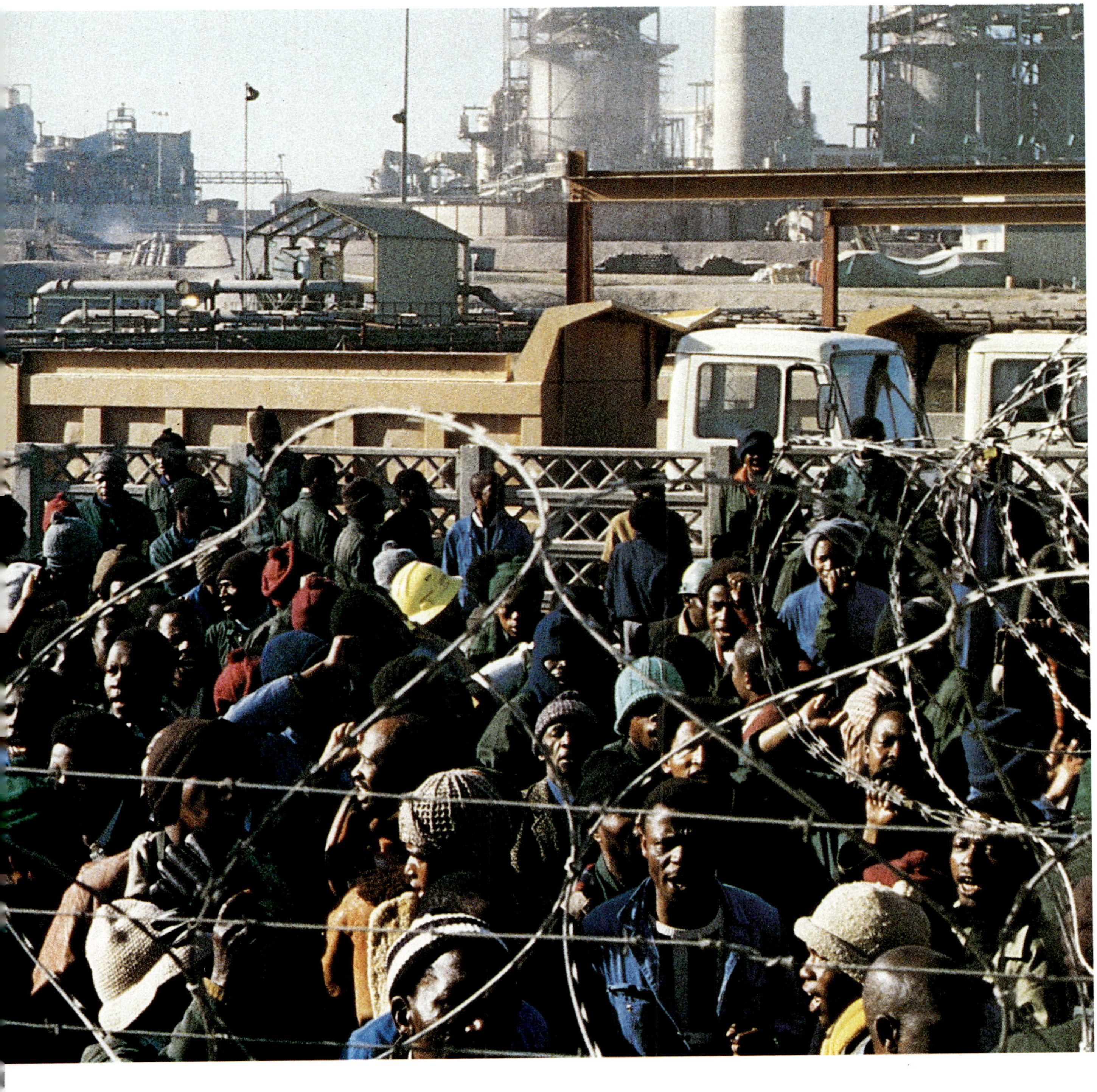

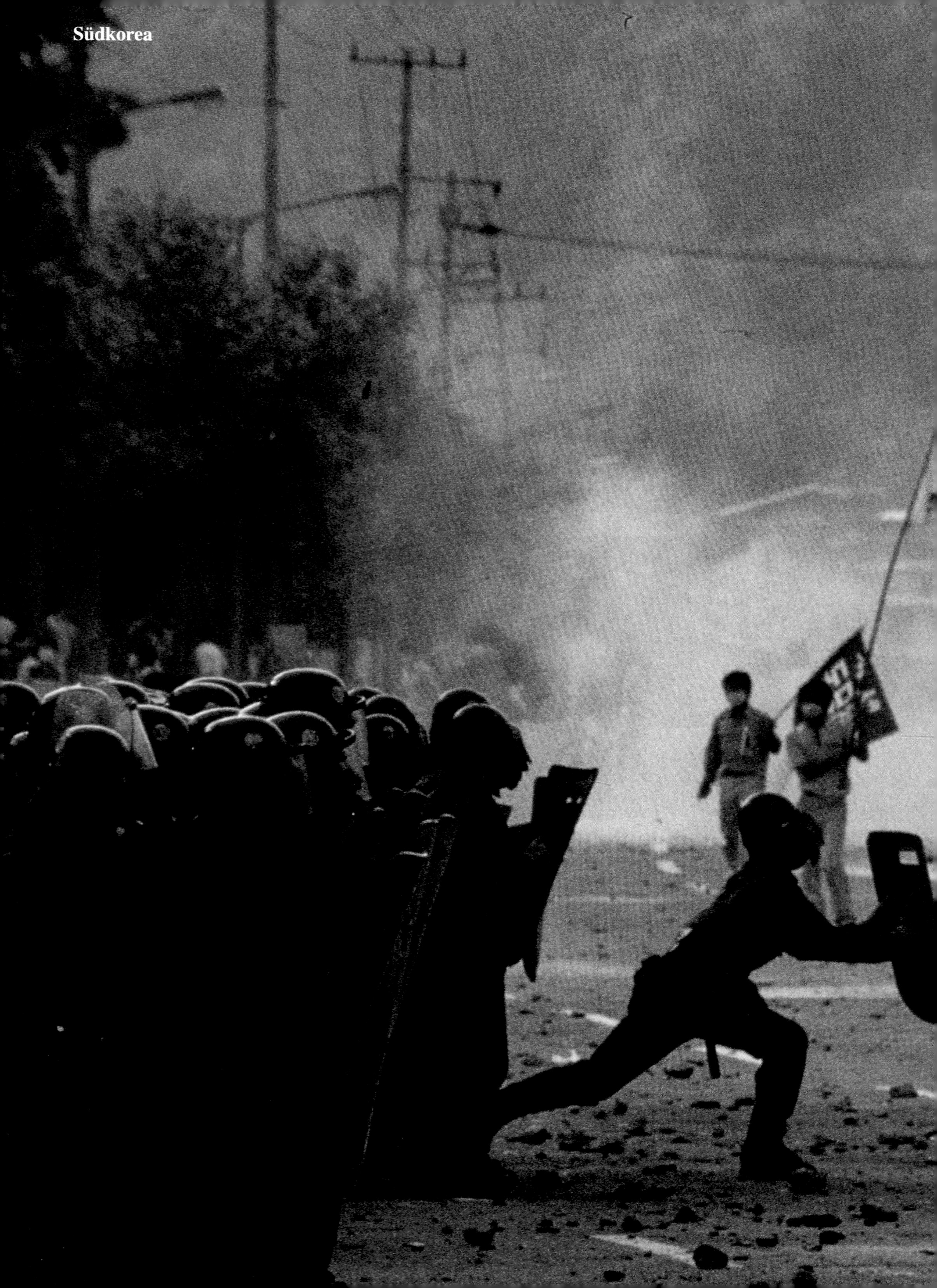

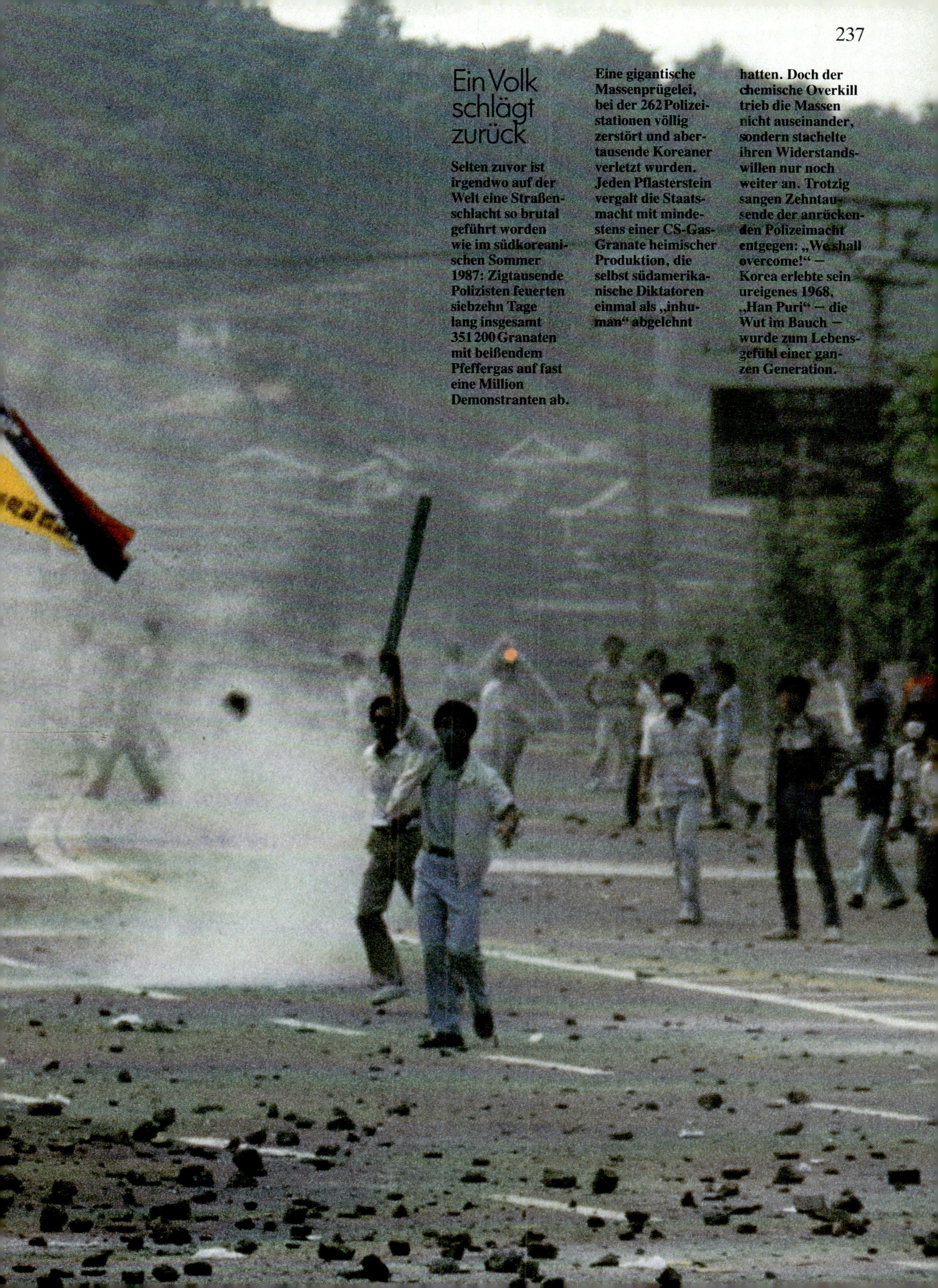

Ein Volk schlägt zurück

Selten zuvor ist irgendwo auf der Welt eine Straßenschlacht so brutal geführt worden wie im südkoreanischen Sommer 1987: Zigtausende Polizisten feuerten siebzehn Tage lang insgesamt 351 200 Granaten mit beißendem Pfeffergas auf fast eine Million Demonstranten ab. Eine gigantische Massenprügelei, bei der 262 Polizeistationen völlig zerstört und abertausende Koreaner verletzt wurden. Jeden Pflasterstein vergalt die Staatsmacht mit mindestens einer CS-Gas-Granate heimischer Produktion, die selbst südamerikanische Diktatoren einmal als „inhuman" abgelehnt hatten. Doch der chemische Overkill trieb die Massen nicht auseinander, sondern stachelte ihren Widerstandswillen nur noch weiter an. Trotzig sangen Zehntausende der anrückenden Polizeimacht entgegen: „We shall overcome!" – Korea erlebte sein ureigenes 1968. „Han Puri" – die Wut im Bauch – wurde zum Lebensgefühl einer ganzen Generation.

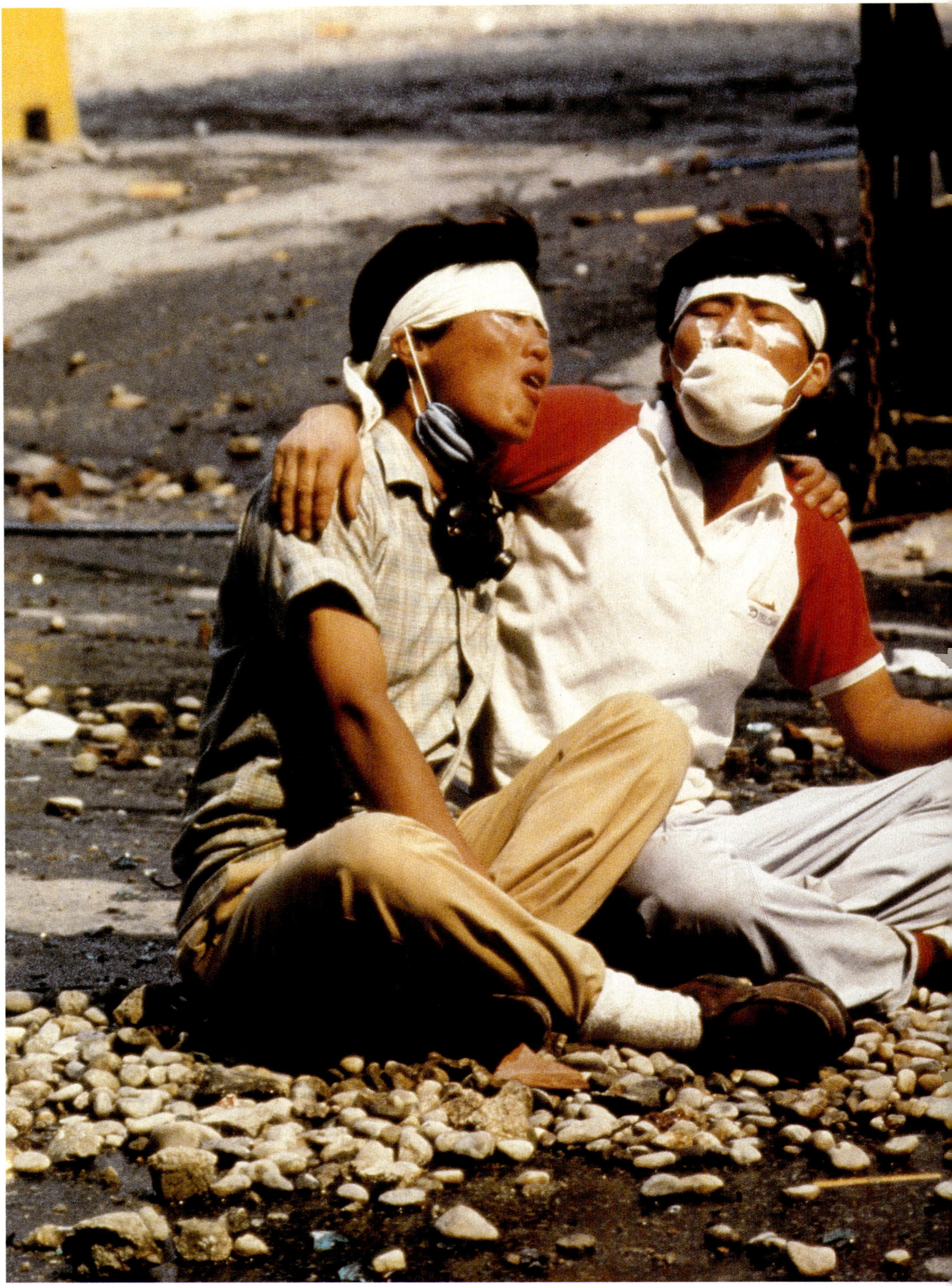

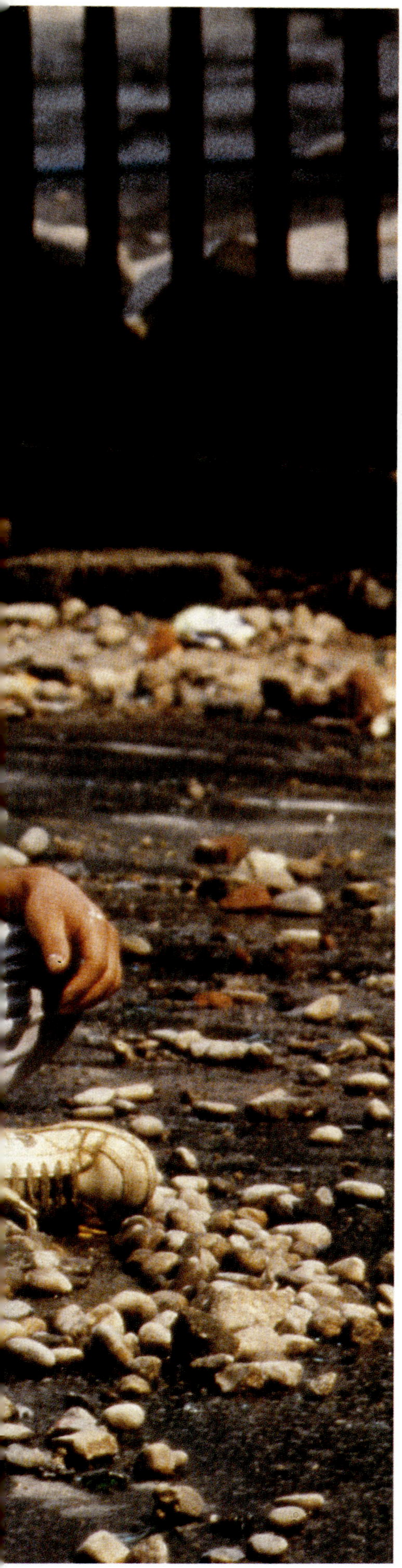

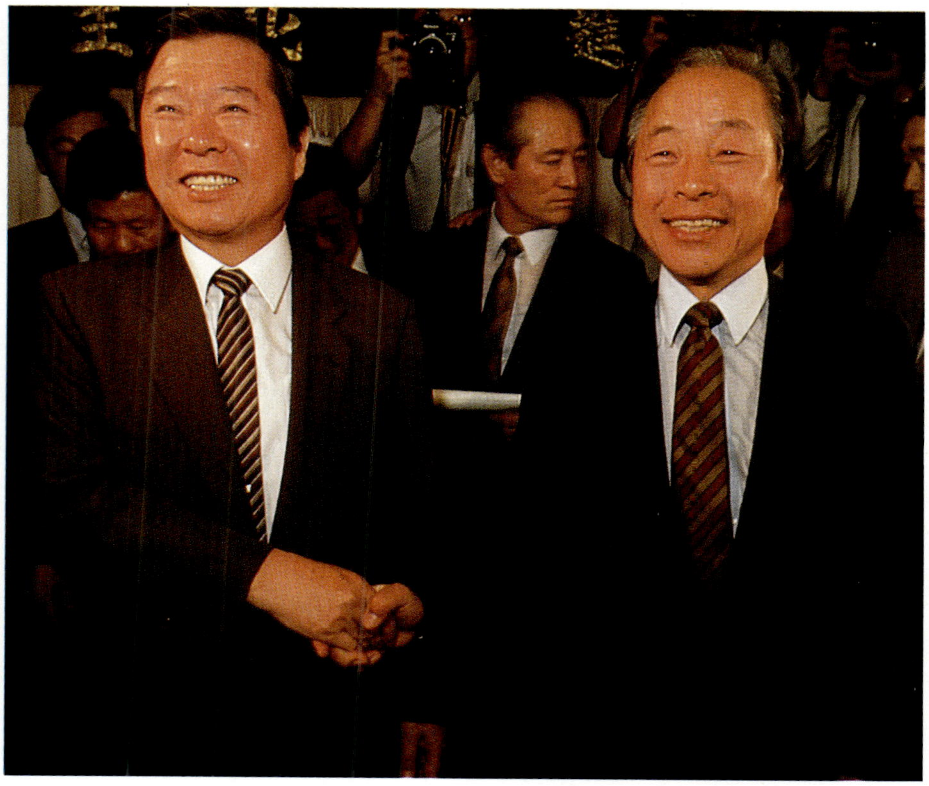

Pluralismus auf koreanisch

Präsident Chun Doo Hwan wollte eigentlich nur wiederholen, was im asiatischen Wirtschaftswunderland Südkorea tausendfach geschieht: Politik unter Ausschluß der Öffentlichkeit zu machen. Chun Doo Hwan, ein ehemaliger Fallschirmspringer, der 1979 die Macht an sich gerissen hatte, wollte seinen Günstling Roh Tae Woo als Nachfolger durchsetzen. Eine Kommission handverlesener Wahlmänner trat an, um den Kandidaten zum starken Mann zu küren – eine Oligarchie wie aus dem Bilderbuch. Doch diesmal schlug das Volk dazwischen: Studenten und Mittelstand erhoben sich zur blutigsten Revolte seit 1980.
Am 16. Dezember dann fanden die Präsidentschaftswahlen statt – und endeten mit einer Enttäuschung: Der Kandidat der Staatsmacht, Roh Tae Woo, siegte über seine Gegenkandidaten Kim Dae Jung und Kim Young Sam. Sofort war von „Wahlbetrug" die Rede. Doch die Opposition unterlag, weil keiner der beiden Oppositionsführer auf die eigene Kandidatur hatte verzichten wollen. Kaum stand das Endergebnis der Wahl fest, gingen verbitterte Oppositionelle wieder auf die Straße. Die Polizei reagierte wie gewohnt. Pluralismus auf koreanisch.

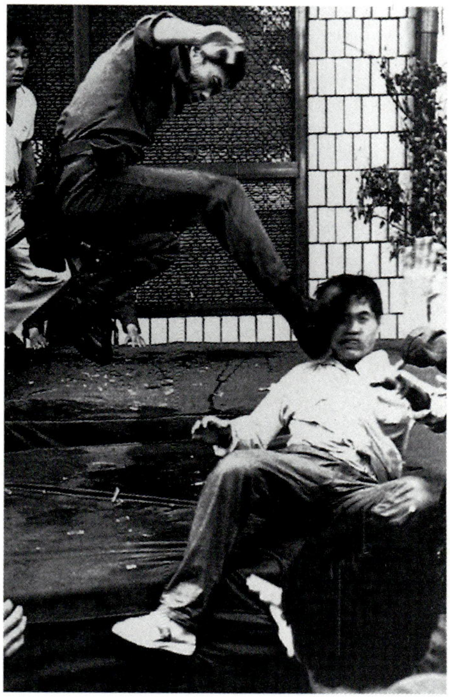

Gegen die Tränengasschwaden auf Seouls Straßen mußten sich Bürger und Demonstranten tagelang mit Gesichtsmasken schützen. Wo die chemische Keule nicht half, setzte die Polizei den Zivilisten mit Fußtritten und Prügel zu. Im Dezember zeigte sich, daß aller Protest vergeblich war: Die beiden Oppositionsführer Kim Dae Jung und Kim Young Sam unterlagen bei der Präsidentschaftswahl, weil sie sich nicht auf eine Kandidatur hatten einigen können.

Theater auf Tour

Die beiden Gastspielabende des Wiener Burgtheaters im Oktober 1987 in Ost-Berlin mit Claus Peymanns Inszenierung von Heinrich von Kleists „Die Hermannsschlacht" waren ein umjubelter Erfolg. Kleist schrieb das blutrünstige Drama im Jahr 1808. Nach den Siegen Napoleons sollte dieses Drama des Hasses und der Rache in historischer Parallele Preußen und Österreich zum gemeinsamen Widerstand gegen die französische Besatzung aufrufen. Der jetzige Wiener Burg-Intendant merzte in seiner Arbeit das hohle und hölzerne Helden- und Haß-Pathos des Kleist-Originals aus und versuchte, die unbestritten aktuellen Fragen nach der Rechtfertigung von Gewalt und Widerstand in Form eines bürgerlichen Ehedramas auf die Bühne zu bringen.

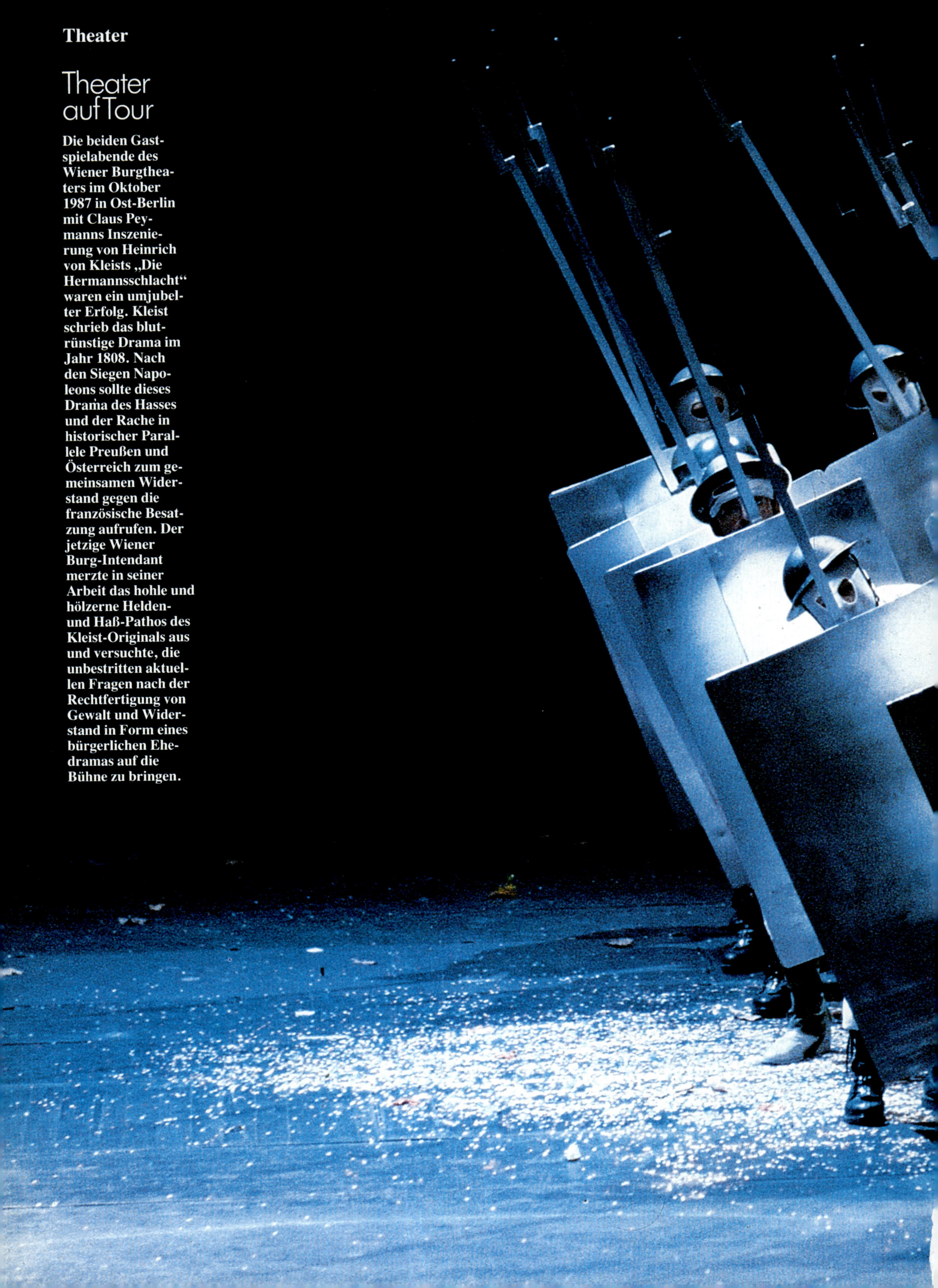

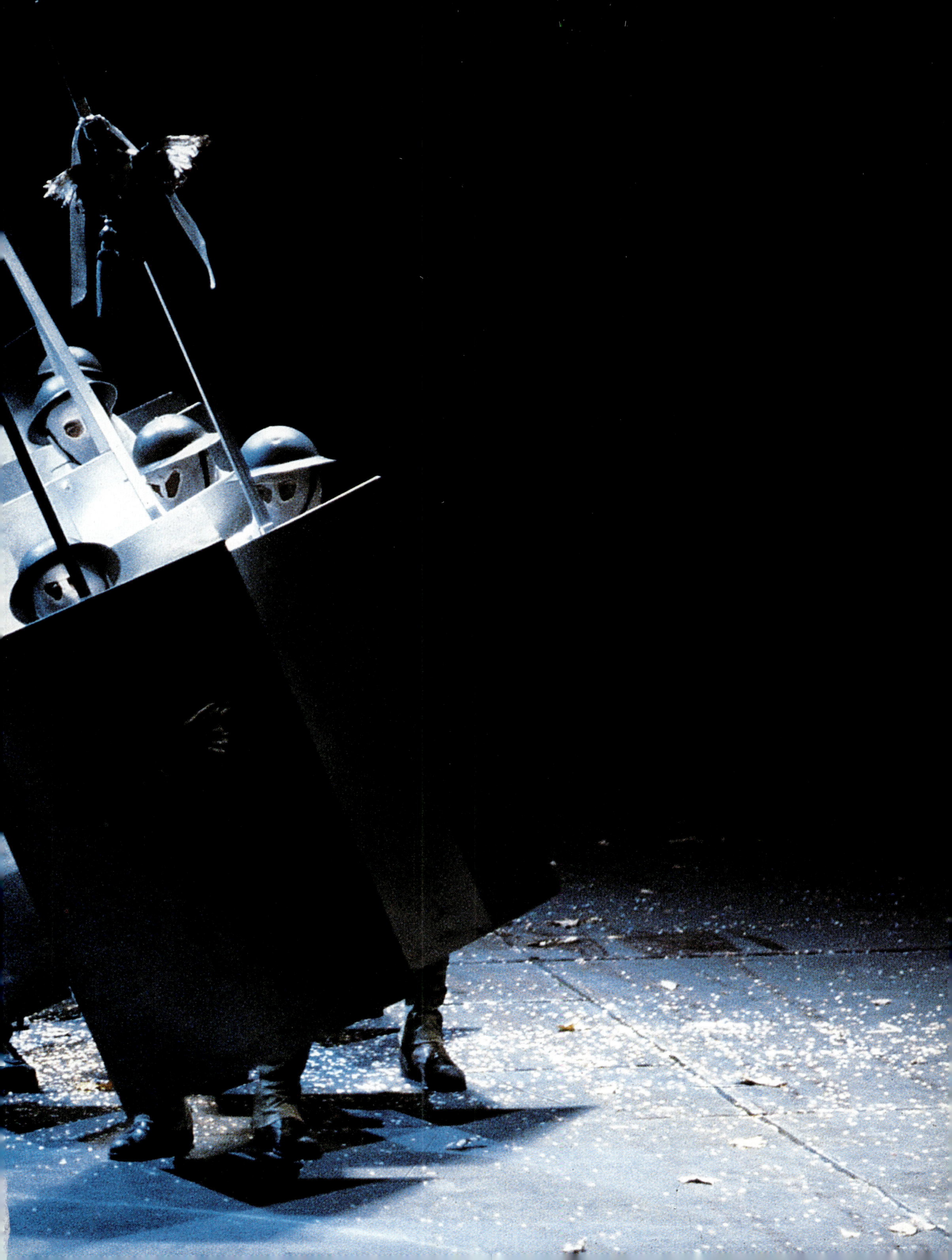

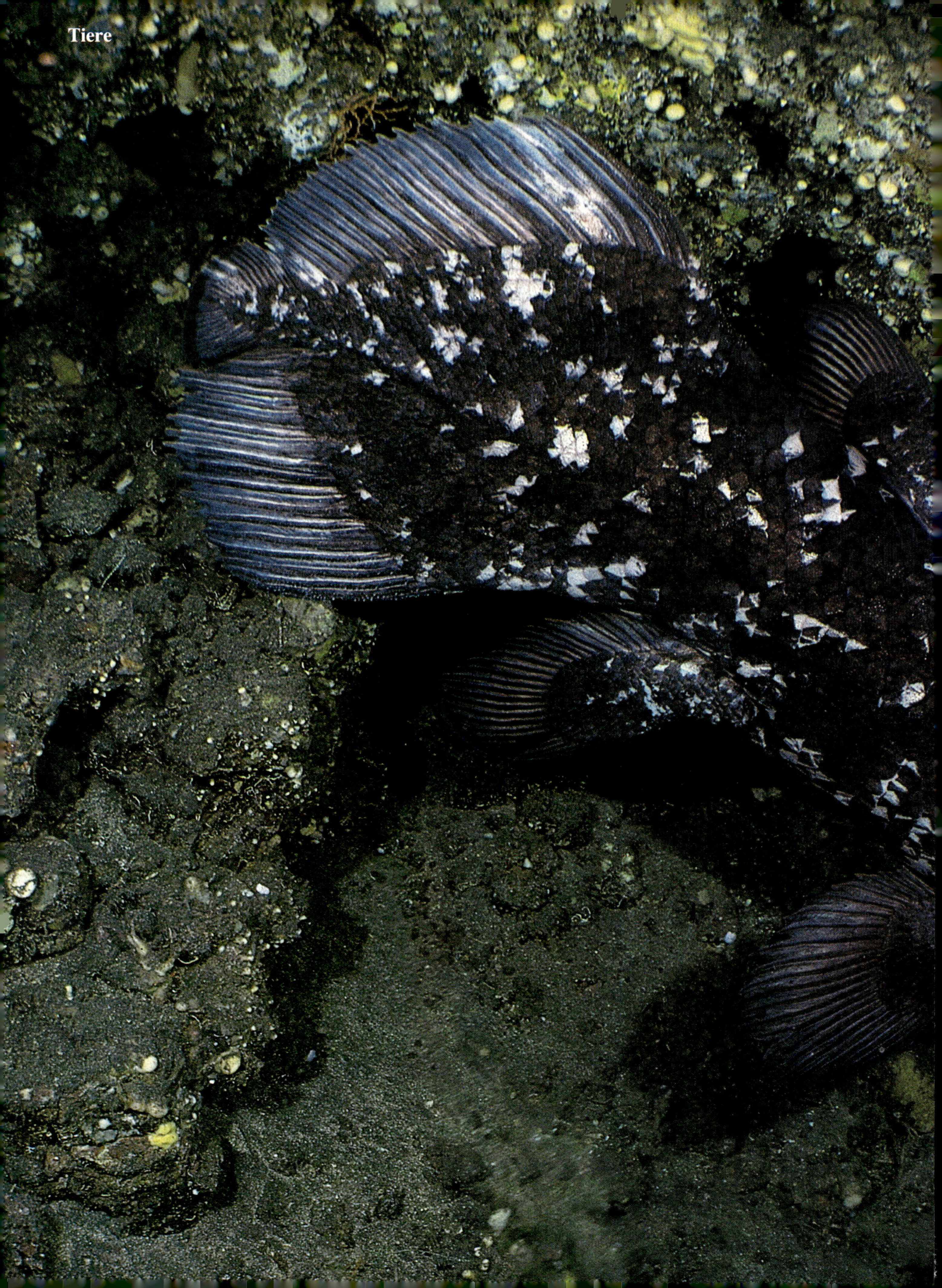

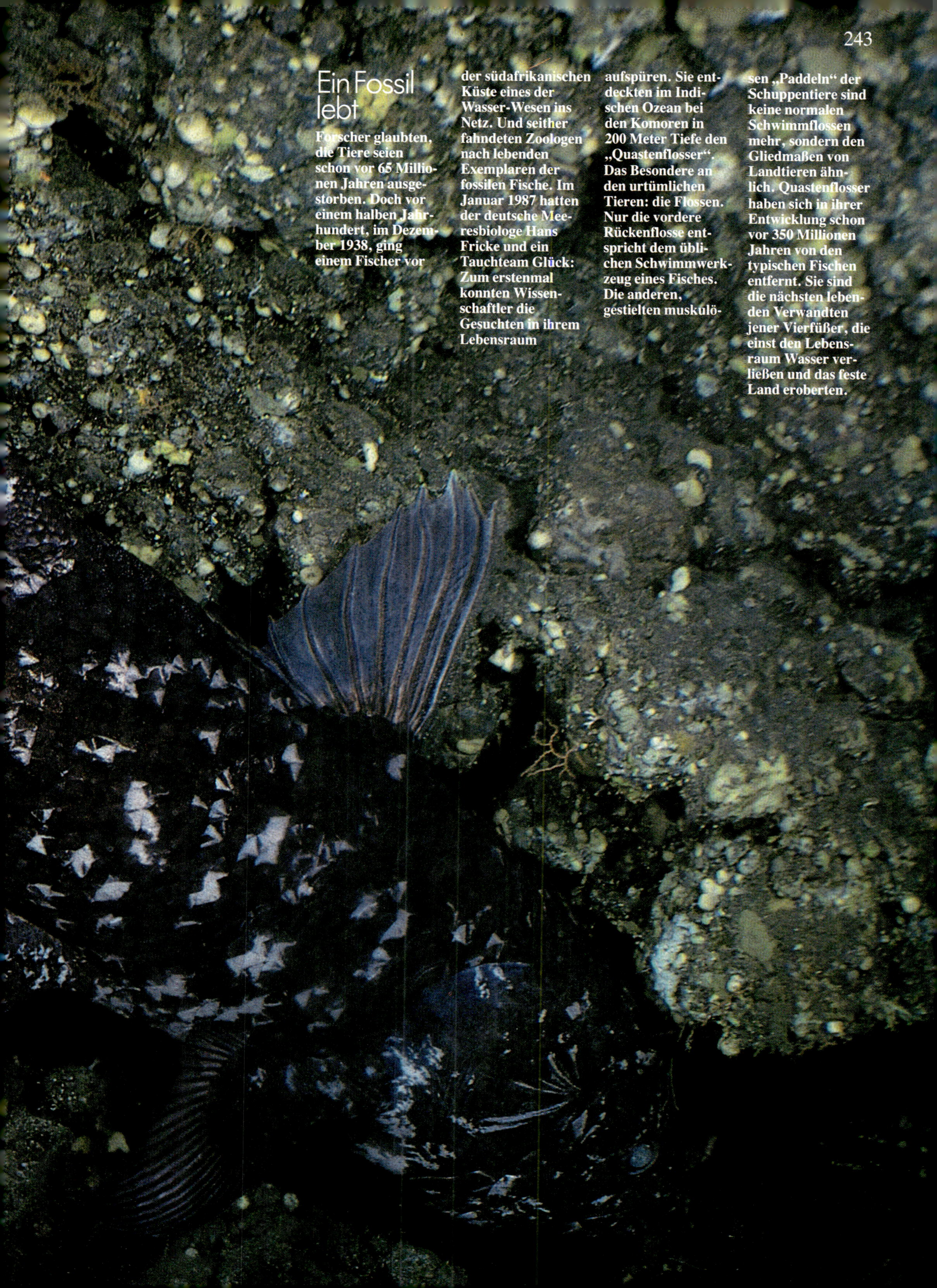

Ein Fossil lebt

Forscher glaubten, die Tiere seien schon vor 65 Millionen Jahren ausgestorben. Doch vor einem halben Jahrhundert, im Dezember 1938, ging einem Fischer vor der südafrikanischen Küste eines der Wasser-Wesen ins Netz. Und seither fahndeten Zoologen nach lebenden Exemplaren der fossilen Fische. Im Januar 1987 hatten der deutsche Meeresbiologe Hans Fricke und ein Tauchteam Glück: Zum erstenmal konnten Wissenschaftler die Gesuchten in ihrem Lebensraum aufspüren. Sie entdeckten im Indischen Ozean bei den Komoren in 200 Meter Tiefe den „Quastenflosser“. Das Besondere an den urtümlichen Tieren: die Flossen. Nur die vordere Rückenflosse entspricht dem üblichen Schwimmwerkzeug eines Fisches. Die anderen, gestielten muskulösen „Paddeln“ der Schuppentiere sind keine normalen Schwimmflossen mehr, sondern den Gliedmaßen von Landtieren ähnlich. Quastenflosser haben sich in ihrer Entwicklung schon vor 350 Millionen Jahren von den typischen Fischen entfernt. Sie sind die nächsten lebenden Verwandten jener Vierfüßer, die einst den Lebensraum Wasser verließen und das feste Land eroberten.

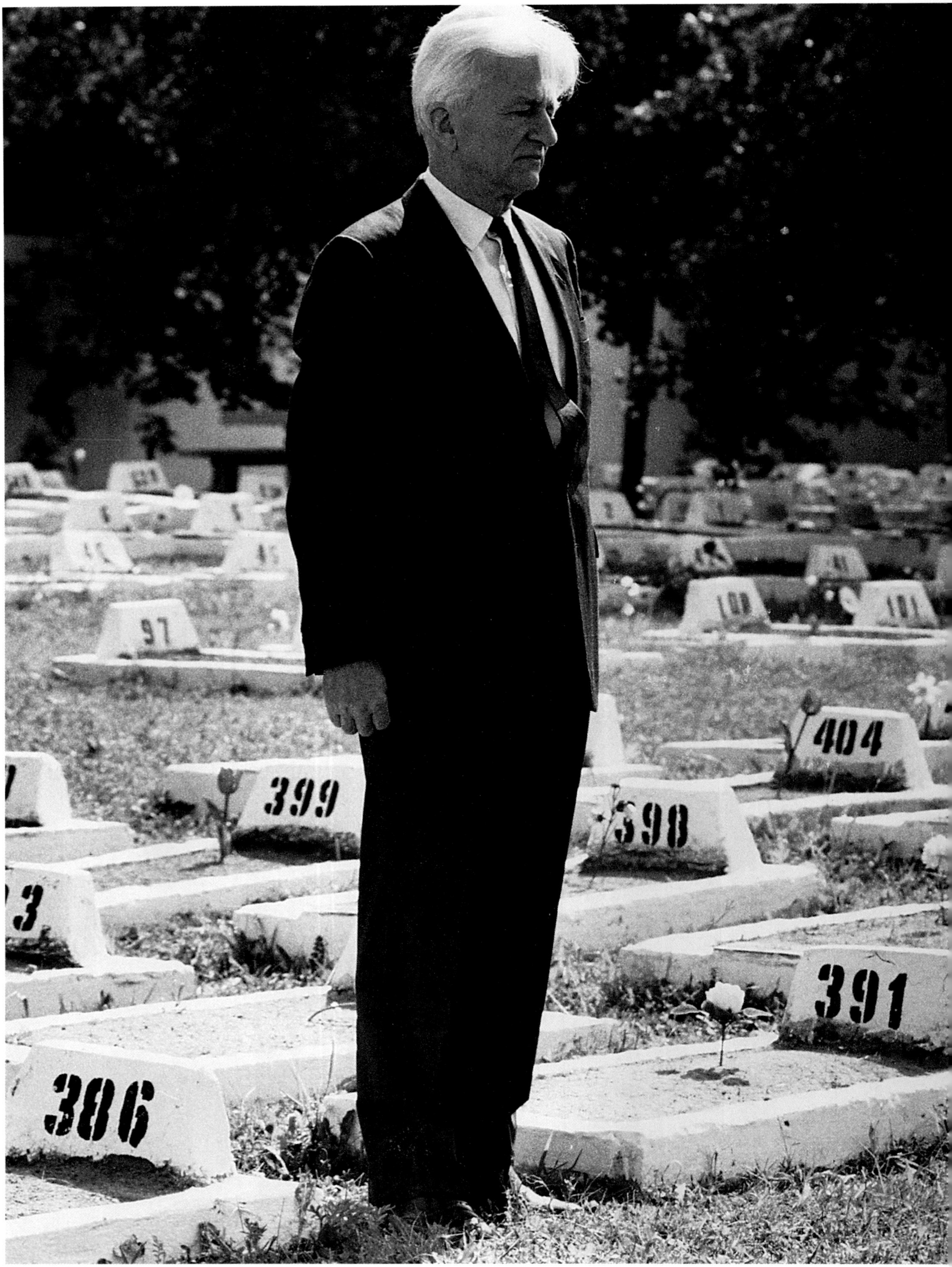
97
404
399
398
391
386

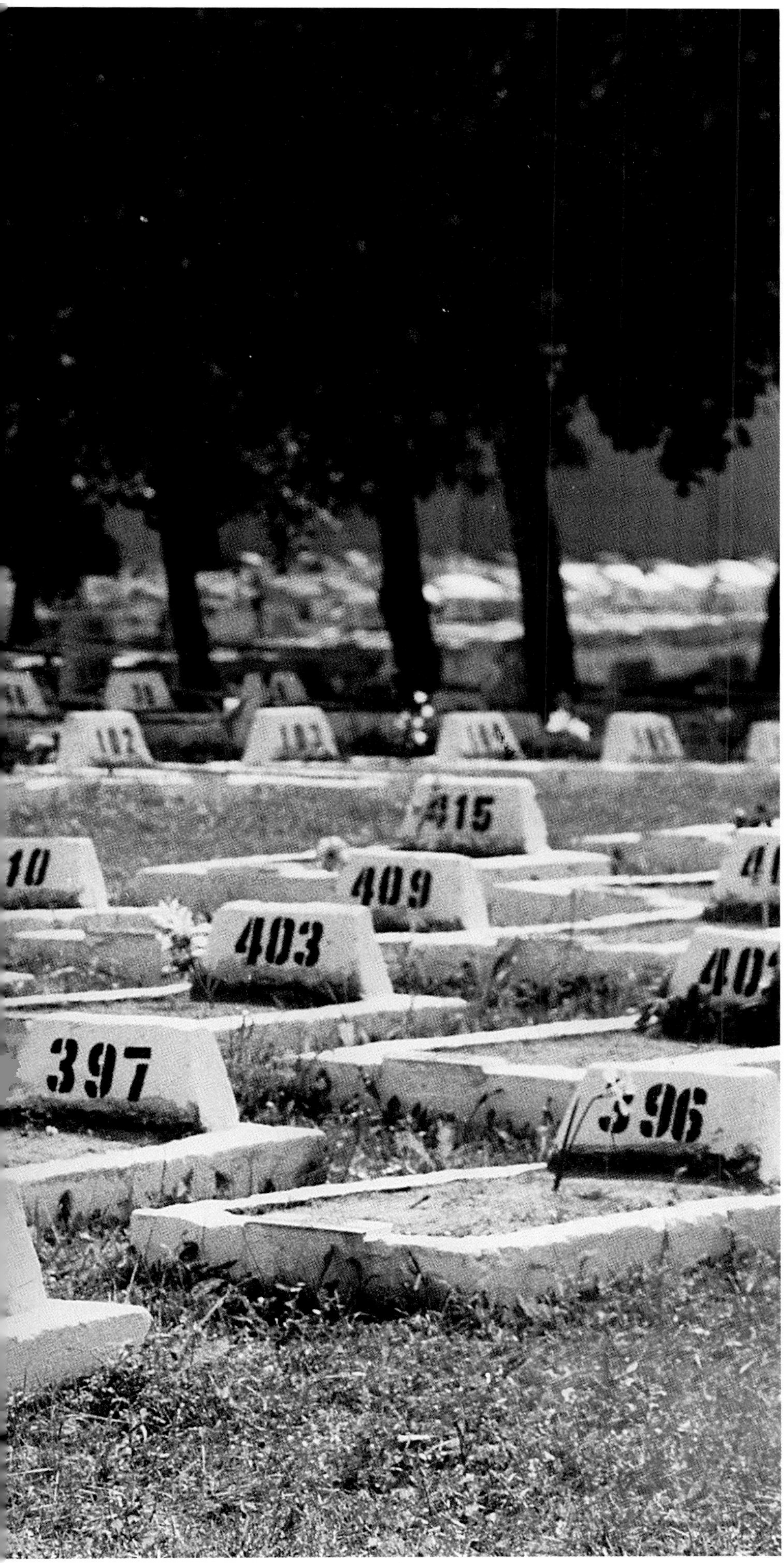

Der Drahtseilakt

Vom Argwohn in Ost und West überschattet war Richard von Weizsäckers Moskau-Visite im Juli. Dem Bundespräsidenten war schon vor Reiseantritt klar: Dies wird die schwierigste Mission der gesamten Amtszeit. Schließlich sollte sein Aufenthalt in der Sowjetunion kein gewöhnlicher Staatsbesuch werden. Ihm ging es dabei um ein ganz persönlich-politisches Anliegen: Die Reise sollte helfen, das deutsch-sowjetische Verhältnis, durch den unsäglichen Vergleich Gorbatschow-Goebbels (Kanzler Helmut Kohl) schwer erschüttert, mit neuem Vertrauen zu erfüllen, es aus der Stagnation herauszuführen und in eine europäische Partnerschaft zu verwandeln.
Denn Weizsäcker will nicht Geschichte aufarbeiten, er will Geschichte voranbringen. Er stimmt mit Gorbatschow in dem Ziel überein, die verkrusteten Strukturen von heute zu überwinden, damit Deutsche und Russen in einem gemeinsamen „europäischen Haus“ friedlich und freundschaftlich wohnen können.
Diese Überzeugung den Gastgebern in Moskau und in der sowjetischen Provinz zu vermitteln, wurde er in seinen Reden und Diskussionsbeiträgen nicht müde. Am Ende der Reise durfte er sicher sein: Die Botschaft war angekommen. Er hatte einen wichtigen Beitrag zur Entkrampfung des Verhältnisses der beiden Staaten geleistet – auch wenn ihm stets bewußt blieb, daß die Dogmatiker sich hüben wie drüben über jeden Rückschlag freuen werden. Doch das wird ihn und – wie Weizsäcker glaubt – auch Gorbatschow nicht daran hindern, geduldig weiter am „europäischen Haus“ zu bauen.

Juli 1987: Bundespräsident Richard von Weizsäcker bei den Toten von gestern. Mehr als 400 Deutsche liegen auf dem Moskauer Soldatenfriedhof Lublino. Sie starben vor 40 Jahren in Kriegsgefangenschaft.

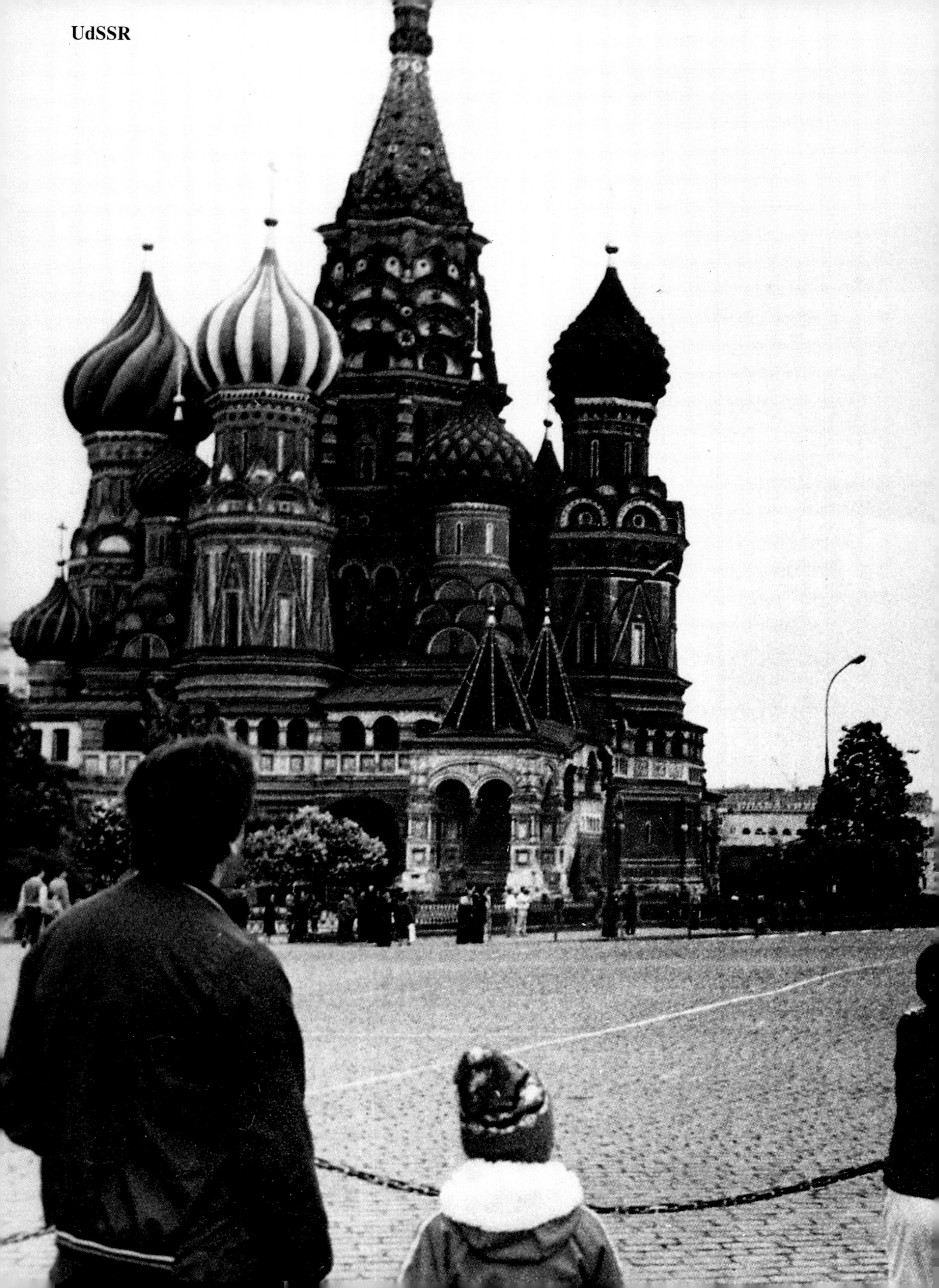

Landung auf dem Roten Platz

Mathias Rust schwebt mit seiner Cessna 172 an der Basilius-Kathedrale vorbei zum Roten Platz. Unter den fassungslosen Zuschauern ein kleiner Junge, der mit einer Spielzeugpistole auf die Maschine zielt. Wegen der vielen Menschen auf dem Roten Platz zieht der 19jährige aus Wedel seine Maschine wieder hoch und fliegt noch ein paar Schleifen über dem Kreml, bevor er auf der Moskwabrücke hinter der Kirche aufsetzt.

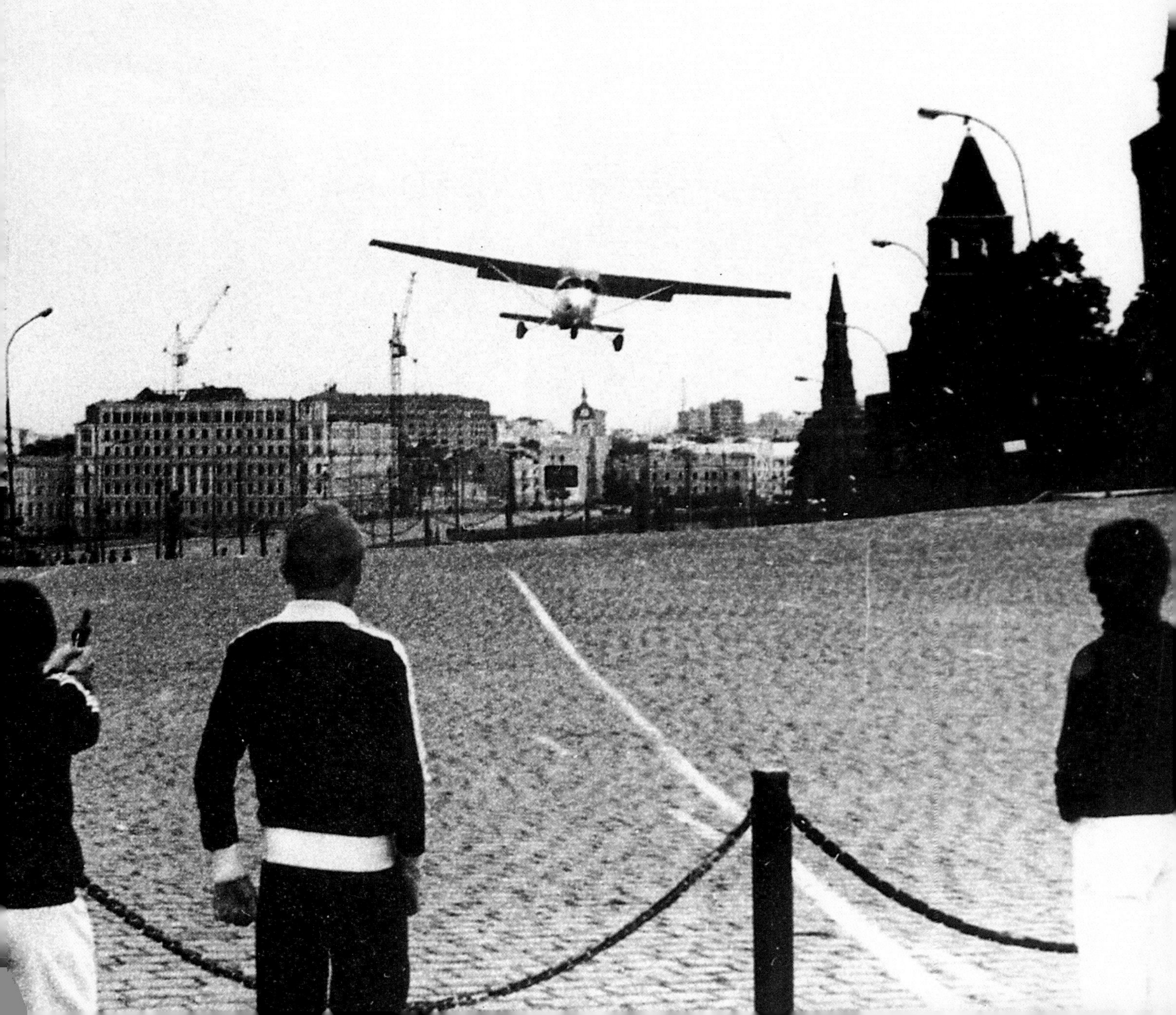

Am Vatertag nach Moskau

Es war Himmelfahrt, die Deutschen feierten „Vatertag", die Sowjets ausgerechnet den „Tag der Grenztruppen", als Mathias Rust um 12.21 Uhr mit einer Cessna 172 seines Aeroclubs Hamburg vom Flugplatz Helsinki-Malmi startete. Seit 14 Tagen war er nun schon im Urlaub unterwegs, wollte nun angeblich nach Stockholm – Richtung Heimat.

Doch über dem finnischen Meerbusen drehte der 19jährige Sportpilot aus Wedel nach links ab, überquerte bei der estnischen Stadt Kochtla-Jarve die Grenze zur Sowjetunion und flog in 600 Meter Höhe einfach auf dem magnetischen Kurs 117 Grad – geradewegs nach Moskau.

Niemand versuchte, ihn aufzuhalten. Unwidersprochen ist seine Aussage, ihm sei erst nach einer Stunde ein Abfangjäger begegnet, der aber keine Anstalten machte, ihn zu stoppen. Eine beispiellose Blamage für die waffenstarrende Luftabwehr. Der greise Verteidigungsminister Swergej Sokolow und Luftabwehrchef Alexander Koldunow wurden später dafür gefeuert, weit über hundert Soldaten bestraft.

Denn Mathias Rust war ungehindert bis nach Moskau gekommen. Er umkreiste ein paarmal den Kreml, bevor er auf der Moskwa-Brücke aufsetzte und vor der Basilius-Kathedrale ausrollte – direkt vor dem Roten Platz, dem Zentrum und Heiligtum der sowjetischen Weltmacht.

Die westlichen Medien standen Kopf: Ein fliegerisches Husarenstück? Eine gezielte Provokation? „Ich bin hier auf einer Friedensmission. Ich wollte mit Gorbatschow über Abrüstung sprechen", sagte Mathias Rust. Doch dazu kam es nicht. Stattdessen wurde der Hobbyflieger in das Moskauer Lefortowo-Gefängnis gebracht und vom sowjetischen Geheimdienst KGB verhört. Die Staatsschützer vermuteten anfangs, der „Friedensflug" wäre nichts anderes als eine verschwörerische Provokation von Entspannungsfeinden in der Bundesrepublik gewesen. Auch das Oberste Gericht der Sowjetunion, vor dem sich Rust drei Monate später verantworten mußte, nahm ihm seine Friedensmission nicht ab. Einen „Abenteurer", der sich rücksichtslos zum Superstar aufgespielt habe, nannte Staatsanwalt Wladimir Andrejew den jungen Piloten und beantragte acht Jahre Strafkolonie. Ein harter Schlag, nicht nur für Mathias, sondern auch für seine Eltern und seinen Bruder, die gebannt der Gerichtsverhandlung folgten. Das Gericht fällte schließlich jedoch ein relativ mildes Urteil: vier Jahre Arbeitslager wegen Grenzverletzung, Luftverkehrsgefährdung und Rowdytum.

Bereits kurz nach der Verhandlung formulierten die Eltern ein Gnadengesuch an Staatsoberhaupt Andrej Gromyko. Und sie schrieben einen Bittbrief an Parteichef Michail Gorbatschow, den Mann, den Mathias Rust als „fähigsten Politiker der Welt" bewundert.

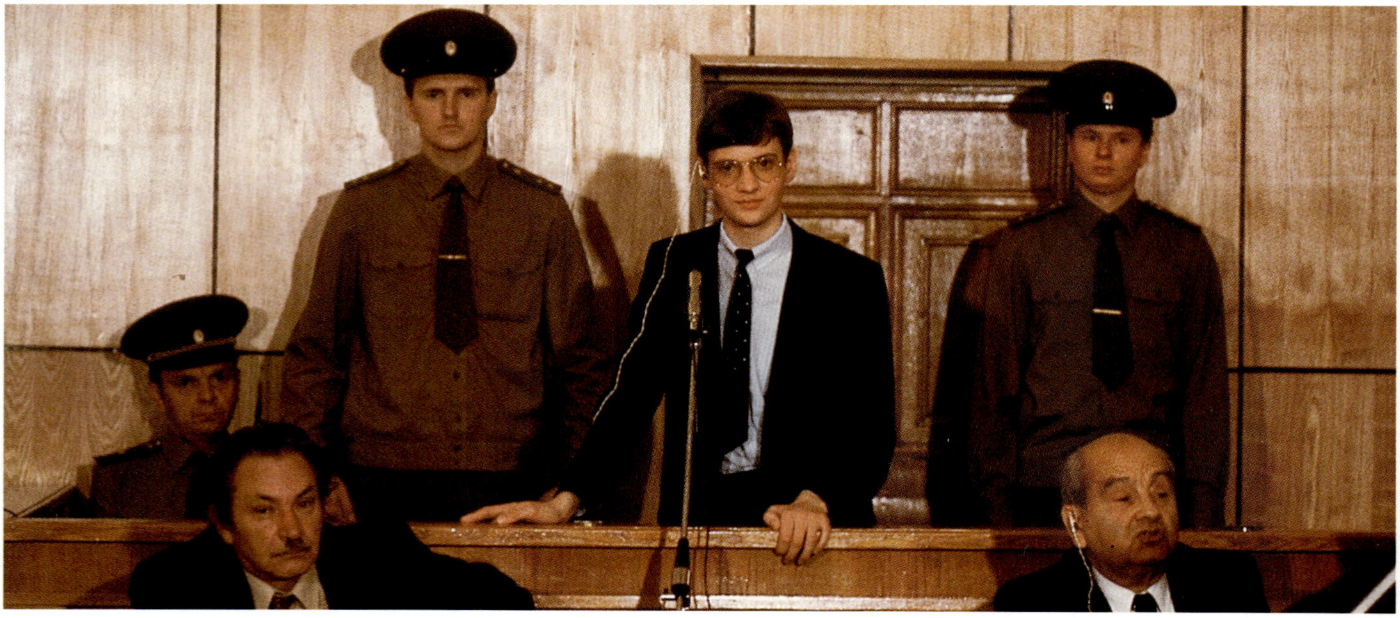

Drei Tage lang mußte sich Mathias Rust vor dem Obersten Gericht der Sowjetunion verantworten. In dem vor der Weltpresse geschickt inszenierten Prozeß erwies sich der 19jährige als politischer Phantast, der schon immer auf viel Unverständnis gestoßen war. Mit dem Urteil – vier Jahre Arbeitslager – zeigte der russische Bär, daß er sich nicht auf der Nase herumtanzen läßt, wie es der Karikaturist des US-Magazins „Time" zunächst sah.

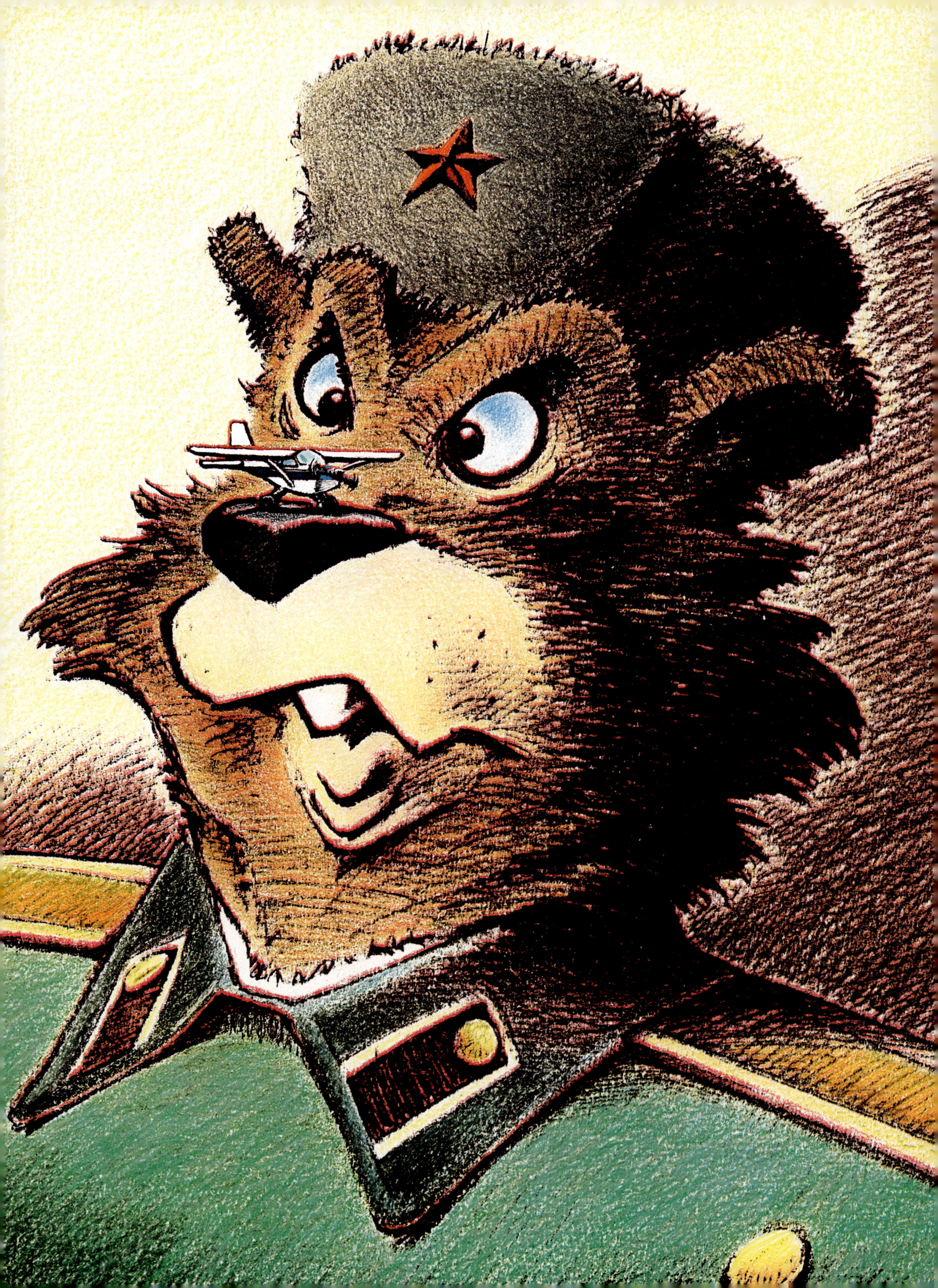

Trotz allem keine Umkehr

Tschernobyl, ein Jahr danach. Der größte Unfall in der Geschichte der friedlichen Nutzung der Atomenergie zeigt noch immer seine Spuren. Der zerstörte Reaktorblock 4 des sowjetischen Kernkraftwerks liegt unter 300 000 Kubikmeter Beton und 6000 Tonnen Stahl „eingesargt“. Eine Katastrophen-Sonderbrigade aus 6000 Zivilisten und 5000 Soldaten entseucht verstrahlte Fluren, Gewässer und Gebäude. In der Umgebung der Unglücksstelle ist der Boden 20 Zentimeter dick abgetragen worden. Doch drei Reaktoren sind schon wieder in Betrieb, und zwei weitere sollen bis 1989 fertiggebaut werden. Am anderen Ufer des Dnjepr entsteht eine neue „Kraftwerker-Stadt“ mit Namen Slawutytsch. Von einer Anti-Atom-Bewegung ist in der Ukraine nichts zu spüren. Auch die Sowjetunion setzt weiterhin auf Kernenergie.

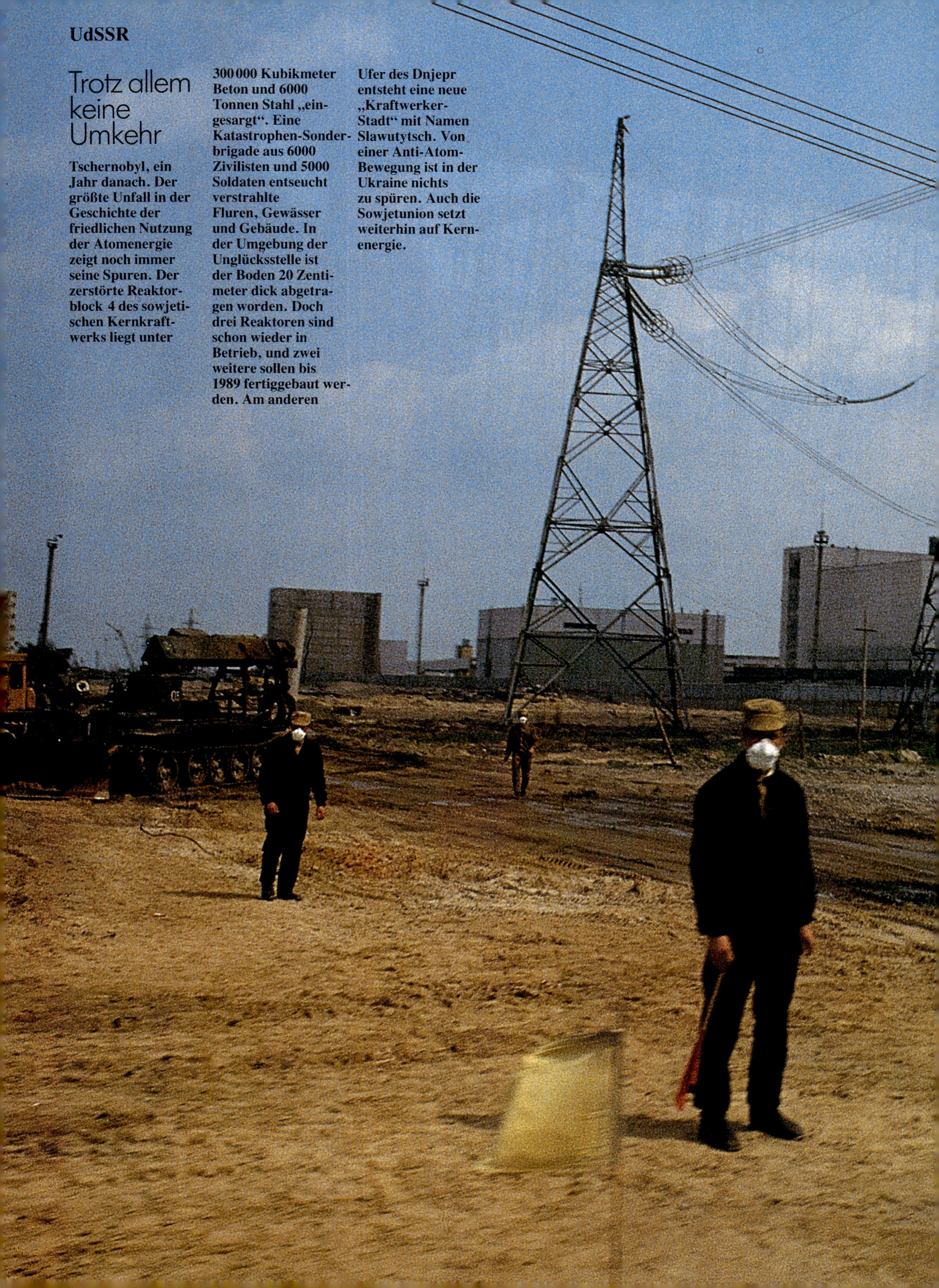

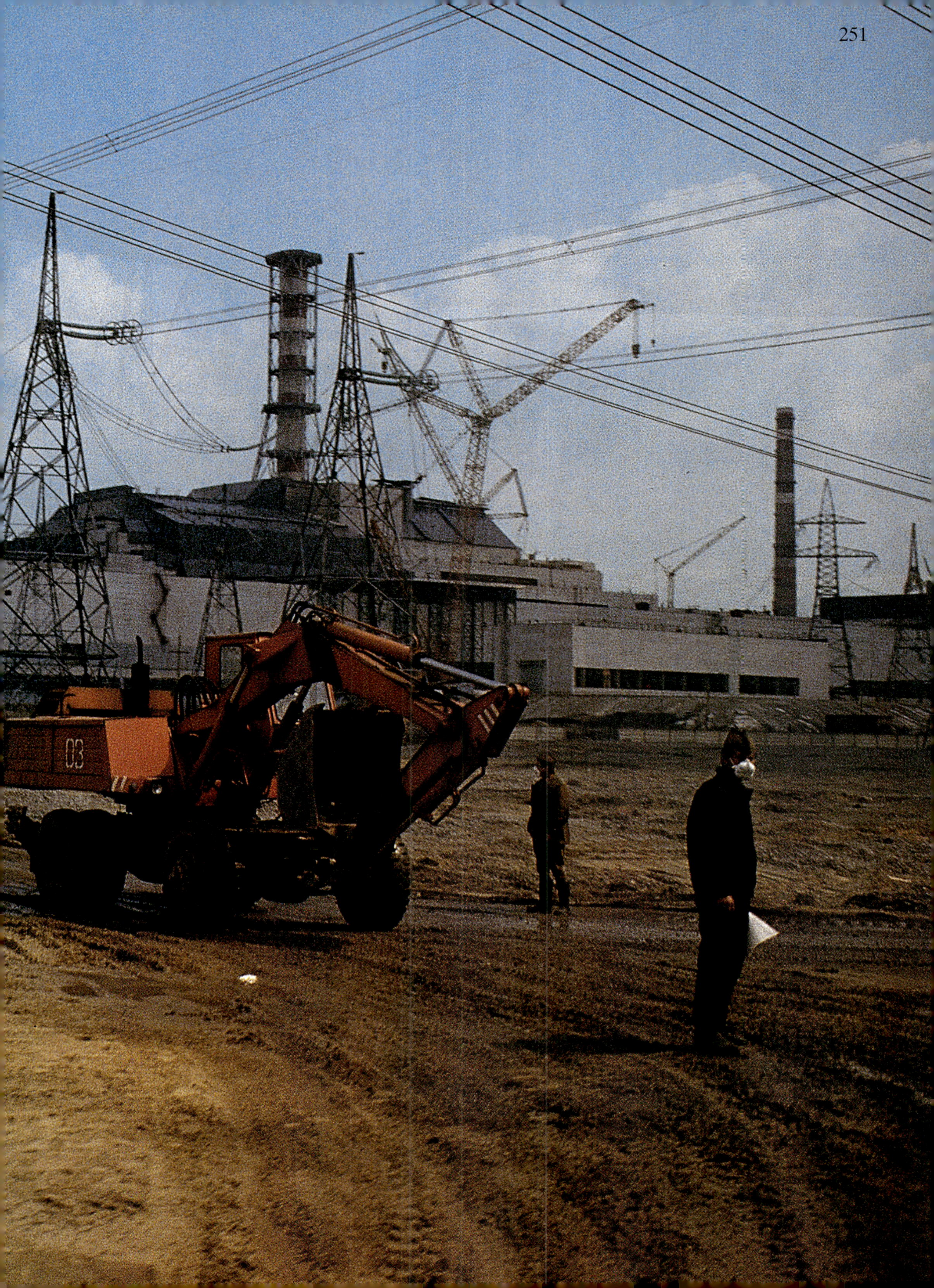
03

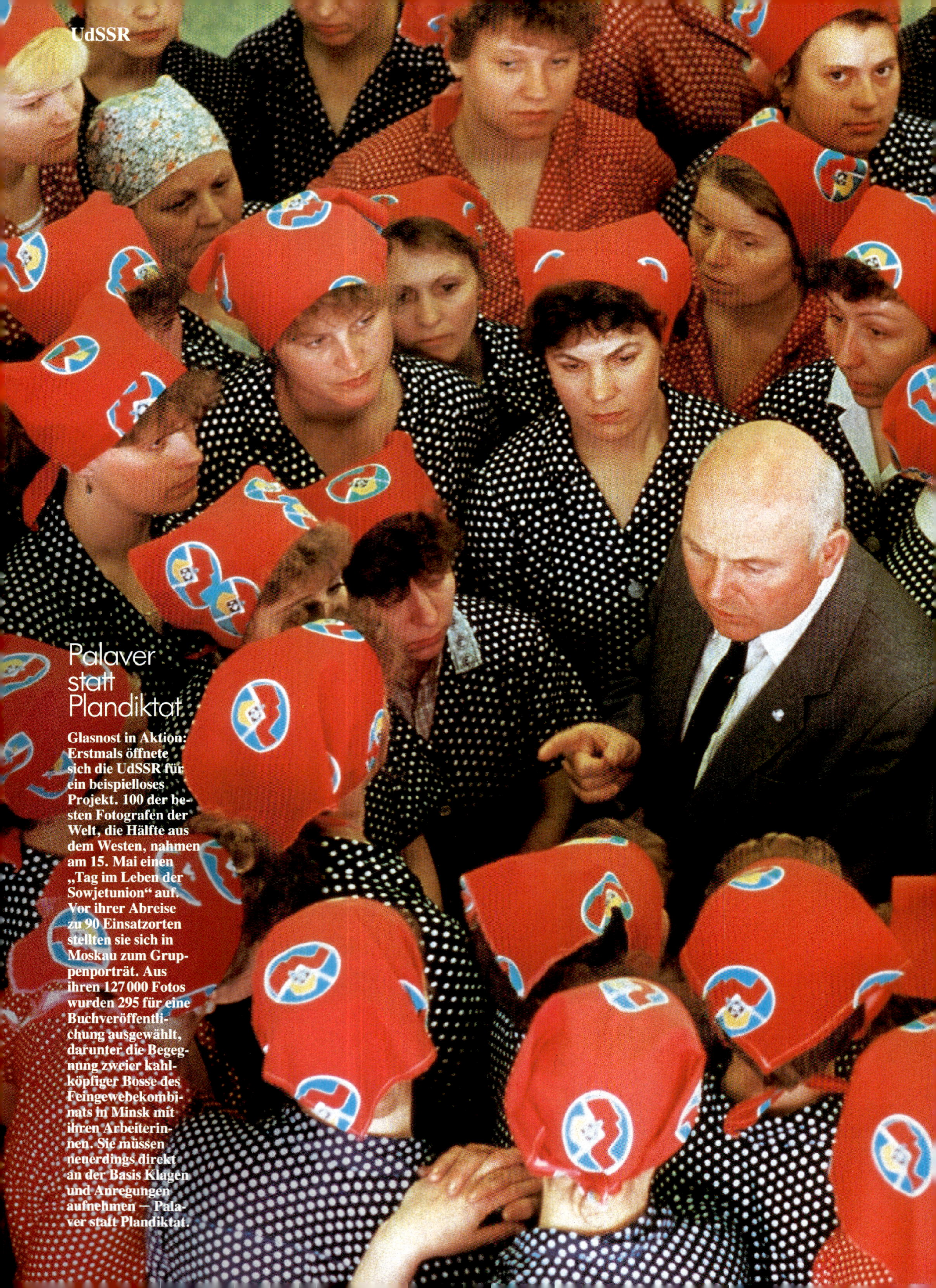

Palaver statt Plandiktat

Glasnost in Aktion: Erstmals öffnete sich die UdSSR für ein beispielloses Projekt. 100 der besten Fotografen der Welt, die Hälfte aus dem Westen, nahmen am 15. Mai einen „Tag im Leben der Sowjetunion" auf. Vor ihrer Abreise zu 90 Einsatzorten stellten sie sich in Moskau zum Gruppenporträt. Aus ihren 127 000 Fotos wurden 295 für eine Buchveröffentlichung ausgewählt, darunter die Begegnung zweier kahlköpfiger Bosse des Feingewebekombinats in Minsk mit ihren Arbeiterinnen. Sie müssen neuerdings direkt an der Basis Klagen und Anregungen aufnehmen — Palaver statt Plandiktat.

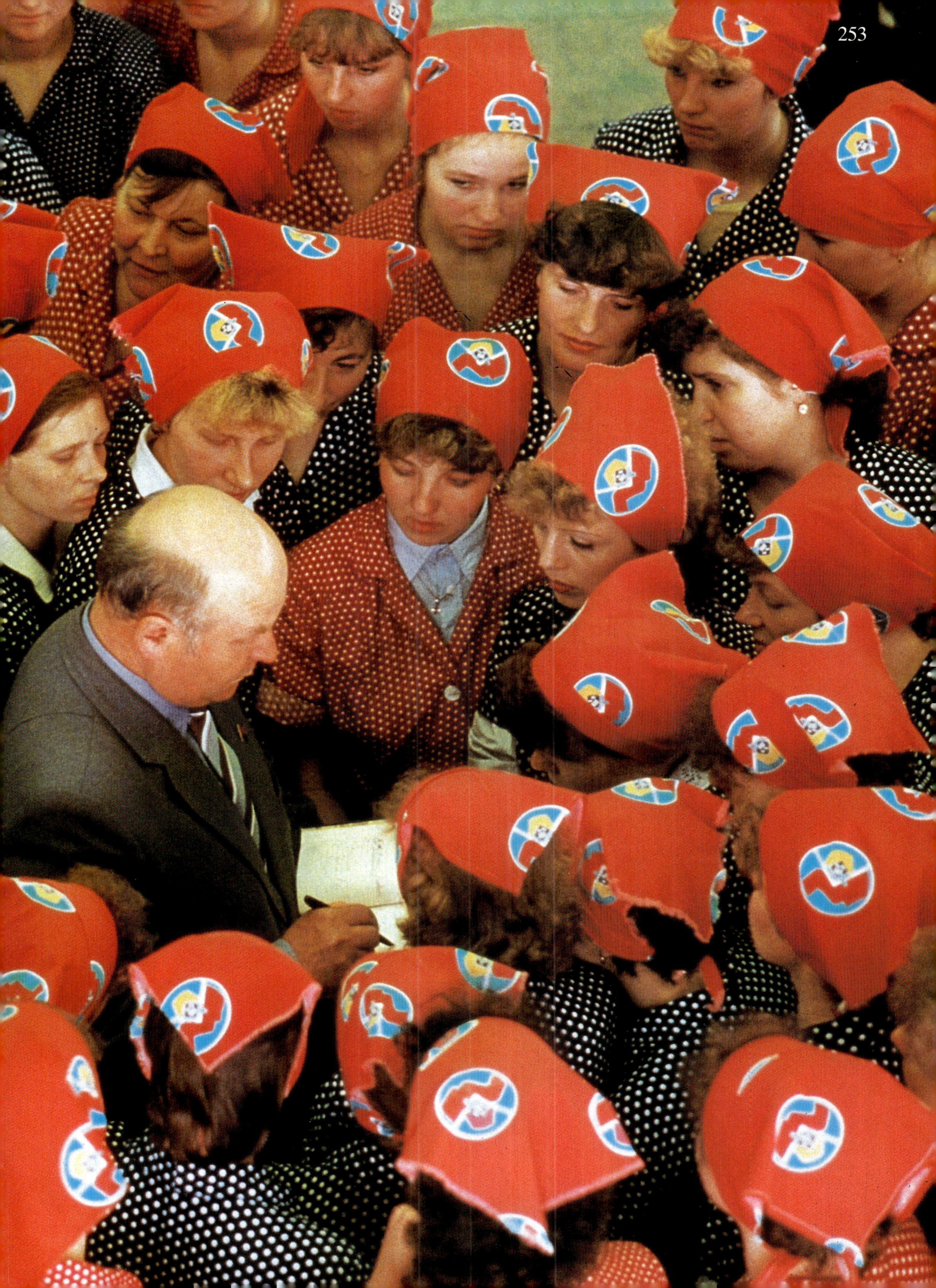

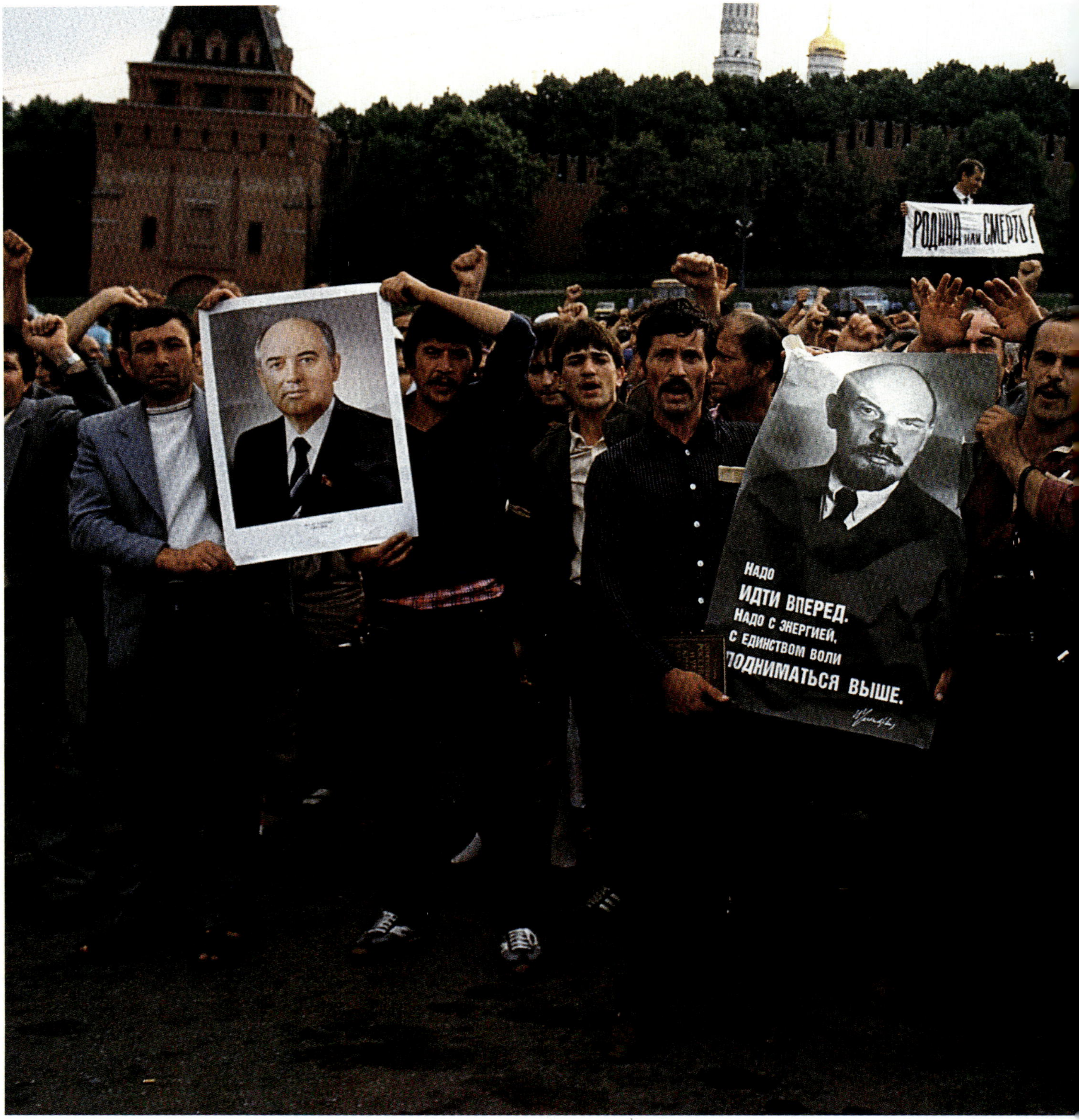
РОДИНА или СМЕРТЬ!
НАДО
ИДТИ ВПЕРЕД.
НАДО С ЭНЕРГИЕЙ,
С ЕДИНСТВОМ ВОЛИ
ПОДНИМАТЬСЯ ВЫШЕ.

Krim-Tataren demonstrieren in Moskau für das Recht auf Heimkehr in ihre angestammten Siedlungsgebiete. Stalin hatte sie nach dem deutschen Überfall auf die Sowjetunion wegen „politischer Unzuverlässigkeit" umgesiedelt. Die Plakate der Demonstranten zeigen, auf wen sie ihre Hoffnungen setzen. Es ist jedoch durchaus fraglich, ob Gorbatschow den Tataren helfen kann. Sein proklamiertes Streben nach „radikaler Reform" stieß auf den Widerstand des etablierten Parteiapparats. Am Jahresende zeigte sich, daß die „Bremser" vorerst siegreich geblieben sind.
Ein Indiz dafür war die Entlassung des Moskauer Stadtparteichefs Boris Jelzin (kleines Foto), der etwas zu eifrig für Reformen eintrat.

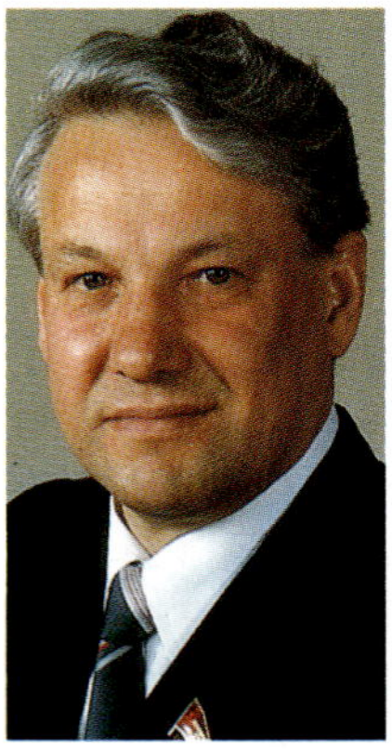

Neuer Schwung, alte Bremser

Dies war das Jahr, in dem die Welt Russisch lernte. Parteichef Michail Gorbatschow brachte die Kernbegriffe seiner Reformpolitik in aller Munde: „Glasnost" steht für den Kurs auf mehr Offenheit, durch den abstrakte Malerei ebenso wie „Heavy Metal Rock" salonfähig wurden, verbannte Romane und Filme wieder zu Ehren kamen und die Presse ein Tabuthema nach dem

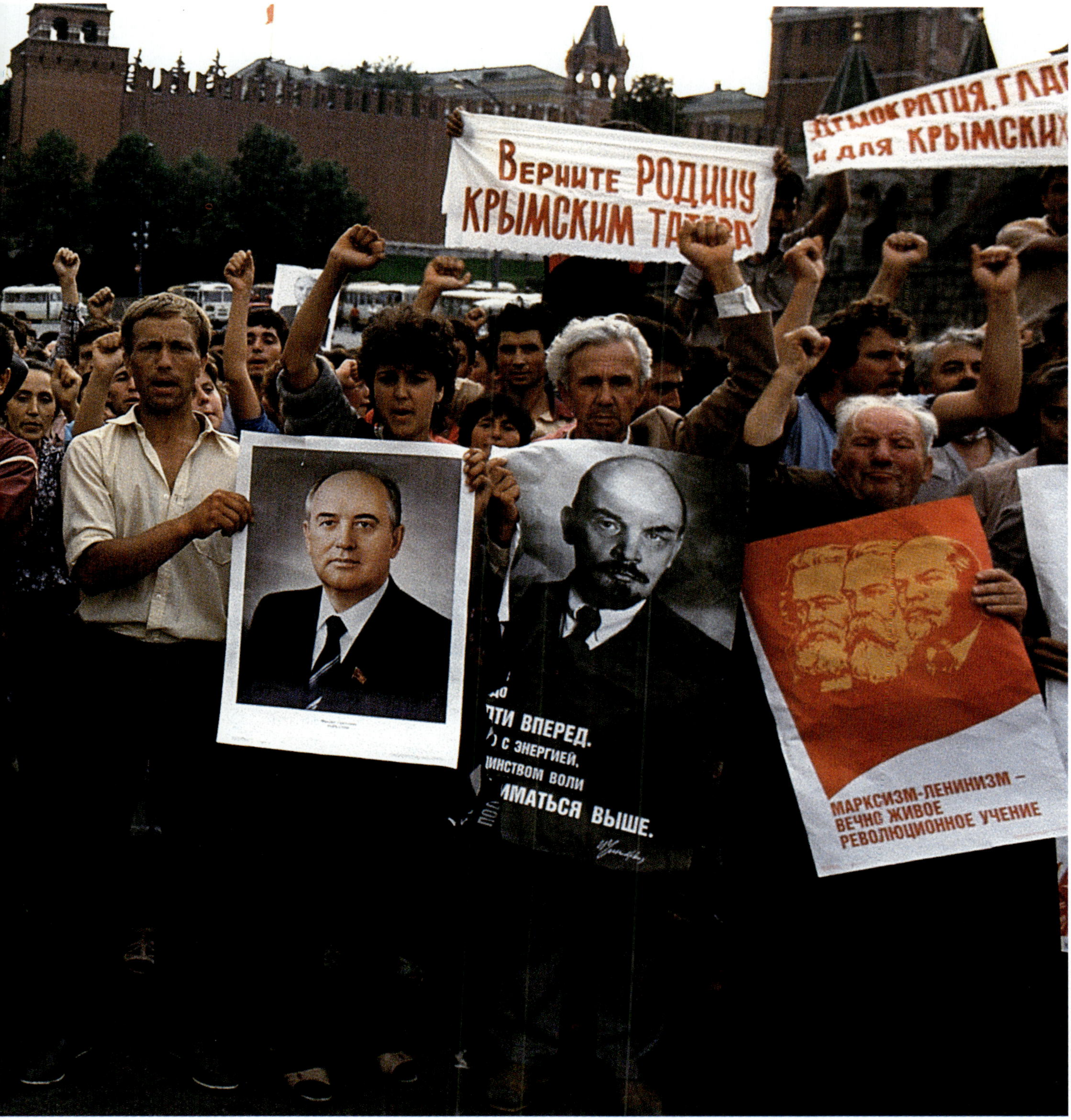

anderen anpackte. „Perestrojka“ umschreibt die Umgestaltung in Wirtschaft und Industrie, unter der Staatsbetriebe vom engstirnigen Diktat des Plans auf eigene Beine gestellt wurden – Selbstfinanzierung und Geschäftsrisiko inbegriffen –, die private Restaurants zuließ und Westfirmen erstmals die Tür zu gemeinsamen Unternehmen (joint ventures) mit sowjetischen Staatsbetrieben öffnete. „Nowoje myschlenije“ schließlich bezeichnet das „neue Denken“ in der Außenpolitik, das Moskau zum Vorreiter echter Abrüstungspolitik und zum flexibleren Partner auf der internationalen Bühne aufsteigen ließ. So sehr Gorbatschows Ansehen in der Welt auch stieg – vielen altgedienten Parteifunktionären ging sein Streben nach „radikaler Reform“ und „revolutionärer Erneuerung der Gesellschaft“ schon zu weit. Am Jahresende mußte Gorbatschow Konzessionen an die „Bremser“ im Apparat machen, die seinen weniger progressiven Stellvertreter Jegor Ligatschow aufbauten. Der Generalsekretär sah sich gezwungen, den übereifrigen Moskauer Stadtparteichef Boris Jelzin zu feuern, Pläne für Mehr-Kandidaten-Wahlen zu Parteiämtern auf Eis zu legen und häufiger denn je zu betonen, daß sein Programm nicht westliche Demokratie anstrebt, sondern nur ein Ziel: „Mehr Sozialismus in der Tat.“

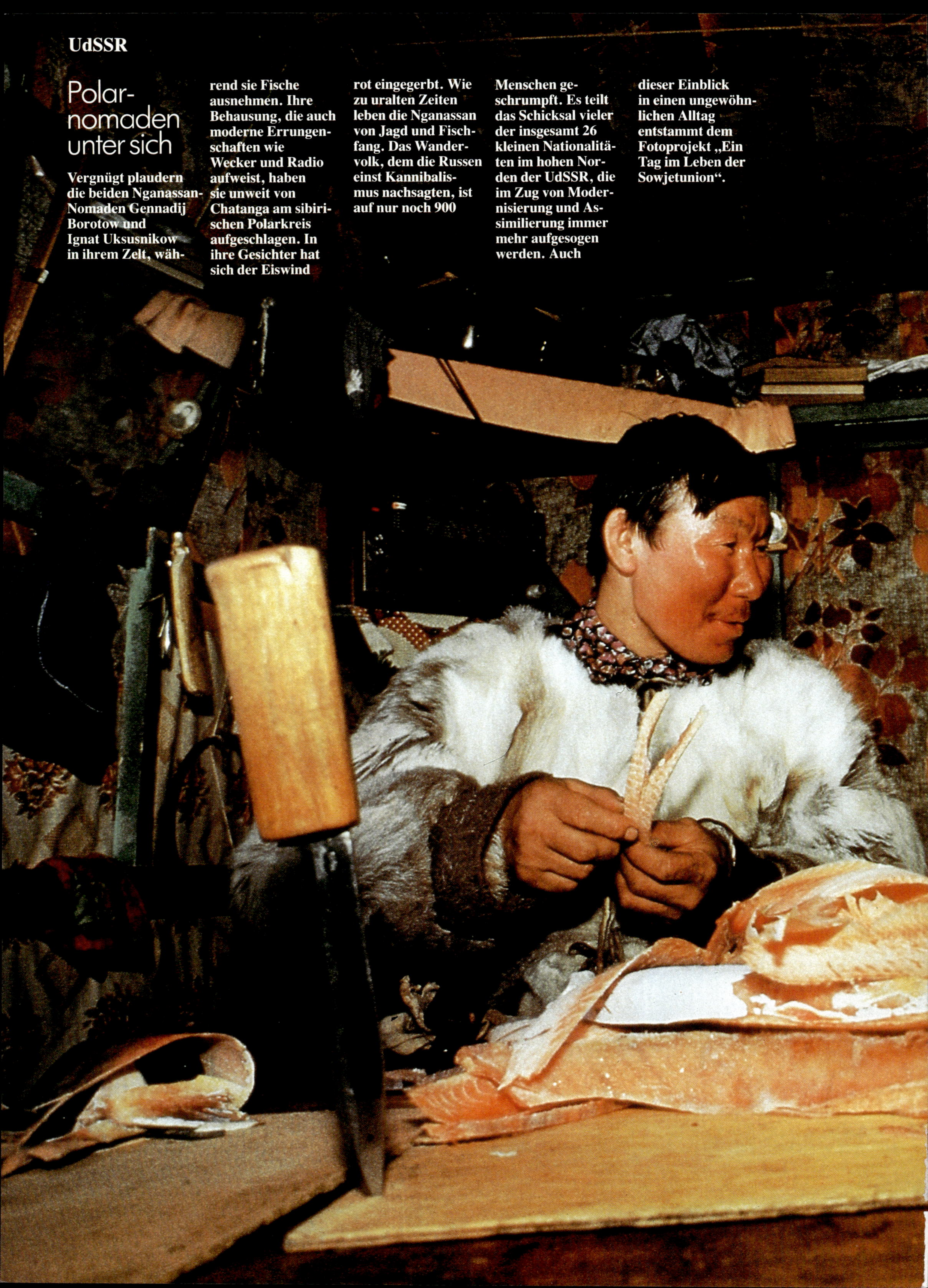

Polarnomaden unter sich

Vergnügt plaudern die beiden Nganassan-Nomaden Gennadij Borotow und Ignat Uksusnikow in ihrem Zelt, während sie Fische ausnehmen. Ihre Behausung, die auch moderne Errungenschaften wie Wecker und Radio aufweist, haben sie unweit von Chatanga am sibirischen Polarkreis aufgeschlagen. In ihre Gesichter hat sich der Eiswind rot eingegerbt. Wie zu uralten Zeiten leben die Nganassan von Jagd und Fischfang. Das Wandervolk, dem die Russen einst Kannibalismus nachsagten, ist auf nur noch 900 Menschen geschrumpft. Es teilt das Schicksal vieler der insgesamt 26 kleinen Nationalitäten im hohen Norden der UdSSR, die im Zug von Modernisierung und Assimilierung immer mehr aufgesogen werden. Auch dieser Einblick in einen ungewöhnlichen Alltag entstammt dem Fotoprojekt „Ein Tag im Leben der Sowjetunion“.

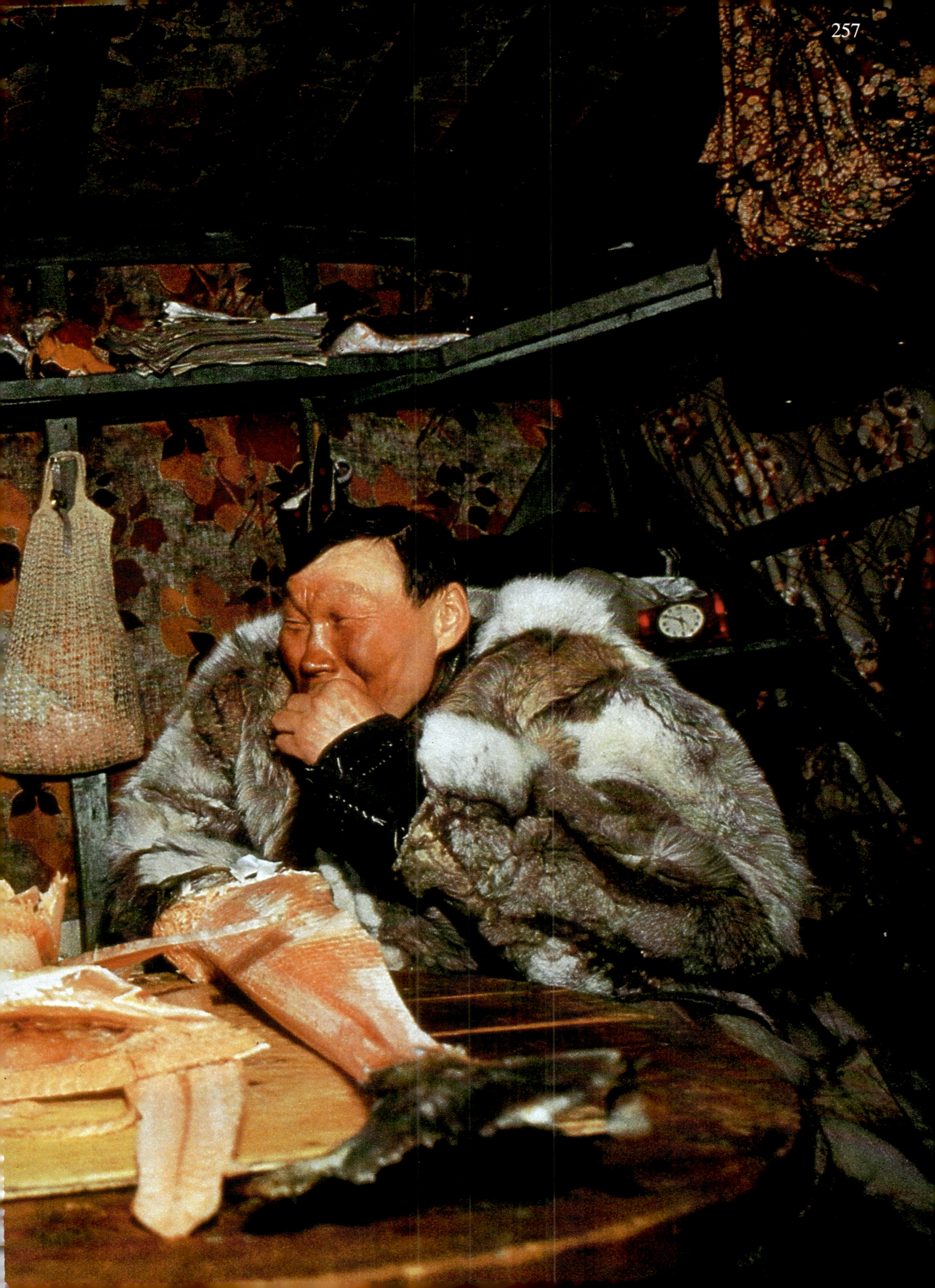

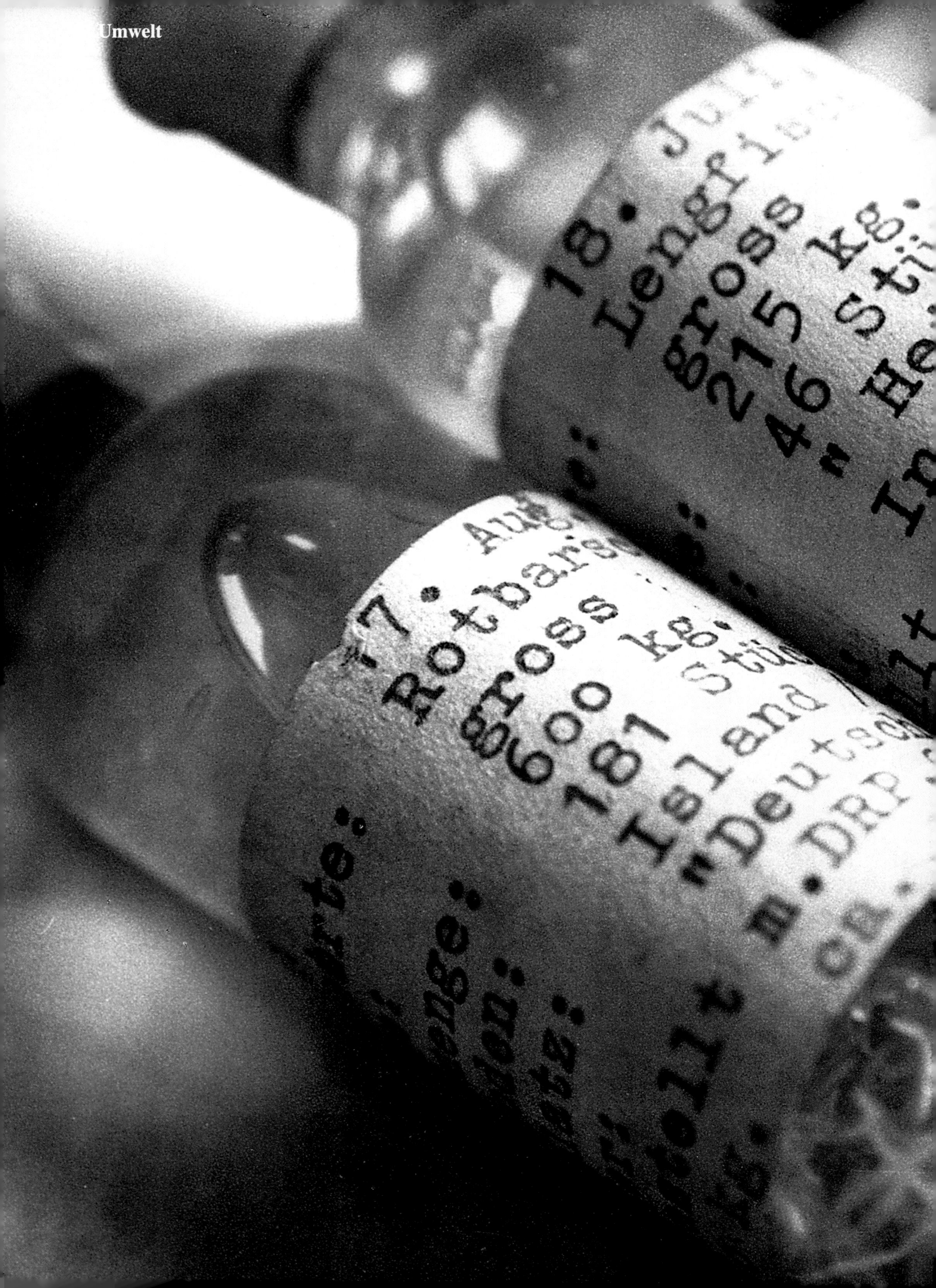
18. Juli
Lengfi
gross kg.
215 Stü
46 Stü
7. Au
Rotbars
gross kg.
600 kg.
181 Stü
Island
"Deutsc
m.DRP

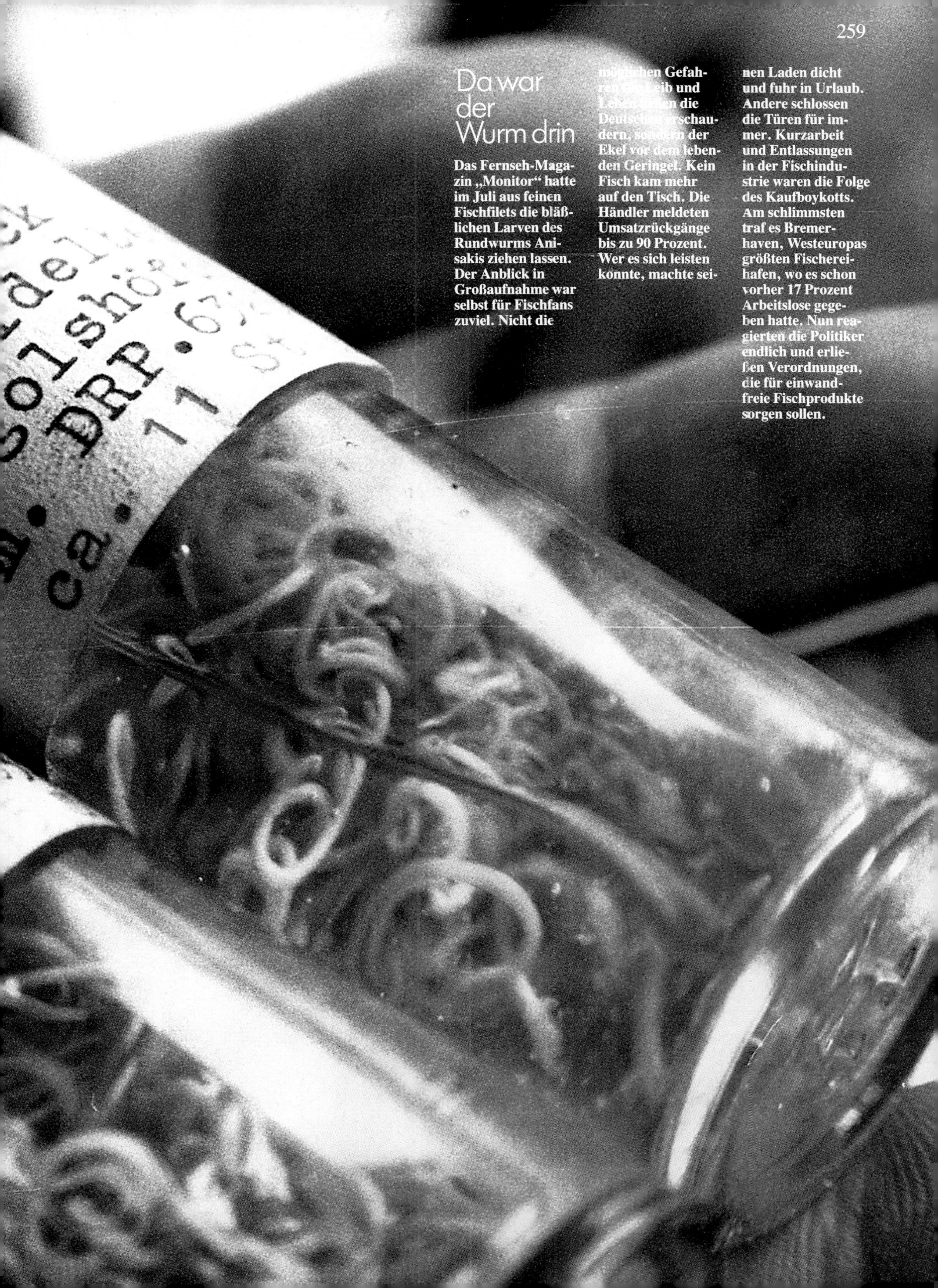

Da war der Wurm drin

Das Fernseh-Magazin „Monitor“ hatte im Juli aus feinen Fischfilets die bläßlichen Larven des Rundwurms Anisakis ziehen lassen. Der Anblick in Großaufnahme war selbst für Fischfans zuviel. Nicht die möglichen Gefahren für Leib und Leben ließen die Deutschen erschaudern, sondern der Ekel vor dem lebenden Geringel. Kein Fisch kam mehr auf den Tisch. Die Händler meldeten Umsatzrückgänge bis zu 90 Prozent. Wer es sich leisten konnte, machte seinen Laden dicht und fuhr in Urlaub. Andere schlossen die Türen für immer. Kurzarbeit und Entlassungen in der Fischindustrie waren die Folge des Kaufboykotts. Am schlimmsten traf es Bremerhaven, Westeuropas größten Fischereihafen, wo es schon vorher 17 Prozent Arbeitslose gegeben hatte. Nun reagierten die Politiker endlich und erließen Verordnungen, die für einwandfreie Fischprodukte sorgen sollen.

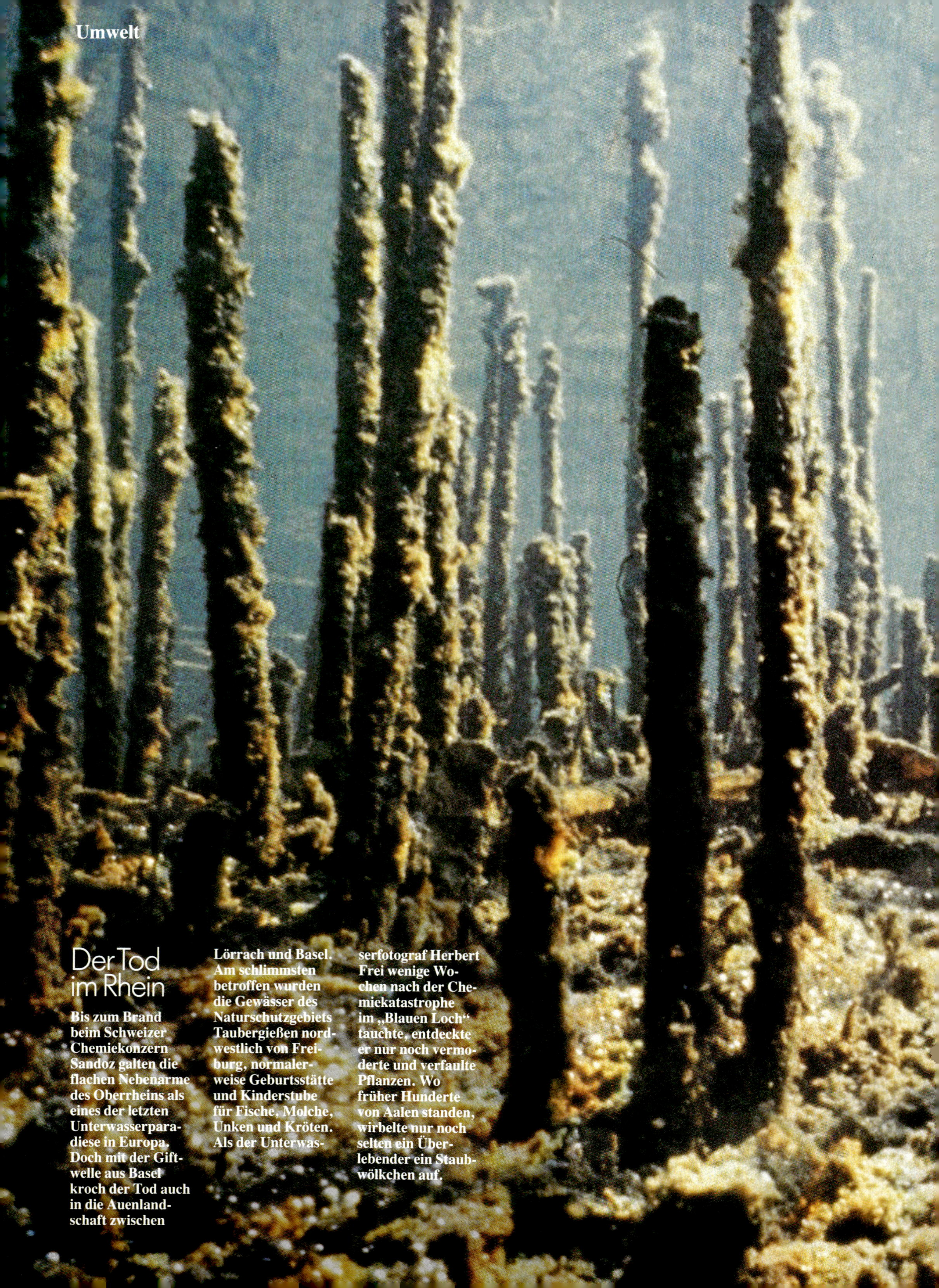

Der Tod im Rhein

Bis zum Brand beim Schweizer Chemiekonzern Sandoz galten die flachen Nebenarme des Oberrheins als eines der letzten Unterwasserparadiese in Europa. Doch mit der Giftwelle aus Basel kroch der Tod auch in die Auenlandschaft zwischen Lörrach und Basel. Am schlimmsten betroffen wurden die Gewässer des Naturschutzgebiets Taubergießen nordwestlich von Freiburg, normalerweise Geburtsstätte und Kinderstube für Fische, Molche, Unken und Kröten. Als der Unterwasserfotograf Herbert Frei wenige Wochen nach der Chemiekatastrophe im „Blauen Loch" tauchte, entdeckte er nur noch vermoderte und verfaulte Pflanzen. Wo früher Hunderte von Aalen standen, wirbelte nur noch selten ein Überlebender ein Staubwölkchen auf.

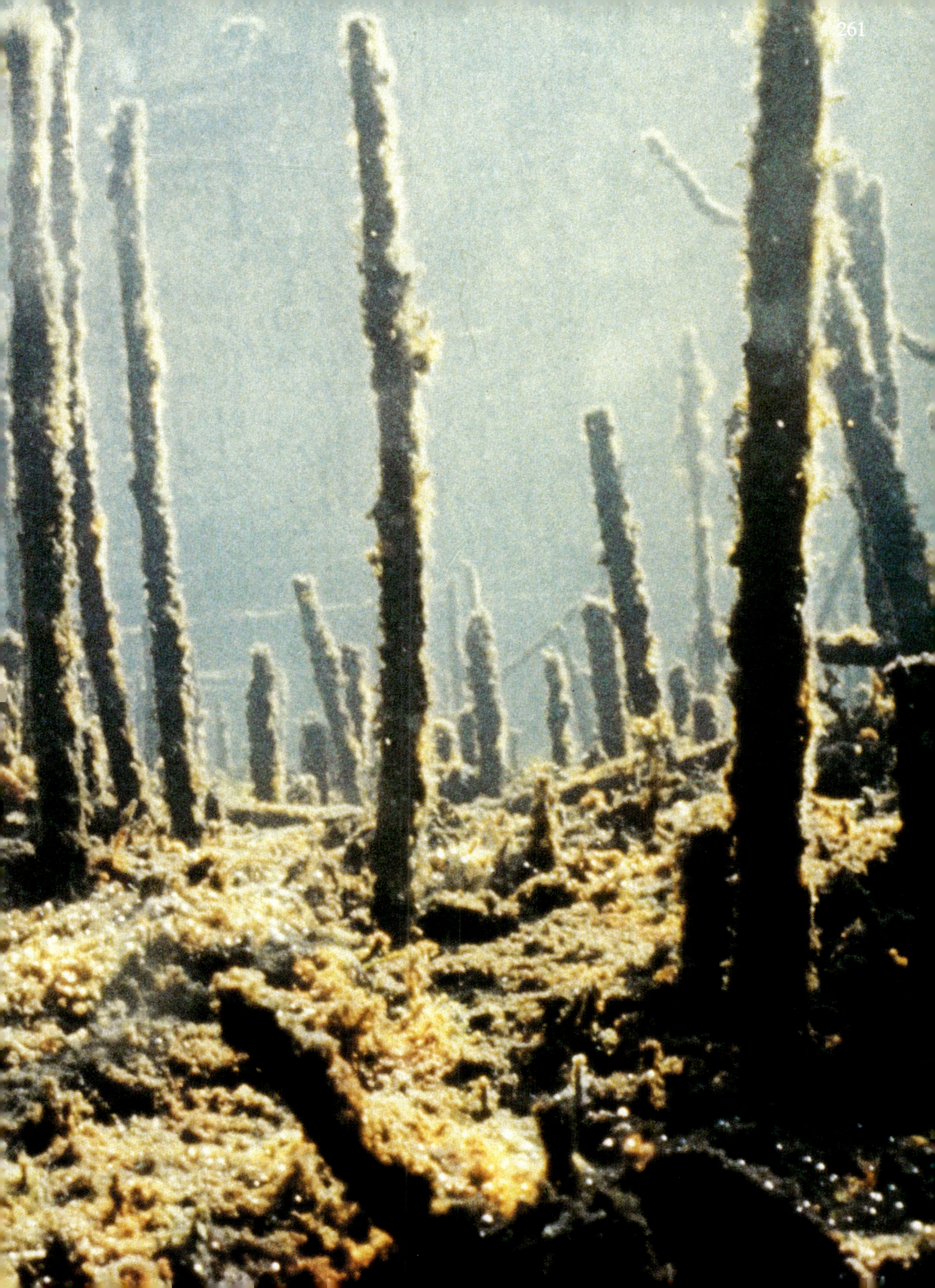

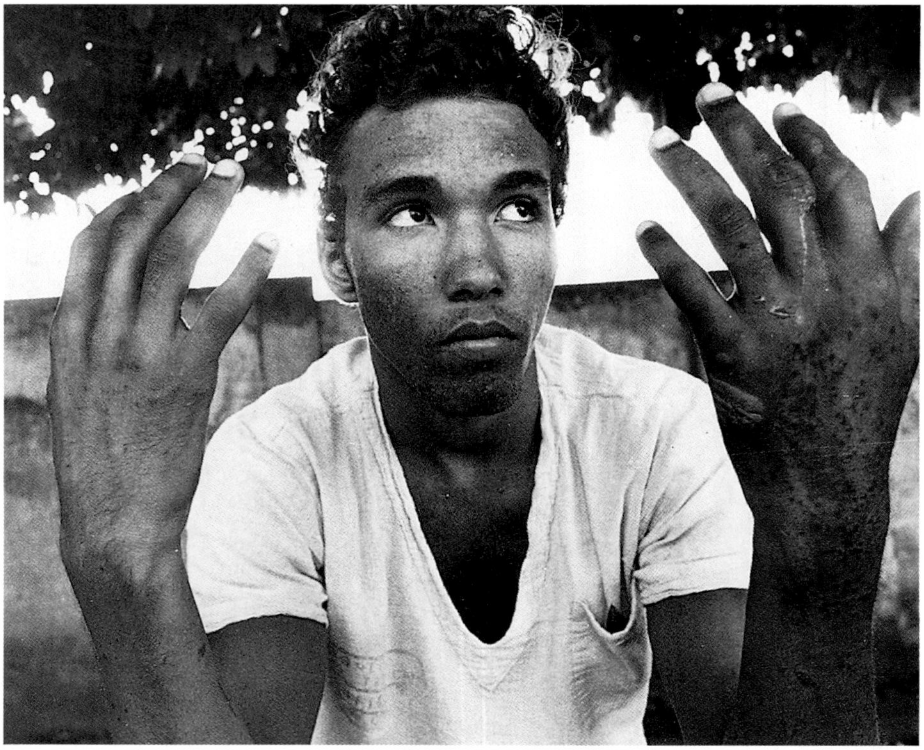

Der Tod kam aus dem blauen Leuchten

Die riesige bleierne Kugel sah von außen ganz harmlos aus – und für den Schrotthändler Devair Alves Ferreira kam sie wie ein Geschenk des Himmels: Mit Blei kann man in der brasilianischen Stadt Goiania ein kleines Vermögen verdienen. Ferreira, der die Kugel von einem Bekannten billig gekauft hatte, trommelte seinen Clan zusammen und zerhackte die Kugel zur besseren Vermarktung in kleine Stücke. Ohne es zu wissen, läutete er damit das Ende seiner Familie ein.

Denn im Kern der Bleimasse lauerte eine der tödlichsten Gefahren des Atomzeitalters: hochradioaktives Cäsium 137, das zur Bestrahlung in einer Klinik gedient hatte. Als die Bleikugel zersplitterte, stießen die Ferreiras auf einen Metallzylinder, der ein geheimnisvolles blaues Licht abstrahlte. Die

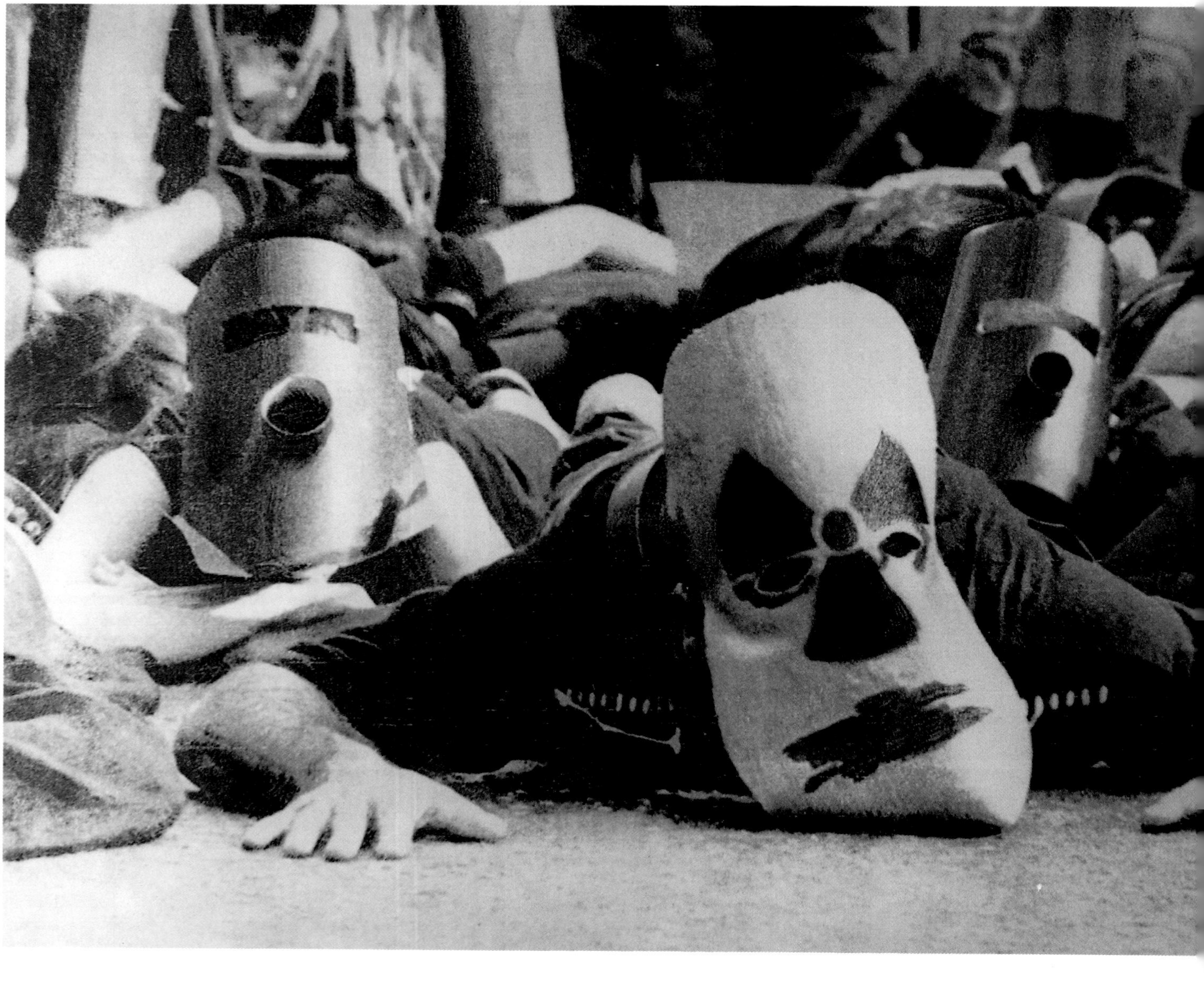

Familie glaubte, einen Schatz entdeckt zu haben. Einer rieb das „blaue Pulver" seiner Schwägerin in den Nacken. Die sechsjährige Tochter schmierte sich mit Händen voller Cäsium-Staub ein Ei-Sandwich. Fast alle Ferreiras stopften Brocken des Wunderstoffs in ihre Hosentaschen und zeigten ihren Fund herum.
Was Mitte September so naiv begann, endete wenig später in einer Katastrophe. Schon wenige Tage nach dem Kontakt mit der Strahlenquelle gingen den Ferreiras die Haare aus, ihre Hände schwollen an, sie litten unter ständiger Übelkeit. Kurz darauf starb die sechsjährige Leide an inneren Verletzungen und die Hausfrau an Nierenversagen. Ihnen sollten weitere Opfer folgen. „Die Strahlung der Überlebenden", urteilte der Physiker José Goldemberg, „ist so stark, daß man sie noch in zwei Generationen wird messen können."

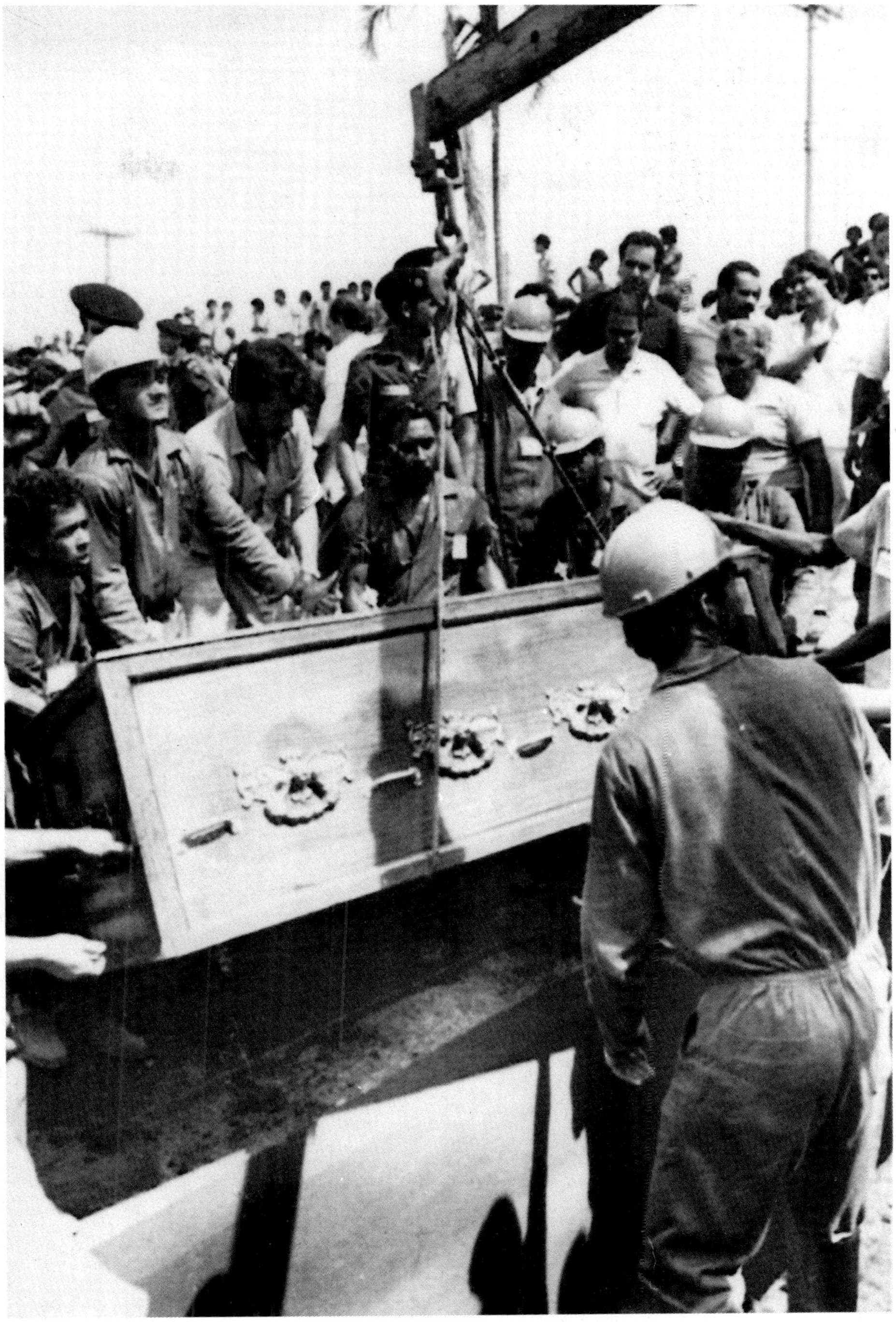

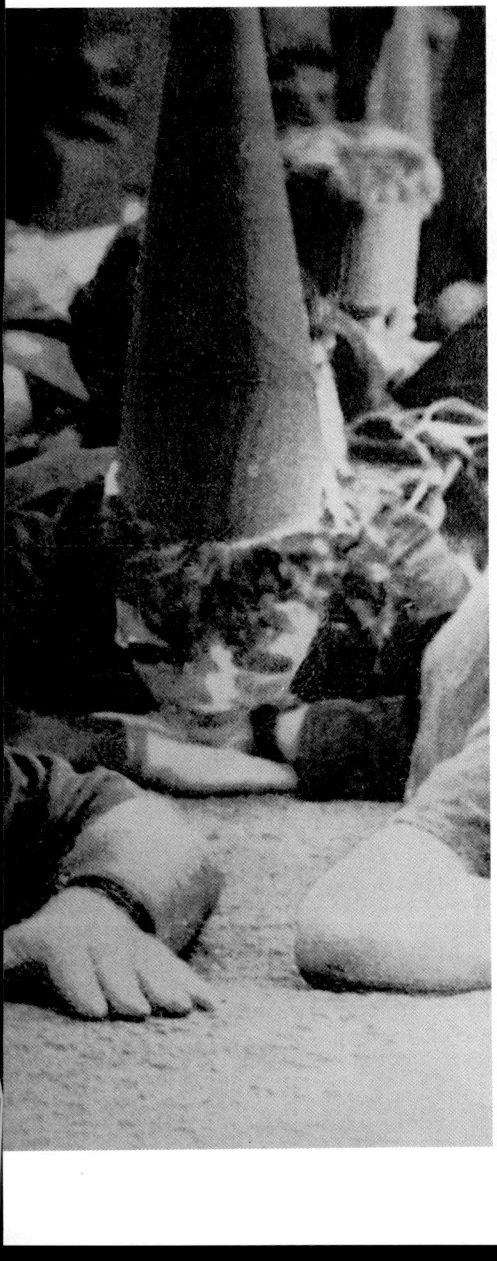

Ein kleiner Dieb löste die Katastrophe aus: Wagner Mota Perreira (links oben) stahl den Atom-Container vom Gelände eines alten Krankenhauses und verseuchte sich damit die Hände. Die Ärzte und Medizintechniker, die ihr Cäsium derart schlampig bewacht hatten, wurden später vor Gericht gestellt. Doch das konnte die Katastrophe nicht verhindern: 40 000 Einwohner von Goiania ließen sich im „Estadio Olimpico" freiwillig untersuchen. Dabei kam heraus, daß insgesamt 244 Menschen mit dem „blauen Pulver" in Berührung gekommen waren; 44 hatten eine sehr hohe Strahlendosis erhalten. Mit der Bewältigung des Notstands waren die Behörden völlig überfordert. In ganz Brasilien gibt es nur eine Handvoll Spezialabteilungen zur Behandlung Atomverseuchter. Die Strahlentoten mußten deshalb auf dem Armenfriedhof in Bleisärgen begraben werden — weil sie immer noch stark strahlten (Bild oben). Wochenlang erlebte Brasilien eine nie gekannte Massenhysterie. Zugleich erwachte das Land aus dem Traum vom billigen Atomstrom: Tausende von Studenten demonstrierten auf den Straßen gegen die Nutzung der Kernenergie (links).

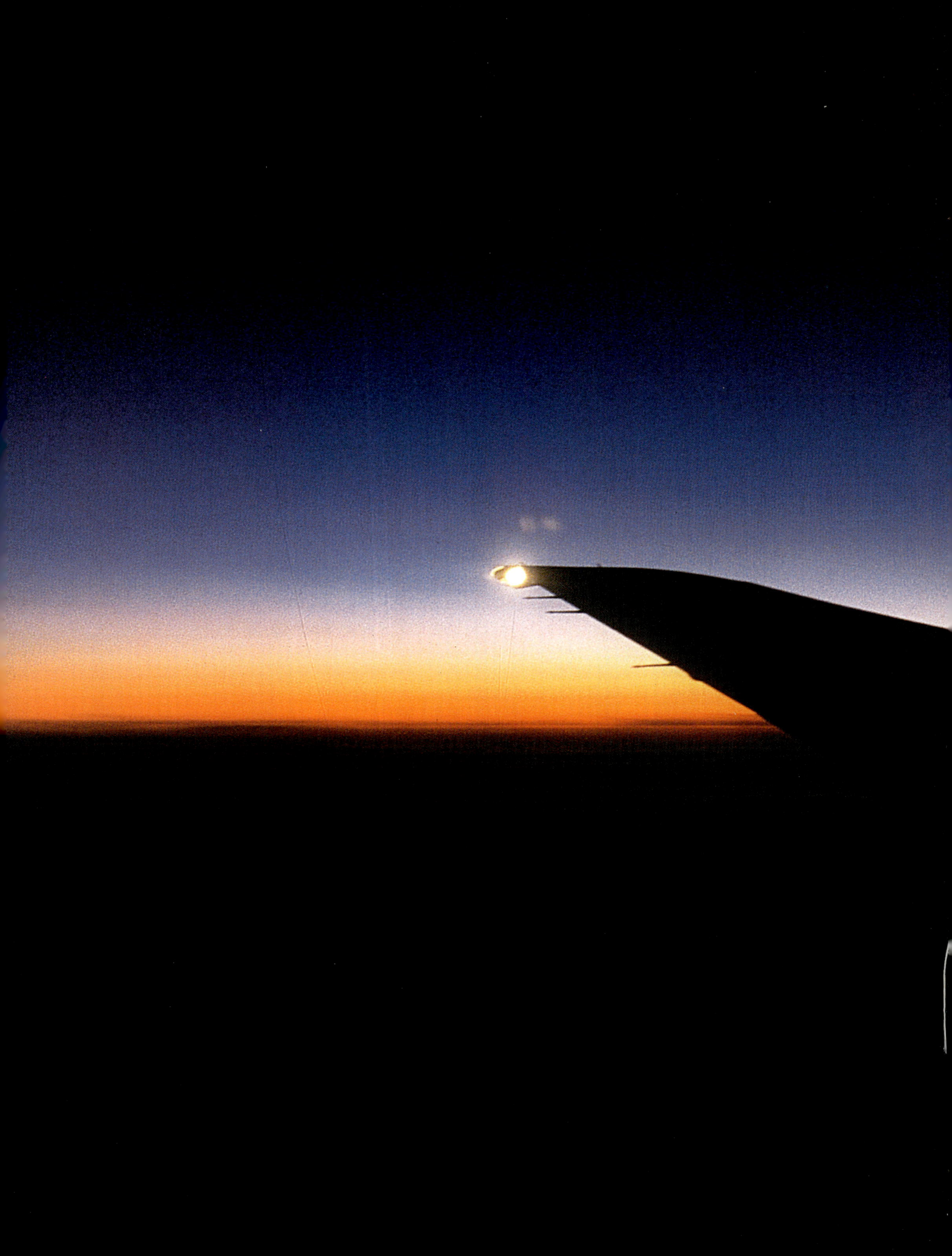

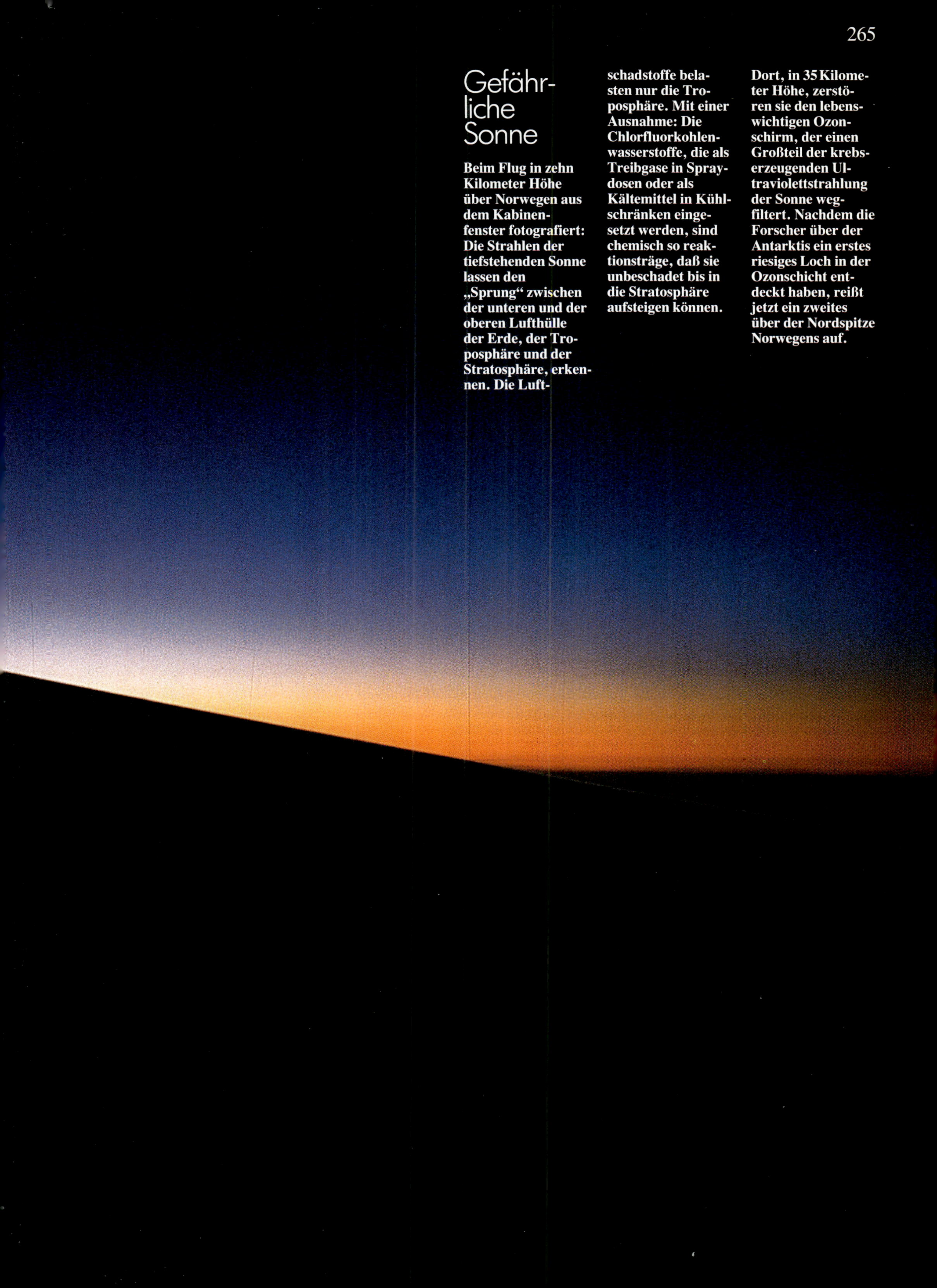

Gefährliche Sonne

Beim Flug in zehn Kilometer Höhe über Norwegen aus dem Kabinenfenster fotografiert: Die Strahlen der tiefstehenden Sonne lassen den „Sprung“ zwischen der unteren und der oberen Lufthülle der Erde, der Troposphäre und der Stratosphäre, erkennen. Die Luftschadstoffe belasten nur die Troposphäre. Mit einer Ausnahme: Die Chlorfluorkohlenwasserstoffe, die als Treibgase in Spraydosen oder als Kältemittel in Kühlschränken eingesetzt werden, sind chemisch so reaktionsträge, daß sie unbeschadet bis in die Stratosphäre aufsteigen können. Dort, in 35 Kilometer Höhe, zerstören sie den lebenswichtigen Ozonschirm, der einen Großteil der krebserzeugenden Ultraviolettstrahlung der Sonne wegfiltert. Nachdem die Forscher über der Antarktis ein erstes riesiges Loch in der Ozonschicht entdeckt haben, reißt jetzt ein zweites über der Nordspitze Norwegens auf.

Im Weißen Haus eine lahme Ente

Amerikas Konservative hatten es nicht für möglich gehalten: in weniger als einem Jahr verfiel das Ansehen des bis dahin populärsten Präsidenten der jüngeren US-Geschichte in einer nicht abreißenden Kette von Fehlschlägen und Peinlichkeiten. Das hatte im Herbst 1986 begonnen mit dem Scheitern des Gipfeltreffens im isländischen Reykjavik und dem Verlust der republikanischen Mehrheit im Kongreß. Die verschiedenen Untersuchungen der skandalösen Iran-Contra-Affäre, eine Waffenschieberei an die verhaßten Ayatollahs in Teheran und die Verwendung daraus erzielter Profite zur illegalen Finanzierung des Contra-Krieges in Nicaragua, offenbarten einen Präsidenten, der im günstigsten Fall keine Ahnung hatte, im schlimmsten Fall Teil der zweifelhaften Konspiration gewesen war. Ronald Reagans Versuch, sein lädiertes Prestige wieder aufzumöbeln, mißlang, als er es nicht schaffte, seinen konservativen Kandidaten Robert Bork für das Oberste Gericht im Senat durchzuboxen – ein Symbol für seine Ohnmacht in politischen Entscheidungen. Der Zusammenbruch der Aktienkurse an den Weltbörsen und der rapide Verfall des Dollar beschworen nicht nur eine Wirtschaftskrise. Sie entlarvten Ronald Reagans fünfjährigen Wirtschaftsboom als die „Voodoo-Ökonomie", die ihm schon im Wahlkampf 1980 angekreidet worden war. Dennoch wird der alte Mann mit einem bemerkenswerten Erfolg in die Geschichte Amerikas eingehen: Im Dezember brachte er das erste „echte" Abrüstungsabkommen mit der Sowjetunion unter Dach und Fach.

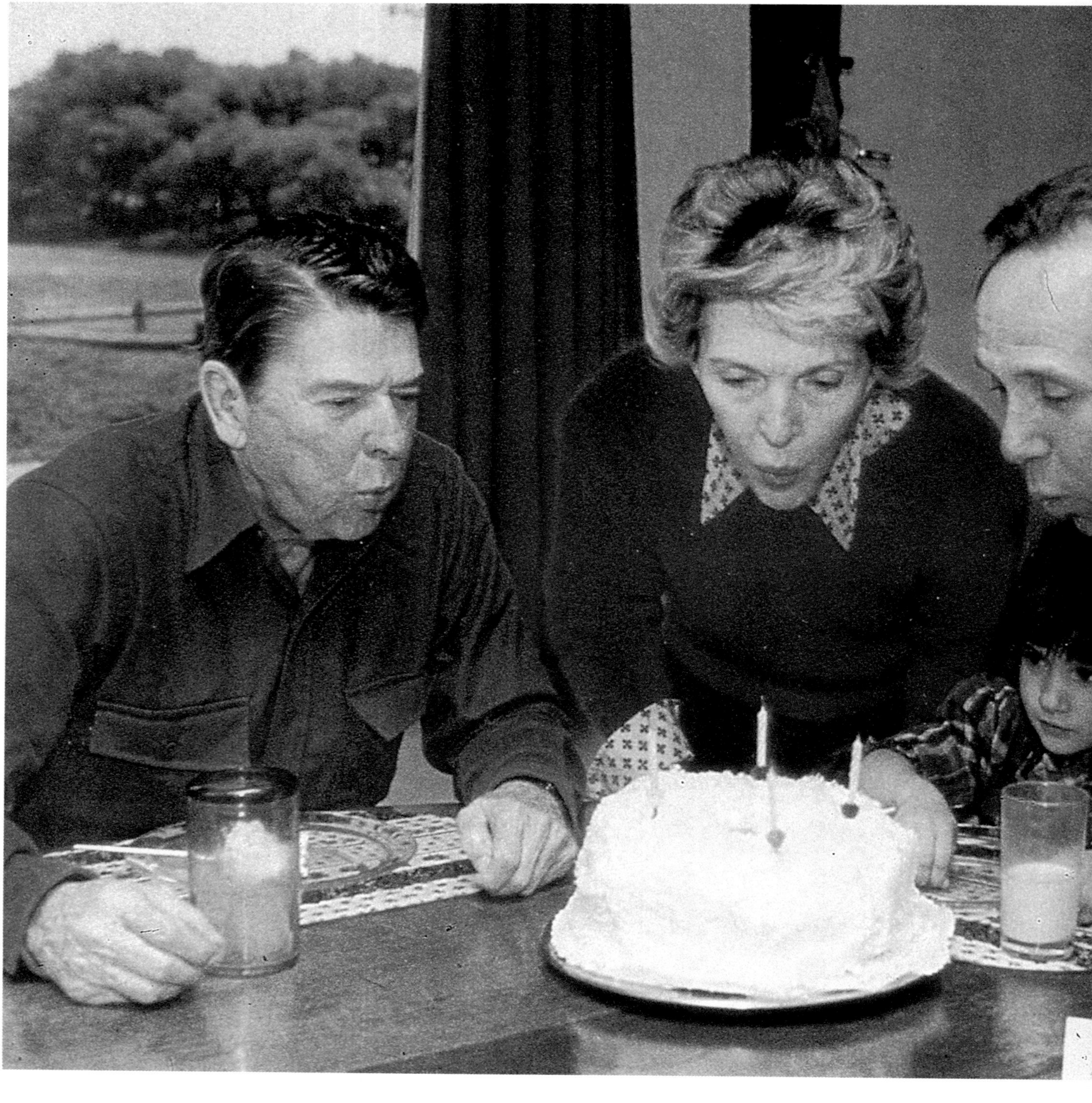

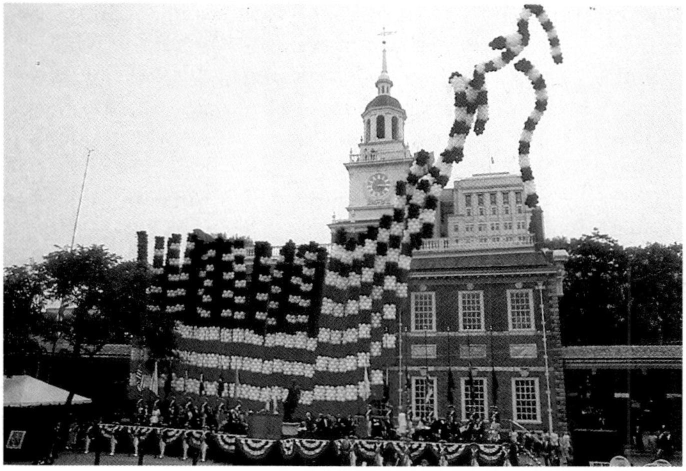

Im September feierten die Vereinigten Staaten den 200. Geburtstag der amerikanischen Verfassung in Philadelphia, wo die Gründerväter das bemerkenswerte Dokument aus der Taufe gehoben hatten. Es wurde Vorbild für die revolutionären Bewegungen der Alten Welt, eine Bibel individueller Bürgerrechte, darunter erst- und einmalig der Anspruch des Menschen auf „the pursuit of happiness“, darauf, daß er sein „Glück versuchen“ darf.

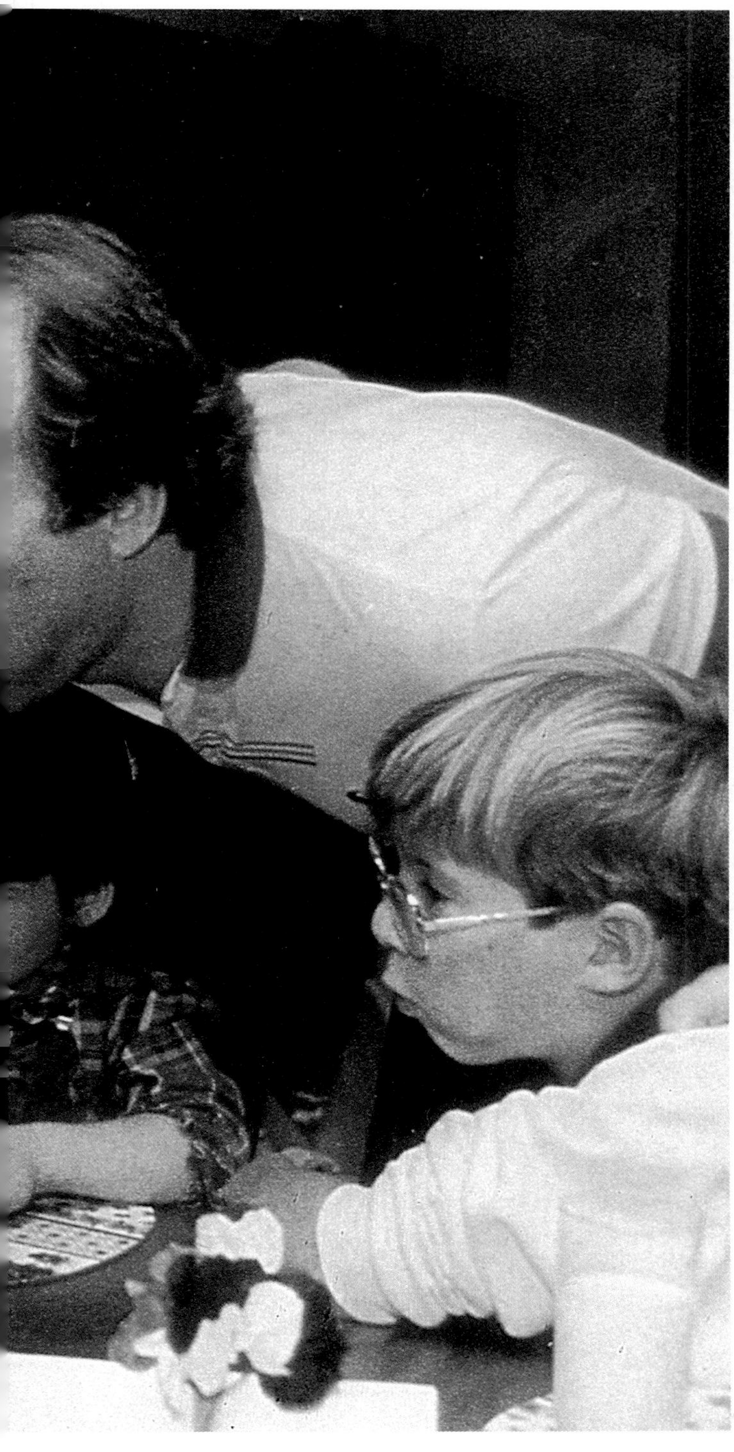

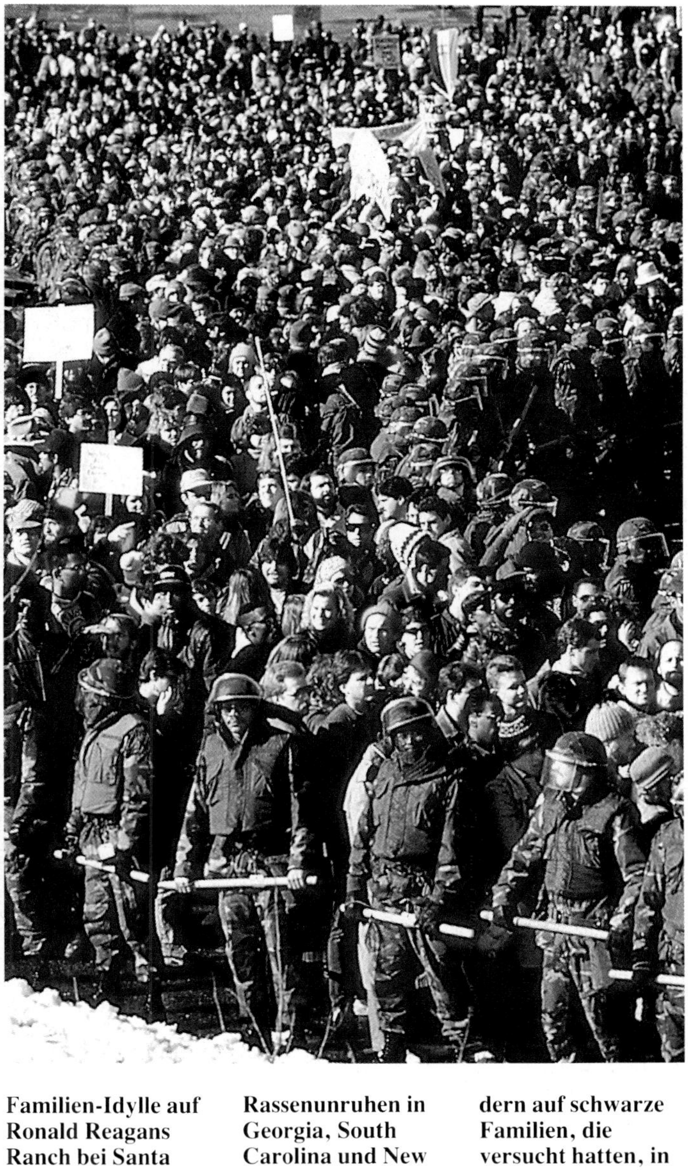

Familien-Idylle auf Ronald Reagans Ranch bei Santa Barbara in Kalifornien. Ostern feierte das Präsidentenpaar Ronald und Nancy Reagan den vierten Geburtstag der Enkeltocher Ashley.

Rassenunruhen in Georgia, South Carolina und New York beschworen Anfang des Jahres die Erinnerung an die Bürgerrechts-Bewegung der 60er Jahre. Anlaß waren die Angriffe von Ku Klux Klan-Mitgliedern auf schwarze Familien, die versucht hatten, in Forsyth County, Georgia, Wohnungen zu mieten. Demonstranten lieferten sich erbitterte Straßenschlachten mit einer Minderheit unverbesserlicher Rassen-Fanatiker.

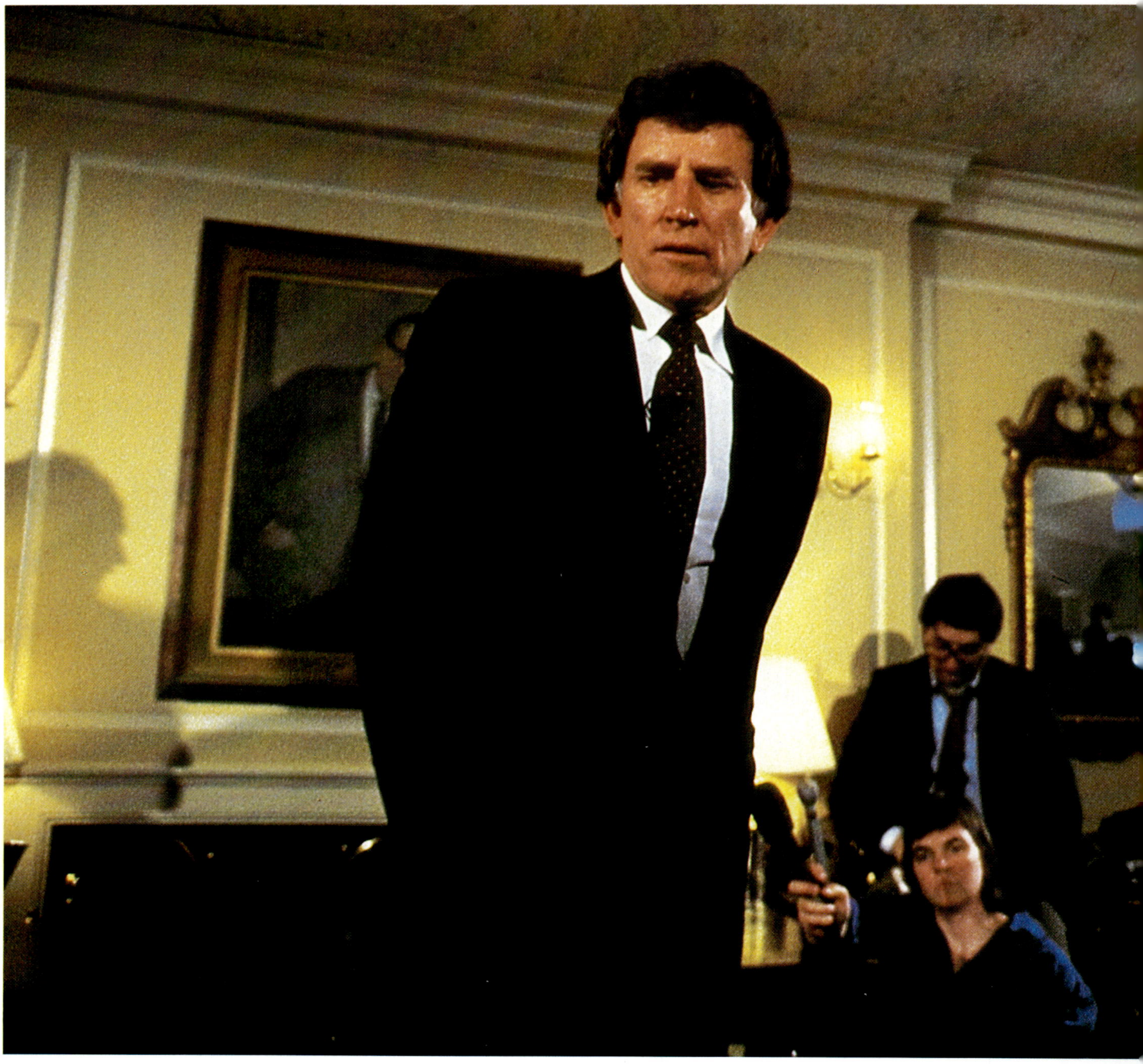

Cherchez la femme

Natürlich hat er sich die Geschichte selbst eingebrockt, der Kandidat Gary Hart. Zu einer Zeit, da er unangefochten an der Spitze der demokratischen Bewerber für die Präsidentschaftswahlen im November 1988 lag, da selbst seine republikanischen Parteigegner zähneknirschend zugeben mußten, daß er überzeugende Alternativen zur Reagan-Bush-Politik aufzeigte – ausgerechnet also auf dem Höhepunkt seiner Karriere mußte den 50jährigen der Hafer stechen. Genervt von einer Frage nach seinem Ruf als Frauenheld, forderte er Journalisten zu einer Art Wettkampf heraus: „Folgen Sie mir doch, überallhin", sprach Gary Hart. „Überwachen Sie mich, Sie werden sich fürchterlich langweilen!"
Die Reporter überwachten – und keiner hat sich gelangweilt. Im Gegenteil. Die Fahnder des „Miami Herald", angerückt in Kompaniestärke und ausgestattet mit Nachtsichtgeräten, beobachteten den Verheirateten beim Rendezvous mit einer blonden Schönen. Bald fanden die Reporter auch heraus, daß das Mädchen mit dem Namen Donna schon mal ein Wochenende unter Palmen mit dem Möchtegern-Präsidenten verbracht hatte. Obwohl Gattin Lee Hart, tapfer und händchenhaltend, zu ihrem Mann hielt, konnte der Kandidat seine Kandidatur nicht mehr aufrechterhalten: Niemand in Amerika redet mehr von Harts Maßhalte-Appellen für die Wirtschaft, jeder nur noch von den Maßen seiner Freundin.
Verloren haben alle bei der Affäre: Die amerikanische Politik, die ihrem Präsidenten Ronald Reagan mangelnde Sachkenntnis, einen gefährlich-naiven Arbeitsstil, selbst den Iran-Contra-Skandal durchgehen ließ – aber einen brillanten Kopf wie Hart wegen einer Privatsache zum Stolpern brachte. Die US-Presse, die, statt die inhaltliche Leere des Wahlkampfes anzuprangern, wieder einmal die schwammige „Persönlichkeitsfrage" über das politische Programm stellte und sich vor einer Schlammschlacht

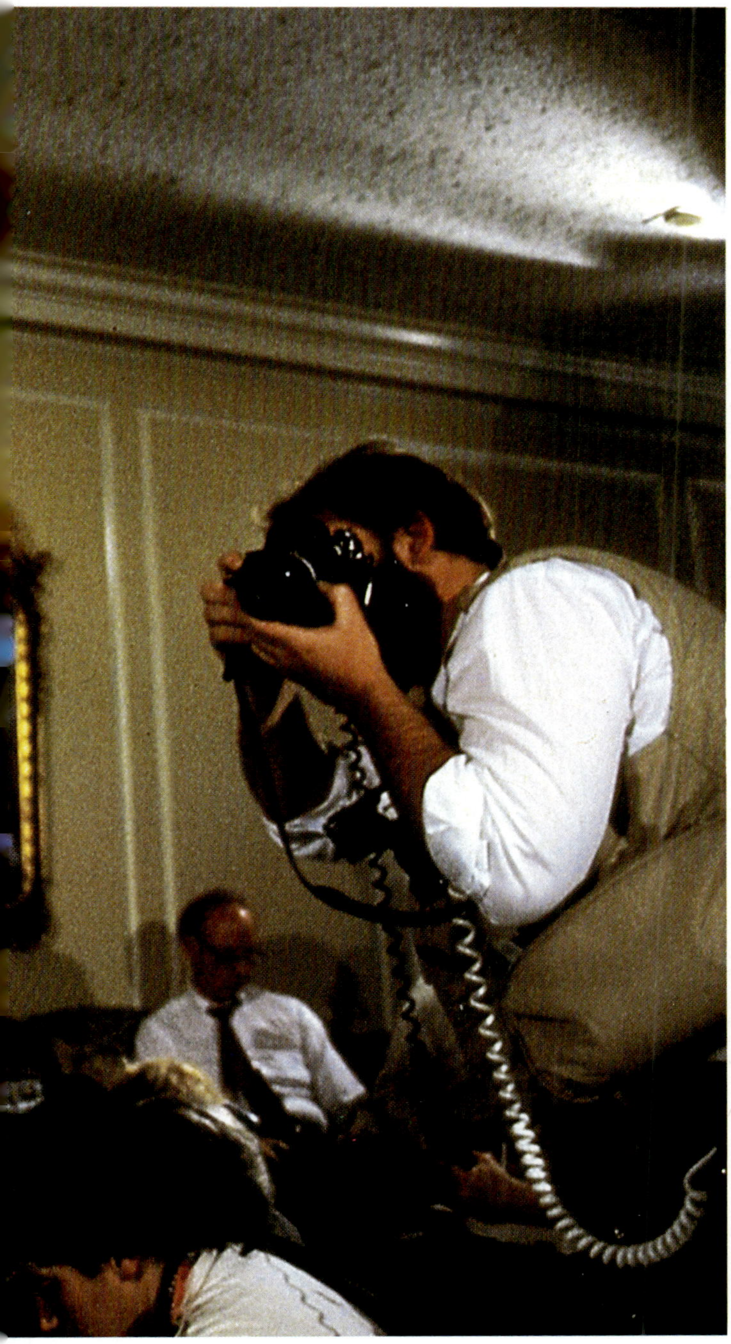

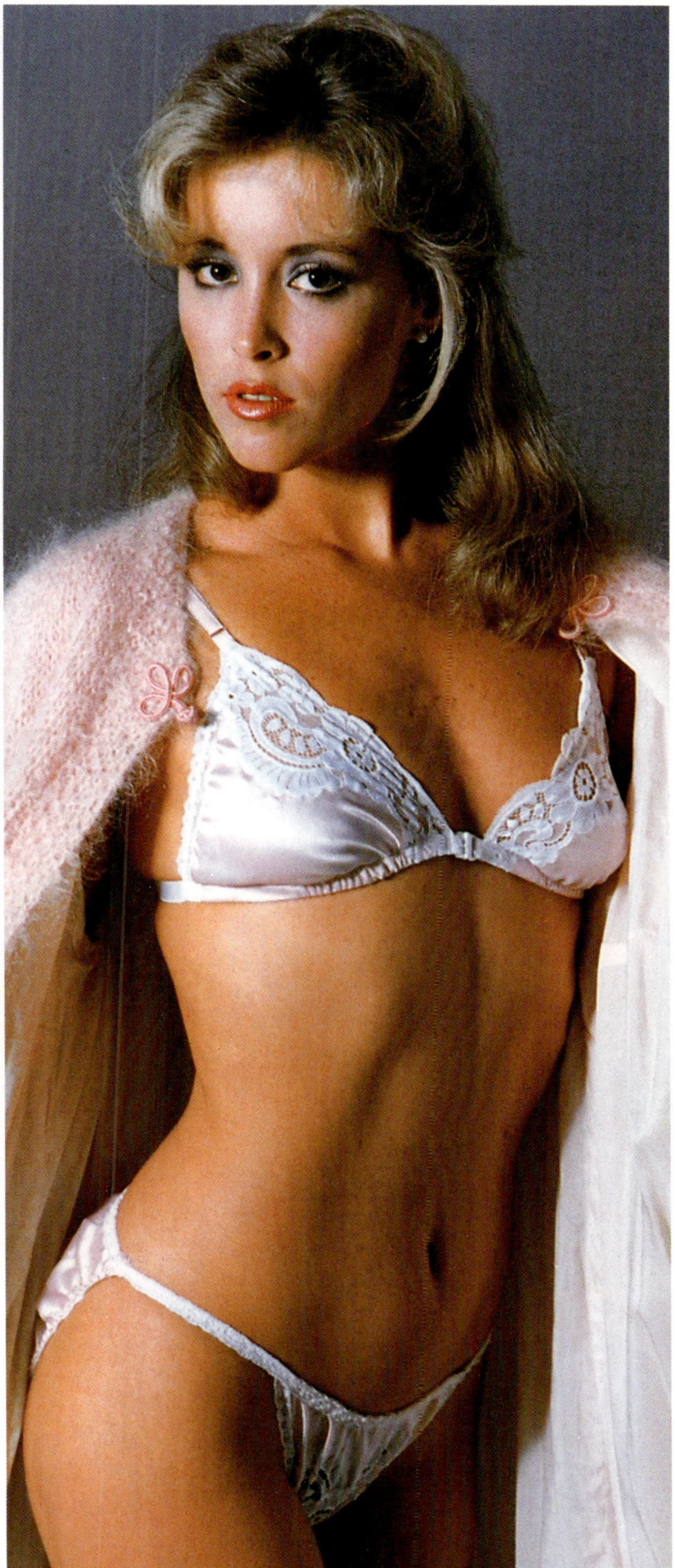

nicht scheute. Gary Hart, der schließlich genau wußte, wie zwanghaft sich die amerikanische Öffentlichkeit mit dem „Charakter" von Präsidentschaftskandidaten befaßt, und leichtfertig seine Chance verspielte. Einzige Gewinnerin der Affäre, auch das ein Stück Amerika: die Hart-Gespielin Donna Rice. Sie schloß einen Millionenvertrag mit den Herstellern der Jeansmarke „Entschuldigungen überflüssig".

**Ein Kandidat scheidet im Zorn: Gary Hart griff bei der Pressekonferenz, auf der er seinen Verzicht bekanntgab, das amerikanische Auswahlverfahren für das Präsidentenamt scharf an. Es reduziere die Journalisten zu Jägern und die Kandidaten zu Gejagten. Hart weiter: „Wenn das System die Integrität und Ehre der Menschen zerstört, dann wird es sich letztendlich selbst in den Abgrund stürzen."
Der Hart-Freundin Donna Rice, früher als Fotomodell wenig erfolgreich, brachte Amerikas Hang zum Trivialen über Nacht Ruhm und viel Geld.**

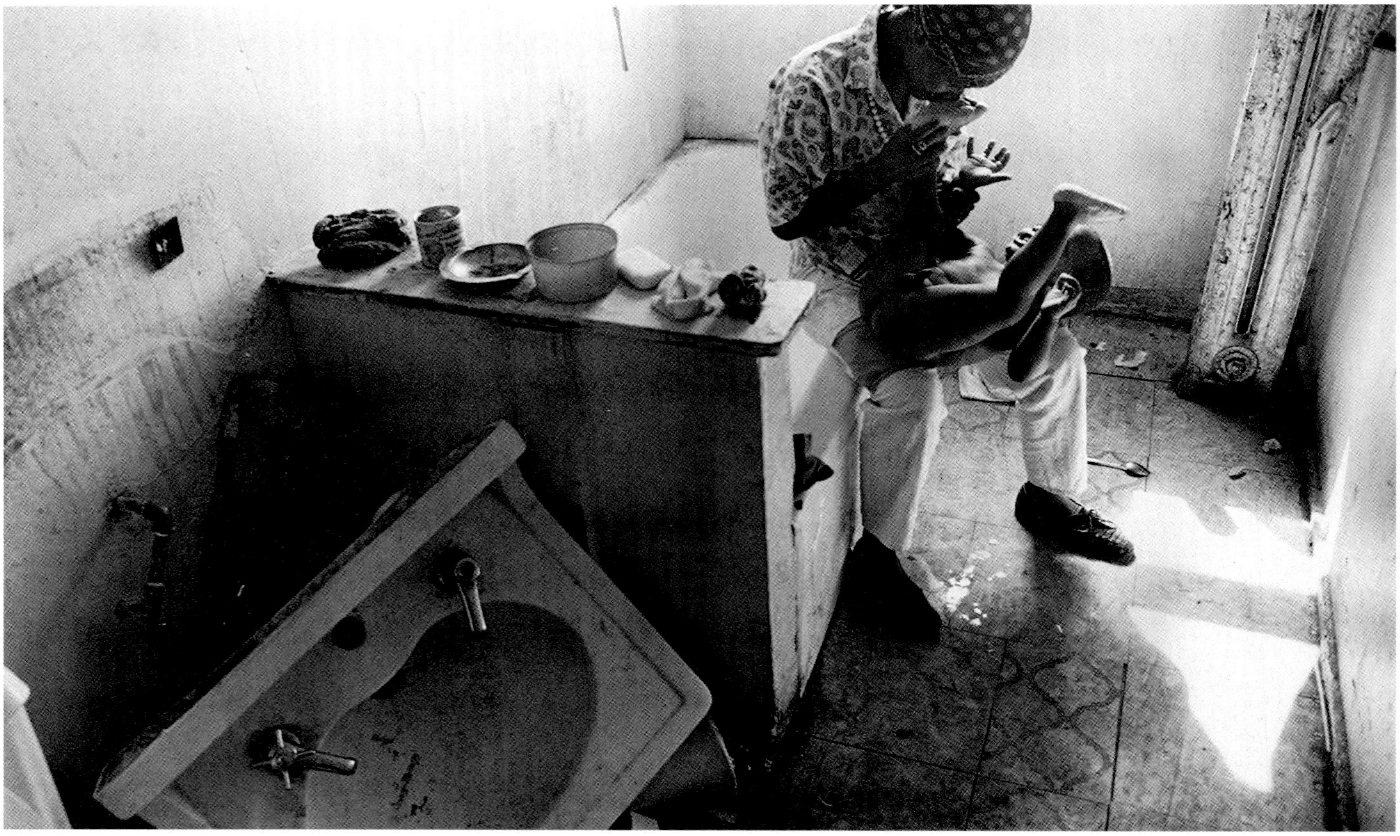

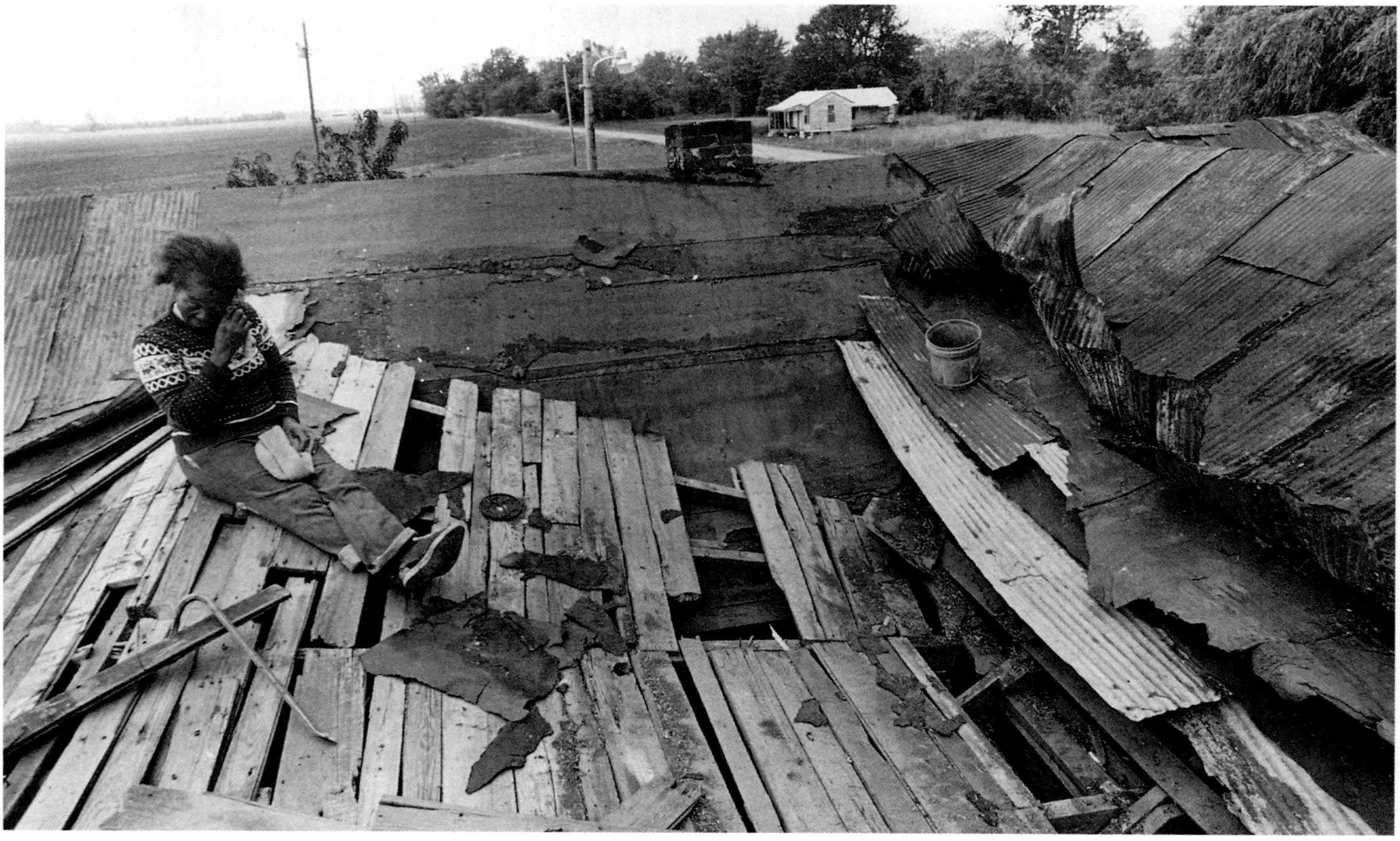

Reagans Armut

In Präsident Ronald Reagans Amerika werden die Reichen immer reicher und die Armen immer ärmer. 20 Millionen Amerikaner, 12 Millionen Kinder und acht Millionen Erwachsene, leiden in der westlichen Führungsmacht an Hunger – Folge der „Reagonomics" und massiver Kürzungen der Unterstützung für Bedürftige. Zwar ist die Zahl der Arbeitslosen in den USA in den letzten Jahren gesunken, geschaffen wurden allerdings vor allem schlechtbezahlte Jobs. Der gesetzliche Mindestlohn von 3,50 Dollar pro Stunde wurde seit sechs Jahren nicht angepaßt, was dazu führte, daß auch in Arbeiterfamilien mit einem regelmäßigen Einkommen oft das Geld für

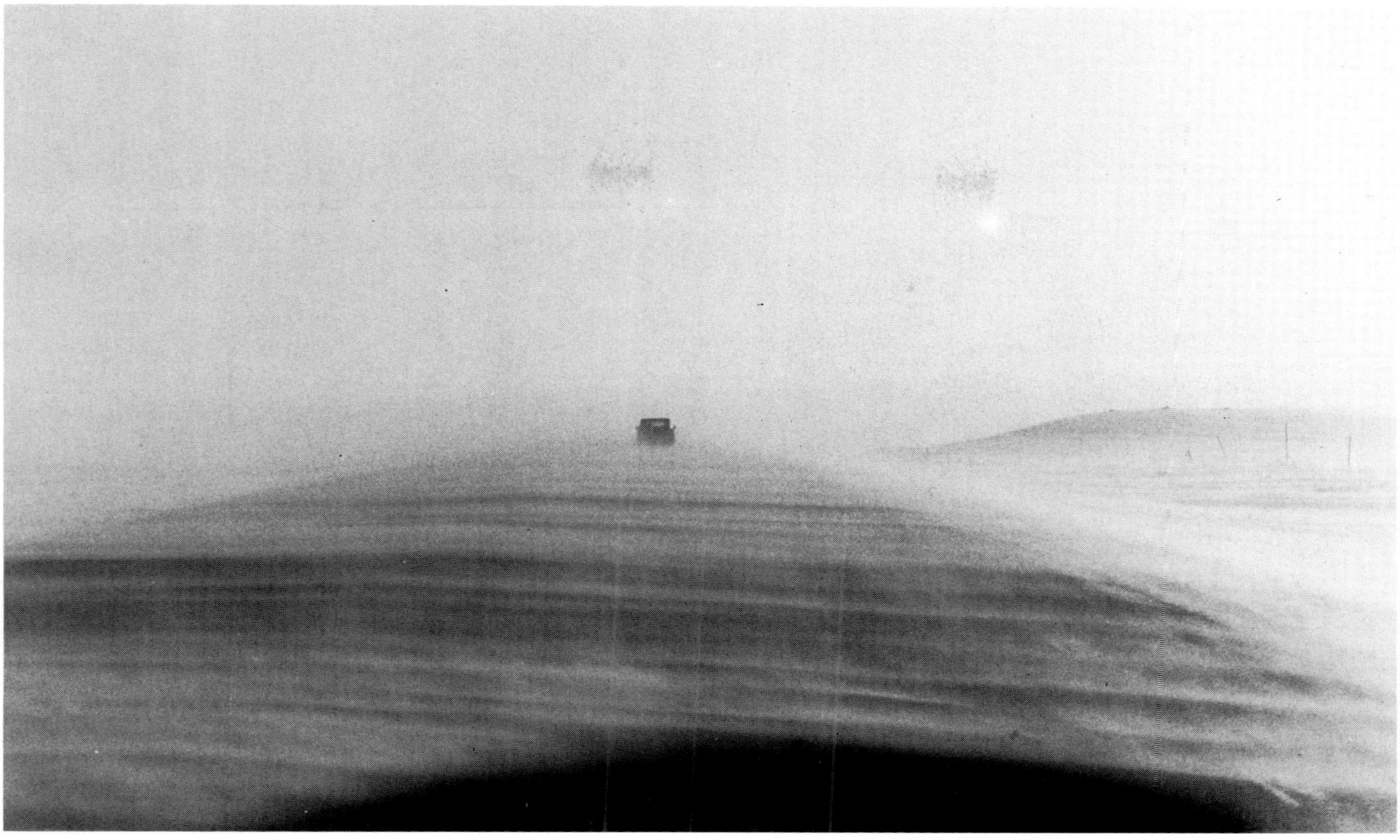

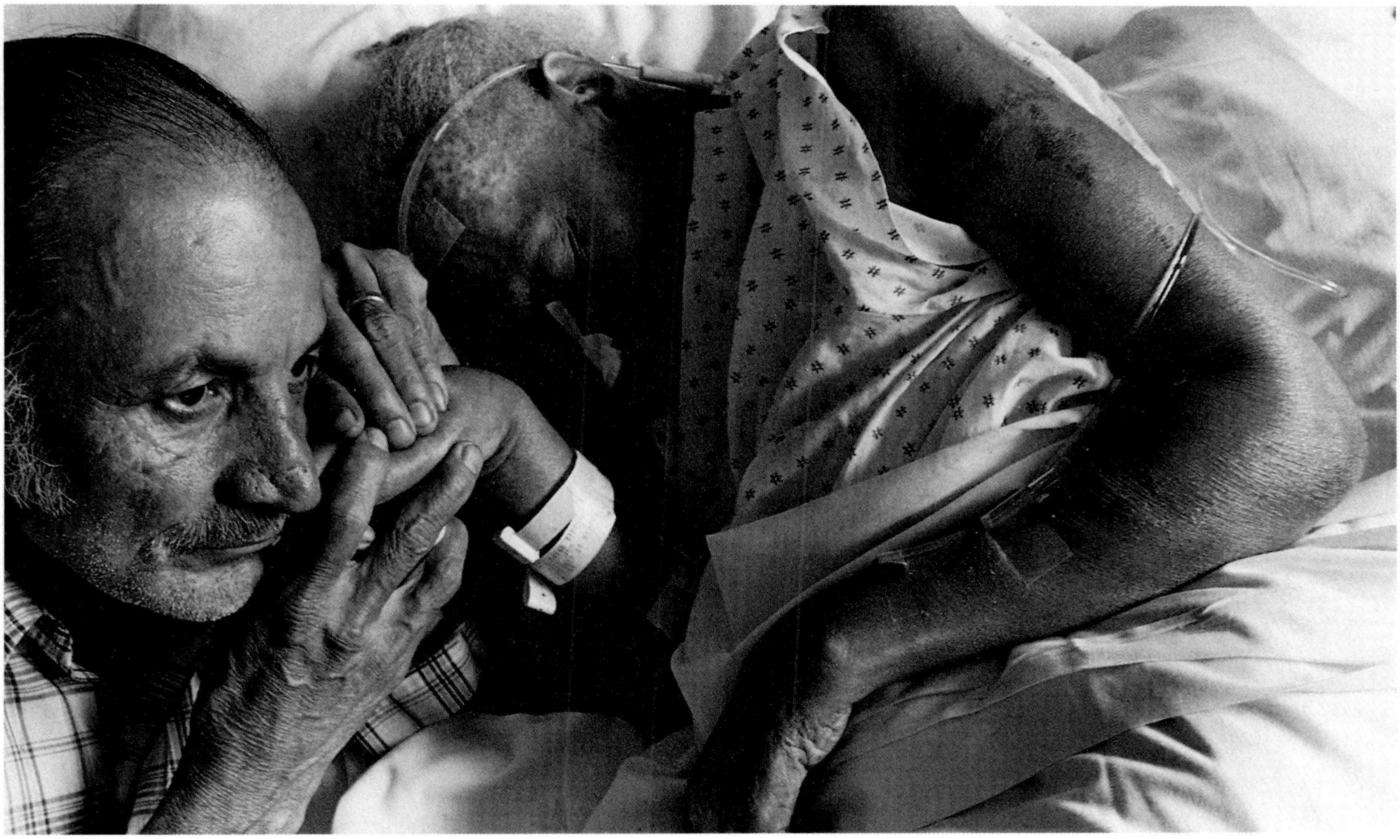

ausreichende Ernährung fehlt. Die neue Armut trifft vor allem Farbige und Jugendliche in den Ghettos der Großstädte, aber auch Farmer im Mittleren Westen. Der Magnum-Fotograf Eugene Richards hat die Hoffnungslosigkeit in einem Essay dokumentiert: Emily, die 15jährige zweifache Mutter in Chicago neben dem abgebrochenen Waschbecken ihrer Wohnung, den Farmer in South Dakota — wie Tausende anderer kurz vor dem Bankrott — auf dem Weg durch einen Schneesturm, die Alte in Arkansas, die versucht, das Dach ihrer armseligen Hütte zu reparieren, den Mann und seine im Koma liegende Lebensgefährtin im Norden Philadelphias.

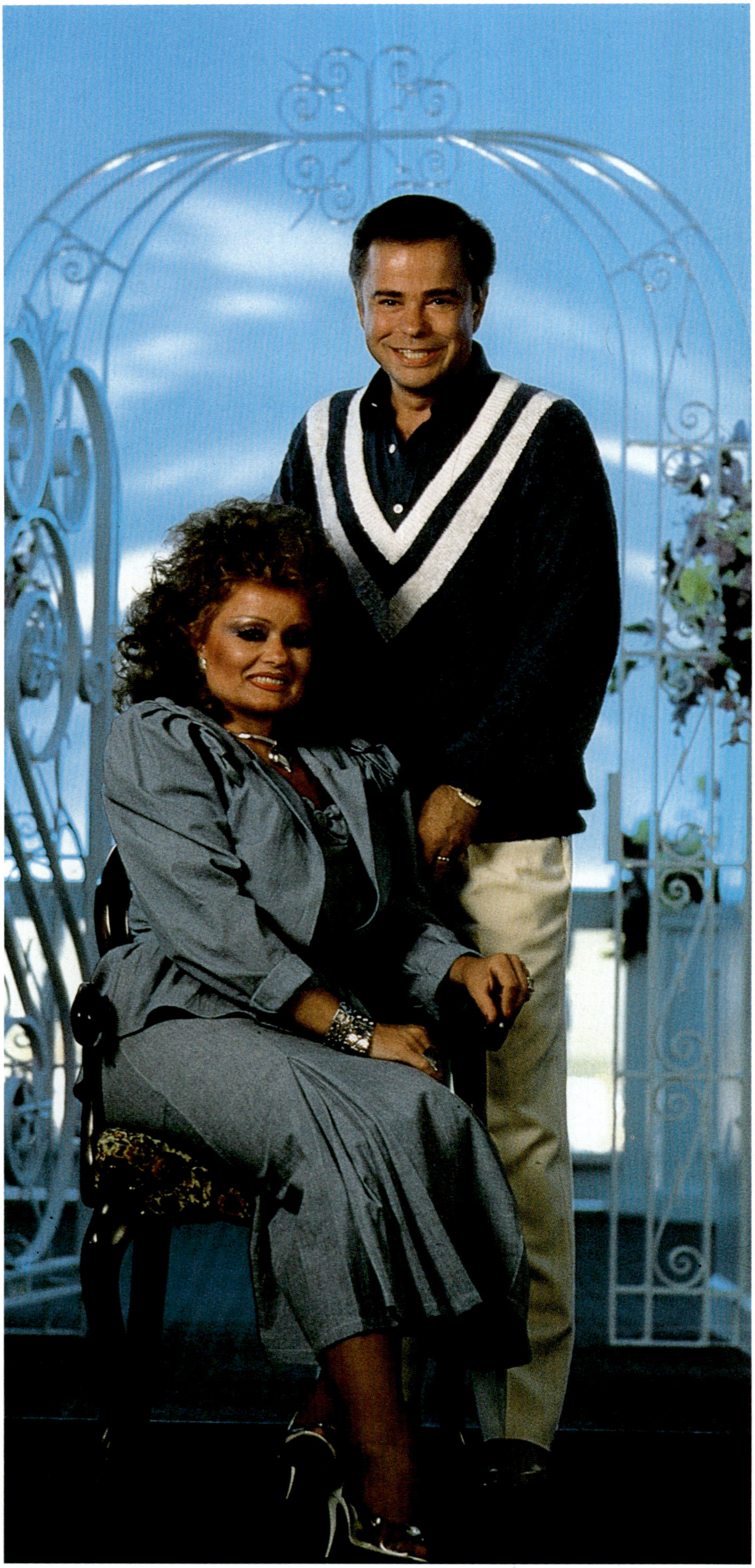

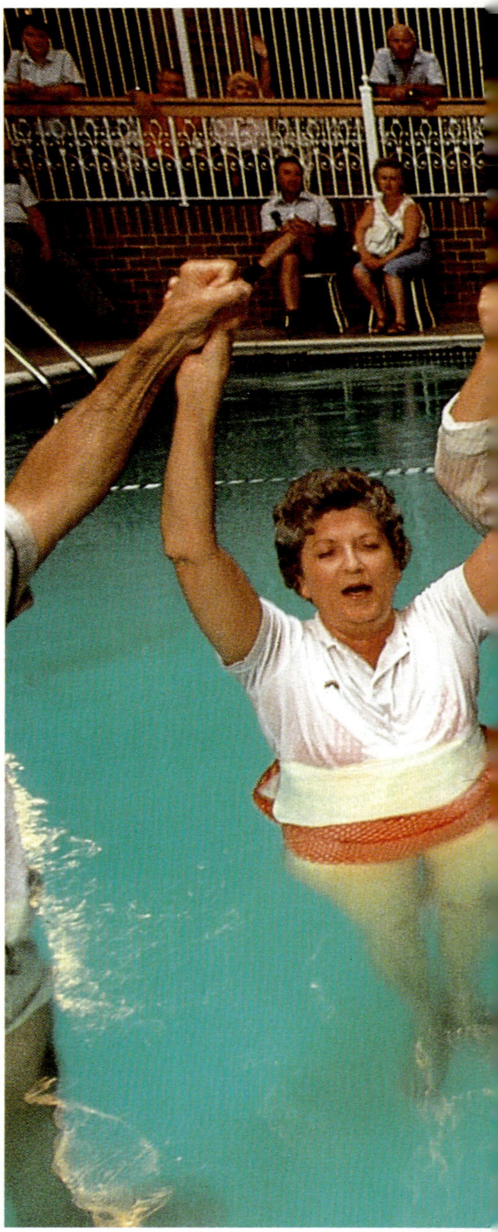

Gott für Geld

Die Vertreibung aus dem irdischen Paradies fand ebenso statt wie das märchenhafte Leben, das zu ihr geführt hatte. Unter dem gleißenden Licht der Fernsehkameras betupfte Tammy Baker ihre von dicken künstlichen Wimpern umkränzten Augen und schluchzte telegen in die Mikrofone: „Uns geschieht unrecht. Doch wir werden wiederkommen.“ Kurz darauf wurde ihr Besitz in Fort Mill/South Carolina öffentlich versteigert. Obskurstes Objekt im Nachlaß: die klimagekühlte Hundehütte. Ehemann Jimmy Baker, Ex-Oberhaupt der Kirche „Praise The Lord“ (jährliches Spendenaufkommen 130 Millionen Dollar), war bei einer deftigen Sünde erwischt worden. Er hatte die damals 21jährige Kirchensekretärin Jessica Hahn, eine Jungfrau, in einem Hotelzimmer mehrfach vergewaltigt.

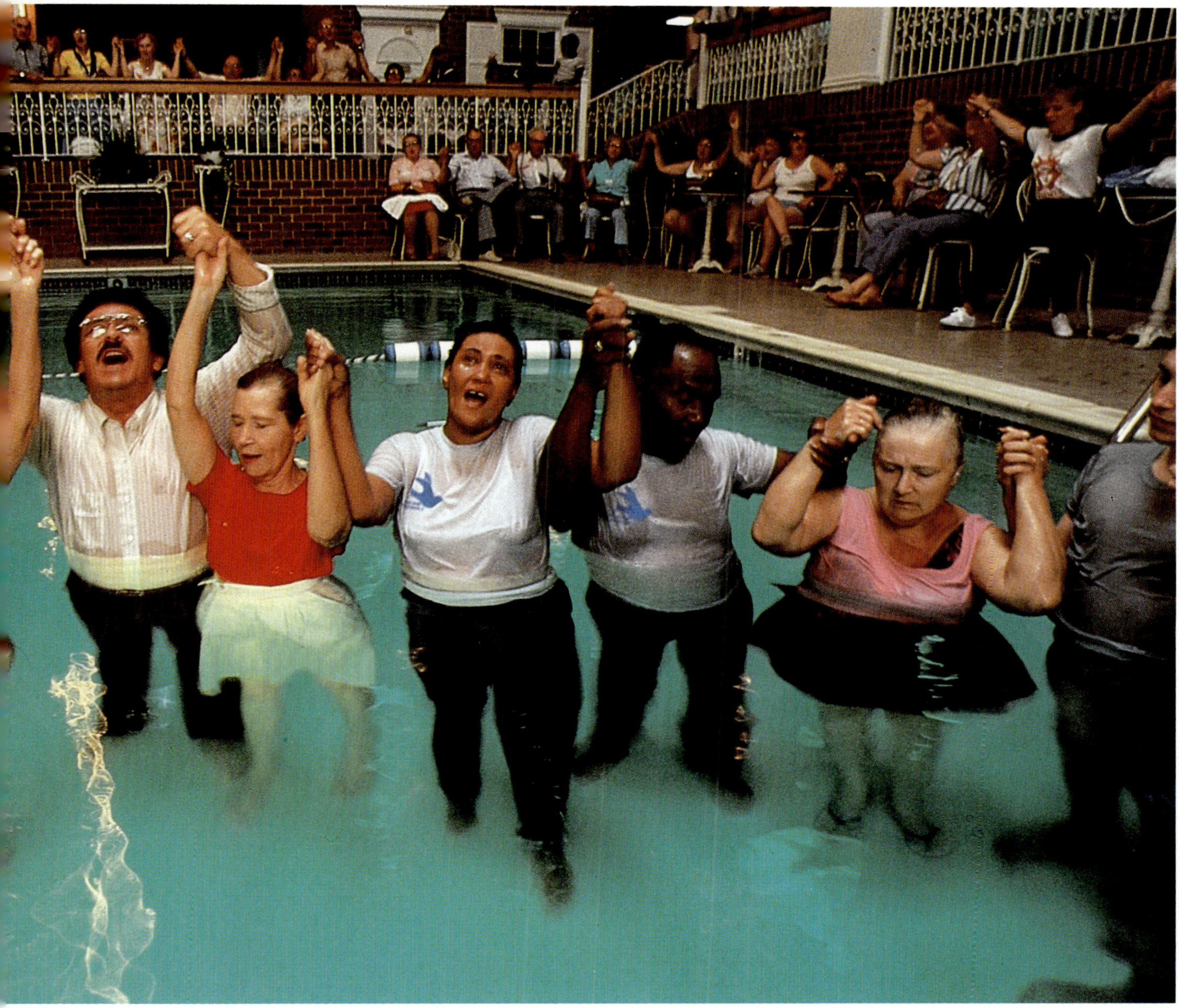

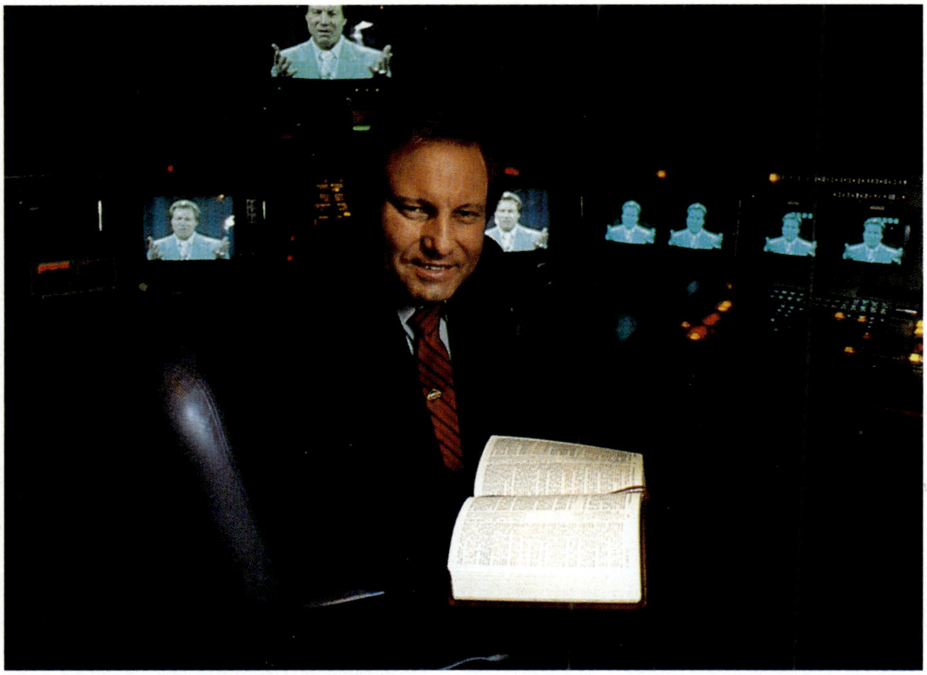

Amerikas Laienprediger sind die heimlichen Millionäre Amerikas. In ihren Fernsehsendungen eifern sie allsonntäglich über Homosexuelle, Freigeister und lose Sitten. Die Gemeinde des Evangelisten Jimmy Swaggert in Los Angeles gilt als die größte und reichste der Vereinigten Staaten. Zu seinen Veranstaltungen kommen bis zu 16000 Menschen und lauschen seiner antikommunistischen Predigt: „Wir als Kinder Gottes müssen sagen: Satan, Du bekommst unser Amerika nicht.“ Die National Association of Religious Broadcasters“ zählt 1370 Radio- und 221 TV-Stationen und insgesamt sieben Millionen Zuschauer pro Woche. Höhepunkte der Gottesdienste sind Wunderheilungen und Massentaufen. Der bekannteste Prediger heißt Pat Robertson und hat kürzlich seine Anwartschaft auf das Präsidenten-Amt angemeldet. Halleluja.

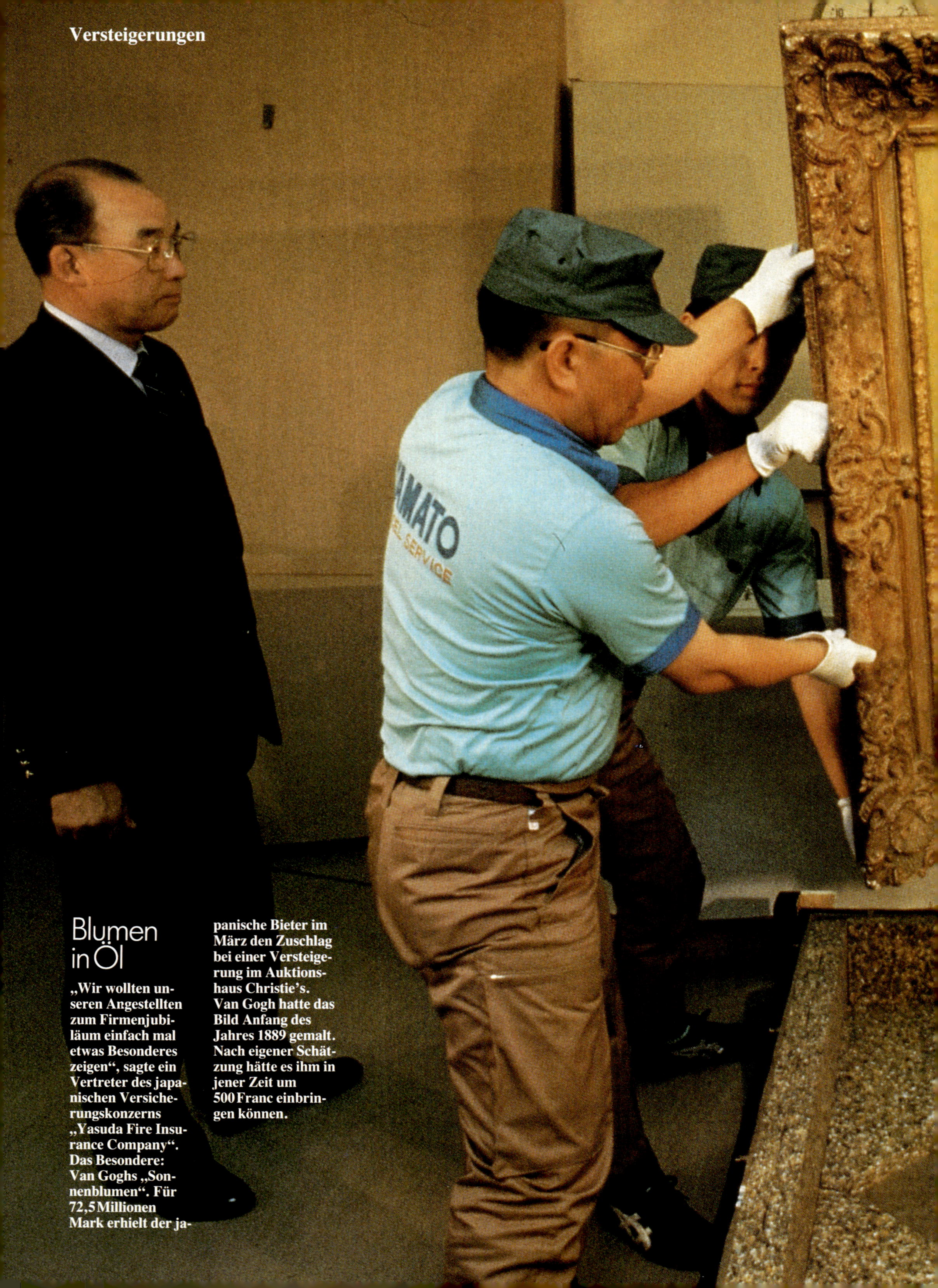

Blumen in Öl

„Wir wollten unseren Angestellten zum Firmenjubiläum einfach mal etwas Besonderes zeigen", sagte ein Vertreter des japanischen Versicherungskonzerns „Yasuda Fire Insurance Company". Das Besondere: Van Goghs „Sonnenblumen". Für 72,5 Millionen Mark erhielt der japanische Bieter im März den Zuschlag bei einer Versteigerung im Auktionshaus Christie's. Van Gogh hatte das Bild Anfang des Jahres 1889 gemalt. Nach eigener Schätzung hätte es ihm in jener Zeit um 500 Franc einbringen können.

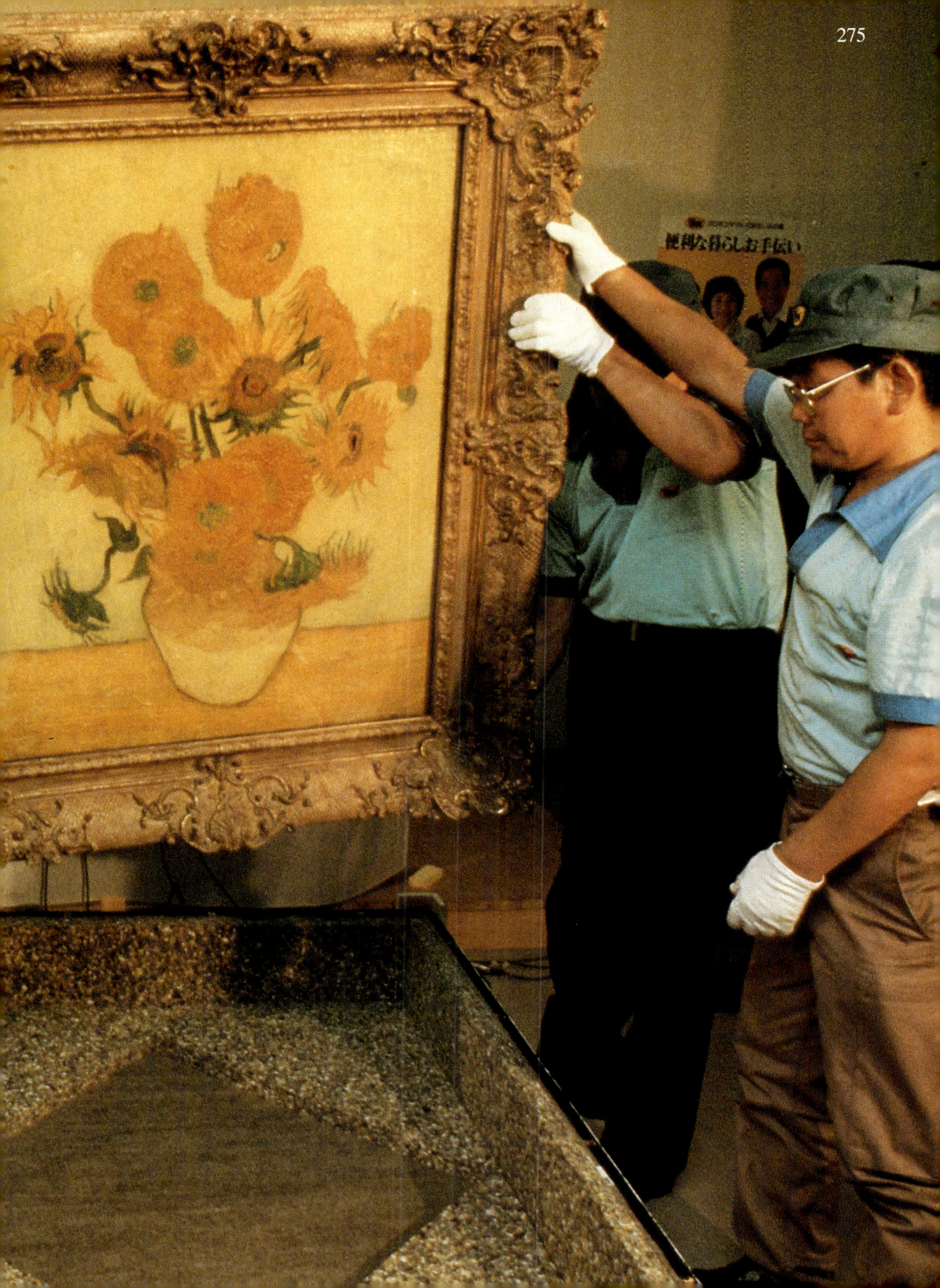
便利な暮らしお手伝い

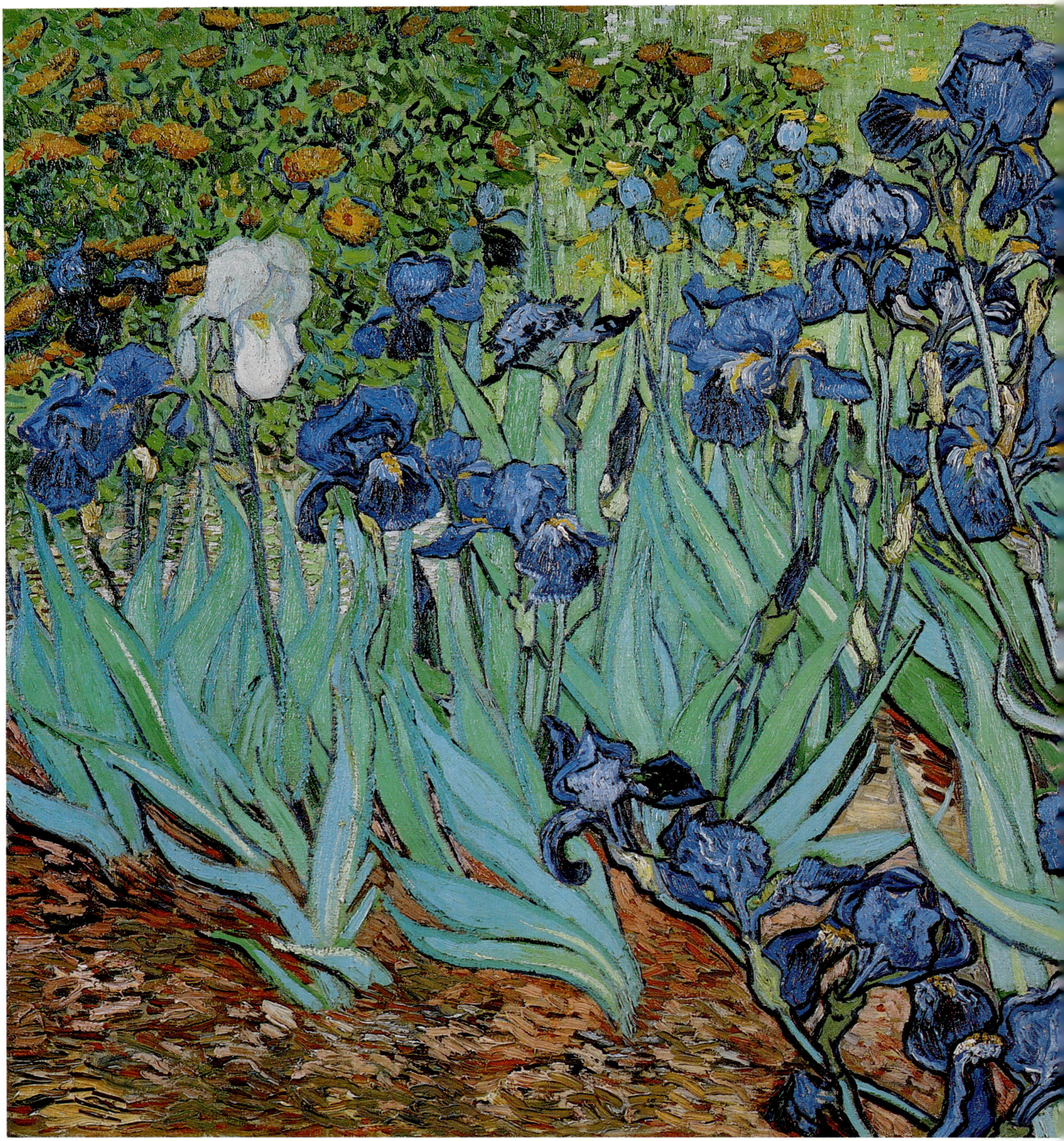

... und zum Dritten

Als die 34-Millionenmarke durchbrochen war, fielen sich die Eheleute Payson jubelnd um den Hals. Und als der Holzhammer des Auktionators von Sotheby's bei 49 Millionen Dollar zum dritten und letzten Mal aufs Pult klatschte, hatten die Paysons ein Gemälde aus dem Familienbesitz für eine Weltrekordsumme veräußert: Van Goghs „Die Schwertlilien", die Jonas Payson 1947 für ganze 84 000 Dollar erworben hatte.

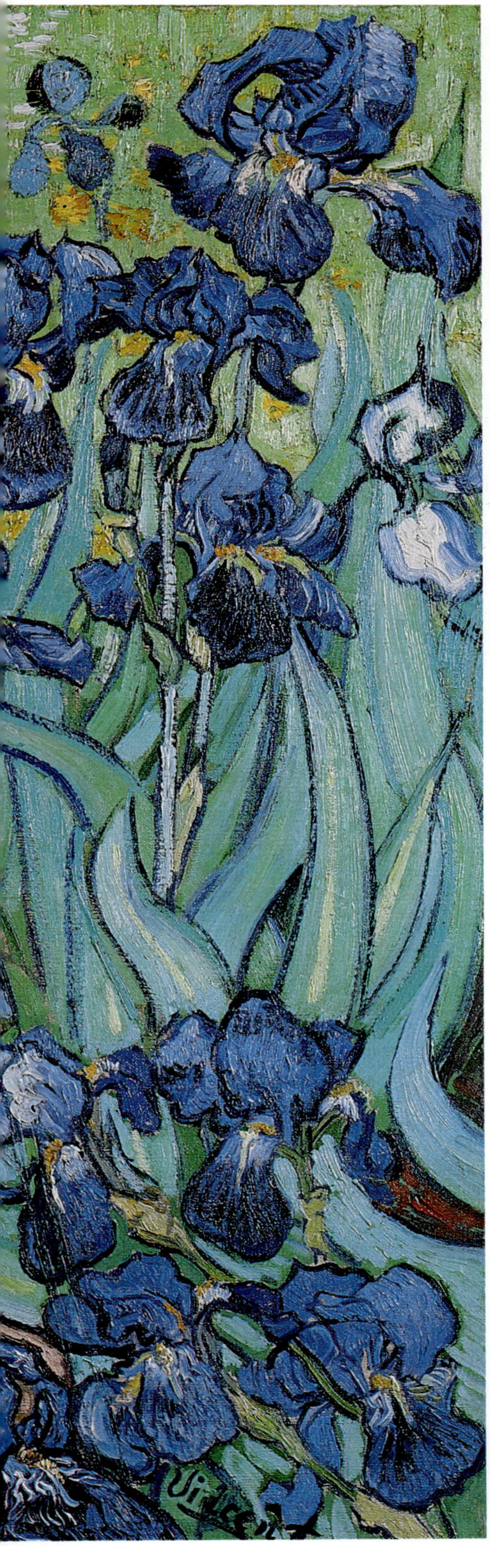

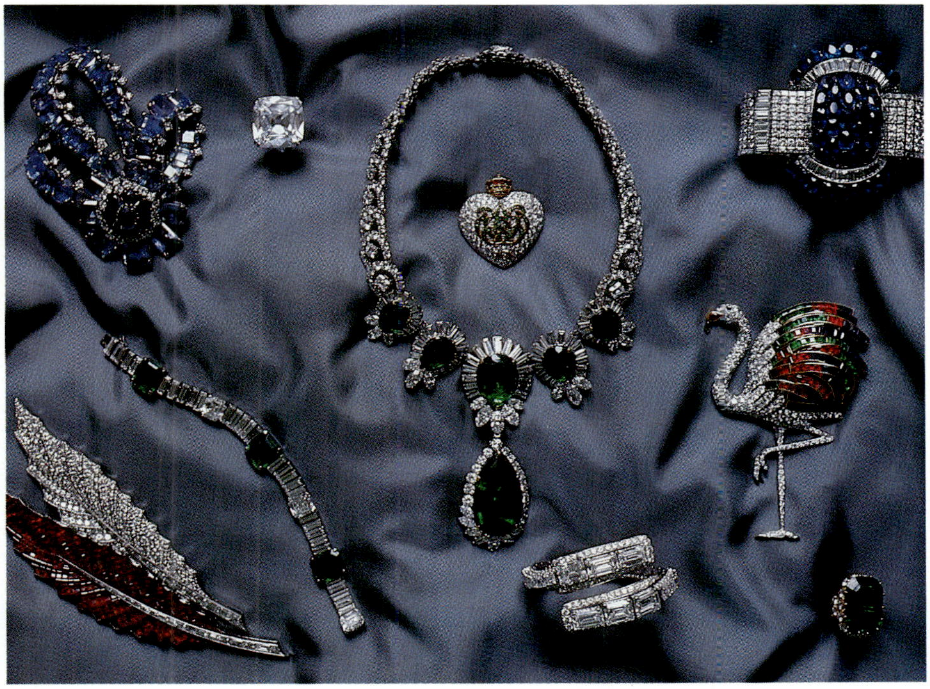

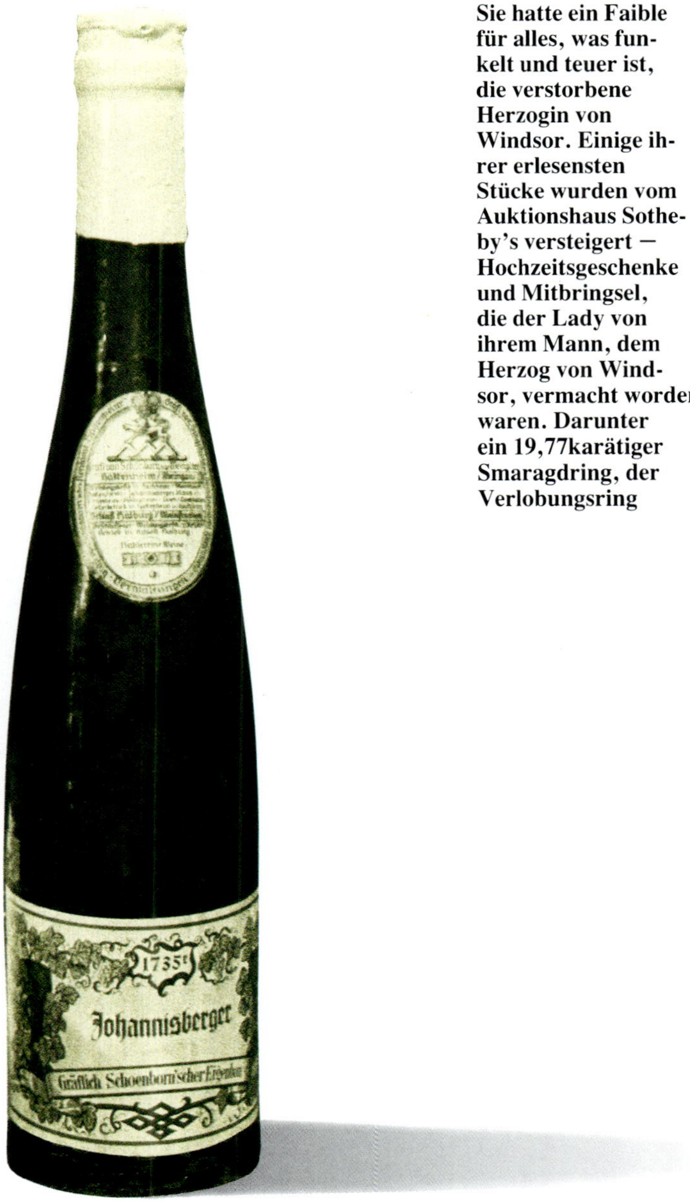

Sie hatte ein Faible für alles, was funkelt und teuer ist, die verstorbene Herzogin von Windsor. Einige ihrer erlesensten Stücke wurden vom Auktionshaus Sotheby's versteigert – Hochzeitsgeschenke und Mitbringsel, die der Lady von ihrem Mann, dem Herzog von Windsor, vermacht worden waren. Darunter ein 19,77karätiger Smaragdring, der Verlobungsring sowie das Armband aus blauen Saphiren und Diamanten, das der Herzogin so gut stand, weil es zu ihren Augen paßte. Insgesamt 200 Schmuckstücke, deren Gesamtwert vor der Versteigerung auf sieben Millionen Dollar taxiert wurde.

Weniger beständig, wenn auch nicht weniger wertvoll, war der edle Tropfen, der Ende des Jahres versteigert wurde: Ein deutschstämmiger Kanadier erhielt den Zuschlag für 53 000 Mark. Auf die Frage, was er mit seinem Wein anstellen werde, sagte er: „Erst mal sperre ich ihn weitere zehn Jahre weg."

Hunde-Wetter

So ein Verkehrs-Chaos hatte Paris seit mehr als 20 Jahren nicht erlebt. In der Nacht zum 14. Januar waren 14 Zentimeter Schnee gefallen – und in der Hauptstadt ging nichts mehr. Soldaten wurden zum Räumen abkommandiert, tausende Tonnen Salz auf den wichtigsten Plätzen, Boulevards und Brücken gestreut. Vergeblich. Bei Temperaturen bis zu 16 Grad unter Null versagte die chemische Schmelze. Autofahrer aus den Vororten, die für 40 Kilometer sechs Stunden gebraucht hatten, ließen ihre Fahrzeuge entnervt irgendwo auf der Straße stehen. Busse kamen nicht mehr durch, und bei der Métro waren die Weichen eingefroren. Aber für Alain Barrès war es ein wunderbarer Tag. Zum ersten Mal konnte der Schlittenhund-Gespannführer, Mitglied der französischen Nationalmannschaft in dieser Disziplin, mit seinen sibirischen Huskies mitten in der Stadt trainieren.

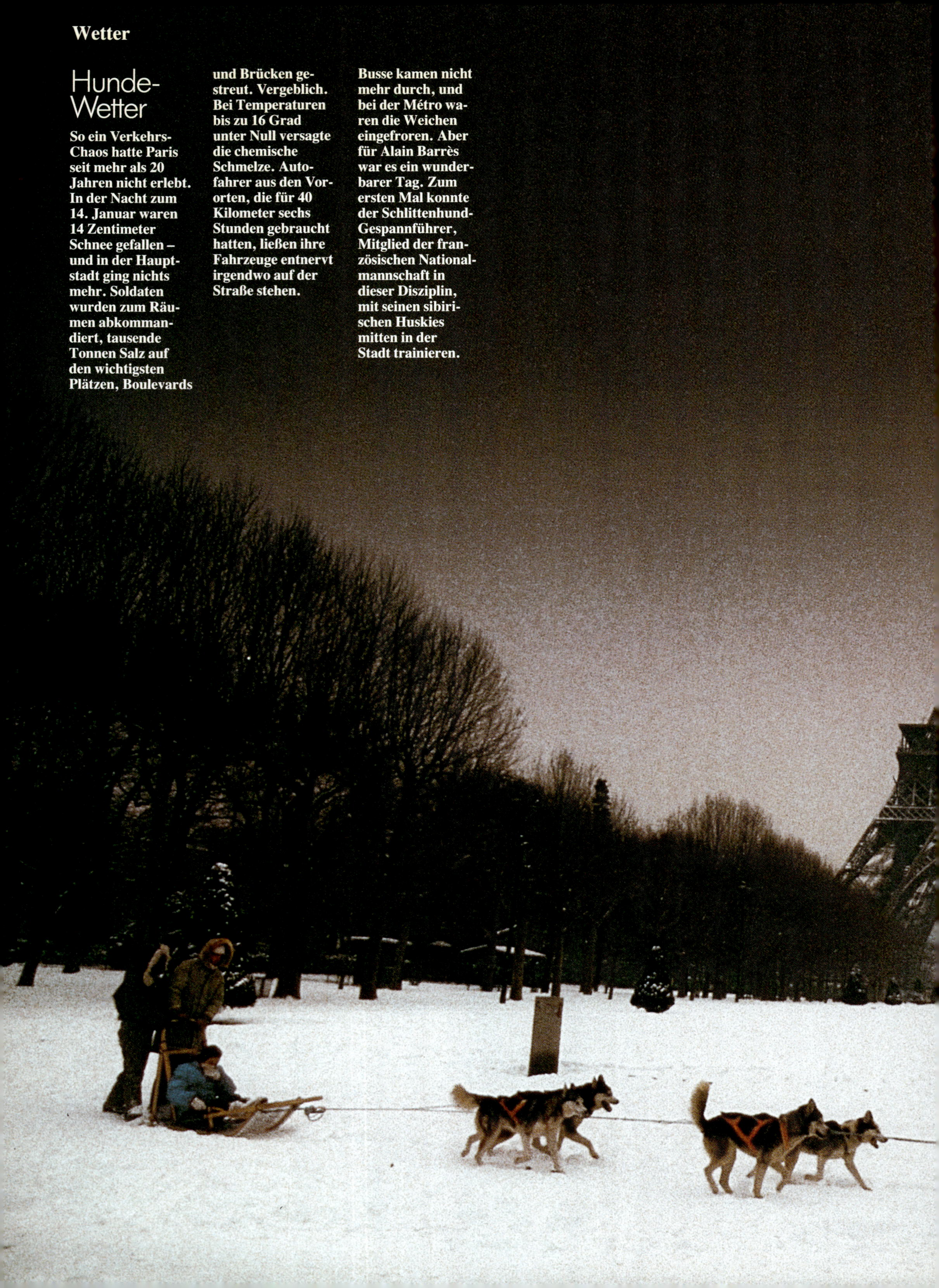

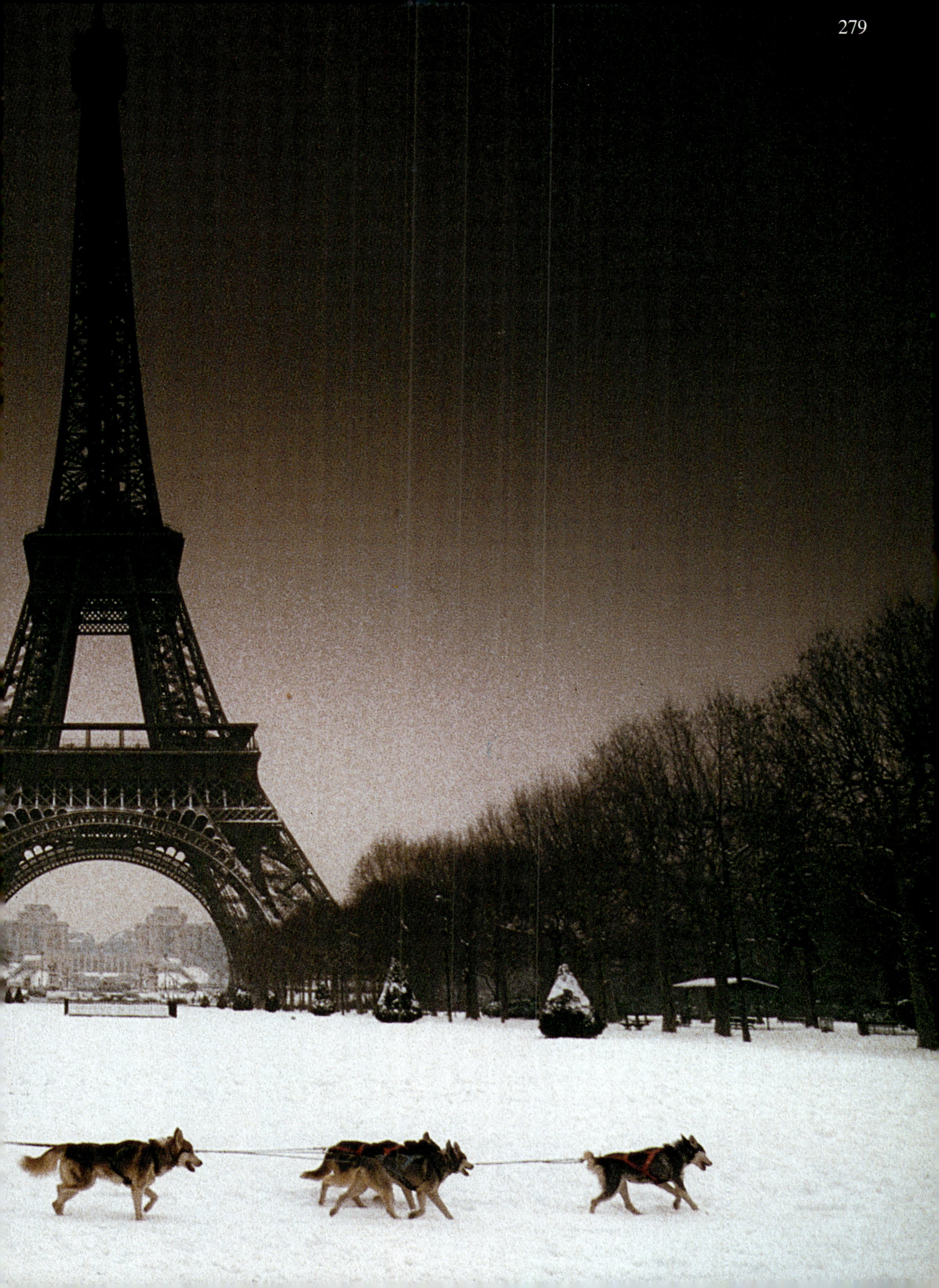

Tod in den Alpen

Bäche und Seen traten über die Ufer, Geröll und entwurzelte Bäume stürzten auf Straßen und Dörfer. Vor allem die Schweizer und italienischen Berge wurden in diesem Sommer von Naturkatastrophen heimgesucht wie nie zuvor. Zahlreiche Orte wurden zerstört, hunderte Menschen obdachlos. Besonders hart wurde das italienische Dorf Tartano in einem Seitental des Veltlin von dem Unwetter getroffen. Eine Lawine aus Schlamm und Steinen riß ein Haus um und drückte es auf ein Hotel, dessen Mitteltrakt völlig zerstört wurde. 15 Menschen starben an diesem Juli-Wochenende in Oberitalien.

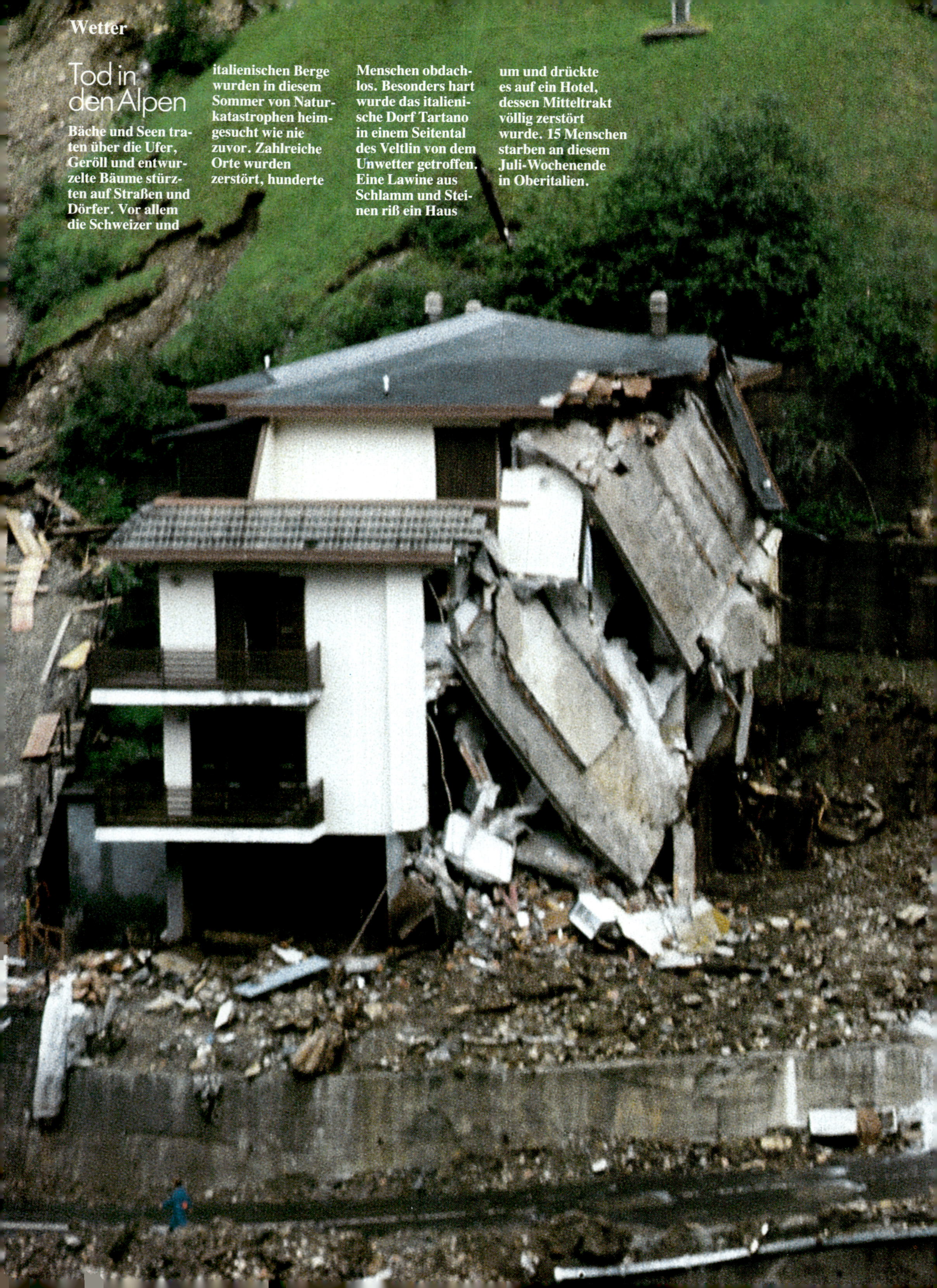

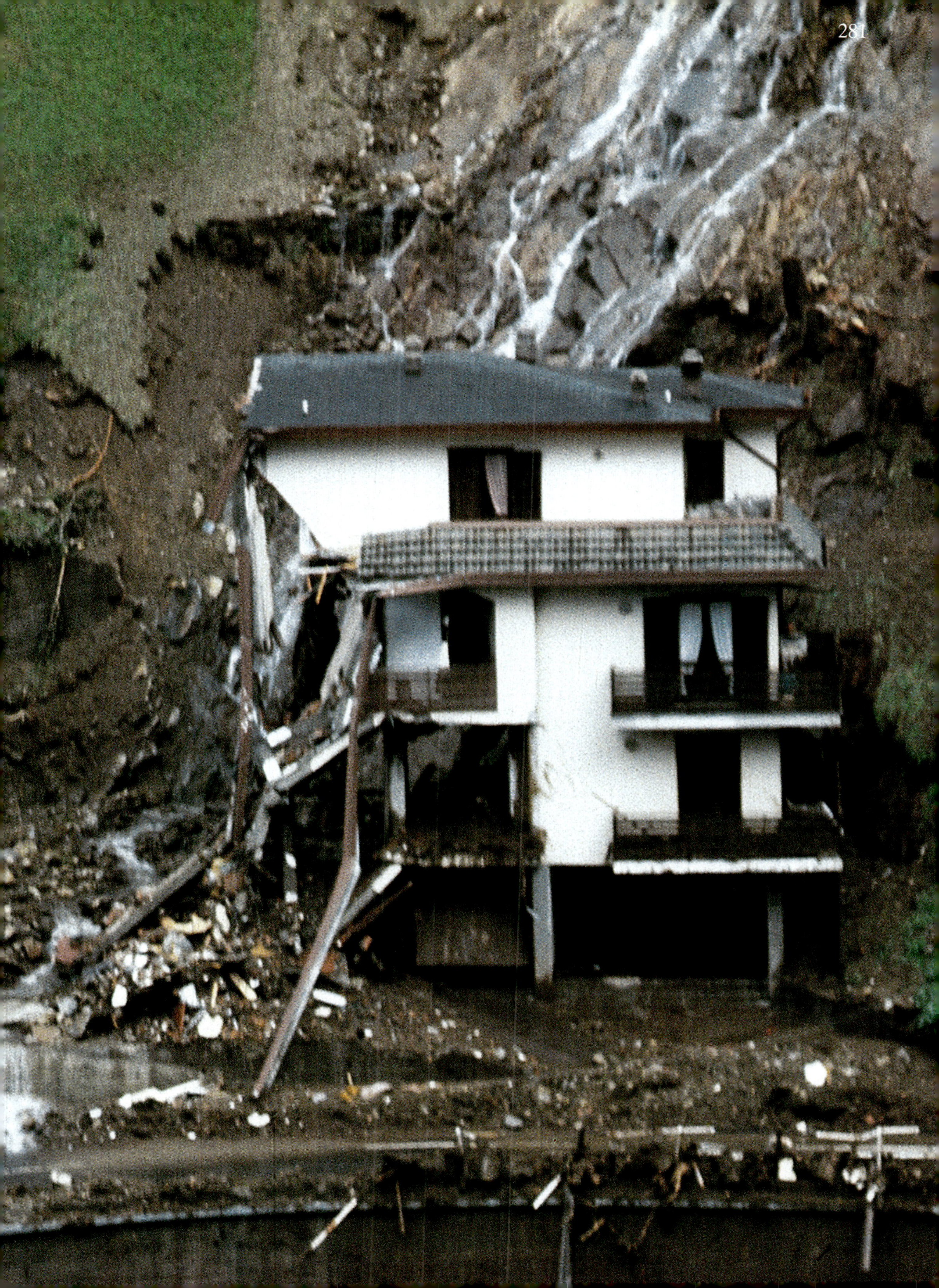

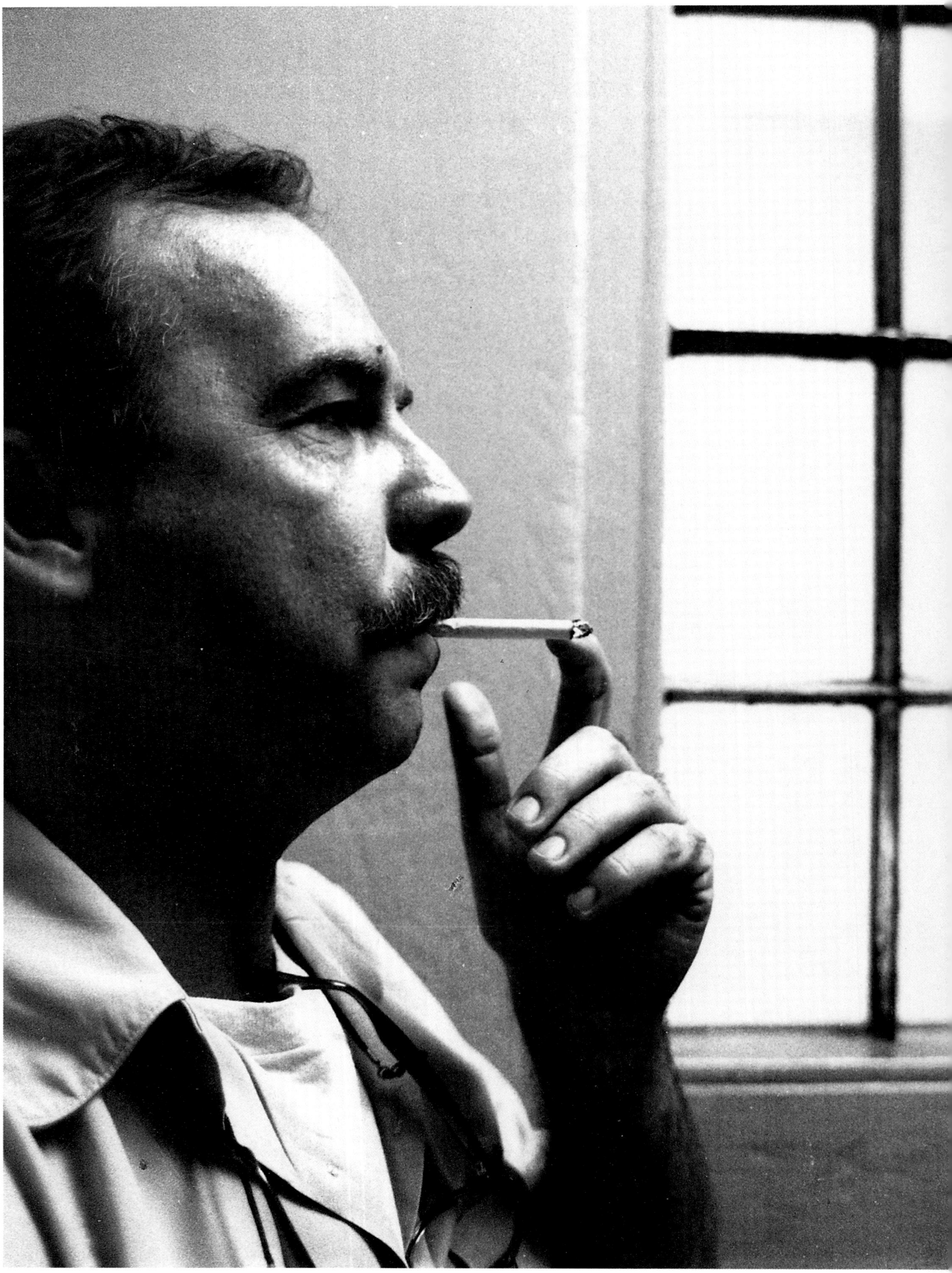

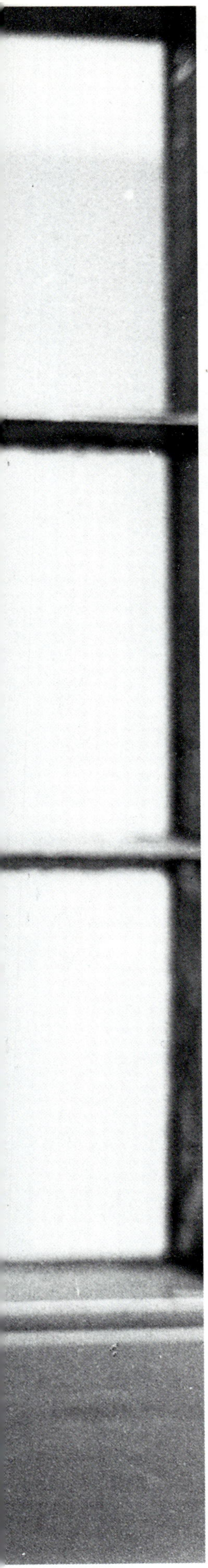

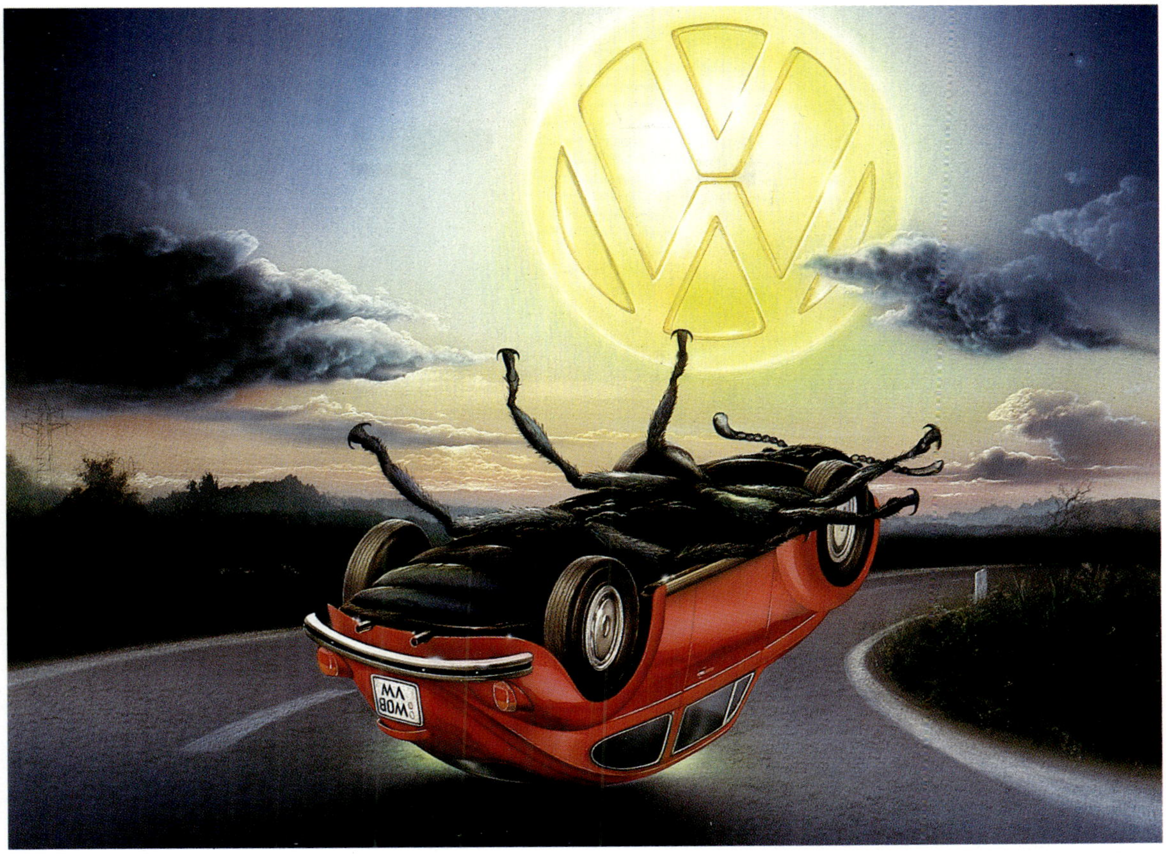

Acht Monate lang schlug der Frankfurter Devisenmakler Joachim Schmidt, der als Schlüsselfigur im VW-Devisenskandal gilt, den deutschen Ermittlungsbehörden ein Schnippchen. Während er nach seiner Flucht aus Deutschland im Mittelmeer und in der Karibik gesucht wurde, hielt er sich in den USA versteckt. Beamte des Bundeskriminalamtes und des FBI stellten ihn schließlich in einer kleinen Wohnung in Hollywood und nahmen ihn fest. Den Makler Schmidt, der ins Gefängnis Terminal Island eingeliefert wurde, hat der ehemalige Chef-Devisenhändler des VW-Konzerns Burkhard Junger (unten rechts) belastet. Junger mußte wegen Fluchtgefahr in Untersuchungshaft.

Wie VW aufs Kreuz gelegt wurde

Erst geisterten Gerüchte durch die Finanzwelt. Im Februar wurde es schließlich zur Gewißheit, daß der Wolfsburger VW-Konzern das Opfer von Devisenschiebereien geworden war und dadurch einen gigantischen Verlust von fast 500 Millionen Mark erlitten hatte.

Mitarbeiter der VW-Devisenabteilung hatten mit anderen Devisenhändlern außerhalb des Unternehmens beim Handel mit Dollars gemeinsame Sache gemacht. Doch mit ihrer Einschätzung der Entwicklung des Dollar lagen sie schief. Die amerikanische Währung setzte 1985 ihren Höhenflug nicht weiter fort; die Talfahrt begann. Die erhofften Millionengewinne verwandelten sich in immer größere Verluste. Auch durch Tricks und gefälschte Dokumente ließ sich der Schaden, den die Devisenhändler im Namen von VW angerichtet hatten, nicht länger verheimlichen.

Während der Staatsanwalt noch versuchte, Licht in die dunkle Affäre zu bringen, zog VW-Chef Carl Hahn harte Konsequenzen. Sein Finanzchef mußte gehen, und die in Verdacht geratenen Mitarbeiter der Devisenabteilung wurden gefeuert. Ein schlechtes Jahr für den Wolfsburger Konzern: Ende November mußte VW-Chef Hahn auch noch die Schließung des US-Werks Westmoreland bekanntgeben.

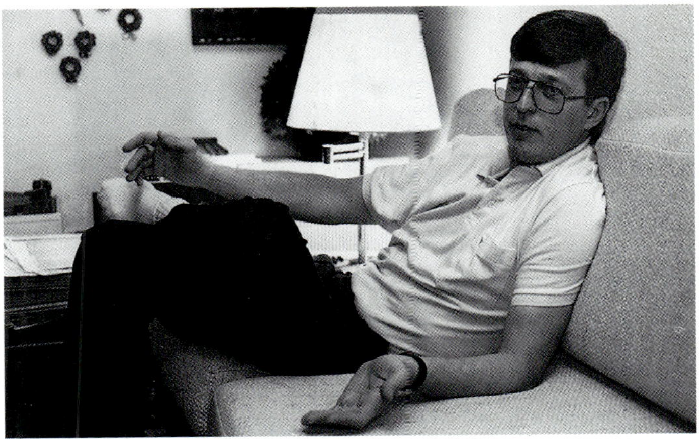

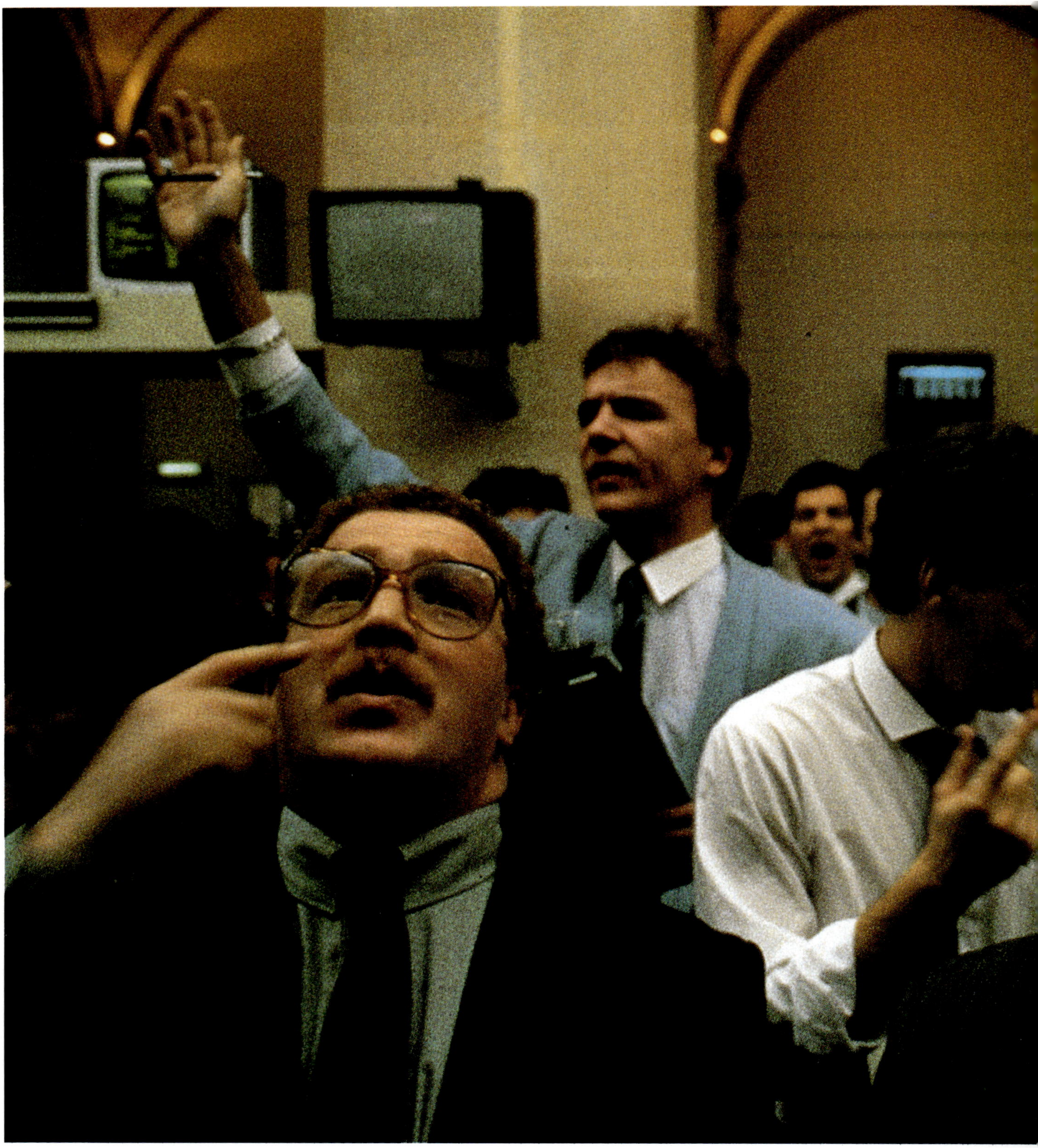

Das Kurs-Massaker

Fünf Jahre ging es an den Aktienbörsen von New York, Tokio, Hongkong, Frankfurt und London bergauf. Der Kurs-Seismograph der amerikanischen Finanzwelt, der sogenannte Dow Jones-Index, verdreifachte sich bis zur Mitte dieses Jahres. Wertpapierhändler und Makler glaubten an einen Aufschwung ohne Ende. Am 19. Oktober wurden sie aus ihren Träumen gerissen. An einem einzigen Tag, der als zweiter „Schwarzer Montag" in die Wirtschaftsgeschichte einging (nach dem ersten von 1929), warfen Anleger in Panik allein an der New Yorker Wall Street 600 Millionen Aktien auf den Markt. Selbst alte Börsenhasen brachen in der Hektik fast zusammen. Sie konnten das Kurs-Massaker, das den Zusammenbruch an den Börsen von 1929 übertraf, nicht fassen.

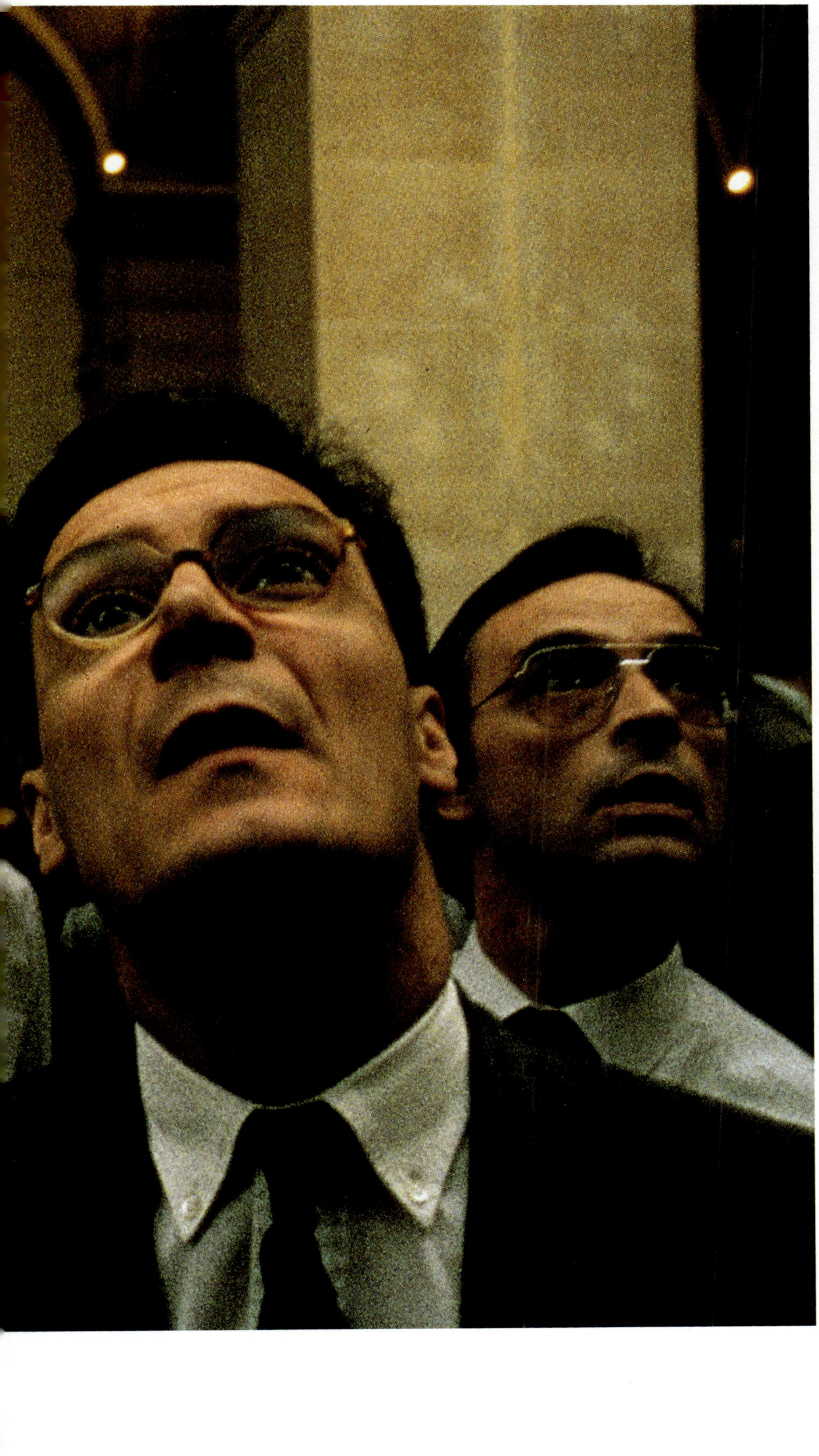

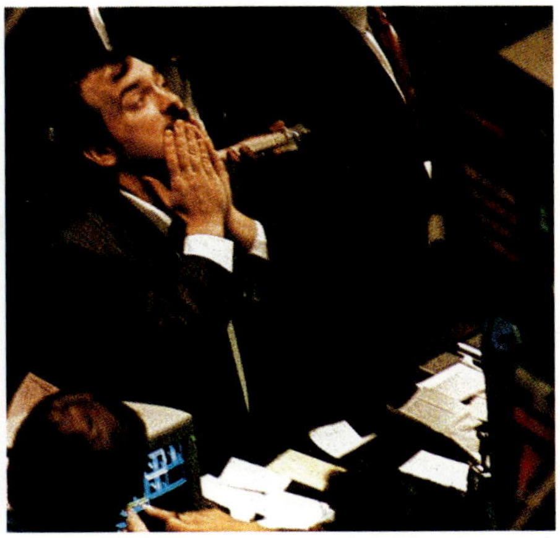

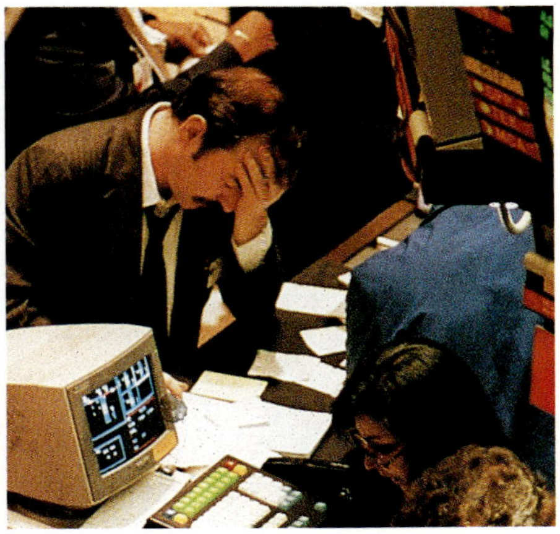

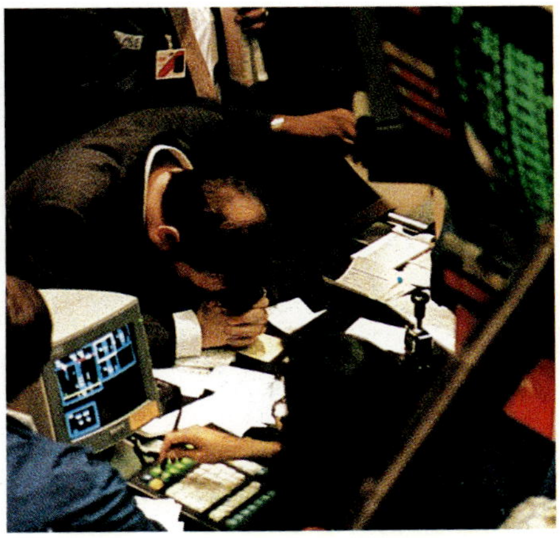

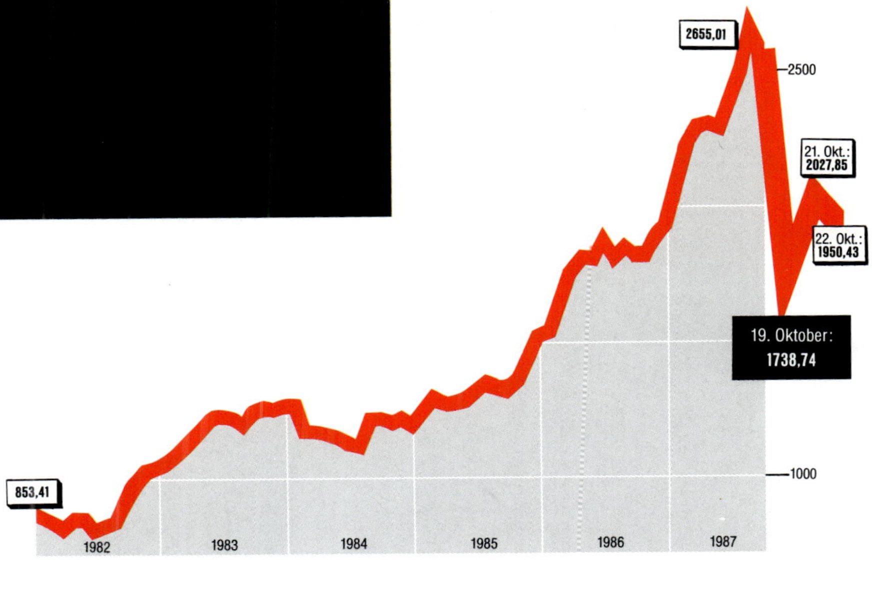
2655,01
2500
21. Okt.:
2027,85
22. Okt.:
1950,43
19. Oktober:
1738,74
1000
853,41
1982
1983
1984
1985
1986
1987

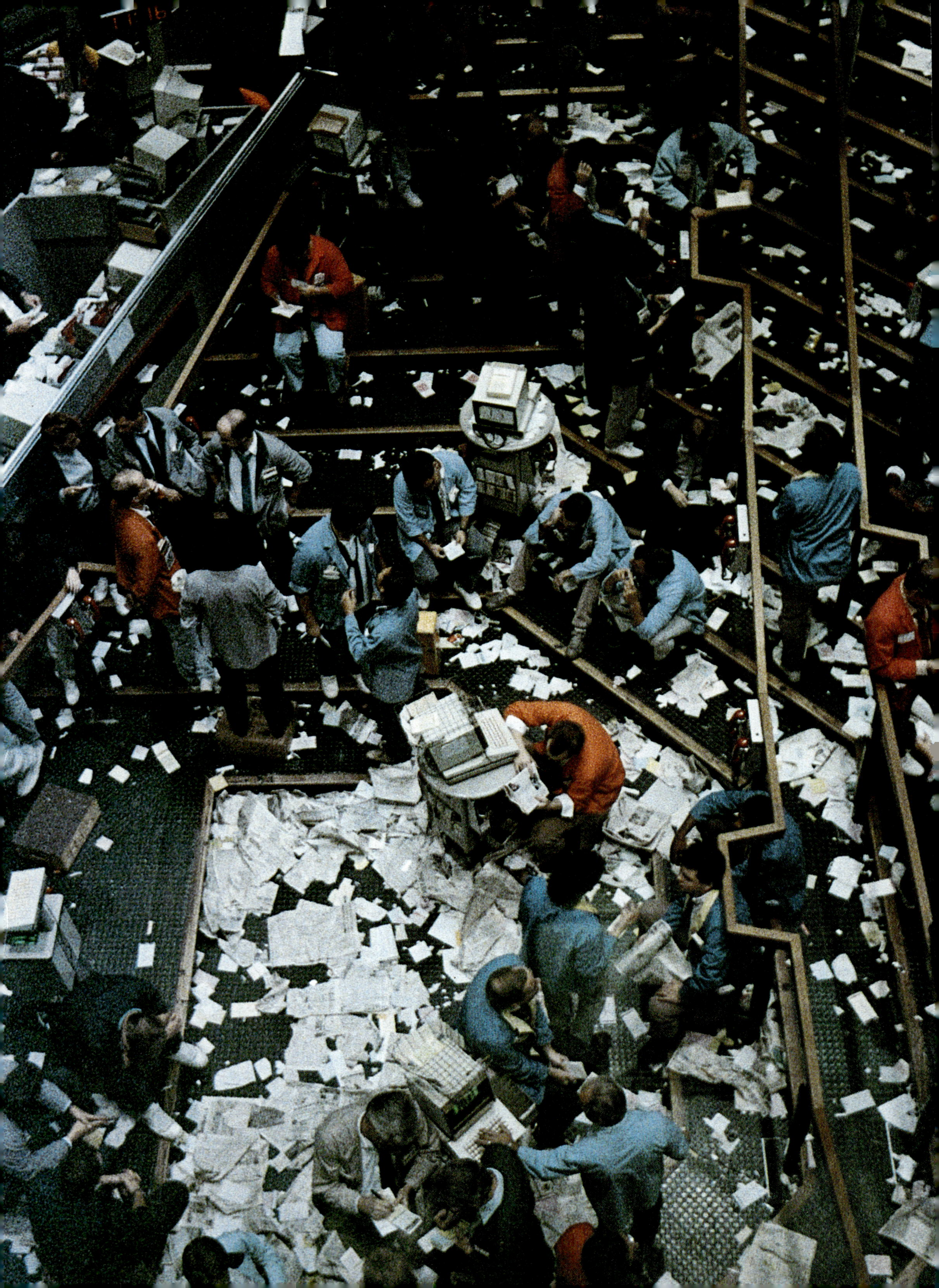

In den Börsensälen war die Hölle los, als im Oktober die Aktienkurse zusammenbrachen. Spekulanten, Investmentbanken, Pensionsfonds und Versicherungsgesellschaften warfen an der New Yorker Wall Street in panischer Angst ihre Papiere auf den Markt. An einem einzigen Tag schrien die Händler auf dem Parkett, das schon bald von Verkaufsschnitzeln übersät war, die Kurse um 21 Prozent herunter. Um alle Orders auszuführen, mußte die Börsenzeit verlängert werden. Für die Unruhe in der Finanzwelt machten Fachleute die Computerisierung des Aktienhandels mitverantwortlich. Die flinken Rechner spucken bei einem Kurseinbruch automatisch immer neue Verkaufssignale aus und können damit einen Abwärtstrend dramatisch verstärken. Um Ruhe in das Geschehen zu bringen, wurde der sogenannte Programmhandel in New York deshalb zeitweilig ausgesetzt. Die Nervosität an den Börsen hielt dennoch an.

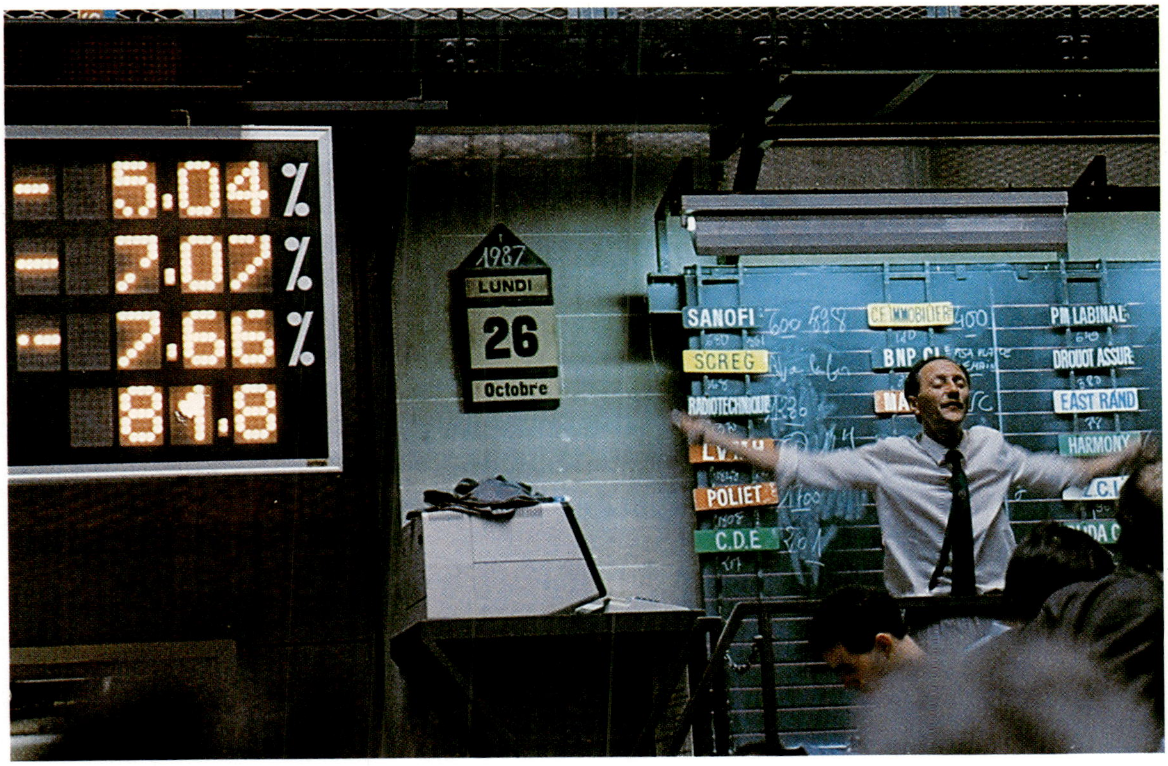

Vom Börsen-Crash zur Wirtschaftskrise

Als der größte Kurseinbruch seit Menschengedenken über die internationalen Aktienmärkte hereinbrach, fragten sich selbst abgebrühte Profis besorgt: Hat die Wirklichkeit die Propheten einer globalen Wirtschaftskrise im Stil der dreißiger Jahre überholt?

Die Parallelen zum Börsenkrach von 1929, der anschließend zur Weltwirtschaftskrise führte, sind in der Tat verblüffend. Das Schuldenproblem der Dritten Welt und das hartnäckige Handelsbilanz- und Haushaltsdefizit der USA verunsichern die internationale Finanzwelt. Steigende Zinsen und die Furcht vor einem Wiederaufleben der Inflation machten die überspekulierten Aktienbörsen anfällig. Wachstumsflaute und die Gefahr beginnender Protektion bedrohen noch immer den freien Warenaustausch und damit den Wohlstand der Länder, die auf Exporte besonders angewiesen sind.

Doch eine Wiederholung der krisenhaften Entwicklung wie vor knapp sechzig Jahren ist unwahrscheinlich. Regierungen und Notenbanken der westlichen Industrienationen haben ein so dichtes und umfassendes Netz an gegenseitiger Information und währungspolitischem Beistand gesponnen, daß ein wirtschaftlicher Flächenbrand rechtzeitig erkannt und gemeinsam eingedämmt werden kann. Sie werden außerdem nicht den Fehler wiederholen, der Anfang der dreißiger Jahre nach dem Börsenkrach die wirkliche Wirtschaftskrise auslöste: Die drastische Drosselung der Geldmenge, die zu einer Kettenreaktion von Bankzusammenbrüchen, Firmenpleiten, wachsender Arbeitslosigkeit und dem Erliegen des Welthandels führte.

Die Unruhe an den Aktien- und Finanzmärkten ist allerdings eine deutliche Aufforderung an die Politiker, die Lösung der Kredit- und Schuldenprobleme endlich in Angriff zu nehmen.

Minus-Zeichen auf den Kurstafeln waren überall zu lesen, ob in Paris oder Tokio. Obwohl es an manchen Tagen wieder aufwärts ging, konnten sich die Kurse weltweit von dem dramatischen Einbruch im Oktober nicht wieder erholen. Sie liegen noch immer bis zu einem Drittel niedriger als vor dem „Schwarzen Montag“.

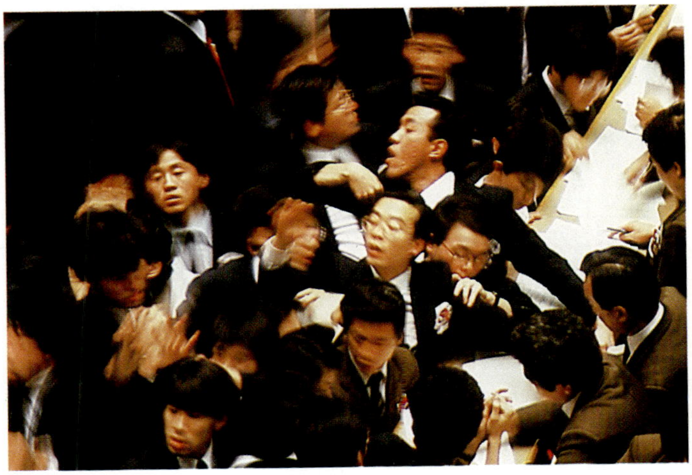

All die schönen Millionen

Als die Welt im Oktober am Rande einer neuen Depression stand, wußten — wie hier in Paris — selbst eingefleischte Börsenkenner nicht mehr weiter. Der Krach holte nach heillosen Spekulationen alle zurück auf den Boden.

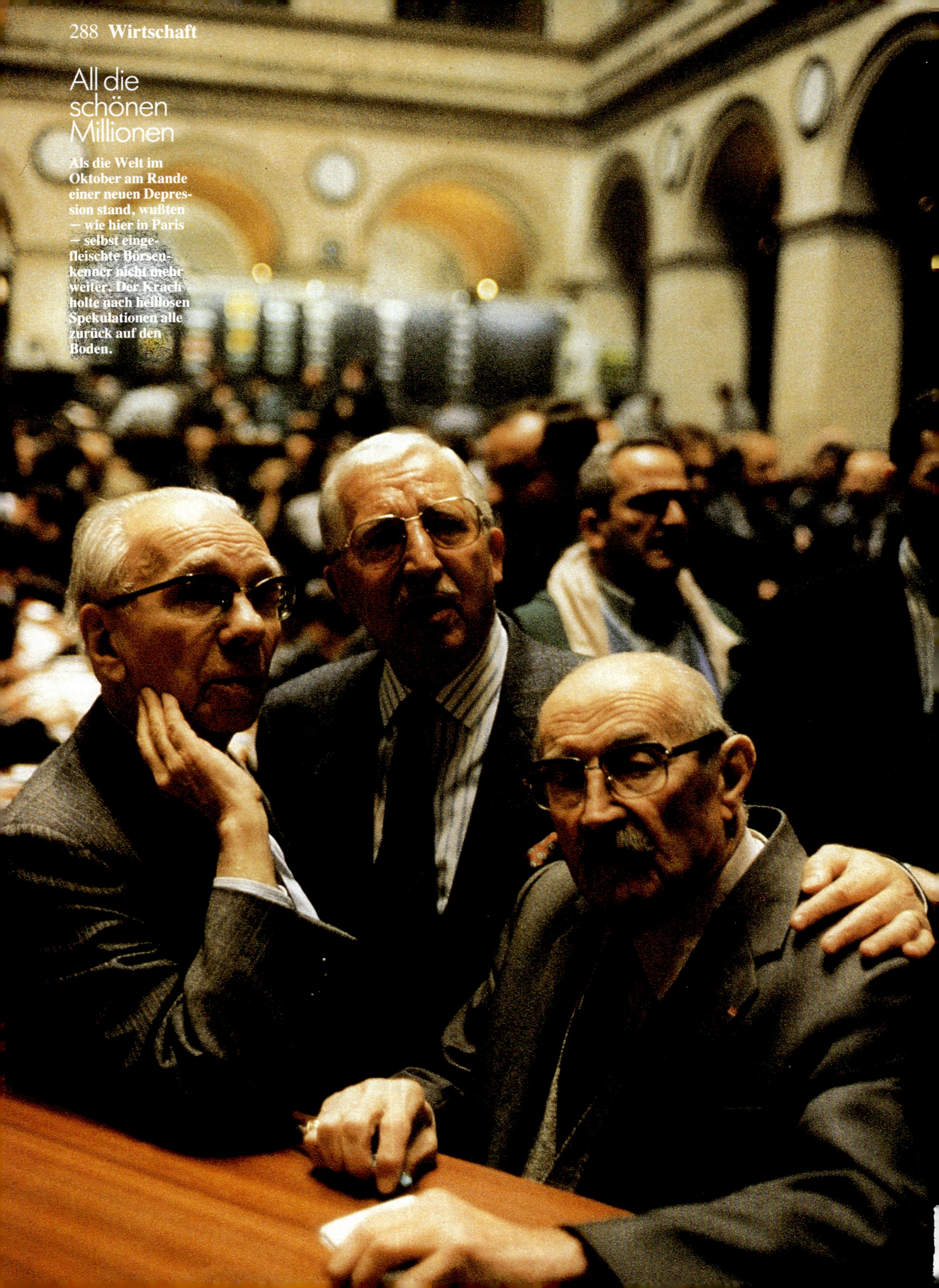

Eine synchronoptische Tabelle der Ereignisse von Tag zu Tag

das war 87

	Deutschland	Ausland	Kultur/Wissenschaft	Sport
1. Januar	Die Bundesrepublik Deutschland übernimmt zum zweiten Mal in dreizehnjähriger UNO-Mitgliedschaft einen Sitz im Weltsicherheitsrat.		Osnabrücks Theater am Domhof wird nach einer Renovierung wiedereröffnet.	Bei der deutsch-österreichischen Vierschanzentournee gewinnt in Garmisch-Partenkirchen Andreas Bauer (Oberstdorf) als erster Deutscher nach 25 Jahren wieder ein Springen.
3. Januar		In Abidjan/Elfenbeinküste stürzt eine brasilianische Boeing 707 kurz nach dem Start ab. Fünfzig Menschen finden den Tod.		Der vierjährige Hengst „Every Way" wird mit 89,55 Prozent aller abgegebenen Stimmen zum „Traber des Jahres 1986" gewählt.
4. Januar	Bundeskanzler Helmut Kohl bezeichnet die DDR auf dem Deutschlandtreffen der CDU in Dortmund als „ein politisches Regime, das ... politische Gefangene in Gefängnissen und Konzentrationslagern hält". Der Ständige Vertreter der DDR in Bonn, Ewald Moldt, legt gegen diese Äußerung Verwahrung ein; auch die Opposition übt Kritik.			
6. Januar	In Bonn wird bekannt, daß vier deutsche U-Boote vom Typ 209 Anfang der siebziger Jahre über Großbritannien an Israel geliefert worden sind. Israel gilt als Spannungsgebiet.			
7. Januar	Der Neue Heimat-Ausschuß des Deutschen Bundestages verabschiedet mit Koalitions-Mehrheit den Abschlußbericht. SPD und Grüne legen Minderheitsvoten vor.		Der mit 45000 Mark dotierte spanische Nadal-Romanpreis geht an den Schriftsteller Manuel Vicent.	
8. Januar	Dezember-Zahlen der Bundesanstalt für Arbeit: 2218181 Arbeitslose (Quote: 8,9 Prozent); 246692 Kurzarbeiter; 141309 offene Stellen.	Im Tschad verbünden sich Regierungstruppen mit Anhängern Goukouni Weddeyes, der zuvor mit Libyen verbündet gewesen ist.		Der Bundesliga-Fußballclub Eintracht Braunschweig verzichtet auf die nach einem Urteil des Bundesgerichtshofs mögliche Umbenennung in „SV Jägermeister Braunschweig".
9. Januar	Wie das Statistische Bundesamt bekanntgibt, sind 1986 zum erstenmal seit 1953 die Verbraucherpreise zurückgegangen. Die Lebenshaltung wurde im Jahresdurchschnitt um 0,2 Prozent billiger.		In Ost-Berlin wird das Bode-Museum nach einer Renovierung wiedereröffnet.	
12. Januar	Die Deutsche Mark wird im Europäischen Währungssystem (EWS) nach Beschluß der Finanzminister der Europäischen Gemeinschaft um drei Prozent aufgewertet.	Wojciech Jaruzelski, Polens Staats- und Parteichef, trifft zu seinem ersten Staatsbesuch in einem westlichen Land in Italien ein.	Der mit 15000 Mark dotierte Peter-Huchel-Preis wird dem DDR-Autor Wulf Kirsten zugesprochen. Nach Feststellung des Pasteur-Instituts in Paris tötet die in französischen Verhütungsmiteln verwendete Substanz Benzalkonium-Chlorid auch Aids-Viren ab.	
13. Januar	Die Tarifparteien des öffentlichen Dienstes einigen sich nach fast fünfjährigen Verhandlungen über einen Rationalisierungsschutz-Tarifvertrag.	In Frankreich geht ein fast vierwöchiger Eisenbahnerstreik für bessere Arbeitsbedingungen zu Ende. Betroffen waren der Fernverkehr und zum Teil die Pariser Metro.	In West-Berlin überträgt Professor Emil-Sebastian Bücherl elf Monate nach seiner umstrittenen ersten Kunstherzverpflanzung zum zweitenmal ein von ihm entwickeltes Kunstherz. Empfängerin ist eine 51jährige Frau.	

	Deutschland	Ausland	Kultur/Wissenschaft	Sport
14. Januar	Im DDR-Braunkohle-Kraftwerk Boxberg kommt es zu einer Explosion und einem anschließenden Brand. Eine Kapazität von 1000 Megawatt fällt aus, zwei Menschen werden verletzt.	Österreichs beide große Parteien einigen sich auf eine große Koalition unter SPÖ-Bundeskanzler Franz Vranitzky.	Nach einem Bericht der Max-Planck-Gesellschaft in München sind in Europa 26 von 37 Kleinvogelarten vom Aussterben bedroht. In Berlin stirbt die 51jährige Patientin nach dem Einsatz eines Kunstherzens.	
15. Januar	In der Wiederaufarbeitungsanlage Karlsruhe (WAK) wird ein neues Zwischenlager für flüssige hochradioaktive Abfälle in Betrieb genommen. Die Hamburger Bürgerschaft schafft mit der Mehrheit von CDU und GAL die 1984 eingeführte Getränkesteuer und einige weitere Gebühren rückwirkend zum 1. Januar ab. Die 1984 verdoppelte Hundesteuer wird halbiert.	In Afghanistan tritt ein von der Regierung verkündeter einseitiger Waffenstillstand in Kraft. Die Kämpfe gehen jedoch weiter.		
16. Januar	Im Hamburger Stadtteil Lohbrügge erschießen Unbekannte den ehemaligen Chefpiloten des iranischen Parlamentspräsidenten, Ali Akbar Mohammedi.	Der chinesische KP-Generalsekretär Hu Yaobang tritt zurück. Ministerpräsident Zhao Ziyang wird zum Nachfolger bestellt, behält vorläufig auch sein Ministerpräsidentenamt. Ecuadors Staatspräsident Leon Febres Cordero wird von rebellierenden Offizieren auf dem Luftwaffenstützpunkt Taura gefangengenommen. Die Entführer fordern die Freilassung des inhaftierten früheren Luftwaffenchefs General Frank Vargas. Nach Erfüllung dieser Forderung und Zusicherung von Straffreiheit für die Rebellen wird Cordero zehn Stunden nach seiner Gefangennahme freigelassen.	„Westermanns Monatshefte" das älteste deutsche Kulturmagazin, stellt nach 130 Jahren sein Erscheinen ein.	Carlo Thränhardt (Leverkusen) stellt in Simmerath bei Aachen mit 2,40 Meter einen neuen Hallenweltrekord im Hochsprung auf.
17. Januar	In einigen Städten der Bundesrepublik wird wegen hoher Schadstoffkonzentrationen in der Luft die Smog-Vorwarnstufe ausgelöst, am 20. 1. die Alarmstufe 1.	In Beirut wird der deutsche Staatsangehörige Rudolf Cordes entführt. Am 21. 1. wird der deutsche Techniker Alfred Schmidt aus einem Beiruter Hotel verschleppt.		Markus Wasmeier (Schliersee) gewinnt nach 26 Jahren als erster deutscher Skiläufer die Lauberhorn-Abfahrt, das längste Abfahrtsrennen der Welt.
20. Januar			Der mit 50000 Mark dotierte Max-Beckmann-Preis 1987 der Stadt Frankfurt wird den Künstlern Erwin Heerich und Walter Pichler zuerkannt.	Beim Halbfinale der australischen Tennismeisterschaften scheitert Boris Becker in fünf Sätzen an dem Australier Wally Masur. Trainer Günther Bosch gibt danach die Trennung von Becker bekannt.
21. Januar		In Penang (Malaysia) spricht der High Court den seit dem 20. 11. 1983 dort in Haft befindlichen Deutschen Frank Förster von dem Vorwurf frei, 239,7 Gramm Haschisch besessen zu haben. Generalbundesanwalt Kurt Rebmann gibt bekannt, daß er wegen der Lieferung von Plänen für den Bau eines U-Boots an Südafrika kein Ermittlungsverfahren einleiten wird.	In Sarbrücken beginnt der Wettbewerb um den Max-Ophüls-Filmpreis 1987; der Hauptpreis (25000 Mark) geht an die deutsche Regisseurin Verena Rudolph für ihren Film „Francesca".	

	Deutschland	Ausland	Kultur/Wissenschaft	Sport
22. Januar	Entscheidung des Bundesverwaltungsgerichts Berlin: Ein Beamter, der im Vorstand eines DKP-Landesbezirks arbeitet und für die Partei bei Wahlen kandidiert, kann nicht Beamter bleiben.	In Manila/Philippinen eröffnen Soldaten in der Nähe des Präsidentenpalasts das Feuer auf rund zehntausend Demonstranten, die eine Landreform fordern. Dabei werden neunzehn Menschen getötet.		Ex-Weltmeister Vatanen (Finnland) gewinnt in einem Peugeot die Rallye Paris-Dakar.
25. Januar	Wahlen zum 11. Deutschen Bundestag: CDU/CSU 44,3 Prozent; SPD 37,0 Prozent; FDP 9,1 Prozent; Grüne 8,3 Prozent.			Rad-Weltmeisterschaften im Querfeldeinfahren in der CSSR: Deutschland gewinnt durch Mike Kluge (Berlin) bei den Amateuren und Klaus-Peter Thaler (Gevelsberg) bei den Profis beide Titel. Damit wird der Doppel-Triumph von 1985 in München wiederholt.
27. Januar		KPdSU-Chef Michail Gorbatschow kritisiert Fehler der Vergangenheit und fordert eine Demokratisierung von Partei und Gesellschaft. Auf den Philippinen scheitert ein Putschversuch gegen Staatspräsidentin Corazon Aquino.	Lina Werthmüller, italienische Filmregisseurin, erhält den mit 30000 Mark dotierten Großen Berliner Kunstpreis 1987.	
28. Januar	Die Hamburger Schulbehörde teilt mit, daß drei Hamburger Lehrer, die wegen ihrer DKP-Mitgliedschaft zehn Jahre auf die Ernennung zum Beamten gewartet haben, jetzt verbeamtet werden.		In der Bundesrepublik hat der Marktanteil phosphatfreier Waschmittel vierzig Prozent erreicht.	
29. Januar	Der Landtag von Niedersachsen verabschiedet eine Neufassung des Landesrundfunkgesetzes, die nach einem Bundesverfassungsgerichtsurteil vom 4. 11. 1986 notwendig geworden ist. In Tübingen werden Fünflinge geboren. Eines der Kinder stirbt kurz nach der Geburt.		Der Regisseur Peter Timm erhält für seinen Film „Meier" den Ernst-Lubitsch-Preis. Prof. Paul Crutzen (Mainz) gibt bekannt, daß das Loch in der Ozon-Schutzhülle der Erde mit jedem antarktischen Frühling größer wird.	Die Olympischen Spiele von 1988 sollen in Seoul und Pjöngjang abgehalten werden. Diese Forderung wird in Havanna/Kuba bei einer Konferenz von Sportfunktionären aus kommunistischen Staaten erhoben.
1. Februar	In Berlin wird zum erstenmal die mit einem Fahrverbot verbundene Smog-Alarmstufe 1 ausgelöst.	Rund zwölf Jahre nach der Abschaffung der Monarchie findet in Äthiopien eine Volksabstimmung über eine marxistisch-leninistische Verfassung statt. 81 Prozent der Wähler sprechen sich für die neue Verfassung aus, die der kommunistischen Einheitspartei die politische Vorherrschaft einräumt.	In Piräus/Griechenland stellt der Schwede Patrick Sjöberg bei einem Hallensportfest mit 2,41 m einen neuen Hochsprungweltrekord auf und verbessert die erst 16 Tage alte Rekordmarke von Carlo Thränhardt (Leverkusen) um einen Zentimeter.	
2. Februar	Im Gebiet Braunschweig/Wolfenbüttel wird erstmals die Smog-Alarmstufe 2 ausgelöst.	Volksabstimmung auf den Philippinen: Die neue Verfassung findet die Zustimmung von 76,37 Prozent der Wähler. Staatspräsidentin Corazon Aquino erringt damit den größten politischen Erfolg ihrer bisherigen Amtszeit. In der UdSSR wird eine erste Gruppe von politischen Häftlingen, die in Straflagern lebten, begnadigt. Am 9. 2. folgt eine zweite Gruppe. Insgesamt werden 150 Dissidenten freigelassen.		

	Deutschland	Ausland	Kultur/Wissenschaft	Sport
3. Februar	In Hamburg wird die Smog-Alarmstufe 1 ausgelöst und ein achtstündiges Fahrverbot verhängt. Entscheidung des Verwaltungsgerichts Lüneburg: Die Arbeiten zur Erkundung des Gorlebener Salzstocks auf seine Eignung als Endlager für hochradioaktive Abfälle können vorläufig fortgesetzt werden.			Zum erstenmal seit 1962 startet Porsche wieder mit einem eigenen Rennwagen. Das Zuffenhausener Werk kündigt u.a. auch die Teilnahme am berühmten 500 Meilen-Rennen von Indianapolis/USA an.
4. Febuar	Januar-Zahlen der Bundesanstalt für Arbeit: 2497176 Arbeitslose (Quote: 10 Prozent); 427496 Kurzarbeiter; 150000 offene Stellen. Die Bundestagsfraktion der Grünen wählt Waltraud Schoppe, Bärbel Rust und Thomas Ebermann für ein Jahr zu gleichberechtigten Sprechern.		Der mit 20000 Mark dotierte Stuttgarter Förderpreis für junge Komponisten geht an Klaus Ospald.	Die US-Yacht „Stars and Stripes" mit Dennis Conner am Ruder gewinnt vor Fremantle/Australien den America's Cup. Conner holt damit die wertvollste Trophäe des Segelsports, die er 1983 an Australien verloren hatte, wieder in die USA zurück.
6. Februar	Nach Gesprächen Umweltminister Walter Wallmanns mit Produzenten und Eignern übernimmt der Bund das bei Bremen, Köln und Rosenheim gelagerte radioaktive Molkepulver aus Bayern. Bis zur geplanten Beseitigung wird das Pulver auf Bundeswehrgelände zwischengelagert.		Prof. Robert Gallo vom Nationalen Krebsinstitut der USA in Bethesda/Maryland äußert die Ansicht, daß noch 1987 mit der Erprobung möglicher Aids-Impfstoffe bei Menschen begonnen werden kann.	
8. Februar	Drei Insassen der Justizvollzugsanstalt Duisburg-Hamborn nehmen einen Justizbediensteten als Geisel und flüchten mit 700000 Mark Lösegeld. Am 9. Januar werden die Geiselnehmer an der deutsch-niederländischen Grenze festgenommen.			Alpine Ski-Weltmeisterschaften in Crans-Montana/Schweiz: Der 27jährige Frank Wörndl (Sonthofen) wird überraschend Slalom-Weltmeister – als erster Deutscher seit 1934. Bei den alpinen Ski-Weltmeisterschaften in Crans-Montana ist die Schweiz mit acht von zehn Titelgewinnen und vierzehn von dreißig Medaillen erfolgreichstes Land.
9. Februar	In Hessen zerbricht die im Dezember 1985 gebildete Koalition von SPD und Grünen.	In Afghanistan kommen bei einem Flugzeugabschuß 30 Menschen ums Leben.		
10. Februar	Das Bundeskabinett verabschiedet einen Bericht zur Bevölkerungsentwicklung; demnach wird erwartet, daß die Zahl der Bundesbürger bis zum Jahr 2030 um etwa 14 Millionen sinken wird.	In Genf veröffentlicht das Internationale Rote Kreuz eine Erklärung, in der der Zugang zu den von Seuchen und Hungersnot bedrohten palästinensischen Flüchtlingslagern gefordert wird. Am 14. 2. erlaubt die schiitische Amal-Miliz erstmals nach Monaten den Transport von Medikamenten und Lebensmitteln.	Der mit 25000 Mark dotierte Petrarca-Preis 1987 wird dem Schriftsteller Hermann Lenz zugesprochen.	
13. Februar			Theaterregisseur Ivan Nagel nimmt den Ruf auf eine Professur an der Berliner Kunsthochschule an und erteilt dem Hamburger Schauspielhaus eine Absage. Nagel war der Intendantenposten angeboten worden.	

	Deutschland	Ausland	Kultur/Wissenschaft	Sport
14. Februar		In Moskau beginnt ein dreitägiges Friedensforum unter dem Motto „Für eine atomfreie Welt, für das Überleben der Menschheit". Bekannte Künstler, Kirchenvertreter und Wirtschaftsführer aus der ganzen Welt nehmen teil. Bei einem Empfang für die Kongreßteilnehmer bekräftigt KP-Chef Michail Gorbatschow die Haltung der UdSSR, auf den Status einer Atommacht verzichten zu wollen. Er regt die Schließung militärischer Stützpunkte der UdSSR und der USA im Ausland an.		
15. Februar	Showmaster Rudi Carell zeigt in „Rudis Tagesshow" in einer Filmmontage Ayatollah Khomeini mit Damenunterwäsche. Die Regierung Irans protestiert, weist zwei deutsche Diplomaten aus, schließt das Teheraner Goethe-Institut und fordert die Bundesregierung auf, sich zu entschuldigen. WDR und Rudi Carell entschuldigen sich, die Bundesregierung bedauert den Vorfall, lehnt eine förmliche Entschuldigung jedoch unter Hinweis auf die Pressefreiheit ab.			Bei den Biathlon-Weltmeisterschaften in Lake Placid/USA wird Frank-Peter Rösch (DDR) erfolgreichster Teilnehmer. Er gewinnt in allen drei Wettbewerben Gold (10km, 20km, Staffel).
16. Februar	Das Landgericht Bonn verurteilt den ehemaligen Flick-Manager Eberhard von Brauchitsch sowie die beiden Ex-Bundeswirtschaftsminister Otto Graf Lambsdorff und Hans Friderichs (beide FDP) wegen Steuerhinterziehung. Brauchitsch erhält zwei Jahre Haft mit Bewährung und 550000 Mark Geldstrafe, Lambsdorff 180000 Mark Geldstrafe, Friderichs 61500 Mark.		Nach Messungen des Heidelberger Max-Planck-Instituts für Kernphysik ist die Luft über der Nordpolregion stärker mit umweltbelastenden Chemikalien verunreinigt als bisher angenommen.	
17. Februar	Der hessische Landtag löst sich nach dem Bruch der Koalition von SPD und Grünen auf. Am 5.4. soll es zu vorgezogenen Neuwahlen kommen.	Parlamentswahlen in Irland: Keine Partei erreicht die absolute Mehrheit. Oppositionsführer Charles Haughey, dessen Fianna-Fail-Partei 44,1 Prozent der Stimmen erhält, wird eine Minderheitsregierung bilden.	Der mit 20000 Mark dotierte Übersetzerpreis der Stiftung der Deutschen Verlagsanstalt geht erstmals an Grete Osterwald und Marc B. de Launay. Dreieinhalb Monate nach der Brandkatastrophe bei dem Schweizer Chemiekonzern Sandoz in Basel ist der Rhein nach einer Umfrage krank, aber noch nicht tot. Der Fluß besitzt das biologische Potential zur Regenerierung.	Tischtennis-Weltmeisterschaften in Neu Delhi: China verteidigt in den Mannschaftswettbewerben der Herren und Damen erfolgreich seine Titel. Die deutschen Herren erreichen nach einem 7:2 über Taiwan einen unerwarteten siebten Platz.
18. Februar	Der 11. Deutsche Bundestag tritt zu seiner konstituierenden Sitzung zusammen. Philipp Jenninger wird erneut zum Bundestagspräsidenten gewählt, die vier Vizepräsidenten werden in ihren Ämtern bestätigt.		In der Erlanger Universitätsfrauenkklinik wird zum erstenmal in der Bundesrepublik ein Kind geboren, das sich aus einer über drei Monate tiefgefrorenen Eizelle entwickelt hat, die nach dem Auftauen außerhalb des Mutterleibs befruchtet und anschließend in den Mutterleib eingepflanzt worden ist.	

	Deutschland	Ausland	Kultur/Wissenschaft	Sport
19. Februar		US-Präsident Ronald Reagan hebt die letzten amerikanischen Wirtschaftssanktionen gegen Polen auf.	Mit zahlreichen Veranstaltungen wird des 150. Todestages von Georg Büchner gedacht. Der Schillerpreis der Stadt Mannheim (23000 Mark) wird dem Kabarettisten Dieter Hildebrandt zuerkannt.	
21. Februar	Sonderparteitag der hessischen SPD: 96 Prozent der Delegierten wählen Finanzminister Hans Krollmann zum Nachfolger Holger Börners ins Amt des Landesvorsitzenden.	Pakistans Staatspräsident Zia ul-Haq kommt bei einem informellen Besuch in Indien zu einem längeren Gespräch mit Premierminister Rajiv Gandhi zusammen. Die französische Polizei nimmt vier mutmaßliche Terroristen fest, die Führungsspitze der Terrororganisation „Action Directe".		Nordische Skiweltmeisterschaften in Oberstdorf: Die Bundesrepublik verteidigt mit Herrmann Weinbuch, Hans-Peter Pohl und Thomas Müller ihren Titel in der Mannschaftswertung der nordischen Kombination. Erfolgreichste Nation: Schweden mit drei Goldmedaillen.
22. Februar		7000 syrische Soldaten rükken in den moslemischen Westteil von Beirut ein, um die Kämpfe zwischen Schiiten und einer Allianz aus Kommunisten und Drusen zu beenden. In Argentinien tritt das sogenannte „Schlußstrich-Gesetz" in Kraft. Demnach verjähren alle Fälle von Menschenrechtsverletzungen während der Militärdiktatur von 1976 bis 1983 mit Ausnahme von Kindesentführungen.		Boris Becker und Steffi Graf gewinnen in den USA gleichzeitig zwei Turniere und rücken in den Weltranglisten jeweils auf die zweiten Plätze hinter Ivan Lendl und Martina Navratilova vor.
23. Februar	Hans-Ulrich Klose wird vom SPD-Bundesvorstand überraschend zum Schatzmeister der Partei gewählt. Damit gehört Klose automatisch dem SPD-Präsidium an.		Der sowjetische Schriftsteller Boris Pasternak wird in der UdSSR postum wieder in den Schriftstellerverband des Landes aufgenommen; sein vorher verbotener Roman „Dr. Schiwago" soll in einer sowjetischen Zeitschrift veröffentlicht werden.	
24. Februar	Die Koalitionsparteien in Bonn einigen sich nach mehrwöchigen Verhandlungen auf die Senkung des Spitzensteuersatzes und auf weitere Details der geplanten Steuerreform.	Bei der Eröffnung eines Gewerkschaftskongresses in Moskau bestätigt Parteichef Gorbatschow zum erstenmal, daß es in der UdSSR Auseinandersetzungen um die Politik der Demokratisierung von Wirtschaft und Gesellschaft gibt.		
25. Februar	Der bayerische Ministerrat beschließt die Einführung eines Pflicht-Aidstests für bestimmte Personenkreise.	Chaim Herzog besucht als erster israelischer Staatspräsident offiziell das besetzte Westjordanland.		
26. Februar		In Washington veröffentlicht die „Towe-Kommission" den Bericht über amerikanische Waffenlieferungen an den Iran und die Umleitung von Gewinnen an die nicaraguanischen „Contras". Wegen der Weigerung der USA, auf Atomtests zu verzichten, unternimmt die Sowjetunion nach 19 Monaten Moratorium einen unterirdischen Atomversuch.		Nationaltorhüter Harald Schumacher wird vom DFB als Kapitän der deutschen Fußball-Nationalelf abgesetzt und für die Zukunft sogar ausgeschlossen. Der Grund: Die Veröffentlichung von Schumachers Buch „Anpfiff", wonach in der Bundesliga Aufputschmittel verwendet werden.

	Deutschland	Ausland	Kultur/Wissenschaft	Sport
27. Februar	In Ludwigsburg teilt die Zentralstelle zur Verfolgung nationalsozialistischer Gewaltverbrechen mit, sie habe von den Vereinten Nationen vollständige Fahndungslisten mit den Namen von Kriegsverbrechern erhalten. Die Listen enthalten mehr als 30000 Namen aus siebzehn Nationen.		Nach einer Mitteilung von Prof. Klaus Felgenhauer (Universität Göttingen) wird bei jedem zweiten Aids-Patienten in der Bundesrepublik als erstes Symptom eine infektiöse Gehirnerkrankung (Toxoplasmose) festgestellt.	
28. Februar	Beim Parteitag der hessischen CDU wird der Landesvorsitzende, Bundesumweltminister Walter Wallmann, zum Spitzenkandidaten für die vorgezogene Landtagswahl am 5. April nominiert.	KPdSU-Chef Gorbatschow schlägt den USA ein Separatabkommen über Mittelstreckenraketen vor, ohne Vereinbarungen in anderen Rüstungsbereichen zur Voraussetzung zu machen. Damit verzichtet die UdSSR auf ihre bisherige „Paketlösung“.		
3. März			Zum Abschluß der 37. Internationalen Filmfestspiele in Berlin wird der „Goldene Bär“ dem sowjetischen Film „Das Thema“ von Gleb Panfilow verliehen.	
4. März		US-Präsident Ronald Reagan gibt erstmalig zu, daß die amerikanische Iran-Aktion gegen seinen Willen zu einem Geschäft Waffen gegen Geiseln wurde. Er gesteht persönliche Fehler ein und übernimmt die politische Verantwortung, auch für die Umleitung von Geldmitteln an die Rebellen in Nicaragua.	In den Archiven des Historischen Museums in Moskau ist ein unbekanntes Gedicht von Alexander Puschkin mit dem Titel „Die Kokette“ gefunden worden.	Der 1. FC Köln und der aus der Fußball-Nationalelf ausgeschlossene Torhüter Harald Schumacher einigen sich auf eine vorzeitige Auflösung des bis 1989 laufenden Vertrages.
5. März	Das Frankfurter Oberlandesgericht verurteilt Ingrid Barabaß und Mareile Schmegner wegen RAF-Mitgliedschaft beziehungsweise Unterstützung terroristischer Aktionen zu mehrjährigen Freiheitsstrafen.	In Ecuador beginnt eine Serie mehrtägiger Erdbeben in der Urwaldprovinz Napo an der kolumbianischen Grenze. Zahlreiche Ortschaften werden zerstört; wahrscheinlich kommen mehr als 2000 Menschen ums Leben.		
6. März	Februar-Zahlen der Bundesanstalt für Arbeit: 2487818 Arbeitslose (Quote: 10 Prozent); 382173 Kurzarbeiter; 164784 offene Stellen. Das Landgericht Hamburg spricht 115 der am 8. Juni 1986 auf dem Heiligengeistfeld im „Hamburger Kessel“ eingeschlossenen Demonstranten ein Schmerzensgeld von jeweils 200 Mark plus 4 Prozent Zinsen zu.	Beim Auslaufen aus dem belgischen Hafen Zeebrugge kentert die britische Autofähre „Herald of Free Enterprise“. Mehr als 200 Menschen kommen ums Leben.	Das Musical „Andi“ von Burkhard Driest, Peter Zadek und Peer Raben (nach dem gleichnamigen Buch von Heiko Gebhardt und Kai Herrmann) wird am Deutschen Schauspielhaus in Hamburg uraufgeführt. Nach einer Untersuchung britischer Wissenschaftler haben Kleinkinder, die in der Nähe der beiden größten britischen Atomwaffenzentren leben, ein rund doppelt so hohes Leukämie-Risiko wie Kinder in anderen Landesteilen.	
7. März				Steffi Graf gewinnt das Tennis-Turnier von Key Biscayne/Florida. Sie hat in der Vorschlußrunde zunächst Martina Navratilova im Finale auch Chris Evert-Lloyd besiegt.

	Deutschland	Ausland	Kultur/Wissenschaft	Sport
10. März	Hessens Wirtschaftsminister Ulrich Steger wird von Bundesumweltminister Walter Wallmann angewiesen, der Hanauer Atomfirma Alkem eine von 460 auf 2500 Kilogramm erhöhte „Plutonium-Umgangsmenge" zu genehmigen. Steger widerspricht der Anordnung am 23. 3. (verfassungswidrig). Am 24. 3. reicht die Hessische Landesregierung zur Prüfung des Atomgesetzes beim Bundesverfassungsgericht eine Normenkontrollklage ein.	Der bisherige irische Oppositionsführer Charles Haughey wird vom Parlament zum neuen Premierminister Irlands als Nachfolger von FitzGerald gewählt.		Die Union der Europäischen Fußballverbände beschließt in Bern, englischen Fußballclubs für ein weiteres Jahr die Teilnahme am Europapokal zu verweigern. Die Sperre trat 1985 nach dem Cupfinale Juventus Turin – FC Liverpool in Kraft, bei dem 98 Zuschauer ums Leben kamen.
11. März	Helmut Kohl (CDU) wird vom 11. Deutschen Bundestag mit 253 von 486 abgegebenen Stimmen erneut zum Bundeskanzler gewählt. Die Zahl der Ja-Stimmen war um fünfzehn geringer als die der 268 anwesenden Koalitionsabgeordneten.			
12. März	Bundespräsident von Weizsäcker ernennt die 18 Minister des 3. Kabinetts Kohl (9 CDU, 5 CSU, 4 FDP). Die Bundesländer einigen sich in Bonn auf einen Medienstaatsvertrag zur Neuordnung des Rundfunkwesens in der Bundesrepublik. Damit soll die Grundlage für ein Nebeneinander von öffentlich-rechtlichen und privaten Anbietern geschaffen werden. Der Europäische Gerichtshof in Luxemburg erklärt das 470 Jahre alte deutsche Reinheitsgebot für Bier für unzulässig und verpflichtet die Bundesrepublik, den Verkauf von im Ausland gebrauten Biersorten, die auch zahlreiche Chemikalien enthalten dürfen, zu genehmigen.			Günter Siebert, Präsident des Fußball-Bundesligaclubs Schalke 04, gibt die Schulden seines Vereins mit 7,8 Millionen Mark an. Es wird bekannt, daß sämtliche Spieler des Vereins bei der Hausbank als Sicherheit „verpfändet" sind.
13. März	Die Hanauer Nuklearfirma Nukem gibt bekannt, daß insgesamt 16 ihrer Beschäftigten im Februar mit Plutonium in Berührung gekommen sind.		Im Stadttheater Aachen wird Jerome Savarys Produktion „Melodies du Malheur" erstmals in deutscher Version gezeigt.	Der Kölner EC wird erneut deutscher Eishockeymeister.
15. März	Bundespräsident Richard von Weizsäcker tritt eine zweiwöchige Südamerika-Reise an; er besucht Argentinien, Bolivien und Guatemala.			In der ersten Runde des Tennis-Davispokals verliert Deutschland in Barcelona gegen Spanien mit 2 : 3.
16. März	Die Höchstbezugsdauer von Kurzarbeitergeld wird vom Bundesarbeitsministerium zum 1. April von bisher sechs auf vierundzwanzig Monate verlängert. Das Oberlandesgericht Düsseldorf verurteilt in einem Revisionsverfahren Rolf Klemens Wagner wegen Beteiligung an der Entführung Hanns-Martin Schleyers im September 1977 zu lebenslänglicher Freiheitsstrafe.	Parlamentswahlen in Finnland: Die seit mehr als 20 Jahren in der Opposition stehende Konservative Partei geht mit 53 der insgesamt 200 Mandate als klarer Wahlsieger hervor (Zuwachs: 9 Sitze). Die regierenden Sozialdemokraten erringen 56 Sitze (vorher 57).		

	Deutschland	Ausland	Kultur/Wissenschaft	Sport
17. März	CDU und CSU wählen in getrennten Sitzungen den gemeinsamen Fraktionsvorstand für die nächste Legislaturperiode. Fraktionschef Alfred Dregger (CDU) und sein erster Stellvertreter Theo Waigel (CSU) waren schon kurz nach der Bundestagswahl bestätigt worden. Die FDP-Fraktion bestätigt Wolfgang Mischnick als Vorsitzenden.		Der mit 14000 Mark Franz-Kafka-Literaturpreis wird dem Schriftsteller Slawomir Mrozek zugesprochen.	
18. März	Der Bundestag lehnt mit großer Mehrheit einen Antrag der Grünen auf Vertretung in allen Bundestagsausschüssen ab.	Sprengstoffanschlag auf ein Café in Dschibuti: elf Menschen kommen ums Leben, fünf Franzosen, drei junge deutsche Wissenschaftler vom Forschungsschiff „Meteor" und drei Dschibutier. Ein Tunesier gesteht, im Auftrag einer nahöstlichen Terrororganisation den Anschlag verübt zu haben.	Auf einem Krebsforschersymposion in Heidelberg wird bekanntgegeben, daß von mehreren 100 Chemikalien, die im Tierversuch krebserregend sind, etwa 50 im Verdacht stehen, auch beim Menschen Krebs auszulösen.	
19. März	Die Hamburger Bürgerschaft löst sich auf, der Senat tritt am 24. 3. zurück. Nach der Bürgerschaftswahl vom 9. November 1986 war keine regierungsfähige Mehrheit zustande gekommen. Neuwahlen werden auf den 17. Mai festgesetzt.			
20. März	Chinas Außenminister Wu Xuequian trifft im Rahmen einer Europareise zu einem fünftägigen Besuch in der Bundesrepublik ein.	In Rom wird der italienische Luftwaffengeneral Licio Giogieri ermordet. Die zu den Roten Brigaden gerechnete „Union der kämpfenden Kommunisten" bekennt sich zu der Tat und begründet sie mit der Tätigkeit des Generals im Rahmen der italienischen Beteiligung an dem US-amerikanischen SDI-Projekt.		
22. März				Nach dem Gewinn von zwei Weltmeisterschaften in Crans-Montana erringt der 24jährige Schweizer Pirmin Zurbriggen den Ski-Weltcup der Saison 1986/87 noch weitere Erfolge. Der Schweizer gewinnt die Cups im Gesamtklassement, im Riesenslalom, im Super-G und in der Abfahrt.
23. März	Der SPD-Vorsitzende Willy Brandt zieht aus der innerparteilichen Führungskrise Konsequenzen und erklärt nach 23jähriger Amtszeit seinen Rücktritt. Den Anstoß gab der Vorschlag Brandts, die parteilose Griechin Margarita Mathiopoulos zur SPD-Sprecherin zu machen. Nachfolger Brandts im Parteivorsitz wird Hans-Jochen Vogel. In Mönchengladbach/Rheindahlen wird ein Bombenanschlag auf das Hauptquartier der britischen Rheinarmee verübt. Bilanz: 31 Verletzte. Die irische Terrororganisation IRA bekennt sich zu dem Anschlag.			Beim ersten Fußball-Länderspiel zwischen Israel und der Bundesrepublik Deutschland setzt sich die deutsche Nationalmannschaft in Tel Aviv mit 2:0 durch.

	Deutschland	Ausland	Kultur/Wissenschaft	Sport
24. März	Das Bundesverfassungsgericht erkärt die vorgesehenen Enteignungsverfahren zum Bau einer Daimler-Benz-Teststrecke in Boxberg (Main-Tauber-Kreis) für unzulässig. Entscheidung des Hamburger Landesarbeitsgerichts: In zweiter Instanz wird der Antrag der Arbeitgeber abgelehnt, der IG Metall auf dem Weg einer einstweiligen Verfügung Warnstreiks zu untersagen. Auch in anderen Bundesländern bleiben die Arbeitgeber mit Klagen meist erfolglos.		Der mit rund 270000 Mark dotierte Grawemeyer-Musikpreis wird dem britischen Komponisten Harrison Birtwistle zuerkannt. Eine von einem Pilz verursachte gefährliche Platanenkrankheit durchzieht nach Angaben eines Wissenschaftlers der Universität Florenz Italien, Frankreich, Spanien und die Schweiz.	
25. März	Zum erstenmal in der Geschichte der beiden deutschen Staaten beobachten zwei Bundeswehroffiziere in Uniform ein Manöver sowjetischer Soldaten und der Nationalen Volksarmee auf dem Gebiet der DDR.	In Moskau sprechen sich die Außenminister des Warschauer Pakts für eine zwanzigprozentige Reduzierung der konventionellen Streitkräfte in Europa bis Anfang der neunziger Jahre aus.		
26. März		In Peking wird zwischen der Volksrepublik China und Portugal ein Abkommen über die Rückgabe Macaos an China im Dezember 1999 paraphiert. Wie die britische Kronkolonie Hongkong, die gleichfalls 1999 an China zurückgegeben werden soll, wird das 16 Quadratkilometer große Macao nach seiner Rückgabe noch 50 Jahre weitgehend innere Autonomie genießen.	Der mit 10000 Mark dotierte Ricarda-Huch-Preis der Stadt Darmstadt wird der Schriftstellerin Herta Müller zuerkannt.	Horst Sindermann, Volkskammerpräsident der DDR, kündigt in Tokio die Teilnahme der DDR an den Olympischen Spielen 1988 in Seoul an.
27. März	Die Gesundheitsminister und -senatoren der Bundesländer sowie Bundesgesundheitsministerin Rita Süssmuth beschließen in Bonn auf einer Sonderkonferenz neue Maßnahmen gegen die Ausbreitung der Immunschwächekrankheit Aids (zentrales Aids-Register, anonyme Berichtspflicht; Bayern stellt weitergehende Forderungen, die jedoch abgelehnt werden).		Dem Schriftsteller Otfried Preußler wird der mit 10000 Mark dotierte Andreas-Gryphius-Preis zugesprochen.	Schach-Ex-Weltmeister Anatoli Karpow (UdSSR) schlägt in Linares/Spanien im Finale des Kandidatenturniers seinen Landsmann Andrej Sokolow. Er qualifiziert sich damit als Herausforderer von Weltmeister Garri Kasparow, der ihn 1985 als Weltmeister entthronte und 1986 auch die Revanche gewann.
28. März	Die Hamburger GAL eröffnet ihre zweitägige Mitgliederversammlung, bei der sie sich gegen eine Koalition mit der SPD, aber für die Duldung einer SPD-Minderheitsregierung ausspricht.	Großbritanniens Premierministerin Margaret Thatcher reist zu einem fünftägigen Besuch nach Moskau. Es ist die erste offizielle UdSSR-Reise eines britischen Regierungschefs seit zwölf Jahren.		Die deutsche Eishockey-Nationalmannschaft schlägt in München Weltmeister UdSSR mit 5 : 2 und kommt damit im 62. Länderspiel beider Nationen zu ihrem ersten Sieg.
30. März			Im Londoner Auktionshaus Christie's wird Vincent van Goghs Gemälde „Sonnenblumen" für umgerechnet 71,77 Millionen Mark zugeschlagen. Es ist damit das mit Abstand teuerste Kunstwerk.	
31. März	Willi Weiskirch, der Wehrbeauftragte des Bundestages, legt seinen Jahresbericht 1986 vor. Er kritisiert Verstöße gegen die Prinzipien der Inneren Führung und die hohe Dienstzeitbelastung der Soldaten.			Der Verband Deutscher Sportjournalisten zeichnet den Ringer Edmund Weitzmann von Germania Aalen mit der „Fair Play"-Trophäe für 1986 aus.

	Deutschland	Ausland	Kultur/Wissenschaft	Sport
1. April	Der 11. Deutsche Bundestag wählt die Mitglieder der 21 ständigen Ausschüsse und einer Reihe von Sonderausschüssen. Die Grünen werden auch künftig in den meisten Ausschüssen nicht vertreten sein. In der Bundesrepublik beginnt die Ausgabe der maschinenlesbaren und angeblich fälschungssicheren Personalausweise. Das Bundeskabinett beschließt ab 1988 weitere Steuerentlastungen. Sie sollen um 5,2 Milliarden auf 13,7 Milliarden Mark erhöht werden.		Die Schriftstellerin Irina Korschunow erhält die Roswitha-Gedenkmedaille, den Literaturpreis von Bad Gandersheim (10000 Mark).	Der Hamburger SV wird zum drittenmal hintereinander deutscher Volleyballmeister der Herren.
2. April	Der Bundestag setzt auf Antrag von SPD und Grünen erneut einen U-Boot-Ausschuß ein, der die Lieferung von Konstruktionsplänen an Südafrika klären soll. Der Bayerische Verwaltungsgerichtshof hebt die im September 1985 vom bayerischen Umweltministerium erteilte erste atomrechtliche Teilerrichtungsgenehmigung für die umstrittene atomare Wiederaufarbeitungsanlage in Wackersdorf auf.	Frankreich weist sechs sowjetische Staatsbürger aus, darunter drei Diplomaten. Die Ausgewiesenen sollen einem Spionagering angehören.	Am Literaturwissenschaftlichen Seminar der Hamburger Universität wird eine „Arbeitsstelle Hubert-Fichte-Archiv Hamburg" eingerichtet. Sie soll den Nachlaß des 1986 gestorbenen Schriftstellers betreuen.	Dieter Brei, Trainer von Fortuna Düsseldorf, wird beurlaubt. Es ist die 142. vorzeitige Entlassung eines Bundesliga-Trainers.
3. April	Der Bundesrat billigt eine verlängerte Zahlung von Arbeitslosen- und Kurzarbeitergeld, eine stufenweise Anerkennung von Kindererziehungszeiten, die Einführung von Mindesthaltbarkeitsdaten auf Bierflaschen. März-Zahlen der Bundesanstalt für Arbeit: 2412426 Arbeitslose (Quote: 9,6 Prozent); 462802 Kurzarbeiter; 180047 offene Stellen.	In Portugal stürzt die sozialdemokratische Minderheitsregierung unter Ministerpräsident Anibal Cavaco Silva nach knapp siebenmonatiger Amtszeit. Neuwahlen werden auf den 19. Juli festgesetzt. Trotz heftiger Proteste wird in Griechenland die Verstaatlichung von Besitztümern der Griechisch-Orthodoxen Kirche vom Parlament beschlossen.	Im Wiener Künstlerhaus beginnt eine große Manierismus-Ausstellung „Zauber der Medusa".	
5. April	Landtagswahl in Hessen: CDU 42,1 Prozent, SPD 40,2 Prozent, FDP 7,8 Prozent, Grüne 9,4 Prozent. Eine CDU/FDP-Koalition übernimmt nach 42jähriger SPD-Herrschaft die Regierungsverantwortung.	In der Schweiz entscheiden sich die Bürger bei einer Volksabstimmung für eine Verschärfung des Asylrechts.	In der Berliner Akademie der Künste wird eine umfangreiche Ausstellung mit Werken von Hans Arp eröffnet.	Kanada wird mit einem 9:5 über Deutschland in Vancouver zum 18. Mal Curling-Weltmeister der Herren.
6. April	Der israelische Präsident Chaim Herzog kommt zu einem fünftägigen Besuch in die Bundesrepublik. Dies ist der erste Besuch eines israelischen Staatsoberhauptes in der Bundesrepublik.	Vorgezogene Parlamentswahlen in Ägypten: Staatspräsident Husni Mubaraks National-Demokratische Partei geht als eindeutiger Sieger aus der Wahl hervor.	Der amerikanische Schriftsteller Peter Taylor erhält den Ritz-Paris-Hemingway-Preis (etwa 100000 Mark). In Jerusalem wird die 13. Internationale Buchmesse eröffnet.	Sugar Ray Leonard, 1984 nach einer Augenoperation zurückgetretener Boxweltmeister im Welter- und Superweltergewicht, wird in Las Vegas nach einem Punktsieg über Titelverteidiger Marvin Hagler neuer Weltmeister im Mittelgewicht. Leonard ist der erste Boxer der Welt, dem schon im ersten Kampf ein Comeback gelingt.

	Deutschland	Ausland	Kultur/Wissenschaft	Sport
7. April	Bundesaußenminister Hans-Dietrich Genscher bricht zu einer einwöchigen Südamerika-Reise auf, in deren Verlauf er Venezuela, Costa Rica und El Salvador besucht.	In Beirut beenden syrische Truppen die Belagerung des seit Oktober eingeschlossenen libanesischen Palästinenser-Flüchtlingslager Schatila durch schiitische Amal-Milizen, zwei Tage später auch die Blockade des Lagers Bursch el Baraschne.		
8. April	Die DDR erlaubt einem Sohn des stellvertretenden Verteidigungsministers, Generalleutnant Manfred Grätz, die Übersiedlung in die Bundesrepublik. Entscheidung des Bundesverfassungsgerichts: Auch Privatschulen haben Anspruch auf staatliche Förderung.		Im Alten Museum in Ost-Berlin wird eine Ausstellung mit Werken des Bremer Malers Jürgen Waller eröffnet.	
10. April		KPdSU-Chef Michail Gorbatschow macht bei einem Besuch in der CSSR Abrüstungsvorschläge. Am 14. April erklärt Gorbatschow in Moskau seine Bereitschaft zum völligen Abbau von Raketen kürzerer Reichweite.		
11. April	Dietmar Mann, ehemaliger Oberstleutnant der DDR-Grenztruppen, der am 31. August 86 in die Bundesrepublik übergelaufen war, kehrt in die DDR zurück.			
12. April		Indiens Verteidigungsminister V.P. Singh tritt unter starkem Druck seiner politischen Gegner in der regierenden Kongreßpartei zurück, nachdem er Finanzmanipulationen aufgedeckt hatte. Singh hatte angedeutet, es gebe Korruption auf höchster Ebene.	Am Berliner Theater des Westens wird Hartmann Schmiges und Christian Rateukes Musical „Schlemihl“ uraufgeführt.	Alain Prost (Frankreich), Formel 1-Weltmeister 1985 und 1986, gewinnt in einem McLaren-Porsche den Großen Preis von Brasilien.
13. April	Erich Honecker, Staats- und Parteichef der DDR, lehnt die vom West-Berliner Oberbürgermeister Eberhard Diepgen ausgesprochene Einladung zur 750-Jahr-Feier Berlins im Westteil der Stadt ab. Am 29. 4. sagt Diepgen seine Teilnahme an einem Oberbürgermeister-Treffen in Ost-Berlin ab.			
14. April		Die Türkei beantragt die Vollmitgliedschaft in der Europäischen Gemeinschaft.	Die Wuppertaler Bühnen zeigen in einer ehemaligen Fabrikhalle Alfred Bergmanns Stück „Still, wenn keiner was sagt...“	
15. April	Kriminalstatistik 1986: Die Zahl der Straftaten ist im Vergleich zum Vorjahr um 3,6 Prozent gestiegen. Die Aufklärungsquote ging leicht zurück.	Die USA und die Sowjetunion unterzeichnen in Moskau einen neuen Fünfjahresvertrag der Zusammenarbeit bei der friedlichen Erforschung des Weltraums.		

	Deutschland	Ausland	Kultur/Wissenschaft	Sport
16. April	Das Landgericht Duisburg spricht in einem Parteispenden-Verfahren den Chef des Handelshauses Klöckner und Co., Jörg Alexander Henle, frei.	In Argentinien kommt es zu einer Rebellion von Offizieren, zunächst in Cordoba, später auch in der Infanterieschule von Campo de Mayo bei Buenos Aires. Sie fordern u.a. eine Generalamnestie für alle Soldaten, denen Menschenrechtsverletzungen vorgeworfen werden, sowie die Freilassung der bereits verurteilten Generäle. Staatspräsident Raul Alfonsin spricht am 19. April mit den Anführern der Meuterer, worauf die 60 Offiziere aufgeben.	Rainer Werner Fassbinders umstrittenes Stück „Der Müll, die Stadt und der Tod" wird an einem kleinen New Yorker Theater uraufgeführt.	
17. April		Im Osten Sri Lankas kommt es zu einem blutigen Überfall tamilischer Guerilleros auf Busse und LKW's; 127 Zivilisten kommen ums Leben. Am 21. April kommen bei einem Bombenanschlag auf dem zentralen Busbahnhof in Colombo mehr als hundert Menschen ums Leben.		
18. April		In Italien wird der Christdemokrat Amintore Fanfani als neuer Regierungschef vereidigt. In Manila überwältigen die philippinischen Regierungstruppen meuternde Soldaten, die das Armeehauptquartier besetzt haben.		
20. April		Auf einem Kongreß des Palästinensischen Nationalrats in Algier versöhnt sich PLO-Chef Jassir Arafat mit zwei wichtigen Gegnern: Georges Habasch und Najef Hauatmeh. Beide hatten sich 1983 von Arafat abgewandt. Am 21. April bricht Marokko vorläufig mit der PLO, weil der Sahara-Staatschef auf dem Algier-Kongreß die umstrittene Westsahara mit Palästina verglichen hatte.		Greg LeMond (USA), Tour de France-Sieger 1986 und Ex-Weltmeister der Radprofis, wird bei einer Hasenjagd in der Sierra Nevada von rund dreißig Schrotkugeln getroffen. Er muß die Tour de France 1987 absagen.
21. April	IG Metall und der Arbeitgeberverband Gesamtmetall einigen sich auf einen „Bad Homburger Kompromiß", der in den kommenden zwei Jahren weitere Arbeitszeitverkürzungen vorsieht.		In Ost-Berlin wird die Friedrichwerdersche Kirche zu einem Schinkel-Museum ausgebaut.	
22. April		In Südafrika entläßt die staatliche Transportbehörde 17500 schwarze Eisenbahner und beendet damit einen sechswöchigen Streik. Bei Protesten und Unruhen nach der Massenentlassung werden sechs schwarze Eisenbahner erschossen.		
23. April	Walter Wallmann wird vom hessischen Landtag zum ersten christdemokratischen Ministerpräsidenten des Bundeslandes nach dem Zweiten Weltkrieg gewählt.	Parlamentswahlen in Indonesien: Die regierende Golkar-Partei geht nach dem inoffiziellen Endergebnis mit 73 Prozent der Stimmen als Sieger hervor.		

	Deutschland	Ausland	Kultur/Wissenschaft	Sport
24. April			Die Bayerische Akademie der Schönen Künste erkennt ihren Großen Literaturpreis (30000 Mark) dem Schriftsteller Hans Magnus Enzensberger zu.	Durch einstweilige Verfügung des Landgerichts Wien erhält die Bundesrepublik Deutschland die bei der Eishockey-Weltmeisterschaft in Wien vom Internationalen Eishockeyverband abgezogenen Punkte zurück, u.a. auch die Punkte aus dem sensationellen ersten Sieg über Kanada. Der Streit entstand um die Spielberechtigung des naturalisierten Polen Sikora.
25. April	In Bonn durchsucht die Polizei die Geschäftsstelle der Grünen und beschlagnahmt Flugblätter gegen die Volkszählung. Wegen des Aufrufs der Grünen zum Volkszählungsboykott werden am 30. 4. auch die Geschäftsstellen der Grünen in München und Trier durchsucht.	Parlamentswahlen auf Island: Die liberalkonservative Regierungskoalition von Ministerpräsident Steingrimur Hermannsson verliert mit nur 31 der 63 Mandate (bisher 38) ihre absolute Mehrheit.		
27. April		Österreichs Bundespräsident Kurt Waldheim darf als Privatmann nicht mehr in die USA reisen. Das US-Justizministerium erklärt Waldheim zum unerwünschten Ausländer. Kurz darauf erklärt auch die kanadische Regierung, Waldheim sei auch in Kanada nicht willkommen.	In London beginnt ein großes deutsches Kulturfestival mit einer Ausstellung über Ludwig van Beethoven.	Schachweltmeister Garri Kasparow (UdSSR) gewinnt in Brüssel die erste, inoffizielle Blitz-Weltmeisterscahft vor Jan Timman (Niederlande).
28. April	Willy Brandt, scheidender SPD-Vorsitzender, erklärt vor dem SPD-Parteitag seinen Verzicht auf den Vorsitz der Programmkommission. Im Hanauer Atombetrieb Reaktor-Brennelemente Union kommt es zu einer Störung, bei der Uran-Hexafluorid austritt. Nach Angaben der Firma besteht keine Gefahr für Menschen.		Nach Angaben der Universität München befinden sich in der Bundesrepublik unter den mehr als 400 Aids-Kranken 58 Frauen und 12 Kinder unter 13 Jahren.	
29. April	Aus einer Fabrik des Chemieunternehmens Ciba Geigy in Basel gelangen chemische Substanzen in den Rhein, die den Fluß auf einer längeren Strecke rot färben. Das Unternehmen bezeichnet die Substanzen als biologisch ungefährlich.		Der Künstler Felix Droese wird die Bundesrepublik 1988 auf der Biennale von Venedig vertreten.	
30. April	Im West-Berliner Internationalen Congress Centrum beginnen die offiziellen Feierlichkeiten zum 750jährigen Bestehen der Stadt.	In Finnland wird Harri Holkeri als erster konservativer Ministerpräsident seit 1946 vereidigt. In seiner Koalitionsregierung arbeitet er mit den Sozialdemokraten, der Konservativen Sammlungspartei, der schwedischen Volkspartei und der Landvolkpartei zusammen.	Der Georg-Büchner-Preis (30000 Mark), die bedeutendste deutsche Literaturauszeichnung, wird dem Lyriker Erich Fried zugesprochen.	
1. Mai	In Berlin-Kreuzberg werden bei schweren Krawallen rund sechzig Menschen verletzt und Sachschäden in Höhe von mehreren Millionen Mark angerichtet.	In Südkorea wird die neue Oppositionspartei RDP gegründet. Vorsitzender: Kim Young Sam. Der zweite politische Kopf der RDP, Kim Dae Jung, steht weiterhin unter Hausarrest.	Dem spanischen Bildhauer Eduardo Chillida wird der „Prinz von Asturien"-Preis in Höhe von rund 30000 Mark zuerkannt.	

	Deutschland	Ausland	Kultur/Wissenschaft	Sport
3. Mai				Bei der Eishockey-Weltmeisterschaft in Wien wird Schweden zum erstenmal nach 25 Jahren wieder Weltmeister. Deutschland belegt den 6. Platz.
4. Mai	Nach einem Bericht des „Spiegel“ ist die bundeseigene Fritz Werner Industrie-Ausrüstungen GmbH in Geisenheim seit Jahren an Waffen- und Munitionslieferungen in Spannungsgebieten beteiligt. Das Unternehmen bestätigt kurz darauf eine Absprache mit einem französischen Rüstungsunternehmen, die jedoch „längst gegenstandslos“ geworden sei. Das Sozialministerium von Baden-Württemberg bestätigt Berichte über die Verarbeitung von verunreinigten Flüssigeiern zu Lebensmitteln. Eine gesundheitliche Gefährdung der Bevölkerung habe es jedoch nicht gegeben.			
5. Mai	Hessens Verkehrsminister, Alfred Schmidt, hebt die 1985 im Rahmen eines Großversuchs eingeführte Geschwindigkeitsbeschränkung auf drei südhessischen Autobahnen mit sofortiger Wirkung auf.		In Oberhausen beginnen die 33. Westdeutschen Kurzfilmtage. Das gesamte Länderprogramm der Sowjetunion wird am 10.5. mit dem Großen Preis der Stadt Oberhausen ausgezeichnet.	
6. Mai	April-Zahlen der Bundesanstalt für Arbeit: 2216000 Arbeitslose (Quote: 8,8 Prozent); 301861 Kurzarbeiter; 179239 offene Stellen. Hessens Umweltministerium genehmigt die Wiederaufnahme der Produktion in dem wegen eines Störfalls vorübergehend stillgelegten Hanauer Atombetrieb RBU; das Ministerium macht die Genehmigung von strengen Sicherheitsauflagen abhängig.	Parlamentswahlen der Weißen Südafrikas: Die seit 1948 regierende Nationale Partei erringt wieder die absolute Mehrheit. Im Nordosten Chinas bricht der größte Waldbrand in der Geschichte des Landes aus. Mindestens 191 Menschen kommen ums Leben. In den letzten Maitagen bricht in der inneren Mongolei ein großflächiger Waldbrand aus. Schon seit Anfang April wüten Waldbrände in der sibirischen Taiga östlich des Baikalsees; sie erreichen den sowjetisch-chinesischen Grenzfluß Argun.	Im Wiener Akademietheater wird George Taboris Farce „Mein Kampf“ uraufgeführt.	
7. Mai	Bundeskanzler Kohl spricht sich in einer Regierungserklärung für eine Null-Lösung bei Raketen zwischen 1000 und 5000 km Reichweite aus. Klaus Töpfer löst Walter Wallmann als Bundesminister für Umwelt, Naturschutz und Reaktorsicherheit ab. Wallmann ist hessischer Ministerpräsident geworden. Das Außenministerium der DDR verwarnt den ARD-Korrespondenten in Ost-Berlin, Hans-Jürgen Börner, wegen seiner Berichterstattung über das Vorgehen gegen unabhängige Friedensgruppen.		Beginn der 40. Internationalen Filmfestspiele von Cannes. Maurice Pialats Film „Die Sonne Satans“ erhält die „Goldene Palme“.	Zum zweitenmal gewinnt Phillippe Jeantot (Frankreich) die Segelregatta „Rund um die Welt“ für Einhandsegler. Gleichzeitig stellt er für die Distanz von 43500 Kilometer einen neuen Rekord auf: 134 Tage und 5 Stunden.

	Deutschland	Ausland	Kultur/Wissenschaft	Sport
8. Mai	Jahresabschluß der Bundespost für 1986: Die Post hat einen Gewinn von 3,3 Mrd. Mark erzielt.	Der polnische Partei- und Staatschef Wojciech Jaruzelski legt einen Plan für Abrüstung und Vertrauensbildung in Mitteleuropa vor. Die USA legen bei den Rüstungskontrollverhandlungen in Genf einen Vertragsentwurf für eine Halbierung der Zahl der Interkontinentalraketen innerhalb von sieben Jahren vor. Der Entwurf beruht auf einer Übereinkunft von US-Präsident Reagan mit dem sowjetischen KPDSU-Chef Gorbatschow vom Oktober 1986 in Reykjavik. In Loughgall/Nordirland kommt es zu einem Feuergefecht zwischen Sicherheitskräften und Terroristen. Acht Mitglieder der Untergrundorganisation IRA werden erschossen, darunter James Lynagh, einer der führenden Köpfe der IRA.	Dem Schriftsteller Thomas Brasch wird der Kleist-Preis 1987 (25000 Mark) zugesprochen.	
9. Mai	In Selb/Oberfranken wird ein sechs Monate alter Säugling entführt und ermordet. Am 11.5. wird ein 34jähriger Mann festgenommen, der die Tat gesteht.	Parlamentswahlen auf Malta: Die seit 16 Jahren regierenden Sozialisten werden knapp von den christdemokratisch orientierten Nationalisten geschlagen.	Der mit 10000 Mark dotierte Deutsche Kurzgeschichten-Preis der Stadt Arnsberg wird Gabriel Laub zuerkannt.	
11. Mai	Bundesaußenminister Hans-Dietrich Genscher trifft zu Konsultationen in Washington ein. Er wird auch von Präsident Reagan empfangen. Hauptthema der Gespräche: Die Null-Lösung bei Mittelstreckenraketen. Der Präsident der Französischen Republik, François Mitterrand, eröffnet als erstes alliiertes Staatsoberhaupt die Reihe der offiziellen Besuche zur 750-Jahr-Feier Berlins. Der Bericht einer Sonderkommission des niedersächsischen Landeskriminalamts zeigt, daß es beim Betrieb der Sonderdeponie Münchenhagen seit 1976 gravierende Versäumnisse, auch seitens der Behörden, gegeben hat.	Parlamentswahlen auf den Philippinen: Die Anhänger von Staatspräsidentin Corazon Aquino erringen einen großen Sieg.	In Lugano beginnt der 50. PEN-Weltkongreß. Thema des Kongresses: „Schriftsteller und Grenz-Literatur".	Nach einem Beschluß des Olympischen Komitees in Istanbul dürfen an den Olympischen Spielen 1988 in Seoul erstmals Tennis-Profis teilnehmen.
12. Mai	Das Bonner Innenministerium ergänzt eine umstrittene Verfügung vom 1. April, wonach Aids-Kranken oder -infizierten Ausländern beim begründeten Verdacht die Einreise in die Bundesrepublik verweigert werden kann. Die Entscheidung soll künftig nicht direkt bei der Einreise, sondern von der Grenzschutzdirektion Koblenz getroffen werden. Der Hamburger Senat beschließt die Übernahme von 41600 Wohnungen der Neuen Heimat sowie die Übernahme der Schulden in Höhe von etwa 2 Milliarden Mark.			Für eine Transfersumme von 2,4 Millionen Mark wechselt der Kapitän der Fußball-Nationalmannschaft, Klaus Allofs, vom 1. FC Köln zu Olympique Marseille.

	Deutschland	Ausland	Kultur/Wissenschaft	Sport
14. Mai	Die Staatsschutzkammer des Landgerichts Flensburg verurteilt 7 Tierschützer zu Freiheitsstrafen zwischen sieben Monaten und einem Jahr auf Bewährung, drei weitere erhalten eine Geldstrafe. Die Angeklagten hatten aus verschiedenen Versuchslabors mehr als 400 Tiere befreit.	Ein unblutiger Putsch auf den Fidschi-Inseln: Das Militär ergreift unter Leitung von Oberst Sitiveni Rabuka die Macht.	Bei der Frühjahrstagung der Deutschen Akademie für Sprache und Dichtung in Bad Kreuznach steht das Thema „Doktor Faust zwischen Literatur und Wissenschaft" im Mittelpunkt.	
15. Mai	Bundeskanzler Kohl befürwortet in einer Erklärung die Einbeziehung atomarer Waffen aller Reichweiten zwischen Null und 1000 km in Abrüstungsbemühungen bei den Mittelstreckenraketen. Bundesaußenminister Genscher unterstreicht seine Hoffnung auf die Doppel-Null-Lösung für Kategorien von 500 bis 5000 km Reichweite. SPD-Fraktionsvorsitzender Hans-Jochen Vogel trifft im Jagdschloß Hubertusstock am Werbellinsee mit DDR-Staats- und Parteichef Erich Honecker zusammen. Beide Politiker sprechen sich für die doppelte Null-Lösung bei den Mittelstreckenraketen aus.	Die Sowjetunion startet erstmals eine Trägerrakete neuen Typs, „Energia", die wiederverwendbare Raumschiffe und große Apparaturen in den Weltraum befördern kann.	Der Ernst-Jung-Preis für Wissenschaft und Forschung (200000 Mark) wird Prof. Peter D. Richardson (Brown-Universität Rhode Island/USA) und dem Nephrologen Prof. Karl Julius Ullrich (Max-Planck-Institut für Biophysik/Frankfurt) zugesprochen.	
16. Mai	Nach einem Rock-Konzert kommt es im Berliner Bezirk Kreuzberg erneut zu Krawallen. Jugendliche setzen Autos in Brand und zerstören Schaufenster.			
17. Mai	Vorgezogene Bürgerschaftswahl in Hamburg: SPD 45,0 Prozent; CDU 40,5 Prozent; GAL 7,0 Prozent; FDP 6,5 Prozent. Am 25. 5. beginnen Koalitionsgespräche zwischen SPD und FDP. Landtagswahl in Rheinland-Pfalz: CDU 45,1 Prozent; SPD 38,8 Prozent; Grüne 5,9 Prozent; FDP 7,3 Prozent. Koalitionsgespräche zwischen CDU und FDP beginnen am 22. 5.		Edward Albees Stück „Marriage Play" wird unter seiner eigenen Regie im Wiener Englischen Theater uraufgeführt.	Beim Großen Preis von Belgien gewinnt Formel 1-Weltmeister Alain Prost (Frankreich) auf McLaren-Porsche seinen 27. Grand Prix und stellt damit den Rekord von Jackie Stewart ein.
18. Mai		Im Persischen Golf kommt es zu einem irakischen Raketenangriff auf die US-Fregatte „Stark". Der Irak entschuldigt sich für den irrtümlichen Angriff auf ein amerikanisches Schiff.		
19. Mai	Bayern beschließt als erstes Bundesland einen umfangreichen Maßnahmenkatalog zur Eindämmung von Aids, der u. a. Zwangstests vorsieht.	Australien bricht die diplomatischen Beziehungen zu Libyen ab. Libyen solle in Australien kein „Stützpunkt für destabilisierende Aktivitäten" gewährt werden.	In Moskau wird eine Ausstellung mit Werken des 1986 verstorbenen Bildhauers Vadim Sidur eröffnet. Sidur war in der Sowjetunion 30 Jahre lang nicht anerkannt.	
21. Mai	Mit den Stimmen aller Fraktionen billigt der Bundestag die Erhöhung des sogenannten Kohlepfennigs von durchschnittlich 4,5 auf 7,5 Prozent.	Das Parlament des Libanon kündigt das 1969 geschlossene Kairoer Abkommen mit der PLO, das den Palästinensern bestimmte Rechte einräumte, und das Friedensabkommen mit Israel von 1983, das allerdings nie ratifiziert worden ist.		

	Deutschland	Ausland	Kultur/Wissenschaft	Sport
22. Mai	Nordrhein-Westfalens CDU zieht Konsequenzen aus den innerparteilichen Führungsquerelen und wählt eine neue Parteiführung. Vorsitzender wird Bundesarbeitsminister Norbert Blüm. Der bisherige Vorsitzende, Kurt Biedenkopf, hat nicht mehr kandidiert.		Im Londoner Auktionshaus Sotheby's wird ein Manuskript mit neun vollständigen Mozart-Symphonien für umgerechnet 7,7 Millionen Mark zugeschlagen.	
23. Mai	Bremens FDP erklärt auf ihrem Landesparteitag in Bremerhaven die Bereitschaft zu einem Bündnis mit der SPD. In Mutlangen kommt es zu einer „Juristenblockade" vor dem amerikanischen Pershing-II-Depot. Etwa fünfzig Juristen werden von der Polizei festgenommen, nach Feststellung der Personalien jedoch wieder freigelassen.			
24. Mai	Die Bundesregierung bestätigt, daß sich Hans-Jürgen Wischnewski (SPD) zu Vermittlungsgesprächen in den Entführungsfällen Cordes und Schmidt in Teheran aufhält.			Die CSSR gewinnt in Düsseldorf im Finale gegen die USA die Mannschafts-Weltmeisterschaft der Tennis-Profis.
25. Mai	DGB-Vorsitzender Ernst Breit reist mit einer Gewerkschaftsdelegation zu viertägigen Gesprächen mit Vertretern des Freien Deutschen Gewerkschaftsbundes (FDGB) nach Ost-Berlin.			
26. Mai	Die englische Königin Elisabeth II. trifft im Rahmen der 750-Jahr-Feierlichkeiten Berlins zu einem zweitägigen Besuch in der Stadt ein. Es ist das erstemal, daß sie in Berlin übernachtet und den Berliner Amtssitz des Bundespräsidenten betritt.	Umfassende Regierungsumbildung in Südkorea: Der Universitätsprofessor Lee Han Ki wird neuer Ministerpräsident als Nachfolger von Lho Shin Yong. Volksabstimmung in Irland über die Zugehörigkeit zur EG: Bei schwacher Wahlbeteiligung stimmen 70 Prozent für die Ratifizierung der Einheitlichen Europäischen Akte, die eine EG-Reform vorsieht. Die Volksabstimmung war notwendig geworden, weil der oberste irische Gerichtshof entschieden hatte, die Ratifizierung widerspreche der Neutralität des Landes.		Urteil des Bundesgerichtshofs: Koppelgeschäfte mit Eintrittskarten sind nicht zulässig. Der 1. FC Köln hatte den Verkauf von Karten für ein UEFA-Cup-Spiel, vom gleichzeitigen Kauf für ein Bundesligaspiel abhängig gemacht.
27. Mai	Die Bundesrepublik Deutschland wird in New York als Mitglied der UNO-Menschenrechtskommission wiedergewählt. Der Hessische Landtag verabschiedet in namentlicher Abstimmung das Gesetz zur Änderung des Schulrechts. Am 20. und 21. 5. war der Landtag nicht beschlußfähig, da SPD und Grüne den Beratungen ferngeblieben waren.		Der Philosoph Hans Jonas erhält den Friedenspreis des Deutschen Buchhandels (25000 Mark).	Für eine Transfersumme von 7 Millionen Mark wechsel Rudi Völler von Werder Bremen zu AS Rom. Dies ist die zweithöchste Transfersumme, die je für einen deutschen Spieler gezahlt wurde.

	Deutschland	Ausland	Kultur/Wissenschaft	Sport
28. Mai	Der 19jährige Sportpilot Mathias Rust aus Wedel/Holstein landet mit einer Cessna 172 ungehindert auf dem Roten Platz in Moskau.	Brigadegeneral Rafael del Pino Diaz, Stellvertretender Staatschef der Streitkräfte Kubas, setzt sich mit seiner Familie in die USA ab. Die Innenminister von neun westlichen Industriestaaten vereinbaren in Paris eine enge Zusammenarbeit bei der Bekämpfung des Terrorismus.		
30. Mai		UdSSR-Verteidigungsminister Sergej Sokolow und der Chef der sowjetischen Luftabwehrtruppen, Alexander Koldunow, werden abgelöst. Neuer Verteidigungsminister wird Dimitri Jasow. Beide Ablösungen werden mit dem Moskau-Flug des deutschen Sportfliegers Rust in Zusammenhang gebracht.		
31. Mai	Beim Absturz einer Cessna 501 auf dem Lübekker Flugplatz Blankensee kommen Pilot und Co-Pilot ums Leben; der schleswig-holsteinische Ministerpräsident Barschel sowie ein Sicherheitsbeamter werden schwer verletzt.			
1. Juni	Einer der ranghöchsten Politiker der DDR, SED-Politbüromitglied und ZK-Sekretär Joachim Herrmann, trifft zu einem offiziellen dreitägigen Besuch im Saarland ein. In Ost-Berlin beginnt aus Anlaß der 750-Jahr-Feier der Stadt ein fünftägiges internationales Bürgermeistertreffen. Unter den mehr als 140 Stadtoberhäuptern sind elf aus der Bundesrepublik, als einziger CDU-Politiker Stuttgarts Oberbürgermeister Manfred Rommel.	Libanons Ministerpräsident, Raschid Karamé, fällt an Bord eines Armee-Hubschraubers kurz nach dem Start bei Tripoli einem Sprengstoffanschlag zum Opfer.	Nach Angaben von Prof. Wolfgang Schramm (München) sind in der Bundesrepublik 700 Kinder und Jugendliche mit Aids infiziert.	
2. Juni	Das Landgericht Berlin verurteilt den in die Parteispenden- und Bestechungsaffäre verwickelten früheren Bezirksbürgermeister von Tiergarten, Hans-Martin Quell, zu zehn Monaten Freiheitsstrafe auf Bewährung.		Mehr als sieben Monate nach der Brandkatastrophe beim Schweizer Chemiekonzern Sandoz in Basel befindet sich der Rhein nach einer Umfrage der DPA offenbar auf dem Weg der Besserung; der Fluß hat sich in Teilbereichen schneller erholt als erwartet.	Sämtliche 38 Fußballvereine der Bundesliga und der 2. Bundesliga erhalten nach Mitteilung des Deutschen Fußballbundes die Lizenzen für 1987/1988. Alle Clubs waren auf ihre Wirtschaftlichkeit hin geprüft worden.
3. Juni	Die am 17. Mai gewählte Hamburger Bürgerschaft konstituiert sich. Erstmals in der Geschichte der Bundesrepublik wird eine Frau zur Präsidentin eines Landesparlaments gewählt, die SPD-Abgeordnete Elisabeth Kiausch. Mai-Zahlen der Bundesanstalt für Arbeit: 2 098 690 Arbeitslose (Quote: 8,3 Prozent); 221 734 Kurzarbeiter; 180 968 offene Stellen.		Aids-erkrankte Kinder erkranken nach Angaben von Anita Belman von der Universität New York fast alle auch an schwerer Gehirnentzündung.	

	Deutschland	Ausland	Kultur/Wissenschaft	Sport
4. Juni	Bundeskanzler Kohl stimmt in einer Regierungserklärung vor dem Bundestag einer amerikanisch-sowjetischen doppelten Null-Lösung mehr Mittelstreckenraketen in Europa zu, verlangt jedoch die Beibehaltung der Pershing 1 A-Raketen der Bundeswehr „mit ihren amerikanischen Sprengköpfen". Der Bundestag verabschiedet gegen die Stimmen der Grünen einen Gesetzentwurf, nach dem die Diäten der Bundestagsabgeordneten und der deutschen Mitglieder des Europa-Parlaments zum 1. Juli um 3,25 Prozent steigen sollen.	Gegen den Willen der Regierung Sri Lankas wirft die indische Luftwaffe Hilfsgüter für die Tamilen über der Halbinsel Jaffna ab.	Auf der Jahrestagung Kerntechnik in Karlsruhe erklären Wissenschaftler und Energieversorgungsunternehmen, auch nach der Reaktorkatastrophe von Tschernobyl von 1986 gebe es für die Bundesrepublik keinen Anlaß, aus der Kernenergie auszusteigen.	
5. Juni	Der Bundestag beschließt bei Stimmenthaltung der Grünen eine Erhöhung der Versorgungsrenten von Kriegs- und Wehrdienstopfern, Impfgeschädigten und Opfern von Gewalttaten um 3,03 Prozent zum 1. Juli, ferner die Verlängerung der Bezugsdauer von Arbeitslosengeld zum gleichen Zeitpunkt.	Das umstrittene argentinische Gesetz über die Straffreiheit von Militärs wird endgültig vom Parlament verabschiedet. Demnach bleiben alle Soldaten bis zum Rang eines Brigadegenerals straffrei, selbst wenn sie zwischen 1976 und 1983 für Morde und Folterungen verantwortlich gewesen sind. Ausgenommen sind rund fünfzig Fälle von Kindesentführung und Vergewaltigung.	Beim 3. Internationalen Aids-Kongreß in Washington erteilen die Teilnehmer allen überstürzten politischen Entscheidungen im Zusammenhang mit der tödlichen Krankheit eine Absage.	
6. Juni	Schwere Krawalle in Freiburg: Rund 150 überwiegend vermummte Gewalttäter richten hohe Sachschäden an, verletzen 16 Polizisten und einen Feuerwehrmann. Nach Zusammenstößen zwischen Demonstranten und Polizei wird am 20. 6. das letzte besetzte Haus Freiburgs geräumt.			Steffi Graf gewinnt das Dameneinzel der internationalen französischen Tennismeisterschaften in Paris im Finale gegen die Weltranglistenerste Martina Navratilova (USA). Steffi Graf erringt damit zum erstenmal den „Grand Slam"-Titel.
8. Juni	In Ost-Berlin kommt es vor dem Brandenburger Tor zu Auseinandersetzungen zwischen der Volkspolizei und rund 2000 Jugendlichen, die ein Popkonzert in der Nähe des Reichstagsgebäudes in West-Berlin hören wollen. Westliche Journalisten werden tätlich mißhandelt.			
9. Juni	Schleswig-Holsteins Wirtschaftsminister, Manfred Biermann (CDU), tritt zurück. Ihm wird vorgeworfen, als Steuerberater vor Jahren Gesetzesverstöße begangen zu haben.		Mehr als vier Monate nach der Übertragung eines Kunstherzens stirbt in Berlin der dritte Kunstherzpatient von Prof. Emil Sebastian Bücherl, nachdem das „störungsfrei funktionierende Kunstherz gestoppt" wurde.	
10. Juni	In Bonn wird ein Rahmenabkommen über Zusammenarbeit mit der DDR im Bereich des Umweltschutzes paraphiert, das auch West-Berlin einbezieht.	In Südkorea nominiert die Regierungspartei DJP ihren Vorsitzenden Roh Tae Woo zum Nachfolger von Staatspräsident Chun Doo Whan. Es kommt im ganzen Land zu schweren Unruhen, weil der Präsident nach den Plänen der Regierung wieder von einem Wahlmännergremium und nicht direkt vom Volk gewählt werden soll.	In Ost-Berlin wird aus Anlaß des Stadtjubiläums die Ausstellung „Kunst in Berlin 1948–1987" eröffnet.	

	Deutschland	Ausland	Kultur/Wissenschaft	Sport
11. Juni	Bei routinemäßigen Wartungsarbeiten in einem Lager der Hanauer Atomfirma RBU werden 25 Kilogramm Uranoxid-Tabletten entdeckt, die dort zwei Jahre gelagert haben sollen. Nach Angaben der Firmenleitung hat für Menschen und Umwelt nie eine Gefahr bestanden.	Unterhauswahlen in Großbritannien: Die Konservative Partei unter Premierministerin Margaret Thatcher verteidigt ihre absolute Mehrheit. In Panama verhängt die Regierung als Reaktion auf einen Generalstreik den Ausnahmezustand, führt eine Pressekontrolle ein und überträgt dem Militär die Kontrolle über die Hauptstadt.		
12. Juni	US-Präsident Ronald Reagan besucht West-Berlin. In einer Rede vor dem Brandenburger Tor fordert er Michail Gorbatschow auf, die Mauer niederzureißen. Er schlägt vor, Berlin für UNO-Konferenzen zu nutzen und in beiden Teilen der Stadt Olympische Spiele auszutragen.	Jean Bedel Bokassa, früherer „Kaiser" von Zentralafrika, wird in Bangui zum Tode verurteilt.	Die achte Kunstausstellung „documenta" in Kassel wird mit der Pflanzung einer Eiche eröffnet.	Kurz vor Saisonende in der Bundesliga trennen sich der VFB Stuttgart und sein Trainer Egon Coordes.
13. Juni	Mehr als 100 000 Menschen demonstrieren in Bonn für Frieden und Abrüstung. Zu den Hauptrednern gehören der Physik-Nobelpreisträger Klaus von Klitzing und der SPD-Fraktionsvorsitzende Hans-Jochen Vogel.		In West-Berlin wird die Ausstellung „Mythos Berlin – Wahrnehmungsgeschichte einer industriellen Metropole" eröffnet.	
14. Juni	Sonderparteitag der SPD in Bonn: Willy Brandt verabschiedet sich nach mehr als zwanzig Jahren als Vorsitzender. Nachfolger: Hans-Jochen Vogel.	Das sozialistische Äthiopien wählt fast 13 Jahre nach dem Sturz des Kaiserreichs ein Parlament. Alle Kandidaten werden von der kommunistischen Einheitspartei aufgestellt.		In Hamburg gewinnt Michael Rüping aus Itzehoe mit dem 14jährigen Schimmelhengst Silbersee das Deutsche Spring-Derby. Er bewältigt den Parcours als einziger fehlerlos. Es ist in der Geschichte des Springderbys der 110. fehlerfreie Ritt.
15. Juni	In der südöstlichen Ostsee wird das Versorgungsschiff „Neckar" der Bundesmarine von einer polnischen Korvette beschossen. Drei Seeleute werden verletzt, das Schiff beschädigt. Die Bundesregierung protestiert in Warschau.	Vorgezogene Wahlen zur italienischen Abgeordnetenkammer: Sozialisten und Christdemokraten erzielen Stimmengewinne, während die oppositionellen Kommunisten größere Verluste erleiden.	Der Dirigent und Komponist Leonard Bernstein erhält den Ernst-von-Siemens-Musikpreis, der mit 150 000 Mark dotiert ist.	
16. Juni	Das Arbeitsgericht Berlin erklärt die Kündigung eines Angestellten wegen Infizierung mit Aids-Viren für unzulässig.			
17. Juni			Der 22. Deutsche Evangelische Kirchentag beginnt mit Gottesdiensten in 110 Kirchen. An der Schlußversammlung am 21. Juni im Frankfurter Waldstadion nehmen mehr als 100 000 Menschen teil.	Bayern München wird mit einem Vorsprung von 6 Punkten vor dem Hamburger SV Deutscher Fußballmeister der 24. Saison.
18. Juni	Die Staatsanwaltschaft Itzehoe teilt mit, daß sie gegen den 19jährigen Kreml-Flieger Mathias Rust ein strafrechtliches Ermittlungsverfahren eingeleitet hat.		Beim New Yorker Auktionshaus Sotheby-Parke-Bernet werden Franz Kafkas Briefe an seine Verlobte Felice Bauer für umgerechnet 1,13 Millionen Mark versteigert. Es ist der höchste Preis, der je für Manuskripte eines Schriftstellers bezahlt worden ist.	

	Deutschland	Ausland	Kultur/Wissenschaft	Sport
19. Juni	Auf einer Klausurtagung in Königswinter bejaht der Bundesvorstand der CDU den zeitlichen Fahrplan für die Steuerreform. Generalsekretär Geißler legt eine Wahlanalyse vor. Bundesfinanzminister Gerhard Stoltenberg und der Berliner Finanzsenator Günter Rexrodt verständigen sich auf 12,22 Milliarden Mark Bundeshilfe für Berlin im Jahre 1988. Die Hilfe ist um 100 Millionen Mark geringer als ursprünglich vorgesehen.	In der Sowjetunion wird aus Anlaß des 70. Jahrestages der Oktoberrevolution eine Amnestie verkündet, von der politische Gefangene vermutlich ausgeschlossen sind.	Der Essener Bischof Franz Hengsbach entzieht der katholischen Theologieprofessorin Uta Ranke-Heinemann die kirchliche Lehrerlaubnis.	
20. Juni		Im Südosten der Türkei verüben kurdische Separatisten ein Massaker, dem 31 Zivilisten, darunter 16 Kinder, zum Opfer fallen.		Der Hamburger SV gewinnt in Berlin mit einem 3 : 1 über Kickers Stuttgart zum drittenmal den DFB-Vereinspokal und qualifiziert sich damit für den Europapokal der Pokalsieger. Trainer Ernst Happel nimmt mit diesem Spiel Abschied als Trainer des HSV.
22. Juni	DDR-Volkskammerpräsident Horst Sindermann empfängt in Ost-Berlin eine Delegation der sozialistischen Fraktion des Europaparlaments unter Leitung von Rudi Arndt (SPD).			
23. Juni	Bundespräsident Richard von Weizsäcker trifft zu einem fünftägigen Staatsbesuch in Griechenland ein. Im Mittelpunkt der Gespräche stehen Probleme griechischer Arbeitnehmer in der Bundesrepublik und Griechenlands Beziehungen zu Europa.			Sergej Bubka (UdSSR) stellt in Prag mit 6,03 Metern einen neuen Weltrekord im Stabhochsprung auf.
24. Juni	Das Bundeskabinett entscheidet, den am 13. 1. in Frankfurt festgenommenen mutmaßlichen Terroristen Mohammed Ali Hamadei, nicht an die USA auszuliefern. Das Bundeskabinett vertagt eine Entscheidung über die zwischen Innenminister Zimmermann (CSU) und Außenminister Genscher (FDP) strittige Frage, ob 14 in Chile von der Todesstrafe bedrohten Regimegegnern die Einreise in die Bundesrepublik erlaubt werden soll.		Ein Blattsterben an Birnbäumen, Kastanien, Birken, Holunder und Flieder in Süddeutschland und Österreich ist durch einen durch Föhnwind ausgelösten extremen Klimasprung ausgelöst worden, wie die Landesforstdirektion Innsbruck in Tirol bekanntgibt.	
25. Juni	Beschlüsse des Bundestages: Die Montanmitbestimmung wird bis Ende 1988 verlängert; für Berliner Altbauwohnungen wird ab 1988 die Mietpreisbindung aufgehoben; Kindererziehungszeiten werden auch bei vor 1921 geborenen Frauen ab 1. Oktober 1987 stufenweise auf die Renten angerechnet.	Österreichs Bundespräsident Kurt Waldheim stattet dem Vatikan einen Staatsbesuch ab und wird von Papst Johannes Paul II. empfangen. Es ist der erste Auslandsbesuch des wegen seiner Wehrmachtsvergangenheit weltweit umstrittenen österreichischen Präsidenten. Vor allem in Israel kommt es zu Protesten.		

	Deutschland	Ausland	Kultur/Wissenschaft	Sport
26. Juni	Der Bundestag beschließt gegen die Stimmen der Opposition ein Steuersenkungs-Erweiterungsgesetz.	KPdSU-Chef Michail Gorbatschow baut durch Umbesetzungen im Politbüro seine Machtposition weiter aus. Am 29.6. verabschiedet der Oberste Sowjet drei Gesetze, die den Sowjetbürgern künftig mehr demokratische Rechte einräumen.		Bei den All-England-Tennismeisterschaften in Wimbledon scheidet der zweimalige Sieger Boris Becker bereits in der 2. Runde nach einer Niederlage gegen den nahezu unbekannten Peter Doohan (Australien) aus.
28. Juni	Israels Außenminister Schimon Peres trifft zu einem zweitägigen Besuch in der Bundesrepublik ein.		Beim Klagenfurter Ingeborg-Bachmann-Literaturwettbewerb wird dem DDR-Autor Uwe Saeger der Bachmann-Preis zuerkannt (rund 21000 Mark).	Der fünfjährige Acatenango aus dem Gestüt Fährhof gewinnt in Hamburg den Hansapreis. Sieggeld: 60000 Mark. Acatenango ist mit 1554541 Mark das gewinnreichste deutsche Pferd aller Zeiten.
29. Juni			Bei einer Versteigerung des Londoner Auktionshauses Christie's werden für Vincent van Goghs Gemälde „Le Pont de Trinquetaille" rund 38 Millionen Mark gezahlt. Es ist der zweithöchste Preis, der je für ein Kunstwerk bezahlt wurde.	
30. Juni			Nach Untersuchungen norwegischer, schwedischer und britischer Wissenschaftler ist saurer Regen die Ursache des Fischsterbens in Südnorwegen und Südschweden.	Der Schwede Patrick Sjöberg stellt in Stockholm mit 2,42 m einen neuen Hochsprung-Weltrekord auf.
1. Juli	Verabschiedung des Haushaltsentwurfs für 1988: Gesamtetat 275 Milliarden Mark, eine Steigerung von 2,4 Prozent gegenüber 1987; Neuverschuldung 29,3 Milliarden Mark.	Chun Doo Hwan, Staatspräsident von Südkorea, akzeptiert das Demokratisierungsprogramm des Vorsitzenden der Regierungspartei DJP und Präsidentschaftskandidaten Roh Tae Woo. Damit stimmt er einer Direktwahl des nächsten Präsidenten zu.		In Berlin beginnt die Tour de France 1987.
3. Juli	Juni-Zahlen der Bundesanstalt für Arbeit: 2096918 Arbeitslose (Quote 8,3 Prozent); 184012 Kurzarbeiter; 182169 offene Stellen.	Nach heftigen Unruhen auf Haiti verspricht die Regierung neue Richtlinien für die im November geplanten Parlamentswahlen, die ursprünglich von der Regierung und nicht von einem unabhängigen Ausschuß organisiert werden sollten.	Der Gerrit-Engelke-Literaturpreis der Stadt Hannover in Höhe von 15000 Mark wird der Schriftstellerin Gisela Elsner zuerkannt.	
6. Juli	Bundespräsident Richard von Weizsäcker reist zu einem Staatsbesuch in die Sowjetunion. Unter anderem finden Gespräche mit Staatsoberhaupt Gromyko und Parteichef Gorbatschow statt.		In Moskau beginnen die 15. Internationalen Filmfestspiele, an denen Regisseure und Schauspieler aus mehr als 100 Ländern teilnehmen.	Mit der Verpflichtung des Ungarn Lajos Detari bei Eintracht Frankfurt kommt es zum teuersten Transfer in der Geschichte der Bundesliga (3,6 Millionen Mark).
10. Juli	Vom Bundesrat werden u.a. folgende Gesetzesvorlagen gebilligt: das Steuersenkungs-Erweiterungsgesetz 1988, ein neues Mietrecht für Altbauten in Berlin (Wegfall der Mietpreisbindung), die befristete Fortdauer der Montanbestimmung sowie höhere Bezüge für Beamte und Abgeordnete.		In der Bundesrepublik sind bisher 130 Neugeborene mit Aids infiziert.	
12. Juli	Bundeskanzler Kohl stattet der Volksrepublik China einen offiziellen Besuch ab, in dessen Verlauf er auch die Hauptstadt der „autonomen Region Tibet" besucht.	Überfall auf ein Sicherheitsbüro in London: Die Täter brechen 113 Schließfächer auf und entkommen mit einer Beute, die auf 20 Millionen Pfund geschätzt wird.		Die Dressur-Reiter der Bundesrepublik gewinnen in Goodwood/England zum zwölften Mal hintereinander den Titel in der Mannschaftswertung der Europameisterschaften.

	Deutschland	Ausland	Kultur/Wissenschaft	Sport
15. Juli	Es wird bekanntgegeben, daß DDR-Staats- und Parteichef Erich Honecker vom 7. bis 11. September zu einem offiziellen Besuch in die Bundesrepublik reisen wird.			
17. Juli	Der DDR-Staatsrat schafft mit sofortiger Wirkung die Todesstrafe ab. Außerdem wird aus Anlaß des 38. Jahrestages der Staatsgründung eine allgemeine Amnestie erlassen (ausgenommen sind Nazi- und Kriegsverbrecher, Mörder und Spione).	Infolge des „Botschaftskrieges" zwischen Teheran und Paris bricht Frankreich die diplomatischen Beziehungen zum Iran ab.	Während eines Seminars der Max-Planck-Gesellschaft in Mainz warnen Klimaforscher bei einem weiteren Anstieg von Spurengasen in der Atmosphäre vor einer Klimakatastrophe.	
18. Juli	Tarifeinigung in der chemischen Industrie: Es wird ein einheitlicher Entgelt-Tarifvertrag für Arbeiter und Angestellte vereinbart sowie Lohnerhöhungen von 3,8 Prozent. Außerdem wird die Wochenarbeitszeit ab 1989 von 40 auf 39 Stunden gesenkt.	In Homoine/Mosambik kommen bei einem Massaker nach offiziellen Angaben 386 Menschen ums Leben. Die Regierung macht die von Südafrika unterstützte Rebellenbewegung Renamo verantwortlich.		
19. Juli		Parlamentswahlen in Portugal: Sozialdemokraten 148 Mandate, Sozialisten 60 Mandate, Kommunisten 31 Mandate.		Dem Radrennfahrer Dietrich Thurau wird bei der Tour de France die Verwendung eines Doping-Mittels nachgewiesen. Thurau hatte bereits fünf Tage vorher die Tour de France abgebrochen.
22. Juli	Das seit Februar in Meppen (Emsland) und Straubing (Bayern) lagernde radioaktiv versuchte Molkepulver soll in Hungen (Hessen) entsorgt werden, um dann zu Viehfutter verarbeitet zu werden.	Michail Gorbatschow, sowjetischer Parteichef, bietet eine globale Doppel-Null-Lösung für atomare Mittel- und Kurzstreckenraketen an.		Als erstem Läufer der Welt gelingt es dem Marokkaner Said Aouita, mit 12:58,35 Minuten über 5000 m unter 13 Minuten zu bleiben.
23. Juli	Der iranische Außenminister Ali Akbar Welajati besucht die Bundesrepublik. Es kommt zu Gesprächen mit Bundespräsident von Weizsäcker, Bundeskanzler Kohl und Außenminister Genscher.	In Moskau kommt es zu Demonstrationen von mehreren hundert Krim-Tataren, die nach dem Zweiten Weltkrieg wegen angeblicher Kollaboration mit den Deutschen nach Mittelasien umgesiedelt wurden. Ein Gespräch mit Staatschef Gromyko verläuft ergebnislos; das gewünschte Gespräch mit Gorbatschow kommt nicht zustande.	Unabhängig voneinander entdecken amerikanische und französische Forscher im Blut von Aids-Infizierten Immunzellen, die das Aidsvirus abtöten können.	
24. Juli	In einem Rundfunkgespräch bezeichnet Außenminister Genscher den Irak als Urheber des Golfkrieges.	Ein libanesischer Luftpirat entführt eine DC-10 der Air Afrique und verlangt die Freilassung der in der BRD inhaftierten Brüder Hamadei. Bei einer Zwischenlandung in Genf erschießt er einen französischen Passagier. Danach können die anderen Passagiere über Notrutschen die Maschine verlassen, während Stewards den Entführer überwältigen.	Nach Aussage von Werner Greuter, Direktor des Botanischen Museums in Berlin, ist jede vierte höhere Pflanzenart auf der Welt vom Aussterben bedroht.	
25. Juli	Im schleswig-holsteinischen Wattenmeer, vor der Nordstrander Bucht, wird nach fünfjähriger Bauzeit eine fast neun Kilometer lange Deichlinie gegen Sturmfluten geschlossen.	Während einer Hitzewelle in Südosteuropa sterben allein in Griechenland 1000 Menschen. Der Notstand wird ausgerufen.		

	Deutschland	Ausland	Kultur/Wissenschaft	Sport
29. Juli		Nach vorgezogenen Neuwahlen in Italien wird der Christdemokrat Giovanni Goria als neuer Ministerpräsident vereidigt.		
31. Juli		In Mekka/Saudi-Arabien kommt es zu einem Blutbad unter iranischen Demonstranten und anderen Moslem-Pilgern.		Uwe Rahn von Borussia Mönchengladbach wird zum Fußballer des Jahres 1987 gewählt.
3. August	Bundesforschungsminister Riesenhuber stellt in Bonn ein neues Astronauten-Team vor, das aus drei Männern und zwei Frauen besteht.			
4. August	Juli-Zahlen der Bundesanstalt für Arbeit: 2175827 Arbeitslose (Quote 8,7%); 215705 Kurzarbeiter; 172300 offene Stellen.			
7. August	Das Oberlandesgericht München lehnt die Eröffnung eines Hauptverfahrens gegen Prof. J. Hackethal wegen Beihilfe zur Selbsttötung ab.	In Guatemala-Stadt einigen sich die Präsidenten Mittelamerikas bei einer Gipfelkonferenz auf einen regionalen Friedensplan.		
8. August	Mehrere iranische Staatsbürger werden auf Anweisung der Westalliierten aus Berlin ausgewiesen. Grund: Die Krise im Persisch-Arabischen Golf und die Gefahr möglicher Anschläge.	Im Tschad kommt es zu erneuten Auseinandersetzungen zwischen Regierungstruppen und der libyschen Armee, die den Aouzou-Streifen besetzt halten.		
10. August	Nach Informationen des Nachrichtenmagazins „Der Spiegel" soll es in der DDR immer häufiger zu Zusammenstößen zwischen der DDR-Bevölkerung und den dort stationierten sowjetischen Soldaten kommen. Bei einer Schlägerei in einer Diskothek in Ludwigslust sollen zwei sowjetische Soldaten ums Leben gekommen sein.	In Südafrika kommt es zu einem unbefristeten Streik von etwa 340000 Bergarbeitern.		
11. August	In München-Trudering stürzt eine mit drei Personen besetzte Piper-Cheyenne auf ein Schnellimbißrestaurant. Alle Insassen und sechs weitere Personen am Boden kommen ums Leben.			
14. August			Kardinal Joseph Höffner tritt aus gesundheitlichen Gründen von seinem Amt als Vorsitzender der katholischen Deutschen Bischofskonferenz zurück.	
15. August	In Hamburg kommt es nach der „Wende" erstmals wieder zu einer Koalition zwischen SPD und FDP.	Parlamentswahlen in Neuseeland: Labour Party 47,4%, Konservative Nationalpartei 44,6%.		
16. August	Zum symbolischen Preis von einer Mark übernimmt der Bremer Senat die Neue Heimat Bremen.	Bei einem Flugzeugabsturz in Detroit kommen 157 Menschen ums Leben.	„Der Clown" von José Alvaro wird bei den 40. Filmfestspielen in Locarno mit dem Goldenen Leoparden ausgezeichnet.	Die 18jährige Steffi Graf wird Weltranglistenerste im Damen-Tennis und löst somit Martina Navratilova ab.

	Deutschland	Ausland	Kultur/Wissenschaft	Sport
18. August		Auf Sri Lanka verüben vermutlich extremistische Singhalesen einen Handgranaten-Anschlag auf das Parlamentsgebäude. Ein Politiker wird getötet und 16 zum Teil schwer verletzt.	Pavel Kohouts Stück „Patt" wird in Bregenz uraufgeführt.	Für eine Ablösesumme von 2,8 Millionen Mark kehrt Pierre Littbarski von Racing Paris zum 1. FC Köln zurück.
23. August		In den drei baltischen Hauptstädten kommt es anläßlich des Jahrestages der Unterzeichnung des Hitler-Stalin-Pakts aus dem Jahr 1939 zu Protestdemonstrationen. Die baltischen Staaten wurden seinerzeit zur sowjetischen „Interessensphäre" erklärt.	Das Schleswig-Holstein-Musik-Festival wird im Lübekker Dom beendet. Die mehr als 200 Konzerte wurden von rund 220000 Zuhörern besucht.	Bei den Schwimm-Europameisterschaften in Straßburg erringt die Bundesrepublik 4 goldene, 4 silberne und 9 bronzene Medaillen. Dies ist das bisher beste deutsche Ergebnis bei einer Europameisterschaft.
25. August	Die Bundesrepublik und die DDR paraphieren in Bonn ein Abkommen über die Zusammenarbeit in Wissenschaft und Technik.	Auf der Insel Elba bricht eine Gefangenenrevolte aus. Erst am 1. September geben die Häftlinge, die 33 Geiseln in ihre Gewalt gebracht hatten, auf.		
27. August	SPD und SED legen ein gemeinsames Grundsatzdokument vor. Beide Parteien sehen in dem friedlichen Wettbewerb der Gesellschaftssysteme die einzig mögliche Form der Auseinandersetzung.		Acht Manuskripte des Schriftstellers Ödon von Horvath gehen an die Witwe des Bruders von Horvath. Die Manuskripte waren bisher im Besitz der Akademie der Künste in West-Berlin.	
1. September	Der Vorsitzende Richter an dem für Asylsachen zuständigen Senat des Bundesverwaltungsgerichts, Günter Korbmacher, wird in Berlin durch mehrere Schüsse ins linke Bein verletzt. „Die Revolutionären Zellen" bekennen sich zu dem Attentat.	In Belgien tritt ein Gesetz in Kraft, mit dem das Rauchen in allen der Öffentlichkeit zugänglichen Gebäuden verboten wird.	Der Schriftsteller Harald Hartung erhält den mit 10000 Mark dotierten Annette-von-Droste-Hülshoff-Preis.	Hein Wewering wird mit 6318 Siegen zum erfolgreichsten Trabrennfahrer der Welt.
2. September				Springreiter Paul Schockemöhle, sechsmaliger deutscher Meister und dreimaliger Europameister, erklärt seinen Rücktritt vom aktiven Sport.
3. September	August-Zahlen der Bundesanstalt für Arbeit: 2164618 Arbeitslose (Quote 8,6%); 175094 Kurzarbeiter; 177425 offene Stellen.			
5. September	In Ost-Berlin kommt es zu ungehinderten Demonstrationen unabhängiger Friedensgruppen gegen die Atomrüstung in Ost und West.		Die deutsche Erstaufführung des Stücks „Offener Brief" von Brian Clark findet im Wiener Volkstheater statt.	
6. September				Bei den Military-Europameisterschaften wird Großbritannien Sieger. Die Bundesrepublik gewinnt die Silbermedaille.
7. September	Erich Honecker stattet als erster Staatsratsvorsitzender der DDR der Bundesrepublik einen offiziellen Besuch ab. Nach siebeneinhalb Monaten wird der im Libanon entführte Siemens-Techniker Alfred Schmidt freigelassen.			

	Deutschland	Ausland	Kultur/Wissenschaft	Sport
8. September		Parlamentswahlen in Dänemark: Die vier bürgerlichen Koalitionspartner verlieren sieben Mandate. Trotz Einbußen bildet Ministerpräsident Poul Schlüter eine neue Vier-Parteien-Minderheitsregierung.	Der Erlanger Kulturpreis in Höhe von 20000 Mark geht an die Schauspielerin Angela Winkler.	
9. September			Den „Goldenen Löwen" der 44. Film-Biennale von Venedig erhält der französische Regisseur Louis Malle für seinen Film „Auf Wiedersehen, Kinder".	
12. September			Am Hamburger Thalia-Theater wird das Stück „Parzival" von Robert Wilson und Tankred Dorst uraufgeführt.	
13. September	Landtagswahlen in Schleswig-Holstein: CDU 42,5 Prozent, FDP 5,2 Prozent, SPD 45,2 Prozent und SSW 1,5 Prozent. Landtagswahlen in Bremen: SPD 50,5 Prozent, CDU 23,4 Prozent, Grüne und FDP jeweils 10 Prozent.	Bei einer Volksabstimmung auf Neukaledonien stimmen 98,3 Prozent für eine weitere Zugehörigkeit zu Frankreich. 59 Prozent der Stimmberechtigten beteiligen sich an dem Referendum.		Bei den US-Open in Flushing Meadow gewinnt Martina Navratilova gegen Steffi Graf. Den Titel bei den Herren gewinnt Ivan Lendl.
18. September		Die USA und die UdSSR einigen sich auf einen weltweiten Abbau aller Mittelstreckenraketen.	In Köln beginnt das Internationale Pantomimenfestival „Gaukler 87".	
20. September				Bei den Sandbahn-Motorradweltmeisterschaften in Mühldorf holt sich Karl Maier zum dritten Mal den Titel.
21. September		Ein iranisches Landungsschiff, das in internationalen Gewässern Minen legte, wird von einem US-Hubschrauber beschossen.		
23. September	Der Amerikaner Isaac Neumann übernimmt das seit 22 Jahren verwaiste Amt des Rabbiners der jüdischen Gemeinde in der DDR. Die 1986 inhaftierte Deutsch-Chilenin Beatriz Brinkmann wird aus chilenischer Haft entlassen.		Der Schriftsteller Botho Strauß erhält den mit 25000 Mark dotierten Jean-Paul-Preis.	Die deutsche Fußballnationalmannschaft gewinnt bei einem Länderspiel in Hamburg gegen Dänemark mit 1:0.
24. September			Im Pariser Grand Palais beginnt eine große Retrospektive des Werks von Jean-Honoré Fragonard.	
27. September		Bei einem Erdrutsch in einem Elendsviertel am Rande von Medellin/Kolumbien gibt es zahlreiche Todesopfer. 254 Tote können geborgen werden, aber man befürchtet, daß die Zahl der Opfer mehr als 400 beträgt.		Erstmals in der Geschichte des 1926 gestifteten Ryder-Cups setzen sich Europas Golfer gegen die USA durch. Die Europäer gewinnen gegen die Amerikaner mit 15:13.
28. September	Der ehemalige SS-Mann Henry Schmidt wird in der DDR wegen Verbrechen gegen die Menschlichkeit zu lebenslanger Haft verurteilt.			
30. September		Der afghanische Parteichef Nadschib wird zum neuen Staatspräsidenten gewählt. Mohammed Tschamkani, bisheriger Staatschef, wird Vizepräsident.	Der Heinrich-Böll-Preis der Stadt Köln wird dem Schriftsteller Ludwig Harig zuerkannt.	

	Deutschland	Ausland	Kultur/Wissenschaft	Sport
2. Oktober	September-Zahlen der Bundesanstalt für Arbeit: 2107122 Arbeitslose (Quote 8,4%); 253098 Kurzarbeiter, 161573 offene Stellen.	Schlimme Unwetter an der spanischen Mittelmeerküste und auf den Balearen fordern insgesamt dreizehn Todesopfer.	Im Rautenstrauch-Joest-Museum in Köln beginnt die Ausstellung „Der Königsweg – 9000 Jahre Kunst in Jordanien“.	Der Franzose Michel Prufer stellt einen neuen Geschwindigkeits-Weltrekord auf Skiern auf: 217,68 km/Std.
4. Oktober	Auf einem Landesparteitag in Bochum spricht sich die nordrhein-westfälische SPD für das aktive und passive Wahlrecht für Ausländer aus.			Zum zwölften Mal wird die Herren-Volleyballmannschaft der Sowjetunion Europameister. Bei den Damen gewinnt die DDR den Titel.
6. Oktober	Dem Jahresbericht des Bundesrechnungshofs zufolge geht der Bund in vielen Fällen allzu sorglos mit dem Geld der Steuerzahler um.	Die Sowjetunion regt in der UNO eine internationale Konferenz über die friedliche Nutzung des Weltraums an.	In Frankfurt beginnt die 39. Internationale Buchmesse. 7150 Verlage aus 90 Ländern zeigen mehr als 320000 Werke.	
7. Oktober			Dem Autor Karlheinz Deschner wird der mit 50000 Mark dotierte Arno-Schmidt-Preis zuerkannt. Der tschechische Schriftsteller Milan Kundera erhält den Nelly-Sachs-Preis (20000 Mark).	
8. Oktober			Anläßlich des 38. Jahrestages der Gründung der DDR erhalten die Schriftstellerin Christa Wolf, die Regisseurin Ruth Berghaus und der Maler Werner Tübke den Nationalpreis I. Klasse.	
9. Oktober	Das hessische Umweltministerium erteilt der Nuklearfirma ALKEM eine erste ordentliche Teilerrichtungsgenehmigung. Das Unternehmen hatte zwölf Jahre lang auf der Grundlage von Übergangsbestimmungen gearbeitet.	Auf Sri Lanka kommt es zu einer Großoffensive indischer Friedenstruppen gegen die Rebellen in Jaffna. Die Stadt wird nach heftigen Kämpfen am 25. Oktober von den Friedenstruppen erobert.	Der alternative Nobelpreis 1987 geht an Prof. Hans-Peter Dürr (Max-Planck-Institut für Physik und Astrophysik), die indische Umweltbewegung Chipko Movement, Frances Moore-Lappe und den israelischen Wissenschaftler Mordechai Vanuni. Der norwegische Friedensforscher Johan Galtung erhält einen Ehrenpreis.	
10. Oktober	Die Regierungskoalition von CDU/CSU und FDP einigt sich auf die wesentlichen Punkte zur Finanzierung der für 1990 geplanten Steuerreform.			
11. Oktober			Der Friedenspreis des Deutschen Buchhandels (25000 Mark) geht in diesem Jahr an den Philosophen Hans Jonas.	
12. Oktober	Die von der DDR Mitte Juli verkündete allgemeine Amnestie für Straftäter tritt in Kraft.			
15. Oktober	Der Bundestag verabschiedet einen Antrag von CDU/CSU und FDP zur Sicherheits- und Abrüstungspolitik, d.h. zum Abbau der Mittelstreckenraketen.	Auf dem Flug von Mailand nach Köln stürzt eine italienische Verkehrsmaschine über den Bergen am Comer See ab. Alle 37 Insassen kommen ums Leben.		
19. Oktober	Der französische Staatspräsident François Mitterrand stattet der Bundesrepublik seinen ersten Staatsbesuch ab.	In einem Vorort von Djakarta/Indonesien stoßen zwei überfüllte Personenzüge zusammen. Mehr als 153 Menschen kommen ums Leben.		

	Deutschland	Ausland	Kultur/Wissenschaft	Sport
22. Oktober	Zwei Polizeibeamte des Zivilstreifenkommandos werden in Hannover auf offener Straße erschossen. Ein mutmaßlicher Beteiligter begeht Selbstmord, und mehrere Personen werden festgenommen.	In Mauretanien scheitert ein Putschversuch. 50 Offiziere und Zivilisten werden festgenommen; sie hatten versucht, Staatschef Oberst Maouia Ould Sidi Mohammed Taya zu stürzen.		Die Audi-Werke in Ingolstadt erklären für 1988 ihren Rückzug aus dem Motorsport.
23. Oktober	Der saarländische Ministerpräsident Oskar Lafontaine sowie die Bürgermeister von Hamburg und Bremen, Klaus von Dohnanyi und Klaus Wedemeier, nehmen am Festakt der DDR zur 750-Jahr-Feier von Berlin teil.		Der literarische Teil des Luchterhand Verlags, Darmstadt, wird vom Arche Verlag in Zürich gekauft.	Wegen Steuerhinterziehung in Millionenhöhe wird der britische Jockey Lester Piggott zu einer Haftstrafe von drei Jahren verurteilt.
28. Oktober	In Berlin unterzeichnen Bundeskanzler Helmut Kohl und der Regierende Bürgermeister Berlins, Eberhard Diepgen, die Gründungsvereinbarung für das Deutsche Historische Museum Berlin.	Um die Gefahr von Massenunruhen unter Malaien und Chinesen zu verhindern, verfügt die Regierung Malaysias die Festnahme von 63 regierungskritischen Politikern und Oppositionellen. Außerdem werden drei Zeitungen geschlossen und Demonstrationen verboten.	Mit Wim Wenders Film „Der Himmel über Berlin" werden die 21. Internationalen Hofer Filmtage eröffnet.	Die UNICEF entzieht Boris Becker das Amt eines Sport-Botschafters wegen ungenügender Distanzierung von der Politik der Rassentrennung in Südafrika.
30. Oktober	Hamburg und Dresden beschließen eine Städtepartnerschaft.			
2. November	Oktober-Zahlen der Bundesanstalt für Arbeit: 2092725 Arbeitslose (Quote 8,3 Prozent); 288544 Kurzarbeiter, 171000 offene Stellen.	In einer Rede zum 70. Jahrestag der Oktoberrevolution verteidigt Michail Gorbatschow die Industrialisierung und Kollektivierung unter Stalin sowie den Hitler-Stalin-Pakt, der nach den damaligen Umständen richtig und notwendig gewesen sei. Gorbatschow weist aber auch auf die Schuld Stalins hin und kündigt eine weitere Rehabilitierung von Stalin-Opfern an.		Wolfgang Schmidt, früherer Diskus-Weltrekordler, darf die DDR legal verlassen. Er saß wegen versuchter Republikflucht lange in DDR-Gefängnissen.
4. November	Trutz Graf Kerssenbrock, schleswig-holsteinischer CDU-Abgeordneter, legt sein Amt als Obmann seiner Fraktion im Barschel/Pfeiffer-Untersuchungsausschuß nieder. Grund: Die Veröffentlichung eines internen CDU-Zwischenberichts.			
5. November	Der Frankfurter Devisenmakler Hans Joachim Schmidt, der in Zusammenhang mit den VW-Devisenmanipulationen gesucht wurde, wird in Hollywood festgenommen.	Veränderungen in der amerikanischen Regierung: Verteidigungsminister Caspar Weinberger tritt zurück. Sein Nachfolger wird Frank Carlucci, bisheriger Sicherheitsberater. Colin Powell wird als erster Schwarzer Sicherheitsberater des Weißen Hauses.	Die Schriftstellerin Frédérique Hébrard erhält für ihr Buch „Le Harem" den großen Roman-Preis der Académie Française (ca. 16000 Mark).	
7. November		Habib Bourguiba, tunesischer Staatspräsident, wird aufgrund eines ärztlichen Gutachtens von Premierminister Zine el Abidine Ben Ali abgesetzt. Grund der Entmachtung: „körperliche und geistige Unfähigkeit". Ben Ali wird neuer Staatspräsident.	Der erstmals vergebene Elisabeth-Langgässer-Literaturpreis der Stadt Alzey in Höhe von 15000 Mark geht an die Schriftstellerin Luise Rinser.	

	Deutschland	Ausland	Kultur/Wissenschaft	Sport
9. November	Bundeskanzler Kohl wird auf dem 35. Bundesparteitag der CDU als Vorsitzender wiedergewählt. Mit 80,8 Prozent ist dies allerdings sein bisher schlechtestes Stimmergebnis.	Volksabstimmung in Italien: Eine klare Mehrheit entscheidet sich dafür, den Bau von Atomkraftwerken zu erschweren, Richter bei Fehlurteilen zivilrechtlich zu belangen sowie Richter über Vergehen von Ministern im Amt entscheiden zu lassen.	In Ost-Berlin wird die letzte Wohnung Arnold Zweigs als Gedenkstätte eröffnet.	Der erst seit 132 Tagen als Trainer beim HSV tätige Jugoslawe Josip Skoblar gibt seinen Posten auf. Sein Nachfolger wird der Trainer des FC St. Pauli, Willi Reimann.
12. November	Mehr als 100 Millionen Mark Schaden entstehen im Opernhaus der Frankfurter Städtischen Bühnen, nachdem ein 26jähriger Obdachloser ein Feuer gelegt hat.		Die „Irisblüten" von Vincent van Gogh werden bei Sotheby-Parke-Bernet in New York für 91,6 Millionen Mark versteigert.	
15. November	Die FDP-Führung erwägt erstmals eine Verschärfung des Vermummungsverbots.	In Jugoslawien verfügt die Regierung drastische Preiserhöhungen. Gleichzeitig tritt ein Lohnstopp bei Behörden, Wirtschaftsverwaltung, Banken und Versicherungen in Kraft. Am 18. November wird der Dinar um 24,5% abgewertet.		Michael Hull und Patsy Hull-Krogull werden Tanzweltmeister der Professionals in der Kombination.
18. November		Im Londoner U-Bahnhof King's Cross kommt es zu einem Großbrand, bei dem 31 Menschen sterben.	Der französische Lyriker Yves Bonnefoy erhält den mit 50000 Dollar dotierten Florence-Gould-Preis.	
19. November	In Hamburg kommt es zu einem Pachtvertrag zwischen der Stadt und den Bewohnern der in St. Pauli gelegenen Hafenstraße.			Bei einem offiziellen Box-Länderkampf zwischen der DDR und der Bundesrepublik unterliegen die Amateurboxer des DABV deutlich mit 4:20 Punkten.
20. November	Auf einem Landesparteitag der schleswig-holsteinischen SPD wird Björn Engholm mit großer Mehrheit als Spitzenkandidat für die Landtagswahl aufgestellt.			
21. November	Die Europa-Rakete Ariane bringt den ersten direktstrahlenden deutschen Fernsehsatelliten TV-SAT 1 auf eine Umlaufbahn. Infolge eines Defekts stehen allerdings nur zwei von vier Kanälen zur Verfügung.	Gefängnisrevolte in den USA: In Oakdale/Louisiana und Atlanta/Georgia kommt es zu einer Meuterei kubanischer Häftlinge.		
22. November				Steffi Graf gewinnt das Masters-Turnier in New York durch einen Sieg im Finale über die Argentinierin Gabriela Sabatini.
23. November	„Die fünf Weisen" legen ihr Jahresgutachten vor. Für 1988 erwarten sie ein Wirtschaftswachstum von 0,5 Prozent.		Die DDR-Schriftstellerin Christa Wolf erhält den Geschwister-Scholl-Preis in Höhe von 20000 Mark.	
25. November	In Ost-Berlin werden vorübergehend 20 Mitglieder unabhängiger Umwelt- und Friedensgruppen festgenommen; die Umweltbibliothek der evangelischen Zionsgemeinde wird durchsucht.	Die Umweltminister der acht Nordsee-Anrainerstaaten einigen sich in London darauf, die Verbrennung von Chemierückständen auf See nur noch befristet zuzulassen. Schiffsmüll darf nicht mehr in die Nordsee gekippt werden.	Die Schriftstellerin Sarah Kirsch erhält den mit 24000 Mark dotierten Stadtschreiber-Literaturpreis des ZDF; Der Cervantes-Literaturpreis in Höhe von 150000 Mark geht an den mexikanischen Autor Carlos Fuentes.	Der Finne Juha Kankkunen gewinnt nach 1986 auch 1987 die Rallye-Weltmeisterschaft.
27. November	Verabschiedung des Bundeshaushalts 1988: Anstieg der Ausgaben um 2,4% auf 275,1 Milliarden Mark. Die Neuverschuldung steigt auf 29,5 Milliarden Mark.			

	Deutschland	Ausland	Kultur/Wissenschaft	Sport
29. November		Bei den ersten freien Wahlen auf Haiti kommt es zu schweren Gewalttätigkeiten, was dazu führt, daß die Wahl abgebrochen wird. Parlamentswahlen in der Türkei: Mit 36 Prozent der Stimmen gewinnt die Mutterlandpartei von Turgut Özal. Die Sozialdemokratische Volkspartei unter Erdal Inönü erreicht knapp 25 Prozent. Nach einer Verfassungsänderung reichen 35 Prozent für die absolute Mehrheit aus.	Dem Schriftsteller Klaus Pohl wird der Gerhart-Hauptmann-Preis (7000 Mark) zuerkannt.	Der Weltranglisten-Erste Ivan Lendl gewinnt bei einem Tennis-Turnier in West Palm Beach das höchste Preisgeld aller Zeiten (538000 Dollar).
30. November	Herwig Ahrendsen, früherer schleswig-holsteinischer Regierungssprecher, und die frühere Chefsekretärin von Uwe Barschel, Brigitte Eichler, ziehen vor dem Kieler Untersuchungsausschuß ihre früheren Aussagen zugunsten Uwe Barschels zurück.	Der „Botschaftskrieg" zwischen Paris und Teheran wird beendet. Ein Dolmetscher der iranischen Botschaft hatte die Zeugenaussage zu Anschlägen in Paris verweigert. Nachdem zwei französische Geiseln von ihren pro-iranischen Entführern in Beirut freigelassen wurden, hatte der Dolmetscher ausgesagt. Danach wird der iranische Dolmetscher gegen den französischen Konsul in Teheran ausgetauscht.	Peter Handke erhält den Bremer Literaturpreis in Höhe von 15000 Mark.	
2. Dezember	Wegen der geplanten Stilllegung des Krupp-Stahlwerkes in Duisburg-Rheinhausen kommt es zu Protestaktionen der betroffenen Stahlarbeiter.	Prinz Norodom Sihanouk, der frühere Staatschef von Kambodscha, und der kambodschanische Ministerpräsident Hun Sen haben in Frankreich erstmals Gespräche begonnen. Sie bemühen sich um eine Verständigung zwischen der von Hun repräsentierten kommunistischen Regierung, die von einer vietnamesischen Interventionsstreitmacht gestützt wird, und dem Bündnis aus drei Rebellengruppen, zu dessen Führern Sihanouk gehört.	Zu Beginn des 13. Deutschen Kongresses für Perinatale Medizin wird in Berlin mitgeteilt, die Säuglingssterblichkeit in der Bundesrepublik sinke zwar ständig, sei aber immer noch zu hoch. Die Bundesrepublik nehme unter fünfzehn europäischen Staaten den achten Platz ein.	
3. Dezember	Der Zentralbankrat der Deutschen Bundespost hat den Diskontsatz mit sofortiger Wirkung von 3 auf 2,5 Prozent gesenkt.	Kambodschas Ministerpräsident Hun Sen und Prinz Sihanouk von der exilierten Koalitionsregierung haben schon bei ihrem ersten Gespräch Ergebnisse zur Lösung der Kambodscha-Krise erzielt. Sie wollen die Verhandlungen fortsetzen.		Der in Konkurs gegangene Eishockey-Bundesligaclub ECD Iserlohn gibt bekannt, der Verein wolle sich mit Geld aus Libyen sanieren. Für zunächst 1,5 Millionen Mark wolle der Verein für das „Grüne Buch" des libyschen Staatschefs Gadhafi werben.
4. Dezember	Wie erst jetzt bekannt wird, ist die für 400 Millionen Mark installierte Rauchgasentschwefelungsanlage des niedersächsischen Kohlekraftwerks Buschhaus bislang nicht voll funktionsfähig gewesen.	Der kambodschanische Ministerpräsident Hun Sen und Prinz Norodom Sihanouk besiegeln ihren ersten direkten Kontakt mit der Unterzeichnung eines gemeinsamen Kommuniqués. Sie unterstreichen ihre Einigkeit in dem Bemühen, den Konflikt unter Beteiligung aller betroffenen Parteien auf dem Verhandlungsweg beizulegen. Beide wollen sich 1988 erneut in Frankreich und ein drittes Mal in Pjöngjang (Nordkorea) treffen. Sie sprechen sich für die Einberufung einer internationalen Friedenskonferenz aus.	Die Chansonsängerin Gisela May, der Clown Pello, Mathias Richling und Richard Rogler werden mit dem Deutschen Kleinkunstpreis ausgezeichnet (Preissumme insgesamt 20000 Mark).	

	Deutschland	Ausland	Kultur/Wissenschaft	Sport
5. Dezember		Das Kopenhagener EG-Gipfeltreffen wird nach weitgehend ergebnislosen Beratungen abgebrochen. Die zwölf Staats- und Regierungschefs, die sich trotz einiger Fortschritte in Grundsatzfragen noch nicht über entscheidende Details der geplanten Maßnahmen zum Abbau der Agrarüberschüsse sowie über die konkrete Gestaltung der EG-Finanzreform einigen konnten, wollen ihre Gespräche am 11. und 12. Februar 1988 unter deutscher Präsidentschaft in Brüssel fortsetzen. Bundeskanzler Helmut Kohl wendet sich vor Journalisten nachdrücklich gegen die Einschätzung, der Kopenhagener Gipfel sei gescheitert.	Ein neues Theaterstück von Peter Shaffer, „Lettice and Lovage", wird im Londoner Globe Theatre uraufgeführt.	Der deutsche Eishockey-Bund stellt dem ECD Iserlohn ein Ultimatum: Wenn der Verein das vom DEB ausgesprochene Verbot, für das von dem libyschen Revolutionsführer Gadhafi verfaßte „Grüne Buch" zu werben, nicht befolge, werde dem Verein die Lizenz entzogen.
8. Dezember	Nach einem Gutachten der Lübecker Staatsanwaltschaft ist der frühere schleswig-holsteinische Ministerpräsident Uwe Barschel tablettensüchtig gewesen.	US-Präsident Ronald Reagan und KPdSU-Generalsekretär Michail Gorbatschow unterzeichnen in Washington das Abkommen über die Vernichtung aller amerikanischen und sowjetischen Mittelstreckenraketen. Es sieht für die Dauer von dreizehn Jahren eine Überprüfung durch Inspektionen an Ort und Stelle vor. Gorbatschow hält sich zum ersten Mal in den USA auf.		Ivan Lendl gewinnt in New York im Endspiel gegen den Schweden Mats Wilander das Masters-Turnier.
9. Dezember	Die Proteste gegen die geplante Schließung des Stahlwerks Duisburg-Rheinhausen weiten sich aus. 500 Arbeiter stürmen die Villa Hügel, das Stammhaus der Krupp-Familie.	Die österreichische Illustrierte „Wiener" berichtet in einem Sonderdruck über neue Vorwürfe gegen den österreichischen Bundespräsidenten Kurt Waldheim. Es werden ein bislang unbekanntes Dokument sowie eine Zeugenaussage zitiert, „die den Schluß zulassen, Waldheim sei tatsächlich in Kriegsverbrechen verwickelt gewesen".	Percy Adlon, Autor und Regisseur des Films „Out of Rosenheim", erhält den Ernst-Lubitsch-Preis 1987 für die beste Leistung in einer deutschsprachigen Filmkomödie. Der Cellist Siegfried Palm wird zum neuen Präsidenten der Gesellschaft für Neue Musik gewählt. Er tritt die Nachfolge von Claus-Hinrich Stahmer an.	Die bundesdeutschen Sportjournalisten wählen die Sportler des Jahres: Harald Schmid, Leichtathletik, und Steffi Graf, Tennis. Mannschaft des Jahres: das Federation-Cup-Team.
10. Dezember	In Duisburg-Rheinhausen und weiten Teilen des Ruhrgebeits kommt es zu umfassenden Streiks.	Das bislang größte Außenhandelsdefizit der Vereinigten Staaten hat die internationalen Finanzmärkte in neue Turbulenzen gestürzt. Das US-Wirtschaftsministerium gibt bekannt, der Importüberschuß der USA sei im Oktober um 25,3 Prozent auf 17,6 Milliarden Dollar hochgeschnellt. Unter dem Eindruck der Hiobsbotschaft stürzen die Aktienkurse an der New Yorker Börse steil in die Tiefe.		
12. Dezember		Nach Darstellung der israelischen Presse befinden sich das Westjordanland und der Gaza-Streifen „am Rande des Volksaufstands". Die Zusammenstöße zwischen israelischem Militär und Palästinensern, die nach Angaben der PLO bisher insgesamt 23 Tote gefordert haben, reißen nicht ab.	Der neue, mit 25000 Mark dotierte Rheinland-Pfälzische Filmpreis ist zu gleichen Teilen der Regisseurin Hilde Lermann (Pöcking) und dem Bremer Regisseur Karl Fruchtmann zuerkannt worden.	

	Deutschland	Ausland	Kultur/Wissenschaft	Sport
14. Dezember	Im Zusammenhang mit der geplanten Schließung der Stahlhütte Rheinhausen werden die Gespräche zwischen Unternehmensleitung und Betriebsrat wieder aufgenommen. Eine endgültige Entscheidung über die Stilllegung der Hütte ist damit noch nicht gefallen.	Die Unruhen im israelisch besetzten Gaza-Streifen erreichen einen neuen Höhepunkt. Bei den bisher schwersten Krawallen seit Beginn der Besetzung vor zwanzig Jahren werden mindestens zwölf Menschen durch Schüsse verletzt.		
15. Dezember	Der CDU-Landesvorsitzende Stoltenberg hat sich mehr als drei Monate nach Bekanntwerden der Barschel/Pfeiffer-Affäre bei Oppositionsführer Engholm entschuldigt.	Einer Mitteilung der polnischen Regierung zufolge sollen die Preise in Polen 1988 statt um zunächst geplante 40 Prozent um durchschnittlich 27 Prozent steigen. Die Preiserhöhungen sollen zum 1. Januar 1988 in Kraft treten.	Die Altstadt von Lübeck ist von der UNESCO als Weltkulturgut anerkannt worden. Der Kern der Hansestadt wurde vom Kulturerbe-Komitee der Organisation zusammen mit 40 weiteren Städten auf die Liste des schützenswerten kulturellen Erbes der gesamten Menschheit gesetzt. Unter den Neuaufnahmen befinden sich u.a. auch Venedig, der Domplatz von Pisa mit dem schiefen Turm und die Akropolis von Athen.	
16. Dezember	Das Kabinett in Bonn verabschiedet eine strengere Störfallverordnung. Anlaß hierfür war der Brand beim Baseler Chemiekonzern Sandoz im November 1986.	Die Unruhen in den von Israel besetzten arabischen Gebieten reißen nicht ab. Die Israelis setzen in Gaza erstmals Panzer ein. Der amerikanische Ex-Senator Gary Hart kehrt überraschend ohne Mannschaft und Wahlkampfkasse ins Rennen um die Präsidentschaftskandidatur zurück. Hart will sich in seinem zweiten Anlauf ganz auf Sachfragen konzentrieren. Auf Fragen über sein Privatleben werde er im Wahlkampf nicht eingehen. Hart hatte seine Bewerbung um die Kandidatur der Demokratischen Partei im Mai wegen eines Skandals um ein Fotomodell aufgeben müssen.	Die II. Zivilkammer des Düsseldorfer Landgerichts entscheidet, daß das Land Nordrhein-Westfalen für die zerstörte „Fettecke" des 1986 gestorbenen Künstlers Joseph Beuys keinen Schadensersatz leisten muß. Das Kunstwerk – bestehend aus fünf Pfund deutscher Markenbutter – war bei Reinigungsarbeiten in der Düsseldorfer Kunstakademie nicht als Kunstwerk erkannt und daher zerstört worden. Ein früherer Mitarbeiter Beuys' hatte für das in fünf Meter Höhe installierte Kunstwerk 50000 Mark Schadensersatz gefordert.	
18. Dezember	Skandal um die Atomtransportfirma Transnuklear, eine Tochterfirma der Hanauer NUKEM: In 177 der mit falschen Begleitpapieren aus der belgischen Wiederaufarbeitungsanlage Mol ins Bundesgebiet gelieferten Fässer mit Atomabfällen sind Plutonium-Rückstände ermittelt worden.	Der Ausgang der ersten direkten Präsidentschaftswahlen in Südkorea seit 1971 führt in Seoul und elf anderen Städten zu Straßenkämpfen und Protestdemonstrationen. Endgültiges Wahlergebnis: Der Kandidat der Regierungspartei, Ex-General Roh Tae Woo, hat 36,6 Prozent der gültigen Stimmen erhalten, die Oppositionskandidaten Kim Young Sam und Kim Dae Jung 28 bzw. 27 Prozent.		
19. Dezember	Die Landeskriminalämter beginnen, in allen von der Transnuklear entsorgten Kernkraftwerken nach plutoniumhaltigen Fässern aus Belgien zu suchen. Zuvor waren allein im Zwischenlager Gorleben rund 360 Fässer mit radioaktiven Abfällen beschlagnahmt worden.	Jerusalem erlebt die schlimmsten Kravalle seit Jahren: Im arabischen Ostteil der Stadt liefern sich Demonstranten stundenlang Straßenkämpfe mit der Polizei.	Der Dramaturg Uwe Jens Jensen, Mitdirektor des Wiener Burgtheaters, hat die Annahme seiner Wahl zum Intendanten des Staatsschauspiels Hannover rückgängig gemacht. Jensen sollte die Nachfolge des scheidenden Ballhof-Schauspiel-Intendanten Alexander May antreten.	In Göteborg/Schweden gewinnen die schwedischen Tennisspieler gegen Indien den Davis-Cup. Schweden sicherte sich damit nach 1975, 1984 und 1985 zum vierten Mal die seit 1900 ausgespielte Trophäe. Preisgeld: 200000 Dollar.

	Deutschland	Ausland	Kultur/Wissenschaft	Sport
21. Dezember		Bei einem schweren Schiffsunglück vor der philippinischen Insel Mindoro sind nach Angaben der Behörden mehr als 1500 Menschen ums Leben gekommen. Das vollbesetzte Fährschiff „Doña Paz" und der Tanker „Victor" waren nach einem Zusammenstoß in Brand geraten und in einem Flammenmeer untergegangen.		Als erstes sozialistisches Land gibt Ungarn dem Internationalen Olympischen Komitee (IOC) offiziell seine Teilnahme an den Olympischen Sommerspielen 1988 in Seoul bekannt. Kurz darauf gibt auch das NOK der DDR seine Teilnahme-Erklärung ab. Die Zusage der UdSSR und der übrigen Ostblockstaaten wird für die nächsten Tage erwartet.
22. Dezember	Das Zweite Deutsche Fernsehen äußert neue Zweifel an einem Selbstmord des früheren schleswig-holsteinischen Ministerpräsidenten Barschel. Auf der Grundlage des vollständigen Obduktionsberichts sei es möglich, daß Barschel eine tödlich wirkende Menge Schlafmittel eingeflößt worden sei, als er durch die Einnahme anderer Medikamente bereits willenlos und handlungsunfähig geworden sei. Die Hanauer Speditionsfirma Transnuklear gibt bekannt, es seien inzwischen mindestens 1089 Fässer aus Mol in die Bundesrepublik gelangt. Es könnten aber auch 1200 oder 1400 sein. Die Brüsseler Behörden bieten der Bundesrepublik ein Gegengeschäft an: Wenn falsch deklarierter plutoniumhaltiger Atom-Abfall zurückgenommen wird, muß auch unerlaubt nach Mol transportierter deutscher Abfall zurückgenommen werden.			
28. Dezember	Der bayerische Ministerpräsident Franz Josef Strauß fliegt auf Einladung der sowjetischen Regierung zu einem dreitägigen Besuch nach Moskau. Es kommt zu zahlreichen Gesprächen über politische und wirtschaftliche Themen und auch zu einer dreistündigen Unterredung mit KPdSU-Chef Michail Gorbatschow. Strauß äußert sich beeindruckt von der Bereitschaft der Sowjetunion, innen- wie außenpolitisch neue Wege einzuschlagen.			
31. Dezember	Die Neujahrsansprache von Bundeskanzler Helmut Kohl wird diesmal ohne technische Pannen von der ARD übertragen. Am Silvestertag des Vorjahrs war versehentlich die Neujahrsansprache von 1985 gesendet worden.			

5. Januar
Margaret Laurence (60), kanadische Schriftstellerin.

14. Januar
Douglas Sirk (86), amerikanischer Filmregisseur.

16. Januar
Ilse Langer (87), Schriftstellerin.

18. Januar
Renato Guttuso (75), italienischer Maler.

31. Januar
Yves Allegret (79), französischer Filmregisseur.
Benno von Wiese (83), Literaturwissenschaftler.

1. Februar
Gustav Knuth (85), Schauspieler

2. Februar
Alistair Maclean (63), englischer Schriftsteller.

4. Februar
Liberace (67), amerikanischer Showpianist.

10. Februar
Hans Rosenthal (61), Fernseh-Quizmaster.

11. Februar
Rudolf Henz (89), österreichischer Schriftsteller.

12. Februar
Theophil Herder-Dorneich (89), Verleger.

19. Februar
Sir Hugh Carleton Greene (76), ehemaliger BBC-Intendant und Mitbegründer des Nordwestdeutschen Rundfunks.

21. Februar
Pjotr Grigorenko (79), sowjetischer Bürgerrechtler.

22. Februar
Andy Warhol (59), amerikanischer Künstler.

26. Februar
Knut Frydenlund (59), norwegischer Außenminister.

2. März
Randolph Scott (84), amerikanischer Filmschauspieler.

3. März
Danny Kaye (74), amerikanischer Schauspieler.

5. März
Wolfgang Braunfels (75), Kunsthistoriker.

13. März
Bernhard Grzimek (77), Zoologe.

16. März
Otto von Spreckelsen (55), dänischer Architekt.

20. März
Rita Streich (66), Sopranistin.

21. März
Jacob Taubes (64), Philosoph und Religionssoziologe.

26. März
Georg Muche (91), Bauhausmeister.
Eugen Jochum (84), Dirigent.

2. April
Buddy Rich (69), amerikanischer Jazz-Schlagzeuger.
Henri Cochet (85), ehemaliger französischer Tennisspieler.

10. April
Berta Drews (85), Schauspielerin.

11. April
Primo Levi (68), italienischer Schriftsteller.
Erskine Caldwell (83), amerikanischer Schriftsteller.

20. April
Antony Tudor (78 oder 79), Choreograph und Ballettpädogoge.

23. April
Prof. Paul Böckmann (87), Germanist.

27. April
Attila Hörbiger (91), Schauspieler.
Walther Kauer (52), Schweizer Schriftsteller.

28. April
Prof. Emil Staiger (79), Schweizer Literaturwissenschaftler.

3. Mai
Dalida (54), französische Chansonsängerin.

6. Mai
William Casey (74), ehemaliger CIA-Direktor.

10. Mai
Hermann Glöckner (98), Maler.

14. Mai
Rita Hayworth (68), amerikanische Filmschauspielerin.

1. Juni
Andrés Segovia (94), spanischer Gitarrist.
Raschid Karamé (62), libanesischer Ministerpräsident.
Errol Barrow (67), Ministerpräsident von Barbados.

6. Juni
Richard Münch (71), Schauspieler.

8. Juni
Walter Henkels (81), Journalist und Schriftsteller.

9. Juni
Monique Haas (76), Pianistin.

10. Juni
Karl Vibach (59), Hersfelder Festspielintendant.

11. Juni
Leopold Reidemeister (87), Gründer und langjähriger Direktor des „Brücke“-Museums in West-Berlin.

12. Juni
Paul Janes (75), ehemaliger Fußballspieler.

13. Juni
Geraldine Page (62), amerikanische Schauspielerin.

20. Juni
Bruno Friedrich (60), SPD-Politiker.

22. Juni
Fred Astaire (88), Schauspieler und Tänzer.

23. Juni
Adrienne Gessner (90), Schauspielerin.

26. Juni
Arthur Burns (83), amerikanischer Politiker und ehemaliger USA-Botschafter in Bonn.

7. Juli
Hannelore Schroth (65), Schauspielerin.

8. Juli
Gerardo Diego (90), spanischer Lyriker.

16. Juli
Jörg Fauser (43), Schriftsteller.

18. Juli
Gilberto Freyre (87), brasilianischer Soziologe und Schriftsteller.

25. Juli
Malcolm Baldrige, amerikanischer Politiker.

1. August
Pola Negri (90), Stummfilmstar.

7. August
Camille Schamun (87), ehemaliger libanesischer Präsident.
Nobosuke Kishi (90), ehemaliger japanischer Ministerpräsident.

17. August
Rudolf Heß (93), ehemaliger Hitler-Stellvertreter.
Carlos Drummond de Andrade (84), brasilianischer Dichter.

22. August
Helmut Allardt (80), ehemaliger deutscher Diplomat.

23. August
Siegfried Borris (80), Komponist und Musikwissenschaftler.

25. August
Willi Weyer (70), ehemaliger FDP-Politiker und Präsident des Deutschen Sportbundes.

27. August
Georg Wittig (90), Chemiker und Nobelpreisträger.

28. August
John Huston (81), amerikanischer Filmregisseur und Schauspieler.

29. August
Lee Marvin (63), amerikanischer Filmschauspieler.

31. August
Hans Eisenmann (64), Politiker.

2. September
William Borm (92), FDP-Politiker.

3. September
Morton Feldman (61), amerikanischer Schriftsteller.
Viktor Nekrassow (76), russischer Schriftsteller.

5. September
Wolfgang Fortner (80), Komponist und Musikpädagoge.

16. September
Christopher Soames (66), britischer Politiker.

19. September
Einar Gerhardsen (90), ehemaliger finnischer Ministerpräsident.

23. September
Bob Fosse (60), amerikanischer Regisseur und Choreograph.

25. September
Mary Astor (81), amerikanische Filmschauspielerin.

27. September
Jochen Steffen (65), SPD-Politiker.

3. Oktober
Jean Anouilh (77), französischer Dramatiker.
Sir Peter Medawar (72), britischer Medizinnobelpreisträger.

8. Oktober
Konstantinos Tsatsos (88), ehemaliger griechischer Staatspräsident.

9. Oktober
Clare Booth Luce (84), amerikanische Journalistin, Schriftstellerin, Politikerin und Diplomatin.

11. Oktober
Uwe Barschel (43), ehemaliger Ministerpräsident von Schleswig-Holstein.

14. Oktober
Thomas Sankara, Staatspräsident von Burkina Faso.

16. Oktober
Kardinal Joseph Höffner (80), ehemaliger Vorsitzender der katholischen Deutschen Bischofskonferenz.

17. Oktober
Roderich Menzel (80), ehemaliger Tennisspieler.

19. Oktober
Hermann Land (77), ehemaliger Rennfahrer.
Jacqueline de Pré (42), englische Cellistin.

22. Oktober
Lino Ventura (68), französischer Filmschauspieler.

28. Oktober
André Masson (91), französischer Maler.

29. Oktober
Woody Herman (74), Jazz-Klarinettist und Bandleader.

10. November
Seyni Kountché (56), Staatspräsident von Niger.

18. November
Jacques Anquetil (53), ehemaliger Rad-Sportler.

26. November
Willibald Pschyrembel (86), Mediziner.
Lord Duncan-Sandys (79), englischer Politiker.

29. November
Armin Gutowski (57), Ökonomie-Professor.

30. November
Helmut Horten (78), Kaufmann.
James Baldwin (63), amerikanischer Schriftsteller.

6. Dezember
Peter Lorenz (64), CDU-Politiker.
Rouben Mamoulian (90), armenisch-amerikanischer Filmregisseur.

9. Dezember
Leroy „Slam" Stewart (73), Jazzmusiker.

24. Dezember
Eugen Kogon (84), Nationalökonom, Soziologe und Schriftsteller („Der SS-Staat").
Joop den Uyl (68), niederländischer Politiker.

27. Dezember
Gustav Fröhlich (85), Schauspieler.

Titel: Herb Ritts/Visages/Inter-Topics, Harald Schmitt, Jean-Marc Barey/Vandystadt/Focus, AFP, Gamma, AFP/DPA, Keystone. 8/9 S. Ichikawa/Gamma. 10/11 Henry's. 12/13 Francolon/Denize/Gamma. 14/15 Heinz Zak. 16/17 Theo Terwiel/AP. 18/19 Hans Madej/Bilderberg. 20/21 Rex Features, Jürgen Gebhardt. 22/23 Nancy Mehta. 24/25 Luis Romero/AP. 26/27 Harald Schmitt. 28/29 Jürgen Gebhardt. 30/31 Sven Creutzmann. 32 Jörg Wischmann, Peter Thomann. 34/35 Schmidt/AP, Erika Sulzer-Kleinemeier. 36/37 Metall-Foto/Manfred Vollmer. 38/39 amw, Jochen Tydecks. 40/41 Teuto Press. 42/43 Götz G. Linzenmeier, DPA. 44/45 Harald Schmitt, Jürgen Gebhardt. 46/47: Peter Degen, Mike Schröder/Argus, SPIEGEL, Sven Simon, Aloys Spill. 48/49 Dirk Eisermann/Argus, Jürgen Gebhardt, DPA. 50/51 Morvan/Gamma, STERN. 52/53 Gamma. 54/55 Hurel/Paris Match, DPA, Camera Press. 56/57 Leon Schadeberg/Colorific. 60/61 AFP. 62/63 AFP. 64/65 Simonitsch, William J. Broad/New York Times. 66/67 Sipa. 68/69 Frank Connor/The Recorded Picture Company. 70/71 Inter-Topics, Herb Ritts/Visages/Inter-Topics. 72/73 Concorde Film. 74/75 Denis Waugh/Life Magazine © 1987 Time Inc., Metropolitan Museum of Art. 76/77 Playboy, Paris Match. 78/79 Pierre Boulat/Cosmos/Focus. 80/81: Chapman Collection/SNAP-Photo/Inter-Topics. 82/83 Lyding/BILD-Zeitung. 84/85 Max Scheler, Camera Press, Hanns-Jörg Anders, Felicitas Timpe, Kindermann, Tele Winkler + Bunk, Starpress, Kobal Collection, Fritz Schimke. 86/87 Sipa, David McGough/Inter-Topics, Peter W. Engelmeier, AP, Camera Press, Kobal Collection, Konrad R. Möller, Tele Winkler + Bunk. 88/89 AFP. 90/91 Sunshine Foto. 92/93 Department of Defense/Henry Cleveland/US Navy. 94/95 Jean Gaumy/Magnum. 96/97 Jean Gaumy/Magnum, Robert McElroy/Woodfin Camp/Focus. 98/99 Jean Gaumy/Magnum. 100/101 Peter Jordan © 1987 Time Magazine, Peter Arkell/Impact. 102/103 Pacemaker. 104/105 European Press, Jean-Marc Barey/Vandystadt/Focus, AP. 106/107 Iundt/Ruszniewski/Temp Sport. 108/109 Charles Heller/Golden Gate Archives, Baron Wolman/Life Magazine © 1987 Time Inc. 110/111 Bruce Torrence Hollywood Historical Collection. 112/113 Bryson/Sygma, DPA. 114/115 Kölnisches Stadtmuseum UPI. 116/117 Günter Schneider. 118/119 Mihaly Moldvay. 120/121 Günter Schneider. 122/123 Hans H. Pinn. 124/125 J.v.d. Mer/Greenpeace, Fincher/Action Press. 126/127 Jay Ullal. 128/129 Steve McCurry/Magnum/Focus. 130/131 Harald Schmitt. 132/133 J. Deweerdt/Belga, Loyzance/Gamma. 134/135 Gamma, Peter Turnley/Black Star. 136/137 Castelnuovo/Sipa. 138–141 STERN. 142/143 Collection Thyssen/Musée du Louvre, Collection Banque de France/Musée du Louvre, Alte Pinakothek/Artothek. 144/145 Sipa, Christopher Morris/Black Star. 146/147 Fraser/Sipa. 148/149 Adriano Alecchi/Enrico Martino/Mondadori. 150/151 Ernst Wirz/Ringier/Action Press, Tom Jacobi, Pictorial Press, Inter-Topics. 152/153 G. Rancinan/Sygma. 154/155 Pfeil-Foto, Litran/Paris Match. 156/157 P. Horvals/Paris Match, EFE/Sipa. 158/159 Gamma. 160/161 Volker Krämer, Sven Simon. 162/163 Chris Steele-Perkins/Magnum. 164/165 Regine Körner, Mächler/DPA. 166/167 J.B. Diederich/Contact/Focus. 168/169 Howard Sochurek. 170/171 Debionne/BUNTE Illustrierte. 172/173 Jack McKigney/Picture Group/Focus, Axel Carp, AP. 174/175 Bosio/Gamma Liaison, Dennis Brack/Black Star. 176/177 Claus Wickrath, Rinaldi/Mayer-Norten. 178/179 Robert Mapplethorpe. 180–191 Albert Watson. 192/193 Denize/Francolon/Gamma. 194/195 Bruce Weber. 196/197 James Schnepf/Wheeler/Focus, Sean Kardon/Sipa. 198/199 WEA. 200/201 David Rubinger © 1987 Time Magazine. 202/203 Gamma. 204/205 Volker Krämer. 206/207 Bernhard J. Holzner. 208/209 Thomas Raupach/Argus, DPA. 210/211 Sven Simon, Dieter Bauer. 212/213 DPA, Dieter Bauer. 214/215 Miguel Carrasco, DPA. 216/217 Paul Glaser, Jürgen Gebhardt, DPA, Matthias Jüschke. 218/219 Jürgen Gebhardt, Klaus Drinkwitz. 220/221 DPA, Sven Simon, Robert Lebeck. 222/223 AP, Poly Press, Dieter Bauer. 224/225 Noble/Sipa. 226/227 AFP, G. Shelley/Rapho. 228/229 DPA. 230/231 Matthias Jüschke. 232/233 Norbert Nordmann, Jürgen Gebhardt. 234/235 David Barritt/Gamma, Philip Littleton/Sygma. 236/237 H. Yamaguchi/Gamma. 238/239 Charlie Cole/Picture Group/Focus, Tom Haley/Sipa, AP. 240/241 Abisag Tüllmann. 242/243 H.-W. Fricke. 244/245 Dieter Bauer. 246/247 Lehtikuva. 248/249 Shone/Gamma, Illustration: Peter Schössow. 250/251 Mario R. Dederichs. 252/253 Yuri Ivanov © 1987 A Day In The Life Of The Soviet Union. 254/255 Mario R. Dederichs, Tass/Jürgens. 256/257 Aleksander Polyakov © 1987 A Day In The Life Of The Soviet Union. 258/259 Peter Meyer/Forum. 260/261 Herbert Frei/IKAN. 262/263 Lorisvaldo de Paula/Jornal o Popular, DPA/EPA, Wilson Pedrosa/Jornal do Brazil. 264/265 Manfred Mahn. 266/267 Brad Bower/Picture Group/Focus, Trippett/Sipa, Randy Taylor/Black Star. 268/269 Steve Liss © 1987 Time Magazine, Bill Bachmann. 270/271 Eugene Richards/Magnum/Focus. 272/273 Valente/Sipa, Anthony Suau/Black Star. 274/275 Kurita/Gamma. 276/277 Sotheby's, Serge Cohen, DPA. 278/279 Vandystadt/Focus. 280/281 ANSA/DPA. 282/283 Robert Lebeck, Harald Schmitt, Illustration: Karl-W. Röhrig. 284/285 Torregano/Sipa, Maria Bastone/AFP. 286/287 AFP, Focus. 288 Gamma.

Mitarbeit: Heidi Bagot-Heuser, Ingrid Eyschen, Renate Haarhoff, Ursula Schulz, Lothar Wiedemann.